올바른 동작을 위한 기능적 움직임

The POWER and the GRACE

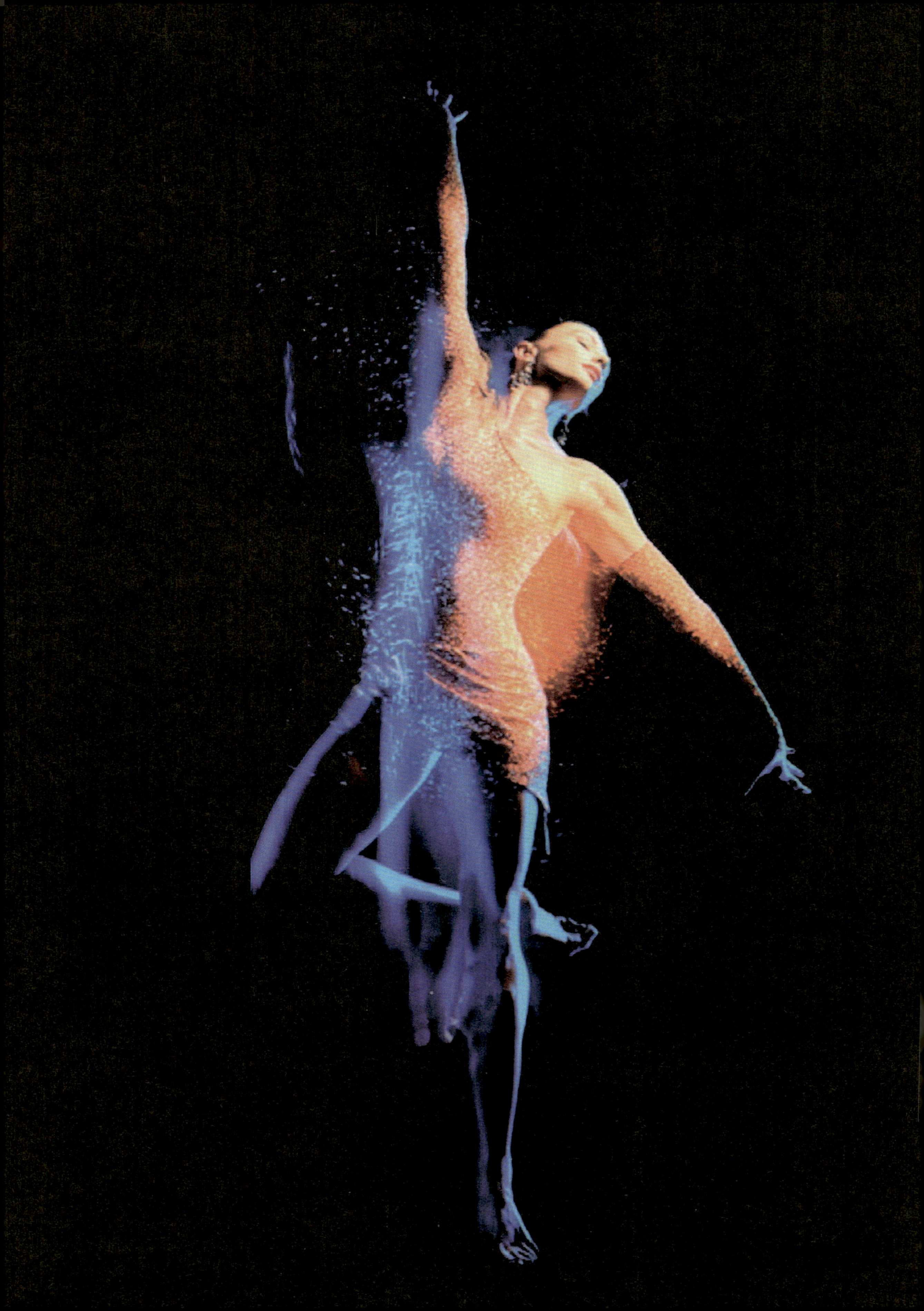

올바른 동작을 위한

기능적 움직임

김 항 진 옮김

The

POWER and the GRACE

A Professional's Guide to Ease and Efficiency in Functional Movement

Joanne Elphinston

Forewords Thomas W Myers
Elizabeth Larkam

영 문 출 판 사

■ 옮긴이

김항진 대한 카이로프랙틱 협회 국제이사
MPI 모던필라테스 대표이사

The POWER and the GRACE - A Professional's Guide to Ease and Efficiency in Functional Movement by **Joanne Elphinston**

주의(notice)
발행자와 저자는 본 책에 포함된 자료의 사용으로 인해 발생되는 손실이나 부상 또는 사람이나 재산의 손해에 대해 책임을 지지 않습니다. 환자에 대한 이해와 전문적인 지식과 그에 따른 전문치료와 최적의 방법을 선택하는 것은 치료하는 치료사의 책임입니다. 저자 또는 발행인이 권리를 보유하지 않은 삽화의 저작권 허가를 얻기 위해 모든 노력이 기울여졌습니다. 만약 허가 없이 사용된 삽화가 있다면 연락하십시오. 출판사와 우리는 다음 인쇄 시 합당한 대가를 지불할 것입니다.

올바른 동작을 위한
기능적 움직임

2023년 1월 10일 초판인쇄
2023년 1월 17일 초판발행

지은이 : Joanne Elphinston
옮긴이 : 김 항 진
발행인 : 박 병 조
발행처 : 도서출판 영문출판사
등 록 : 1987년 12월 21일 제2-419호
주 소 : 서울시 강남구 삼성동 69-1
전 화 : (02) 514-5590, 776-5590
팩 스 : (02) 756-8943
홈페이지 : www.ymsbook.net
E-mail : yeongmunsa@empas.com
정 가 : 35,000 원
ISBN 978-89-7224-543-8 93510

※ 파본은 교환해 드립니다.

목차

CONTENTS

목차 (계속)
CONTENTS

Thomas W. Myers의 추천글

Joanne Elphinston은 움직임을 가르치는 강사들을 위한 포괄적이지만 쉽게 접할 수 있는 새로운 책을 출간했다. 인간의 움직임에 관한 책들은 많이 있고, 많은 책들이 "기능적"이라는 단어를 표방하고 있다. 확실히 우리는 다른 책이 필요하지 않은가? 그렇다, 왜냐하면 현대의 많은 책들은 "움직임"이 아니라 "훈련" – 근력, 컨디셔닝, 기술 함양, 지구력, 또는 필라테스나 요가와 같은 특정의 사항에 초점을 맞추고 있기 때문이다.

물론, 이들 모든 탐구는 운동 노력에 매우 유용하지만, 이 책은 훨씬 더 보편적인 움직임에 목표를 두고 있다: 우리는 걷고, 서고, 앉고, 다른 장소로 이동하는 등 비수행적인 일상 움직임에서 위기를 겪는다. Joanne의 책은 건강한 움직임의 일상적 통합을 풍미, 열정, 그리고 즉각적인 실무적 조언으로 다루고 있다. 이런 방식에서 이 책은 독특하고, 책장에 들어 있거나, 책상 위에 펼쳐져 놓여 있다면 더 효능적일 것이다.

여러분의 양식이 무엇이든 간에, 여러분은 여러분의 업무에 이런 통찰력을 맞출 수 있을 것이다. 이 책은 분명히 학생들을 위한 책이지만, 주로 체육관 바닥이나 요가 매트뿐만 아니라 움직이는 우리 몸과의 관계에서 진정한 변화를 만들고 싶어하는 전문가에게도 필요한 책이다.

시각이나 청각이 없는 삶을 상상하는 것은 쉬운 일이다 – 세상에 대한 이들 창문은 사람들이 눈이 멀거나 귀가 들리지 않는 동안 멋진 삶을 만드는 데 필수적이다. 신체의 움직임이나 근운동감각이 없는 삶을 상상하는 것은 훨씬 어려운 일이다. 비록 우리 몸의 많은 협응이 무의식 수준에서 일어나지만, 우리 자신의 집합은 고유수용성 감각과 내수용성 감각에 싸여 있으며, 우리의 감정, 전망, 그리고 우리가 어디에 있는지에 대한 우리 감각에 많은 기여를 한다. Moshe Feldenkrais의 말로는 "생각할 수 없는" 삶이다.

내가 업무적 측면에서 대상자와 머리 전방 쏠림 자세와 같은 흔한 문제를 해결하려면 어떻게 해야 하는가? Joanne의 다양한 경험은 운동과 접근법을 구성하는 이해의 깊이를 뛰어넘는 가벼운 방식으로 전달된다. 그녀는 우리의 "acture("작용 속의 자세"에 대한 또 다른 Feldenkrais 용어)"에서 생체 역학 및 적절한 위생 문제를 피하지 않는다. 여러분은 그런 흔한 문제를 직접 해결할 수 있는 운동을 찾을 수 있다. 그러나, 움직임의 많은 부분은 무의식적으로 조절되고, 따라서 습관을 더 나은 움직임으로 의식적으로 대체하여 우리의 움직임을 "정복"할 수 있는 우리의 능력은 종종 좌절감 속의 운동(또는 더 나쁜 것은 다이어트를 하고 우리의 수면 습관을 바꾸려고 노력하는 것과 같은 또 다른 자존감 저하 프로젝트이다)이다.

Joanne은 습관적인 움직임에서 무의식적인 요소들을 포함시켰고, 그래서 그녀의 탐구는 우리가 어떤 코치로부터 얻은 좋은 생각의 의식적인 "망치"로서 움직임의 "의식적인" 부분을 죽도록 때려죽이려고 하기보다는 무의식적인 마음과 함께 동작하도록 한다. 의식적으로 움직임을 재훈련하다 보면, 종종 엉뚱하게 못을 박는 경우가 많고, 그 다음 대상자의 향상이 "잘못"될 때 우리는 놀란다. 좋은 움직임은 결코 강요되지 않고, 이것은 단순히 여러분 안에서 노출될 필요가 있다 – 여기에 방법이 있고, 여기에 설명이 있다–우리가 아는 한, 움직임에 대한 많은 것이 아직 발견되지 않았기 때문에–여기에 그 이유가 있다.

Thomas W. Myers의 추천글 (계속)

자신감을 가지고 이 책을 믿어라. 이 책은 자세의 현대적 붕괴와 움직임의 빈곤에 기여하는 기본 패턴을 다룬다. 이것은 움직이는 법을 여러분께 알려주는 것이 아니라, 여러분의 내적 무버를 어떻게 밝혀내는지를 보여준다.

이것은 거기에 있었던 사람에 의해 작성된 것이다. Joanne의 프로그램은 사고, 부상, 모방 또는 의도한 대로 움직이게 하는 태도에 의해 여러분의 움직임에 가해지는 차단물을 제거하는 영리한 방법으로 고안되었다.

이것은 분명히 "좋은" 또는 "올바른" 움직임을 통해 활동에 제약이 있는 갑옷을 입은 것처럼 움직이는 경우 보다 낫다. 최고의 움직임은 여러분의 움직임이다. 이 책을 이용해서 달성해 보자.

Thomas W. Myers LMT, BDSI
Director, Anatomy Trains
Walpole, ME
August 2019

Elizabeth Larkam의 추천글

Joanne Elphinston이 움직임 교육의 미래를 알리는 훌륭한 책을 출간했다. 치료사, 운동 트레이너, 코치, 개인 트레이너, 그리고 모든 기관의 교육자들은 본 책인 *The Power and the Grace: A Professional's Guide to Ease and Efficiency in Functional Movement*에서 영감, 명확성, 그리고 가치 있는 지침을 찾을 수 있을 것이다. 이런 독특한 책의 전제는 과학 중심의 것과 심장 중심의 것 사이에서 선택할 필요성이 없가 없다는 것이다. 총제적으로 일하는 것은 선택이 아니라 필수이다. 각 장은 구체화의 경험에 꼭 필요한 고유수용성 감각(나는 어디에 있는가?)와 내수용성 감각(나는 어떠한가?)의 발달을 장려하고 있다. Anatomy Trains®, Continuum®, dance, fascia fitness, Feldenkrais®, Rhythms®, Gyrotonic®, Gyrokinesis®, martial arts, 필라테스, 기공, 태극권 및 요가 등을 공부한 사람은 모든 장이 개인 운동과 대상자를 훈련시키는 능력을 향상시킨다는 것을 알게 될 것이다.

Joanne Elphinston은 용감하고 비판적인 사고가이다. 그녀는 기능적 움직임을 가르치는 모범 사례의 진보를 방해하는 가짜 뉴스를 폭로하며, 다음과 같이 말했다: "학문이 구식이거나 오해되거나 제한되는 것을 객관적으로 볼 수 있을 때 이것은 정직과 힘의 자세이다."

본 책인 *The Power and the Grace*는 독자를 근운동 감각적 경험으로 이끌기 위해 고안되었으며, 감각의 뇌를 통한 학습과 사고, 분석의 뇌로부터의 학습을 통합하는 가치를 보여주었다. 많은 "움직임 탐구"는 이론을 고유수용성 감각과 내수용성 감각의 기초 실천으로 전환하면서 구체화된 경험으로 독자를 끌어들인다. 모든 장은 움직임 연습으로 초래된 대상자의 변화를 설명하고 있는 "실생활 연구" 단락을 가지고 있다.
각 장은 주요 개념을 요약하고 강력하고 우아한 움직임을 촉진할 수 있는 능력을 설명하는 "파워 포인트"로 마무리하고 있다.

*The Power and the Grace*는 경력의 전반에 걸쳐 모든 움직임 교육자와 치료사에게 필수적인 참고 자료이다. Joanne Elphinston은 "움직임은 대개 신체의 활동으로 간주되지만, 뇌가 시각적으로 자신을 표현하는 것으로 더 정확하게 보일 수 있다"고 관찰한다. 움직임 전문가들은 대상자와의 풍부한 상호 작용의 경험을 통해 이런 심오한 진술에 대한 이해를 성숙시킨다.

훈련 중인 움직임 교육자나 최근에 과정을 이수한 움직임 교육자들은 움직임의 복잡성에 대한 정교한 개념을 모든 대상자가 접근할 수 있는 연습으로 증류되는 명확성을 환영할 것이다. 이들 기발한 움직임은 우아한 흐름의 상태를 해방시키기 위해 권력을 집중시킨다는 점에서 깊은 효과를 가지고 있다.

초보의 움직임 전문가들은 신뢰할 수 있는 멘토로서 *The Power and the Grace*를 통해 대상자에 대한 관찰과 경험을 지도하고, 새로운 움직임 가능성을 고무하기 위해 움직임 교육의 예술과 과학을 통합하는 방법을 모델링해야 할 것이다.

노련한 움직임 전문가들은 능력을 새롭게 하기 위한 영감과 습관화된 익숙한 교육 전략의 효과를 비판적으로 검토하는 온정적인 격려를 위해 *The Power and the Grace*로 눈을 돌려야 할 것이다. Joanne Elphinston은 자연스런 움직임의 우아한 힘을 방해하는 훈련법의 장점과 한계를 평가하는 방법을 설명한 다음, 각 훈련

Elizabeth Larkam의 추천글 (계속)

시스템을 자연스런 움직임과 우아하게 연결하는 방법을 보여주었다.

*The Power and the Grace*의 메시지는 우리 시대에서 건강을 위해 꼭 필요하다는 것이다. 모든 장은 움직임을 편안하고, 쉽고 효율적으로 만드는 연습 단락을 포함하고 있다. 세계보건기구(WHO)는 신체 비활동이 매년 320만 명의 사망자를 발생시키는 4번째로 큰 원인이라고 발표했다. Arizona 주, Phoenix시 Mayo Clinic에서 근무하는 내분비 전문가인 James Levine 박사는 "앉아 있는 것이 흡연보다 더 위험하고, HIV보다 더 많은 사람을 죽이고, 낙하산 타기보다 더 위험하다"고 말했다.

모든 연령대의 사람들은 휴대용 장비, 데스크탑 기기, 대형 스크린 미디어 장비 등 모든 크기의 화면로부터 정보를 흡수하는 시간을 점점 더 많이 갖는다. 장시간 동안 화면에 시선을 집중하면, 머리, 목, 가슴우리, 팔이음뼈, 팔, 손에 집중되는 기능부전을 가질 수 있다.

모든 움직임 교육자들은 직무지침의 범위를 존중하면서, *The Power and the Grace*에 아낌없이 제공되는 지혜에 쉽게 접근할 수 있다는 확신을 가질 수 있다. Joanne Elphinston은 그녀의 선구적인 책에서 기능적 움직임을 가르치는 기술과 핵심에 영감을 주는 강력한 개념과 도구에 대한 훌륭한 가이드를 제공하고 있다. 우아한 파워로 움직일 수 있는 자유는 구체화의 경험을 풍부하게 하고 삶을 우아하게 만들 수 있다.

Elizabeth Larkam
Author, Fascia in Motion: Fascia-focused movement for Pilates (Handspring Publishing, 2017)
Mill Valley, California, USA
September 2019

---

1. 세계보건기구(World Health Organization). 신체 비활동: 세계 공중보건 문제[2019.09.06. 접속].
웹싸이트: www.who.int/ncds/prevention/physical-activity/inactivity-globalhealth-problem/en/.

2. Levine JA. Get Up! Why Your Chair Is Killing You and What You Can Do About It. New York: St. Martin's Press; 2014, pp. 70-71

저자에 대해

ABOUT THE AUTHOR

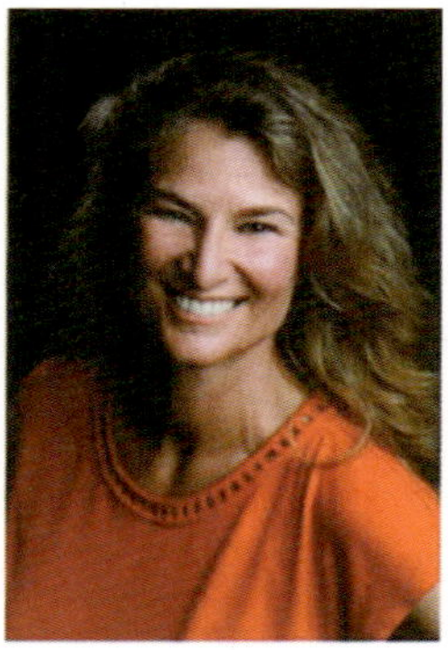

국제적으로 유명한 움직임 전문가인 Joanne Elphinston은 올림픽 수준의 전문 댄서, 음악가, 엘리트 운동선수를 위한 높은 수준의 컨설턴터이며, 또 만성적이고 지속적인 신경근육뼈대계 문제를 해결하고자 하는 물리치료사이고, 전직 코치와 피트니스 강사, 그리고 운동 분야에서 여러 권의 책을 저술한 학자이기도 하다.

Joanne은 20년 이상 자신만의 JEMS®접근 방식을 개발하고 가르치고 있으며, 또 전 세계의 재활, 건강 및 피트니스 전문가들을 교육하여 모든 연령대와 계층의 움직임을 탐구하고 영감을 주며 최적화하고 있다. 그녀의 연구는 과가동성 관련 통증, 낙상 예방, 뇌졸중 재활 및 스포츠 성과에 대한 현재 연구의 주제이며, 그녀의 프로그램은 아동 발달, 만성 통증 관리, 운동 훈련과 같은 다양한 분야에서 사용되고 있다.

Joanne은 복잡한 개념들을 단순하고 우아한 방법으로 전달하여 운동을 가르치는 사람들이 전체적으로, 기능적으로 일할 수 있도록 하고, 과학의 지원을 받으며 지식과 기술과 인간성의 균형을 맞출 수 있는 열정을 가지고 있다 .

저자 서문
PREFACE

이 책은 내가 전부터 쓰고 싶었던 책이다. 나는 이제 그 어느 때보다도 나의 모든 것을 내 일에 쏟을 수 있게 되었다. 왜냐하면, 점점 더 많은 훌륭한 운동과 재활 전문가들이 탄생하고 있기 때문이다. 그들은 역학을 넘어서서 가장 진정한 형태의 자기-표현으로 움직임의 본질을 파악할 수 있다. 그들은 나에게 귀중한 선물이다.

돌이켜보면, 지난 30년 동안 제 발전을 이루었던 심오한 영향을 보고, 제 경력 초기에 Moshe Feldenkrais, Thomas Hanna, F.M.Alexnader의 명쾌한 글들을 발견한 것이 얼마나 행운이었는지 이해합니다. Rudolf von Laban, Irmgard Bartenieff, Shirley Sahrmann과 같은 운동 이론의 개념과 형태와 기능을 매우 훌륭하게 결합시킨 토마스 마이어스의 초기 3D 해부학 저술을 개척했다. 그들의 지혜와 창의력, 지성의 예리함, 비전의 인간성에 깊은 감사를 표한다. 그들의 사례는 나에게 전문적인 탐구와 사고의 독립성을 추구하는 삶을 어떻게 추구해야 하는지를 보여주었고, 그들의 철학은 내 작품의 구조에 짜여져 있다.

돌이켜보면, 지난 30년 동안 제 발전을 이루었던 깊은 영향을 볼 수 있고, 내가 초보자일 때 Moshe Feldenkrais, Thomas Hanna 및 F. M. Alexander 등의 훌륭한 글, 그리고 Rudolf von Laban, Irmgard Bartenieff와 Shirley Sahrmann 등과 같은 움직임 이론의 개척자의 개념, 또 형태와 기능이 매우 훌륭하게 결합된 Thomas Myers의 초기 3D 해부학 저술 등을 발견하게 되어 얼마나 운이 좋은 줄 모른다. 나는 그들의 지혜와 창의성, 그들의 지성의 예민함, 그리고 그들의 비전의 인간성에 대해 깊이 감사한다. 그들의 사례는 나에게 전문적인 탐구와 사고의 독립성을 추구하는 방법을 보여주었고, 그들의 철학은 내 작품의 구조에 짜여져 있다.

우리는 우리의 움직임, 신체 건강, 정신에 영향을 미치는 것이 무엇인지에 대한 이해를 탐구, 심화, 수정하기 위해 끊임없이 확장되는 현대 연구기반에 의해 우리의 실천이 알려질 수 있는 시대에 살고 있는 것이 행운이다. 그러나 움직임과 관련하여 의미 있는 방법으로 과학을 적용하는 기술이 있다. 이것은 수년 전 JEMS® 접근법의 근원이 되었고, 운동 및 재활 전문가들이 늘어나는 지식을 민감성, 기술 및 통찰력으로 자신 있게 통합하고 적용할 수 있도록 돕고 싶었기 때문이다. 실내에서 감정의 역동성을 관리하는 것에서부터, 우리가 사용하는 언어, 손, 몸, 목소리를 이용하여 변화를 유도하고 촉진하는 것까지 기술은 지식을 휘두르는 칼이다. 기술을 통해 우리는 움직임과 함께 일하는 기술을 연습할 수 있다.

그러나 더 이상 움직임과 함께 일하는 기술과 과학에 대해 말하는 것만으로는 충분하지 않다. 움직임을 변화시키는 것은 마음이다.

우리의 움직임은 우리가 보통 인정할 준비가 되어 있는 것보다 더 깊은 감정이다. 가장 깊은 자아와의 관계는 우리가 어떻게 우리 자신을 운반하는지, 우리의 자아상을 나타내는 자세와 움직임의 선택, 그리고 심지어 우리의 정체성 감각에 반영될 수 있다. 그것은 우리의 갑옷이자 의상이고 우리의 취약점이다. 어떤 사람이 움직임을 드러내고, 탐구하고, 실험할 수 있도록 돕는 것, 그들의 고유하고, 만족감을 느낄 수 있는 것, 심지어 즐거움까지 느낄 수 있는 것, 그것은 전문가로서 매우 소중히 여기는 특권이다.

저자 서문 (계속)
PREFACE

이런 자기표현과 자아발견의 경험을 가능하게 하기 위해서는 겉보기에 복잡해 보이는 개념들을 삶에 불어넣을 수 있는 방법이 있어야 한다. 잠재적인 복잡성을 접근가능하고 쉽게 이해할 수 있는 개념과 언어로 변환하는 것은 절대적으로 가능하고, 정말로 필수적이다. 단순함을 단순성으로 착각해서는 안된다. 단순성을 달성하려면 진정한 이해가 필요하다. 단순함을 통해 마법이 일어나듯이, 이것은 노력할 가치가 있다.

나에게 영감을 주고 희망을 주는 다양한 움직임 전문가들을 위해 쓴 이 책으로 이것이 내가 이루고 싶은 것이다. 두 분 사이의 관계를 형성하는 데 도움이 되도록, 나는 가능한 일상 언어를 사용하여 여러분이 선택한 분야에서 사용할 수 있는 포즈와 움직임을 설명함으로써 모든 사람이 사례를 통해 좋은 것을 얻을 수 있도록 해주고 싶다. 나는 우리가 이용할 수 있는 풍부한 과학을 전개하고 소통할 수 있는 간단한 방법들, 서로 다른 운동 분야 사이에 놓여있는 명백한 개념적 갈등들을 해결할 수 있는 방법들, 그리고 마법을 푸는 열쇠들을 공유하고 싶다.

이 책은 움직임에 대한 생각을 깊은 감각적, 감정적 경험으로 받아들이면서도 전체적으로, 지적으로, 그리고 과학적으로 지식을 쌓고자 하는 사람들을 위해 쓰여졌다. 나는 움직임의 맛깔스러움과 그 느낌, 그리고 우리가 느끼는 감정에 대해 쓸 기회를 기다려왔다. 나는 여러분이 다이빙해서 도달할 수 있는 무언가를 찾길 바란다.

Joanne Elphinston
Cardiff, United Kingdom
May 2019

감사의 글
ACKNOWLEDGMENTS

나는 이 책이 출간되는 동안 많은 분들로부터 믿을 수 없는 아낌과 지원을 받게 된 것을 매우 뜻깊게 생각하고, 그들의 격려와 열정, 그리고 도움에 너무 감사한 마음이 든다.

시작 당시, Mary Law의 온화하지만 끈질긴 설득은 내가 가지고 있던 생각을 현실로 바꾸어 놓았고, Mary의 열정과 Andrew Stevenson의 꾸준하고 든든한 손길이 이 프로젝트를 Handspring Publishing의 트랙 안으로 인도했다.

책 내용의 작성을 통해 나는 운 좋게 그들의 인상, 아이디어, 관심, 그리고 통찰력을 나와 공유한 다양한 직업적 배경을 가진 독자들로 이루어진 팀을 갖게 되었다. 각각의 사람은 다른 렌즈를 통해 표현했고, 비교할 수 없는 가치의 3차원 뷰를 만들어냈다.

경험이 풍부한 필라테스 강사, 운동 코치, 그리고 JEMS®공인 재활 전문가가 된 Andrew Nice의 깊은 지식은 값을 매길 수 없다. Andy의 필라테스 문화와 방법론에 대한 폭넓은 이해는 이 책의 온전성에 필수적이었으며, 그 내용의 가치에 대한 그의 절대적인 신념은 필라테스가 가장 취약한 시기를 겪었다. Andy는 내가 기억하는 것보다 더 오랜 시간 동안 나의 가장 지속적인 지지자 중 한 명이었고, Andy의 나에 대한 믿음은 내가 계속해서 가져온 축복이었다.

Claire–Louise Carter는 뮤즈로 묘사되는 것에 매우 놀라겠지만, 그녀가 이 책의 의도된 독자를 너무나 아름답게 표현했기 때문에, 내가 그것의 언어와 접근법을 형성할 때 그녀는 지속적인 영감의 원천이었다. 그녀는 기쁜 마음으로 각 장들을 읽고, 필라테스 수업에 즉시 작업을 통합하고 수업 참가자의 반응을 기쁜 마음으로 보고하고 자신이 발견한 것을 공유했다. Claire를 통해 나는 열정적으로 진화하고 매우 재능있는 교사의 충만함을 경험했으며, JEMS 접근법은 다양한 집단과 함께 아름답게 안착되었다.

물리치료사이자 요가 강사, 그리고 요가 강사들을 훈련시키는 Lesley Dike는 비타협적인 엄격함, 강한 정직함, 그리고 여전히 나를 미소짓게 만드는 유머로 서문 부분을 읽는 과제에 응했다. Lesley는 내가 아는 사람 중 가장 진실한 사람 중 한 명이고, 임상의, 교육자, 그리고 평생 요가를 배우는 학생으로서 3가지 배경을 가지고 있으며, 모든 면에서 나에게 도움을 주었다. 이 책은 그녀의 공헌으로 훨씬 더 좋아졌다!

Laura Kavanagh는 경험이 풍부한 물렁조직 치료사, Polestar Pilates 강사, 그리고 JEMS®공인 재활 치료사이고, 전염성있는 기쁨으로 독서를 받아 들였고, 재활과 성과사이의 격차를 메우기 위해 대상자와 함께 좋아하는 보석을 즉각적이고 적극적으로 적용했다. Laura는 움직임 교육뿐만 아니라 임상 경험이 많은 숙련된 전문가로서 과정 후반기에 열정적인 이메일과 그녀가 발견한 더 세밀한 세부사항과 즉각적인 연결로 저를 격려해 주었다.

Handspring의 팀은 정말 대단했다. Morven Dean은 감동적인 섬세함과 완벽한 외교로 책의 제작 준비와 관련된 다양한 자료들을 모으면서 엄청난 솜씨로 프로젝트를 지도해 왔다. 나는 본문의 내용뿐만 아니라 물리적 형태를 포함해 아름다운 책을 만들고 싶다고 말했고, Bruce Hogarth는 그의 디자인뿐만 아니라 나의 일러스트레이션 위시리스트에 대한 그의 놀라운 해석으

감사의 글 (계속)
ACKNOWLEDGMENTS

로 나의 모든 기대를 뛰어넘었다. Ceinwen Sinclair는 나의 이전의 부정적인 편집 경험을 한번에 뒤집었고, 그 과정에서 내가 두려워 했던 부분은 내가 우리의 협력을 완전히 즐기고 있다는 것을 알게 되었다. 교정가인 Laura Booth와 Sally Davies는 정말 대단했다 – 그들의 날카로운 눈과 명쾌한 생각에 감사할 따름이다.

저명한 Tom Myers와 Elizabeth Larkam은 그들 분야에서 존경받고 최고의 학자로서 기꺼이 시간을 내어 이 책의 서문을 기고했다는 것은 제가 바랄 수 있는 것 이상이며, 그들의 친절함과 관대함, 통찰력에 감사드린다.

내 가족은 내가 하는 모든 일에 있어 내가 당연하게 여기지 않았던 확고한 믿음을 가지고 나와 함께 했다. 나의 부모님인 Christopher와 Suzanne Elphinston은 집필 단계 내내 환호하고 격려해 주었고, 그리고 나서 초고를 훑어보았다 – 나는 79세의 아버지가 노트북 앞에 완전히 쭈그리고 앉아 큐잉을 직접 테스트하는 모습을 담은 특별히 멋진 사진을 가지고 있다. 아버지는 그 후 한 번이 아니라 두 번, 내가 놓친 것을 교정해 주셨다. 이것은 세밀한 집중력을 발휘한 놀라운 노력이었고, 내가 매우 감사하게 여기는 놀라운 선물이었다.

그리고 나에게 큰 도움을 준 것은 남편인 Kent Fyrth였다. 매 단계마다, 항상 그렇듯이, Kent는 끊임없는 믿음, 지지, 격려를 전달해 주었고, 이것보다 훨씬 더 많은 경우, 내가 그날 만들어왔던 미친 것들을 시험하기 위해 바닥에 자리를 잡아달라는 요청을 받았다. 그는 내 일처럼 항상 이 책과 함께 살아왔고, 조절된 움직임에 대한 나의 집착을 견뎌냈으며, 힘든 일이 닥쳤을 때 바퀴가 돌아갈 수 있도록 하기 위해 참을성 있게 아래층으로 내려가서 복원의 머핀을 구워 주었다.

마지막으로, 이 책은 나의 JEMS 팀원들과 확장된 JEMS 부족의 진심 어린 열정의 수혜자가 아니었더라면, 그리고 실제로 어려운 시기에 파멸했을지도 모릅니다. 제가 JEMS 팀원들과 확장된 JEMS 팀의 진심 어리고 활력이 넘치는 열의의 수혜자가 되지 않았다면, 이 책은 지금과 같지 않았을 것이고, 실제로 어려운 시기일 때 실패했을지도 모른다. 여러분은 항상 내가 하는 일에 영감을 주었다. 진실로 나는 이 책이 여러분이 하는 멋진 일을 지지해 주길 바란다.

역자 서문

TRANSLATOR'S PREFACE

이 책은 내가 그 동안 읽었던 운동과 관련된 책들과는 전혀 다르게 내용을 전개하고 있어서 매우 흥미롭고 생각했고, 또 책을 이해하는데 어려움도 많이 느꼈다.

이런 이유로 이 책을 번역하는데 어려움이 많았고, 너무 전문적인 용어나 지식으로 접근하는 것이 맞는지도 사실 모르겠다.

그러나 이 책을 읽을 독자들이 주로 물리치료사, 요가 및 필라테스를 공부한 사람, 체육을 공부한 사람들이라고 생각되어 전문가를 위한 책으로 번역의 방향을 바꾸었음을 독자들이 이해해 주기 바란다.

이 책은 다른 책과는 달리 근력, 지구력, 유연성, 그리고 특정 운동법(요가나 필라테스)에 초점을 맞추고 있지 않고, 사람의 움직임 자체에 대해 이야기를 전개하듯이 책의 내용을 설명하고 있다.

이 책은 내용 전개를 신체 부위로 설명하고, 지면과 닿는 발의 중요성을 강조하는 의미에서 발부터 머리쪽으로 진행한다는 점이 특이했다.

끝으로 이 책을 번역하는데 도움을 주신 영문출판사 박병조 사장님과 직원분들에게 감사드린다.

역자 **김 항 진**

이 책을 사용하는 방법
HOW TO USE THIS BOOK

보석 아이콘은 책의 곳곳에 나타나며, 콘텐츠의 능동적 경험을 통해 여러분에게 안내하고 있다.

보라색 상자는 여러분이 개인적으로 무언가를 느낄 수 있도록 이끄는 상자이다.

분홍색 상자는 움직임 전문가가 대상자나 환자와 함께 탐구할 수 있는 활동을 나타낸다.

노란색 상자는 움직임 전문가에게 적절한 지점을 알려주고 있다.

파란색 상자는 반영해야 할 핵심 개념을 강조하고 있다.

용어 해설에서 다시 설명될 용어에는 용어 옆에 G 라는 글자가 표기된다.

서론

INTRODUCTION

인간은 독특한 개성, 습관 및 역사가 복잡하고 경이롭게 혼합된 존재이다. 우리는 매일 움직임 전략, 신념, 감정을 통해 우리 자신을 표현한다; 우리는 매일 다양한 전략으로 **포스**[G]를 만들고 통제한다. 어떤 것들은 다른 것보다 더 효과적이다.

공식적인 훈련 없이도 움직임을 통해 인간의 잠재력을 표현하는 이들을 우리는 내적으로 인지하고 있어 가슴이 노래하게 만든다. 우리는 번개처럼 힘들이지 않고 힘을 방출하는 사람들과 우리가 숨쉬는 것을 잊게 만드는 다른 사람들을 볼 수 있다. 그러나 종종 이 두 가지 자질은 다소 다르거나 심지어 양극화되었다고 인식된다. 그러나 파워와 조절된 움직임을 이어주는 것은 서로가 없이는 존재할 수 없는 친밀한 통제와 흠잡을 데 없는 타이밍, 그리고 근육의 긴장과 이완의 조율된 댄스이다. 이것이 발레 무용수가 강해질 수 있게 하는 것이고 원반던지기 선수는 우아해질 것을 요구하는 것이다.

이것은 일반 사람에게도 마찬가지로 중요하다. 움직임은 우리의 마음, 몸, 그리고 삶 사이의 지속적인 긍정적인 관계를 조성한다. 우리는 스스로 근력을 강화하거나 스트레칭을 하거나 안정을 취하기 위해 특정한 운동을 사용할 수도 있지만, 이런 성과들은 움직임에 통합하지 않고 또 반드시 우리의 뇌에 의미 있는 것은 아닐 수 있다. 이것은 새로운 언어를 배우는 것과 비슷하다: 새로운 단어를 습득하는 것은 우리를 유창하게 만들지 않는다; 이것은 단지 우리의 잠재력을 증가시킬 뿐이다. 움직임도 그것과 같다 – 우리는 근육을 강화하거나 신장할 수 있지만, 움직임을 통해 의미 있게 만들지 않고, 뇌는 이 새로운 잠재력을 가지고 무엇을 해야 하는지를 항상 아는 것은 아니다. 헌신적인 노력에도 불구하고, 건강이나 수행에서 기대되는 향상이 나타나지 않을 수도 있다.

사실 우리는 가능성을 대비한 훈련을 꽤 잘한다. 체육관, 클리닉, 스튜디오는 신체 잠재력을 개발하는 사람들로 가득 차 있다. 그들은 요가든, 필라테스든, 개인 훈련이든, 재활이든 간에 훈련 과정을 추구하며, 이들 활동 안에서 놀라운 발전을 이룰 수 있지만, 때로는 그들은 일상 생활, 스포츠, 또는 활동 면에서 기대만큼 발전을 이루지 못함을 발견하고 실망도 한다. 비록 그들이 가능성을 쌓고 있지만, 종종 매우 효과적으로, 그러나 그들은 이것을 그들의 뇌에 의미 있게 만드는 방법을 아직 발견하지 못했기 때문이다. 큰 격차는 보통 잠재력이 더 효과적인 움직임으로 전환되는 데 있다.

이것은 사실 좋은 소식이다! 이것은 대부분의 사람들이 지금 당장 더 효과적으로 움직이기 위해 필요한 많은 것들을 이미 가지고 있음을 의미한다. 이것에 접근하기 위해 약간의 도움만이 필요할 뿐이다.

많은 사람들은 자신이 어떤 면에서 근본적으로 부족하다고 믿고, 또 정반대의 가정을 가지고 있다. 나는 분명히 내 평가를 통해 환자나 대상자에게서 특정한 결손을 발견한다고 생각했다. 그리고 나는 이것이 더 나은 움직임으로 바뀔 것이라는 믿음에서 치료적 운동으로 부족한 부분을 메우기 시작했다. 시간과 경험을 통해 나는 첫 번째 세션이 더 잘 진행된 후에 문을 나설 수 있다면 이미 잠재력이 있음을 깨달았다. 나는 그들이 접근할 수 있게 도와주기만 하면 된다.

가끔 믿기 어렵겠지만, 우리의 대부분은 우리의 방식에서 벗어나는 것을 배우게 되면 우리가 깨닫는 것보다

서론 (계속)
INTRODUCTION

훨씬 더 많은 것을 할 수 있다. 우리가 물리학, 기능, 구조의 과학과 마음, 신체, 심지어 심장을 통합하는 기술 사이에 연결다리를 만들 때, 우리는 우리 자신, 환경, 그리고 열망과 연결된다. 열정, 긍정, 그리고 자신감으로 적용될 때, 우리는 파워와 조절된 움직임에 대한 우리의 잠재력에 접촉한다.

이 시점에서, 여러분은 생각할지도 모른다: 그러나 사람들은 여전히 ***근력***[G], 가동성 및 조절을 다룰 필요가 있다. 전적으로 옳지만, 잠재적인 구축 활동에 대해 이야기하고 있다는 점을 기억하자 – 그들은 사용할 수 있는 구성 요소를 제공하지만, 자동으로 더 나은 움직임을 보이지는 않을 것이다.

나는 잘못된 움직임을 하는 매우 강한 사람들을 많이 만났고, 심지어 힘이 강해지면서 오히려 움직임 수행이 잠식되는 것을 알고 어리둥절하는 사람들을 많이 만났다. 나는 상상을 초월하는 자세로 팔다리를 배치할 수 있는 ***유연성***[G]이 있거나, 장비에 지지할 때 완벽한 조절을 할 수 있지만, 여행이나 비틀거림에서 회복이 불가능하거나, 땅에서 조화롭고 역동적으로 움직이는 사람들도 만났다. 그들은 각각의 방식으로 잠재력을 발전시켜 왔다. 정말 멋지다. 각각은 풍부하고 적응력이 있고 만족스러운 움직임을 할 수 있는 더 많은 가능성을 가지고 있으며, 아름답게 움직이는 파워와 조절된 움직임을 경험할 수 있는 기회를 가지고 있다. 그러나 이것을 이루기 위해, 우리는 잠재력을 뇌에 대한 의미로 전환해야 한다.

이것을 하기 위해, 우리는 우리의 움직임을 뒷받침하는 친밀한 관계와 우리가 일상생활의 기능적 도전을 충족시키기 위해 어떻게 우리 자신을 조직하는지를 이해해야 한다. 이 책에서 우리는 우리의 근육뼈대계와 그것의 파트너인 생체역학과 물리학, 뇌를 오가는 메신저로서의 감각계와 그 역할, 그리고 우리의 전체 자세와 움직임의 표현을 순식간에 바꿀 수 있는 감정 시스템, 그리고 우리의 믿음의 효과에서 우리 자신을 위한 새로운 길과 가능성을 건설해야 하는 특별한 일상의 기회에 이르기까지 뇌 그 자체를 고려한다.

소통의 단순함은 변화와 권한의 정교하고 강력한 주체로서, 사람들에게 경험에 대한 소유권을 주고 그들이 자신의 움직임 과정에 매료되도록 영감을 준다. 이것은 1990년대의 역동적 시스템 이론에서 등장해 재활에서 높은 수준, 아동에서 노인, 장애에서 댄스에 이르기까지 다양한 맥락에서 수천 명의 전문가와 대상자를 지원하도록 진화한 방법인 JEMS®접근법의 기본이다.

모든 사람 안에는 파워와 조절된 움직임에 대한 자신만의 표현이 잠재되어 있다. 이러한 발견은 모두가 관여할 수 있는 모험이며, 우리가 평생 걸어가야 할 길이다.

움직임 만화경 1
The movement kaleidoscope

밝고, 알록달록하고, 끝없이 변하는 패턴이고, 만화경의 차례에 맞춰 춤추는 조각들…

여러분의 움직임이 여러분에게 맞는지를 생각해 보는 시간을 잠깐 갖자. 여러분이 제일 좋아하는 스웨터처럼. 그것은 완전히 편안하고, "여러분"을 완전히 표현하는 것이다. 여러분은 그 속에서 어떤 것도 할 수 있음을 느낀다: 옷을 입든, 옷을 벗든, 산을 오르든, 또는 그 안에서 수레바퀴를 돌리든. 여러분은 팔을 소매 안으로 밀어넣고, 나갈 준비를 한다.

움직임이 이렇게 느껴지려면, 여러 요소가 다른 요소와 함께 작용해야 한다. 사람의 움직임을 이렇게 개인적이고, 조화롭고, 효과적인 의지 표현, 추진력, 욕구 표현으로 바꿀 수 있는 단 하나의 요소는 없다. 우리가 인간으로서 가진 많은 신체적 가능성과 기능적 가능성을 향상시키고 탐구하기 위해서는, 몸과 마음은 함께 "운동 영양"의 균형잡힌 식단을 필요로 한다.

이런 몸과 마음의 통합은 만화경처럼 기능한다. 작은 유리 조각들이 계단식으로 쌓여있는 보잘것 없는 봉인된 관인, 만화경은 그 안에 있는 다양한 색깔의 컬렉션으로부터 통합되고 복잡한 디자인을 만들어낸다. 만화경 총을 약간 비틀면(회전하면) 조건이 바뀌게 되고, 이전의 것과 같이 조화롭고 일관된 완전히 새로운 디자인이 나타난다. 또 다른 비틀림으로, 요소들은 다시 재구성된다. 즉, 동일한 요소가 존재하지만 다양한 솔루션이 제공되는 것이다. 그래서 이것은 움직임으로 일어나며, 이 움직임은 우리 안의 다양한 과정들이 함께 협력하여 엄청난 힘에서부터 역동적인 고요함까지 무한한 가능성을 만들어 낸다.

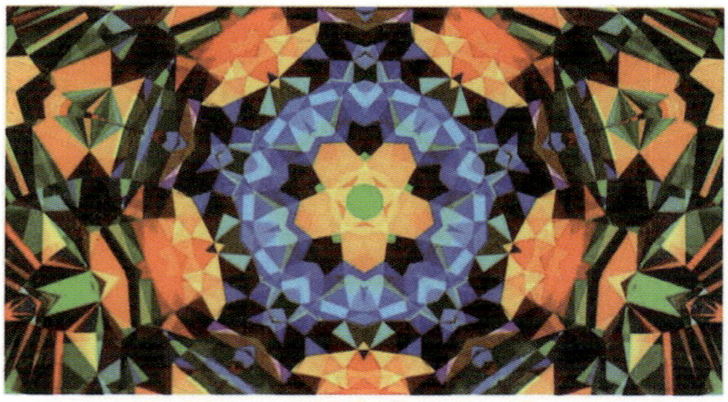

그림 1.1
만화경은 자극의 변화에 반응하여 광범위하고 조화로운 패턴을 만들어낸다.

만화경 안의 유리 조각 대신에, 우리는 우리의 일상적 요구와 열망을 충족하는 움직임 패턴을 만들어내기 위해 우리의 사고와 감정, 감각 등의 신경계와 뼈대계를 혼합시킨다. 우리는 이용 가능한 다양한 선택권을 가지고 있지만, 우리들 대부분은 할 수 있는 움직임 전략 중에서 극히 일부만을 보여준다. 우리는 몇 가지 설정을 통해 만화경을 돌리고 있을 뿐이다. 후반부의 장(chapter)들에서 알게 되겠지만, 이것은 부분적인데, 그 이유는 우리의 능률적인 뇌가 예측과 기대에 기반한 움직임을 창조함으로써 활동을 능률적으로 하기 때문이다. 이것들은 일상생활에서 재현하는 습관적인 전략이 되어 에너지를 절약하는 장점이 있지만, 운동의 다양성과 적응성을 좁게 만드는 단점을 가진다. 이것은 우리의 선택권을 감소시킬 뿐만 아니라, 우리의 몸을 반복적인 방식안에 짐을 지우는 경향이 있고, 궁극적으로 손상의 원인이 될 수 있다.

우리는 반복적인 패턴으로 우리 자신을 이용하고 있음을 깨닫지 못한다. 사실, 우리들 대부분은 통증이나 손상으로 움직임을 멈추지 않는 한, 우리가 어떻게 움직이는지를 전혀 알지 못한다. 우리는 우리의 움직임이 미리 프로그램된 필연이라고 생각하는 경향이 있지만, 우의 움직임 전략은 신체적 가능성의 창고에서 나오는 것은 아니다: 우리의 움직임은 환경, 직업, 감정 상태, 심지어 우리 주변 사람들의 습관과 자세에 의해 영향을 받을 수 있다. 우리의 역사는 우리의 움직임과 자세에 기록되어 있지만, 우리는 신경계의 유연성과 몸의 변화 능력을 자각하게 되었을 때 우리의 미래가 무엇을 유지할 것인지를 선택할 수 있다.

이것을 달성하기 위해, 우리는 태도를 바꿀 필요가 있다. 우리의 움직임 전략이 우리의 필요성을 충족시키지 못할 때, 우리는 이것들을 수정해야 할 오류로 생각하는 경향이 있다. 이것은 두 가지(옳은 것 또는 잘못된 것) 선택만 가정한다. 이것은 믿을 수 없을 정도로 제한적일 뿐만 아니라 매우 부정확하다. 여러분은 여러 가지 가능성을 사용할 수 있지만, 시간이 지남에 따라 가지치기되고 형태가 바뀐 편집된 움직임 버전을 표현하는 것이다. 만약 여러분의 움직임 습관이 여러분이 원하는 것이 아니라면, 그 해답은 아무것도 얻지 않고 잠자고 있었던 다른 가능성의 일부와 다시 연결되다. 잘 움직이는 사람들은 그들의 만화경에서 더 많은 설정을 가질 것이다: 그들은 더 많은 요소들의 조합에 접근할 수 있고, 그들에게 많은 선택권을 주고, 그들이 더 넓은 범위의 움직임 도전에 반응하고 적응할 수 있게 만든다. 근본적으로, 잘 움직이지 않는 사람들은 선택의 폭이 좁다 – 그들은 종종 그들의 습관에 갇혀서 그들의 적응력을 떨어뜨리고, 그들의 신체 구조에 더 반복적으로 부담을 주게 된다. 만약 우리의 몸이 다른 방법으로 움직일 수 있다면, 우리의 몸은 그 일에 가장 적합한 것을 선택할 수 있다.

이것은 교정 운동에 대한 것이 아니다; 이것은 새로운 옵션을 열고 새로운 선택을 만드는 것이다.

그러므로, 우리의 평생 건강을 위해, 우리의 관심은 운동, 훈련 및 움직임에 맞추어야 하고, 효과적이고, 지속적이고, 또 적응할 수 있는 움직임 전략을 폭넓게 개발해야 하다. 우리는 다양한 활동과 맥락에 우리 몸을 온전하게 유지하길 원하고, 효율적으로 힘을 생성하고 조절하길 원하고, 새롭거나 예상하지 못한 상황에 쉽게 적응할 수 있기를 원하고, 또 자신감과 자발성으로 그것을 하길 원한다. 다시 말해서, 우리는 만화경에서 더 많은 설정에 접근하길 원할 뿐만 아니라 만화경 안에서 더 많은 색을 보고 싶어할 것이다. 이것은 분명히 근육 활성화 이상의 것을 요구할 것이다 – 이것은 여러 요소의 원활한 통합을 포함할 것이다.

이것은 복잡하지 않아야 한다. 우리가 매일 식단을 생각할 때, 좋은 건강은 다양성과 균형에 의해 뒷받침됨을 이해한다. 우리는 우리의 움직임을 위해 같은 접근 방법을 선택할 것이다.

상호의존 바퀴

그림 1.2의 상호의존 바퀴는 단순화[G]된 그림이지만, 효율적인 움직임의 생산에 있어서 서로에 영향을 주고 변화시키는 많은 요소들 중 일부만을 설명하고 있다. 이 지점에서, 일부 용어는 다른 용어에 비해 더 친숙하지만, 여러분은 다음 몇몇 장을 통해 각각의 용어들에 익숙해질 것이다. 만약 여러분이 도전할 의향이 있다면, 여러분은 이들 요소의 모음을 살펴보고, 다른 요소보다 어느 요소에 더 끌리는지를 체크해 보고, 아니면 어느 요소가 더 큰 의미를 가지고 있음을 믿어야 한다.

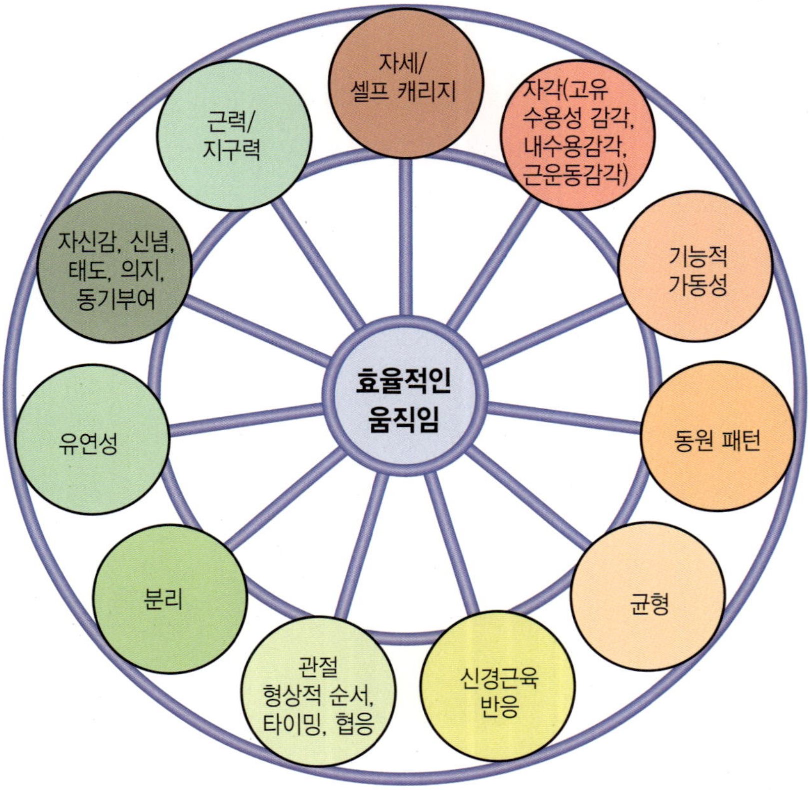

그림 1.2
상호의존 바퀴. 효율적인 움직임은 많은 기여 요소들의 지속적인 적절한 조합으로부터 일어난다.

만약 여러분이 이것이 그 경우임을 알게 되면, 이것은 멋진 시작이다. 그 이유는 우리가 우리의 편견을 확인할 수 있다면, 우리는 이것들을 극복할 수 있기 때문이다. 여러분과 여러분의 대상자 모두에게 더 보람 있는 결과와 더 깊은 이해가 가능해진다.

상호의존 바퀴에 있는 요소들의 상호작용을 이해하려면, 하나의 예로서 ***기능적 가동성***G을 선택해 보자. 기능적 가동성은 자유롭게 움직일 수 있는 능력이고, 여러분이 동적 활동을 수행할 때 요구되는 완전 가동범위를 통해 제 되는 것이다. 기능적 가동성은 ***유연성***G을 가졌을 때만 가능하고, 유연성은 우리에게 가동범위에 대한 가능성을 제공한다. 그러나 잠재적 가동범위를 가진다는 것은 우리가 움직일 때 이것을 실제로 사용할 수 있음을 의미하지 못하고, 또 우리가 달성되는 유연성 이득을 조절할 수 있음을 의미하지 않는다.

유연성을 의미있게 통합하려면, 우리는 ***분리***G(dissociation)를 가져야 한다. 여기에서는 분리는 신체 ***분절***G을 개별적으로 움직일 수 있는 능력을 의미한다. 갈비우리가 회전을 할 때 골반이 제자리에 유지되는 것이 분리의 한 예이다.

분리는 ***근육 동원***의 적절한 패턴과 레벨을 필요로 한다. 만약 너무 많은 근육 동원이 있다면, 여러분은 신체의 한 분절을 다른 분절로부터 분리하여 쉽게 움직일 수 없을 것이다: 여러 신체 분절들이 함께 고정되기 때문에, 여러분은 움직임이 제한되는 것을 느끼게 될 것이다.

과도한 근육 동원은 많은 신체적 요소나 심리적 요소 때문에 일어날 수 있다. 너무 심하거나 무거운 과제의 선택, 너무 어려운 과제의 선택, 또는 자신감의 부족 등도 이런 반응(과도한 근육 동원)을 유발시킬 수 있다. 예를 들어, 근육의 긴장이 ***균형*** 도전에 대한 반응이라고 해보자. 여러분이 흔들기를 시작하면, 여러분의 감각은 여러분께 너무 많은 움직임이 있음을 알려줄 것이고, 여러분은 그 상황을 조절하기 위해 한꺼번에 많은 근육을 수축함으로써 반사적으로 반응할 것이다. 이것은 여러분의 신체 분절들을 모두 고정시켜 여러분이 움직이지 못하도록 만들 것이다. 만약 여러분이 이 과정에서 다리를 움직이려고 한다면, 여러분은 균형을 더 잃게 될 것인데, 그 이유는 여러분이 다리를 움직이려고 할 때 여러분의 근육들이 그 움직임에 저항으로 작용하기 때문이다. 여러분은 여러분 자신을 억누르고 있는 것이다. 여러분은 근육의 긴장을 더욱 증가시키므로써 통제되지 않는 이런 느낌에 반응할 것이고, 이로 인해 여러분의 가동성은 더욱 제한될 것이다. 여러분의 자신감은 악영향을 받게 될 것이고, 균형 능력에 대한 여러분의 신념은 강화될 것이며, 무엇보다도 매우 유연해 보이지 않기 때문에, 여러분은 더 많은 스트레칭을 해야 한다고 스스로 생각할 것이다!

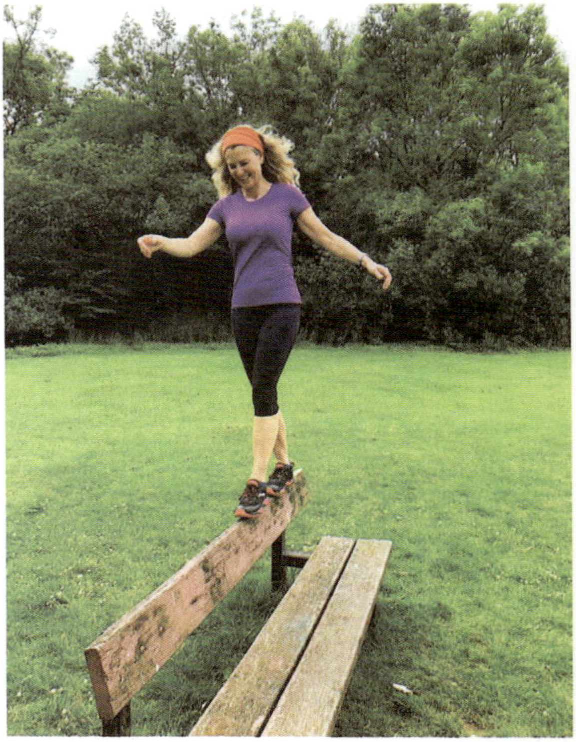

그림 1.3

적응성 균형은 여러 요인의 결과로 일어난다.

난이도가 너무 클 때, 만화경은 비틀리게 될 것이고, 효율적이고 아름다운 움직임에 도달하는 것이 더 어려워질 것이다. 꾸준한 진전으로 신경계는 더욱 숙달될 것이다.

우리는 우리를 위해 일하든 반대하든 간에, 요소들이 연결할 때 바퀴의 한 요소가 다른 요소로부터 튕겨 나간다. 우리가 개발해야 할 요소들 사이의 관계를 깨닫지 못한다면, 우리는 하나의 요소에 집착되기 쉬워질 것이다. 우리의 선호도는 우리들 자신의 편견을 드러내며 매우 쉽게 작용할 것이다. 예를 들어, 대부분의 사람들은 운동을 할 때 균형보다는 유연성을 선택하는데, 그 이유는 그것 속의 개선이 훨씬 더 쉽게 인식되기 때문이고, 그 결과로 이것은 우리의 동기부여에 도움이 될 것이다 – 비록 이것이 우리의 전반적인 수행을 향상시키지 못한다 하더라도 그러하다.

만약 여러분이 운동을 하기 위해 균형을 선택했다면 어떨까? 균형은 종종 하나의 실체로서 간주되지만, 많은 요소들에 영향을 미치고, 또 많은 요소들에 의해 영향을 받기도 한다. 균형의 직접적인 영향은 3가지 주요 시스템에 의해 영향을 받게 된다: 시각계, 안뜰계 및 고유수용성 감각. 속귀 안에 있는 ***안뜰계***[G]는 신경망의 한 부분으로서 여러분의 위쪽 목뼈와 친밀하게 연결되고, 만약 여러분이 머리 전방 ***쏠림*** 자세를 가진 사람의 목뼈를 위에서 압박한다면, 여러분은 이런 친밀한 관계에 나쁜 영향을 줄 것이다.

발에서 오는 피드백도 매우 중요하지만, 만약 평탄하

지 못한 지면에 순응하는 종아리와 발의 기능적 가동성이 부족하다면, 여러분은 균형에 대한 적절한 피드백을 받지 못할 것이다. 관련된 다른 요소는 여러분이 수행하는 활동에 의해 달라질 수 있다. 여러분이 예기치 않게 걸려 넘어지거나 미끄러지거나 부딪히거나 점프 후 착지를 제대로 못한다면, 여러분의 ***신경근육 반응***[G]이 여러분의 평형을 회복시키기 위해 여러분의 몸을 빠르게 조절할 수 있는가? 그들은 종종 느리지만, 필요 이상으로 강하고, 이로 인한 전반적인 신체 경직은 기능적 가동성을 방해하거나 타이밍과 조정을 방해할 수 있다. 여러분이 더 긴장할수록, 여러분의 균형은 더 나빠질 것이다 – 어떤 초보 스키어나 패들보드 선수에게 물어보자! 다른 상황에서 여러분의 균형은 여러분의 활동 초기에 꽤 좋을 수 있지만, 피로가 ***고유수용성 감각***[G]을 잠식할 수 있기 때문에, ***지구력***이 가장 중요한 요소일 수 있다.

이런 연결 과정은 벅차 보일 수 있지만, 복잡할 필요는 없다. 신체 능력을 향상시키는데 사용될 수 있는 도구들을 더 많이 가지고 있다고 단순하게 생각해 보자.

상호의존 바퀴를 복잡한 요소로 생각하기 보다는 기회라고 생각하자.

그러나, 여러분은 근력이 무엇이라고 말할 수 있는가? 확실히 근력은 그 자체로 하나의 실체이며 다른 요소에 의해 영향을 받지 않는가? 물론, 여러분이 근육의 수행을 따로따로 분리해서 살펴본다면, 아마도 그럴 수 있다. 여러분은 반복과 세트를 살펴볼 수 있고, 또 근육이 수행하는 방법을 바꾸기 위해 이것들이 필요한 생리적 스트레스를 어떻게 생성하는지를 볼 수 있다. 이것은 잠재적 빌딩(potential–building)이지만, 동적 움직임 동안 근력을 실제로 이용할 수 있는 능력은 다른 요소(신체 분절의 타이밍과 협응)에 의해 달라질 수 있다. 또 이것은 기능적 가동성에 의해 영향을 받을 수 있고, 우리가 이미 보았듯이 많은 다른 요소에 의해서도 결과에 의해서도 영향을 받을 수 있다. 또한 이것은 여러분의 균형, 신체 자세에 대한 여러분의 자각, 그리고 여러분의 의지에 의해서도 영향을 받을 수 있다.

심지어 지구력도 상호의존 바퀴에 속한다 – 여러분은 생리적 능력을 가질 수 있지만, 만약 지나친 근육 동원이나 나쁜 타이밍과 협응을 가지고 있다면, 여러분이 움직일 때 시간의 경과로 더 많은 에너지를 소모하게 될 것이다. 상호의존 요소들이 그 바퀴에서 벗어날 방법은 없다!

대표적인 예: 안정성

여러분은 바퀴의 요소로서 ***안정성***[G]이 뚜렷하게 누락되고 있음을 알 수 있는데, 그 이유는 안정한 기능적 움직임이 정상 생활의 다양한 요구를 충족시키기 위해 자신감과 ***자기효능성***[G]와 같은 심리적 요소와 감정적 요소를 포함한 여러 요소들 사이에서 일어나는 상호작용의 결과이기 때문이다. 바퀴의 각 요소는 잠재력을 제공하고, 관련된 정도는 여러분이 관여하는 활동에 따라 달라진다. 여러분이 누구이며 여러분의 삶에서 무엇을 하든 간에, 제시된 모든 요소들은 움직임의 안정성을 위해 꼭 필요하다.

그럼 어디서부터 시작할까?

우리의 목적을 설정하자.

우리의 전반적인 목적이 사람들이 쉽고 효과적이며 즐겁게 움직일 수 있도록 돕고, 사람들이 신체적 한계와 손상을 극복하도록 돕고, 그들의 능력을 확장하도록 돕고, 또 건강하고 활동적인 미래를 기대하도록 돕는 것이라는 것에 동의하자. 이것은 단일 문장으로 요약될 수 있다.

우리의 목적은 사람들이 아름답게 움직이도록 돕는 것이다.

사람이 다시 걷는 법을 배우든, 역도 선수로서 경기를 하든, 바이올린을 연주하든, 또는 아이들과 재미있게 시간을 보내든 중요하지 않다. "아름답게 움직이는 것"은 사람의 효과성, 효율성, 자발성 및 자신감을 표현하는 용어이다.

건강과 피트니스의 산업에 종사하는 대부분의 전문가들은 그 목표를 향해 광범위하게 일하고 있음을 말하고 있다. 그러나 일반적인 훈련 관행이 움직임 또는 ***항-움직임***[G]을 촉진하는가? 훈련 환경에서 무슨 일이 실제로 일어나는 일에 관해 말하자면, 우리의 입력이 자연스러운 움직임을 촉진하는지 아니면 의도치 않게 그것을 방해하는지?

우리는 큐잉의 목적을 명확히 할 필요가 있고, 우리의 목표와 행동 사이의 모순을 인식할 필요도 있다. 예를 들어, 여러분이 누군가에게 지탱하도록, 세우도록 또는 유지하도록 주문할 때, 여러분은 어떤 일이 일어나지 않도록 그들에게 주문하는 있는 것이다. 여러분은 항-움직임에 신호를 보내는 것이다.

가끔 이것은 전반적으로 적절한 편이다. 예를 들어, 여러분이 빠른 다방향 스포츠에서 태클을 당하면, 여러분은 안정한 정상 범위를 넘어서는 과도한 힘이 여러분의 관절에 가해지는 것을 피하고 싶을 것이다. 만약 여러분이 발레의 피루엣 동작으로 전신을 빠르게 회전하려면, 여러분의 신체가 빠른 동작을 조절할 수 있도록 일관된 몸통 자세를 유지해야 한다.

그러나 이것들은 특별한 과제이고, 움직임의 한 측면만을 나타낸다. 우리가 이 원칙을 일반화된 방법(과제에 관계없이 적용되는 방법)으로 적용할 때 그 문제가 발생한다. 과도한 허리 움직임에 대항하는 배근육의 관여나 안쪽 무릎으로 넘어지기 위한 볼기 근육의 수축이 이것의 가장 흔한 예이다. 이런 활동은 근육의 긴장을 증가시키고, 가동되는 운동사슬[G]에서 "정지점(stop point)"을 생성한다. 우리가 신체 영역의 움직임을 제한할 때, 뇌는 그 움직임의 목적을 달성하기 위해 빠른 계산을 수행하고, 장애물을 우회하는 방법을 알아낸다. 비록 전반적인 정렬이 더 좋게 보일 수 있지만, 이것이 효과적인 움직임을 항상 초래하는 것이 아니며, 힘이 재배치될 때 신체의 다른 곳에 스트레스를 증가시킬 수 있다.[1]

움직임 탐구

여러분이 책으로 가득 찬 선반이 있는 도서관에 서 있는 것을 잠시 상상해 보자.

여러분은 높은 곳의 책을 원하고 있지만, 너무 높은 곳이어서 여러분이 그 책에 닿기 위해서는 팔을 위로 길게 뻗어야 할 것이다. 여러분의 허리를 위해 팔을 뻗기 전에 복부를 미리 활성화시켜야 한다는 것을 들었다고 상상해 보자. 심지어 여러분은 움직임 내내 여러분의 갈비뼈와 골반 사이의 간격을 일정하게 유지하도록 배웠는지도 모른다. 이런 경험을 강조하기 위해, 한 손의 손가락을 골반 위에 배치하고, 엄지를 갈비뼈 밑에 배치시킨다.

이번에는 갈비뼈와 골반 사이의 간격을 변화시키지 않고, 책으로 팔을 뻗는다. 자연스런 느낌인가? 이것은 자연스럽지 않는데, 그 이유는 여러분이 발에서 몸통을 통해 손까지 주행하는 움직임 임펄스[G](movement impulse)을 방해하기 때문이다. 여러분의 허리뼈는 과도하게 늘어나지 않을 수도 있지만, 여러분의 척추 전체가 평소처럼 움직이지 않을 수도 있다. 여러분은 척추 역학을 멈출 만큼 향상시키지 못한다. 이 움직임은 다르지만, 더 나은 편도 아니다(**그림 1.4** 참고).

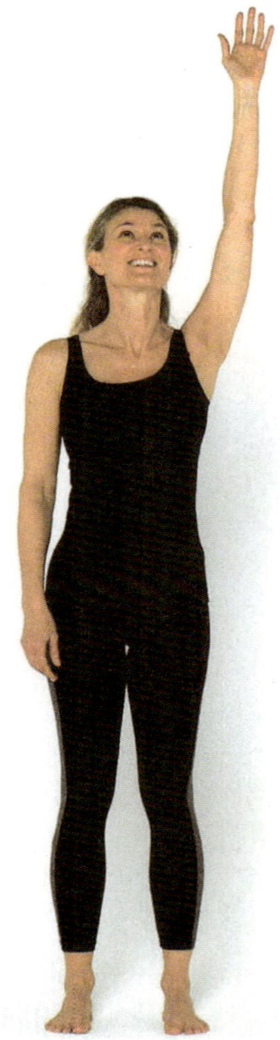

그림 1.4
배근육을 먼저 세팅한 후에 위쪽으로 팔 뻗기

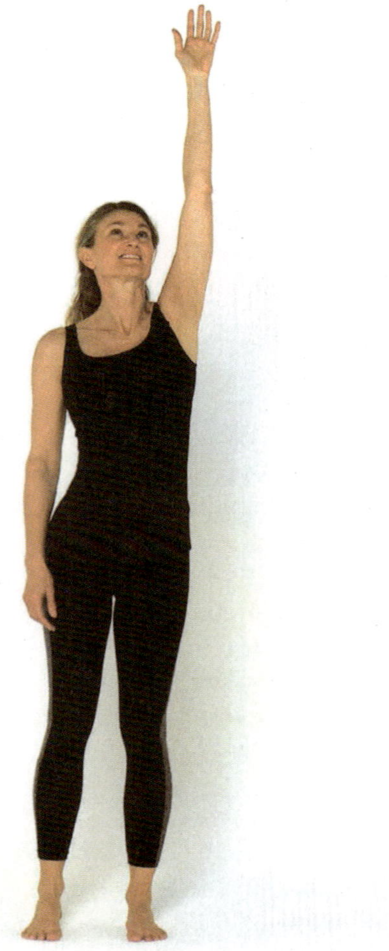

그림 1.5
팔 뻗은 쪽을 자연스럽게 신체를 늘이도록 허용함으로써 발에서 손까지의 연결 만들기

이번에는 복부를 활성화하지 않고, 책을 향해 팔을 위로 뻗는다고 상상해 보자. 제한이 없을 때 여러분의 신체가 어떻게 늘어나는지를 느껴보자. 심지어 여러분은 움직임을 지지하기 위해 팔을 뻗는 쪽으로 미세하게 체중을 이동시켜 여러분의 팔과 발을 연결시키고 있는 것을 확인할 수도 있다. 이것은 자연스러운 반응이지만, 복부의 고정이나 활성화를 통한 항-움직임의 큐잉이 이들 반응을 방해할 것이다(**그림 1.5** 참고).

비록 우리가 움직임의 질에 신경을 쓸 필요가 있을지라도, 여기서 문제가 되는 것은 우리가 이것을 어떻게 다루느냐이다. 의식적으로 신체 부위를 제자리에 유지하는 것은 이론적으로는 올바른 자세를 만들 수 있지만, 움직임의 제한을 초래할 수 있다. 동시에 이루어지는 모순된 스톱 앤 고(stop and go) 메시지의 처리는 충돌하는 중지 및 이동 메시지를 동시에 처리하는 것은 부드럽고 협응된 효율적인 움직임을 매우 어렵게 만든다.

이런 개념은 전문적인 사고방식(professional mind)에 상당한 혼란을 줄 수 있는데, 그 이유는 의식적으로 수행되는 근육의 사전 활성화(pre-setting) 형태를 가르치는 보편적인 접근법이 조절(control)로 간주되기 때문이며, 따라서 이것은 안전성과 움직임의 효능과 관련된다. 이것을 강조하면서, 우리는 정상적인 움직임 쪽으로 향하는지 아니면 오히려 멀어지고 있는가?

조절 난제(control conundrum)

조절 개념(control concept)은 최근 수십 년 동안 인기를 끌면서 폭발적으로 연구되어 왔고, 건강과 피트니스의 산업에서 널리 수용되어 왔던 언어와 해결방법을 발전시켰다. 불행히도, 연구가 그의 효과성에 일치하지 않는다는 가정이 있을 수 있고, 또 이들 가정이 정상적인 움직임의 수행을 반드시 지지하지 않을 수도 있다. 이것은 전문가들 사이에 논란과 갈등을 증폭시켰다.

작은 코어 신화에 대해 살펴보자. 일부에서는 "모든 움직임은 코어에서 시작한다"는 말을 믿고 있다. 이런 아이디어는 몸이 움직이기 전에 깊은 몸통 근육이 먼저 활성화할 준비하고 있다는 것이 신경근육 연구에 의해 촉진되었다. 이 연구는 움직임 이전에 배벽을 의식적으로 고정시키고, 또 (일부)허리뼈를 고정시키기 위해 배벽을 단단하게 조여야 한다고 전문가들은 믿고 있다. 그러나 많은 경우, 이것은 정상적인 움직임의 생체역학과 모순된다.

예를 들어, 테니스 포핸드 동작을 살펴보면, 힘은 다리에서 생성되고, 몸통을 통해 골반의 회전이 상체로 전달된다. 그리고 골반 회전은 신체 앞쪽면에 있는 근막 구조물을 가로질러 탄성에너지가 발생할 수 있도록 약간 늦게 몸통의 회전을 일으킨다. 이것은 효율적인 힘 전달을 통해 효율성을 발생시키는 "스트레칭-핑(stretch and ping)"이고, 이것은 상체 분절과 하체 분절의 독립된 움직임 또는 분리(dissociation)에 좌우된다. 힘이 지면으로부터 위쪽으로 전달된 후, 그 힘은 팔을 통해 라켓으로 전달된다(**그림 1.6과 1.7 참고**). 움직임은 코어가 아닌, 지면바닥에서 시작된다. 여기서 '코어'의 역할은 상체와 하체 사이에 ***힘을 연결하고 전달***하는 것이고, 또 이들 분절을 서로에 대해 움직일 수 있는 능력을 필요로 한다. 복부는 고정된 길이로 작용하지 않고, 그 대신 그들은 길어지고 짧아지는 동안 연결을 유지한다. 이것은 대부분의 체육 수업에서 취해지는 "사전설정-유지(preset and hold)" 접근법과는 거의 관계가 없다.

그럼에도 불구하고, 이런 행위는 특히 요통 재활 분야에서 계속적으로 이루어진다.

이론은 간단하다: 통증이 있을 때, 관절 분절의 조절에 기여하는 주요 근육들은 그들의 양상을 변화시키는 것으로 확인되었다.[3] 잇따른 조절의 부족이 지속적인 기능장애에 기여한다는 가정이 있기 때문에, 안정화될 필요가 있는 신체 부위는 특별 훈련을 통해 관리되어야 한다. 해결 방법은 손상의 제한과 보호이며, 재발 위험으로부터 이것을 관리하는 것이다. 이것은 의사소통하기 쉬웠고, 매우 논리적인 것처럼 보였는데, 특히 통증으로 고생하는 사람에게 더욱 그러했다.

현재 시점으로 빠르게 돌아가면, 우리의 개념화는 순진했던 것으로 보인다. 수년 간의 연구 분석에 따르면, 허리 통증에 대한 사람들의 공포와 재앙적 사고(***재앙화***[G])를 감소시키는 것이 배가로근의 활성화보다 허리 통증 결과에 대한 일관된 영향을 가지는 것으로 나타났다. 자신의 건강에 대한 적극적인 책임, 새로운 다양한 신체 감각에 대한 이해와 분석을 배우는 것, 도움이 되지 않는 신념을 극복하는 것, 그리고 확신과 함께 지지를 받는 동안 도전하기 등은 무력감을 줄이고, 자신감을 높이고, 독립적인 자기 관리 도구를 갖추는 데 기여할 수 있다. 초기에는 안정성 훈련이 긍정적인 효과를 줄 수 있지만, 이것은 반드시 전문가가 믿는 이유가

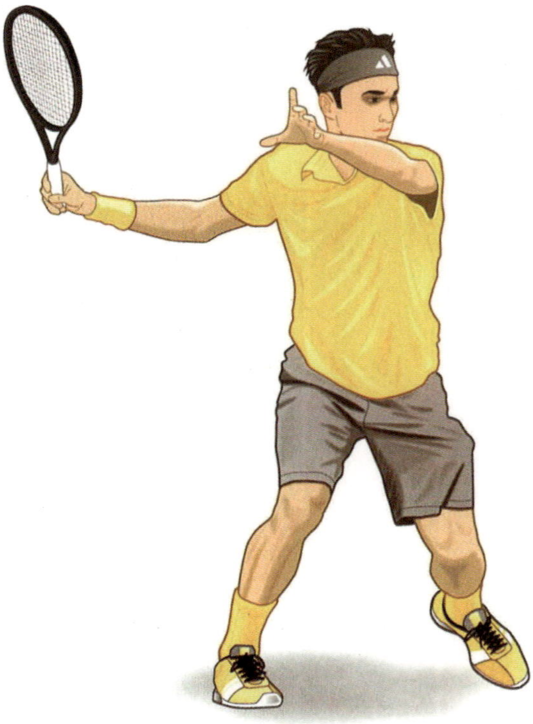

그림 1.6
움직임 임펄스가 다리에서 발생한다.

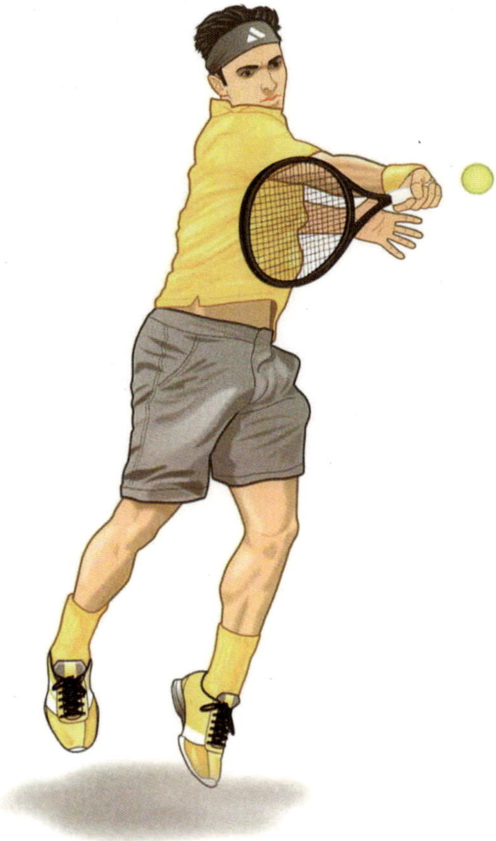

그림 1.7
움직임 임펄스는 다리로 전달되고, 그 다음 몸통의 회전을 통해 팔로 전달된다.

아닐 수 있다.

> 만약 여러분이 근거를 기반으로 하고 싶다면, 자신감 발달에 목표를 둔다.

틈을 조심하자(Mind the gap)

허리 통증의 경우, 안정화 훈련이 아무런 도움도 주지 않는다고 말하는 것은 잘못된 해석일 것이다. 그 연구는 장점(유익성)의 부족을 나타내지 않으며, 단지 특정 안정화 훈련이 단기적으로 다른 형태의 일반적인 운동과 비슷한 효과를 보이고 있고, 이들 방법 중 어느 것도 장기적 회복에 대한 해답을 가지고 있지 않다는 것이다.[7,8] 조절훈련이 역할을 갖고 있느냐를 둘러싼 사소한 싸움에 휘말리기보다는, 우리는 전신 조절을 “안정성 운동”에 의해 훈련될 수 있는 실체로서가 아니라, 다중시스템의 상호역할의 결과로 발달하는 것으로 인지할 필요가 있다. 이것은 다양한 입력을 필요로 하고, 이들은 개인의 기능적, 생리적, 상황적 요건에 따라 변화하고 진전할 것이다. 다시 말해, 우리는 훈련에서 다양한 경험과 도전을 필요로 한다.

우리가 요소들의 상호연결성을 이해하면, 훈련과 재활에 대한 우리 개인적인 관점은 더욱 포괄적이고 탄력적으로 변한다. 우리는 우리 자신의 틀에서 벗어나 비전을 확장하고, 각 개인을 위해 더 큰 창의력, 호기심 및 정확성을 가지고 일하기 시작한다.

우리 시스템의 지능과 반응성을 인식함으로써, 우리는 우리 개인의 움직임 만화경이 우리가 무엇을 하느냐에 따라 근육 반응을 다른 방식으로 종합한다는 것을 파악할 수 있다. 이것은 복부 단련을 위한 하나의 올바른 해결책이 있는지에 대해 명백히 상반된 연구를 이해하는 데 도움이 된다. 높은 수준의 몸통 근육 활성화를 사용하는 ***공동수축***[G] 기법인 항-움직임(anti-movement)을 포함한 브레이싱 전략(bracing strategy)은 무거운 하중에 대항해 척추를 안정화시키는 다른 기법들보다 더 효과적이었다.[9] 그러나 복부를 안으로 끌어당기는 전략은 중력중심의 갑작스런 교란에 반응하여 안정성을 제공하는 척추 주위 근육의 타이밍을 향상시키는 것으로 밝혀졌다.[10]

이것은 어느 전략이 옳은가보다는 과제와 관련이 있다. 우리는 성취해야 할 역할을 가지고 있다. 가끔 우리는 하중을 이겨낼 수 있는 더 큰 강직성을 필요로 하고, 또 가끔 우리는 잘 협응된 빠른 반응을 필요로 한다.

우리는 관절을 조절하기 위해 1개 이상의 전략을 필요로 한다.

대부분의 표적 근육 활성화를 유발시키는 운동들이 가장 효과적이다고 생각하는 것이 타당할 것이다. 많을

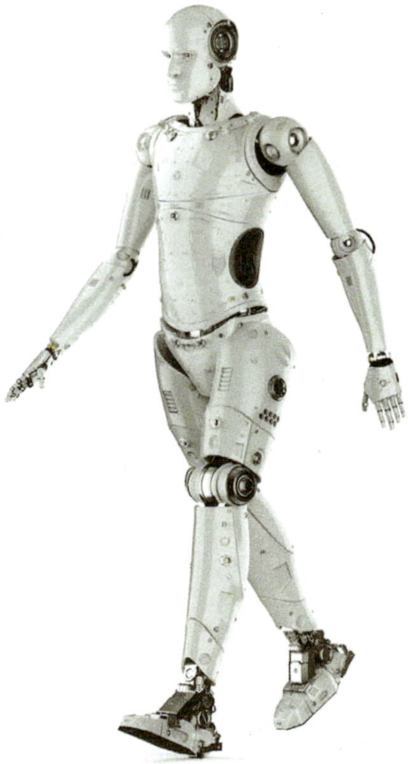

그림 1.8
과도한 조절은 자연스런 움직임을 방해할 수 있다.

수록 좋다는 것이 사실이지만, 항상 그러한가?

많은 것이 반드시 좋은 것은 아니다.

허리, 목,[11] 무릎[12] 및 엉덩관절 등의 손상에 대한 연구에 따르면, 과도한 근 활동은 지속적인 기능장애와 관련되어 있다는 것이다. 다시 말해, 과도한 조절은 문제점으로 떠오르고 있다(**그림 1.8** 참고).

실제로 허리 통증 환자는 적은 근육 활동 보다는 많은 근육 활동을 사용하는 척추 안정성의 증가를 보이고 있다.[13] 허리 통증을 경험한 사람이라면 알 수 있듯이, 이것은 손상 부위를 보호하려는 매우 자연스런 초기 반응이다. 그러나 이것은 지속적인 전략으로서 도움이 되

지 않는다. 척추 주변의 지속적인 보호성 활동 패턴 유지는 균형을 다시 얻는데 필요한 작고 갑작스런 조정의 능력을 포함해 정상적인 신경근육 반응을 손상시킬 수 있다. 이런 조정은 빠르지만 잘 협응된 척추 근육의 이완을 필요로 한다.[14] 이들 척추 근육을 이완시키는 능력의 지연이 길어질수록, 허리 손상의 위험이 더 커진다.[15] 비슷한 소견이 무릎과 엉덩관절 환자에게서도 발견되었다 – 관절 주변의 근육 활동이 너무 과도해지면 우리가 사용하는 방식을 변화시켜 정상 움직임을 손상시킬 것이다.

손상을 입은 사람에게서 이런 반응을 증폭시키는 것은 놀랍도록 쉬운 일이다. 사람들은 손상을 당했을 때 안전과 안심을 찾기 때문에, 손상 부위를 보호하는 것이 좋은 생각인 것 같다. 관절을 둘러싸는 반대 근육들의 동시 활성화인 **공동수축**은 "비조절된 움직임"의 위협을 해제시키는 것으로 추진되었다. 비록 공동수축이 초기에 기능성을 어느 정도 제공하지만, 또 공동수축은 회복을 방해하는 지속적인 장벽을 생성시킨다; 사실, 이것은 변화된 몸통 동역학 때문에, 나중에 재발을 초래할 수도 있다. "기능적 동결(functional frozen)"은 다양하게 학습된 근육 수축 양상으로 과거 손상 부위를 끊임없이 조절한다. 그들은 이들 양상이 자신들을 보호한다고 믿게 되었지만, 그들은 실제로 신체가 자연스런 자발적 움직임 반응을 다시 찾지 못하도록 만들 것이다. 이런 순환에 갇힌 사람들은 전반적인 회복의 목표를 잃게 될 것이고, 그 대신 그들의 귀중한 것을 조절하게 될 것이다.

좀 더 강해지면 안 될까?

근력은 근육뼈대계 건강을 평생 동안 유지하는 데 중요한 역할을 한다.[17] 그러나, 근력이 더 강하다고 해서 다른 신체 계통의 결손을 보상해 줄 수 없고, 우리는 하나의 그림 조각의 크기를 증가시키기 보다는 빈 공간을 단순히 채워줌으로써 그림을 완성시켜야 할 것이다.

여러분이 큰 하중을 충족시킬 수 있는 근력을 가지고 있으면, 작은 하중의 상황에 직면했을 때 능숙하게 대체할 수 있을 것이라는 가정은 잘못한 근본적인 생각이다. 이것은 사실이 아니다; 각각은 다른 요구 사항을 가진 것으로 보아야 한다. 근력 강화는 높은 근수축 레벨을 요구하는 큰 하중의 과제를 수반하고, 근력강화는 여러분의 신체 부위가 어디에 위치하는지를 알려주는 풍부한 감각 피드백을 제공한다. 이것은 감각 피드백를 처리하는 매우 섬세한 능력을 요구하는 작은 하중 과제 쪽으로 항상 이월되지 않을 것이다. 완전 스펙트럼 기능을 위해, 여러분의 뇌는 신체의 속삭임 뿐만 아니라 함성을 들을 수 있어야 한다. 강한 피드백이 안심이 되고 기분 좋게 느껴지기 때문에, 신체 인식에 어려움을 겪는 사람들은 일반적으로 큰 하중 훈련을 좋아할 것이다. 그러나 삶의 폭 넓은 맥락에서 볼 때 그들의 전반적인 신체 능력을 최적화하려면, 그들은 그들 자신을 감지하는 능력을 향상시킬 필요가 있다.

큰 하중을 관리하기 위해 근력을 향상시키려면, 힘 출력을 최적화하기 위해 대개 운동의 복잡성이 감소된다. 스쿼트와 데드리프트 운동과 같이, 매우 안정된 양쪽 발의 자세를 요구하는 공통 기법들은 각 다리에 대한 속도, 균형, 고유수용성 감각, 타이밍 및 협응을 요구하는 더 작은 하중 과제를 반드시 준비할 필요는 없다.

예를 들어, 볼기 근육의 근력이 골반과 무릎의 조절에 대해 유일한 결정적 영향이 아니지만, 그럼에도 불구하고 둔부 근력의 강화는 이것을 해결할 수 있는 가장 일반적인 접근법이다. 이것은 우리가 목표로 하는 것과 우리가 실제로 성취하는 것 사이의 틈을 보여준다. 둔부 근력에 대한 연구에 따르면, 첫째, 근력과 무릎 조절은 일정한 상관관계를 항상 유지하지 않는다는 점이다.[18] 둘째, 둔부 근력 훈련은 기능적 무릎 조절을 향상시키는 쪽으로 전이되지 않는다는 것이다.[19] 볼기 근육의 타이밍은 달리기 선수의 무릎 조절 시 중요한 요소가 된다는 것이 밝혀졌고,[20] 또 동적 기능 움직임 동안 무릎 자세의 자각을 강화했던 연구에 따르면,[21,22] 혼합 운동 활동의 신경근육 프로그램을 수행했을 때처럼 긍정적인 결과가 나타났다고 한다.[23] 다음의 장들에서 볼 수 있듯이, 이것은 간단한 방법으로 움직임을 개선할 수 있는 많은 흥미로운 가능성을 열어준다.

더 많은 근력을 갖는 것은 일반적으로 유익하지만, 근력만으로는 효과적이고 적응가능한 기능적 움직임의 파워와 조절된 움직임에 영향을 주지 않을 것이다.

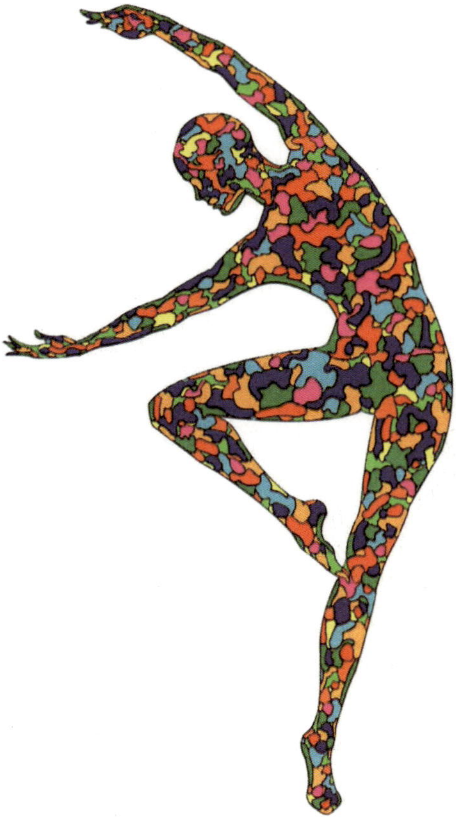

그림 1.9

움직임은 형태와 패턴을 끊임없이 변화시키는 구체화된 표현이다.

편견과 신념

현대의 연구는 우리가 살고 있는 이런 놀랍고 정교한 신체에 대해 얼마나 더 배워야 하는지 계속 실증해 주고 있다. 비록 모든 운동, 재활 또는 훈련 등의 원칙이 이런 진전을 방해할 수 있는 편견과 신념을 가지고 있다 할지라도, 경우에 따라 우리는 우리의 사고를 진화시켜야 한다.

어떤 훈련이 시대에 뒤떨어지거나, 오해되거나 또는 제한되는 것을 보기 위해 자신을 객관적으로 바라볼 수 있을 때, 그 자세는 진실되고 강인한 자세가 된다. 이것이 없으면, 우리는 운동학습과 교육을 받는 전문가와 학생으로 성장하는데 제한을 받게 될 것이다. 우리가 우리 지식의 틈을 확인하고, 우리에게 편안하지 않는 요소들의 역할을 존중할 수 있을 때만, 우리는 진보할 수 있다.

여러분의 전문 분야는 근력, 조절 또는 유연성이라는 특별한 강조점을 가질 수 있다. 각각은 많은 것을 제공하지만, 어느 것도 현실 세계의 기능적 움직임에 대한 포괄적인 해결책을 제공하지 못한다. 상호의존 바퀴의 이해는 우리의 접근 방식을 성찰할 수 있게 만들고, 또 우리의 배경과 훈련의 정신을 그대로 유지하면서 우리가 제공하는 것을 창조적으로 균형있게 만든다.

우리가 만화경(그리스어 'kalos'는 아름다움을 의미하고, 'eidos'는 모양을 의미하고, 또 'scope'는 보는 것을 의미한다)의 근원과 의미를 살펴볼 때, 만화경은 글자 그대로 "아름다운 형태를 보는 것"을 의미할 수 있다. 1819년 Byron 경은 그 단어가 "계속 변화하는 패턴"을 의미한다는 것을 증명했다.[24]

크고 복잡하지만, 매우 반응적이고 순응적인 실체를 위해 우리가 사용할 수 있는 더 좋은 은유는 무엇인가?

뇌를 가동시키자 2
Moving the brain

움직임은 대개 신체의 활동으로 여겨지지만, 더 정확하게는 뇌가 자신을 시각적으로 표현하는 것으로 볼 수 있다.

우리의 움직임이 부드럽고, 효율적이고, 즐겁든, 아니면 힘들고, 고통스럽고, 어려운 것이든 간에, 이것은 우리의 뇌가 마주치는 도전을 어떻게 충족시키고 있는지를 알려준다. 이 과정에 영향을 미치는 방법을 이해하는 것은 새로운 운동 가능성을 여는 가장 강력한 방법 중 하나이다. 이것이 바로 기술과 움직임 과학이 진정으로 교점을 이루는 곳이다.

환상적인 뇌 가소성

우리의 뇌와 신체가 시간의 경과에 따라 걷잡을 수 없이 악화되고 있다는 암울한 인식이 우리 사회에서 지속 되고 있다; 그러나 밝혀진 바에 따르면, 신경계를 포함한 우리의 신체는 노출되는 입력과 경험에 반응하여 끊임없이 리모델링한다는 것이다.[1] 이것은 ***가소성***(plasticity)으로 불리며, ***신경가소성***[G]이라는 용어는 신경계가 가해진 자극에 반응하여 자신의 구조, 기능 및 연결 등을 지속적으로 재구성한다는 것이다. 여러분이 생각하고, 느끼고, 또는 경험하는 것이 무엇이든 간에, 변화는 신경가소성의 과정을 통해 여러분의 뇌에서 일어나고 있다. 이런 과정은 필연적이지만, 여러분의 기능에 도움이 된다는 점에서는 적응적인 변화일 수 있고, 반대로 여러분의 기능을 손상시킬 수 있다는 점에서 부적응적인 변화일 수 있다. 이런 과정은 요소들의 상호작용에 좌우된다.

예를 들어, 연구에 따르면 각 신체 부위를 담당하는 뇌의 공간 크기는 뇌를 사용하는 방법이나 얼마나 사용하는지에 따라 달라진다는 것으로 확인되었다.[1–3] ***회백질***[G]로 알려진 뇌의 사고와 처리 부분의 실제 크기는 여러분의 활동과 뇌를 사용하는 방법에 따라 증가될 수 있다.[4] 춤을 추는 것부터에서 런던 택시의 운전 방법을 배우는 것까지, 배우기로 마음먹으면 우리 뇌의 구조는 변화할 수 있다.[5,6] 그러므로 뇌는 역동적이고 가변적이다. 이것은 단순히 "사용하거나 잃어버리는 것"이 아니라, "사용하고 형태를 잡는 것"이다.[7]

불과 몇 년 전, 연구자들은 만성 스트레스에 노출되었을 때, 그 스트레스를 대처하는 뇌의 영역이 실제로 위축되었고, 이것은 스트레스에 대한 우리의 반응을 훨씬 더 떨어드린다는 것을 발견했다.[8–10] 8주간의 짧은 마음 챙김 훈련(mindfulness practice)으로 뇌의 그 영역이 다시 회복될 수 있음을 확인한 최근의 연구가 있기 전까지는, 이런 명백한 하향곡선은 꽤 나쁜 소식처럼 보였다. 이것은 좀 더 공식적인 명상과 마음 챙김 훈련뿐만 아니라, 요가와 태극권에 기반을 둔 마음 챙김으로 연구되었다.[11] 상상해 보자 – 여러분은 자신의 파워와 능력 내에서 잘할 수 있는 무언가를 함으로써 여러분의 뇌 용적을 증가시킨다.

> 우리는 말 그대로 우리가 선택한 직무에 대한 보잘 것 없는 수단을 통해 사용해야 할 뇌의 크기를 증가시킬 수 있고, 또 뇌를 효율적으로 사용할 수도 있다는 점에서 우리는 얼마나 대단한가?

움직임을 만드는 우리의 여정은 신경계로부터 시작한다. 이제는 뇌과학이 우리에게 제시하는 흥미롭고 놀라운 통찰력 중의 일부를 통해 우리 자신을 알 때이다.

뇌 경제학

최근 몇 년 동안, 뇌 기능에 대한 우리의 지식은 급격히 변화해 왔고, 새로운 연구와 함께, 우리는 움직임 전문가로서 우리 직업에 대한 뇌의 관련성을 찾을 수 있다.

우리 뇌의 영리함과 복잡성을 인식하기 위해서는, 먼저 뇌를 경제학적 측면에서 고려할 필요가 있다. 몸의 크기에 비해, 우리의 뇌는 대사적으로 비용이 매우 많이 드는 장기이다. 우리가 새로운 것을 배우거나 뇌를 사용하는 방식을 바꾸면, 신경 연결이 다시 이루어지게 되는데, 이것은 높은 에너지 소모를 요구한다. 이와 같이, 우리는 신경 활동 비용과 가치 있는 새로운 활동 패턴과 연결성 사이를 균형있게 운영함으로써 우리의 뇌를 보존하는 쪽으로 발전시켜 왔다. 매일, 우리의 뇌는 사용하지 않는 연결고리들을 없애고 새로운 연결고리들을 보강하고 있다. 그래서 보이지 않는 많은 활동이 지속적으로 진행되고 있는 것이다. 뇌의 기능을 잘 수행하려면, 뇌는 강력한 효율성 전략을 가져야 한다.

예측의 뇌

산업혁명 시대 때, 프로세스(process)를 보다 효율적으로 만들 수 있는 가장 빠른 방법은 그 프로세스를 예측가능하고 반복가능할 수 있도록 만드는 것이라고 우리는 배웠다. 프로세스 개발은 시간과 에너지의 투자를 수반하지만, 프로세스를 위한 템플릿을 생성할 수 있다면, 적은 노력과 적은 리소스로도 그 프로세스를 반복할 수 있는 것이다. 우리의 뇌는 이런 작업에 타고난 전문가이다.

최근까지, 감각 정보가 우리의 뇌 안으로 유입되고, 뇌 영역에서 감각정보가 처리된 후 활동을 만드는데 사용된다고 당연히 생각해 왔다. 이것은 논리적인 것으로 보였지만, 모든 활동이 새롭게 생성되어야 하고, 또 에너지 관점에서 볼 때 이것은 느리고 비용이 많이 드는 과정일 수 있다는 점이다. 밝혀진 바와 같이, 뇌는 실제로 이전의 경험에 대한 기존의 데이터베이스를 기반으로 예측을 하고, 그 예측을 확인하거나 반박하기 위해 들어오는 감각 정보를 사용한다. 감각이 예측을 확인할 때, 그 양상은 지속되지만, 모순(contradiction)이 새로운 가능성에 반응할 수 있도록 신경계를 자극할 것이다. 이것은 새로운 솔루션 흐름도를 만들지 않고 사전에 준비된 템플릿을 편집하고 조정하기 때문에, 훨씬 빠르고 효율적으로 작용한다.

소뇌는 이런 과정에서 매우 중요한 역할을 한다. 대뇌(뇌의 본체)의 아래쪽과 뒤쪽을 살펴보면 소뇌가 위치해 있고, 작지만 강력한 소뇌는 전체 뇌 부피의 약 10%만을 차지하고 있지만, 전체 뉴런 수의 50% 이상을 가지고 있다. 오늘날의연구는 왜 그러한지를 밝혀내기 시작했다: 소뇌는 시각,[13] 청각,[14,15] 고유수용성 감각, 운동 협응,[16] 언어,[17] 정서,[18] 다른 뇌 영역과의 의사소통, 그리고 전체 뇌에서 오는 많은 감각 정보를 처리하고 있다.[19–21]

그들의 많은 역할 중에서, 소뇌는 예측의 달인이다. 문장을 읽고 단어가 누락되었음에도 문장의 의미를 이해할 때나 또는 대화로 남의 말을 대신해서 말을 끝낼 때도, 소뇌는 가장 가능성 있는 해법을 계산하기 위해 자신의 능력을 발휘한다. 이것은 모든 정보가 들어오는 것을 기다리는 것은 아니다 – 이것은 예측을 구성할 수 있는 연관성을 얻기 위해 뇌의 많은 다른 영역과 대화를 하는 것이다.[22]

소뇌는 곧 다가올 우리의 미래를 예측하기 위해 우리의 과거를 사용한다.

이런 예측 능력은 실시간으로 활동할 때 필수적이다. 입력 감각 피드백을 처리한 후, 적절한 운동 반응을 만드는 것은 너무 느려서 효과적이지 못하다. 이것은 빠른 움직임뿐만 아니라 느린 움직임에도 적용된다. 소뇌는 부드러운 움직임을 보장하기 위해 움직임의 진전을 하기 전에 1초도 안되는 시간 동안 지속적으로 계산과 수정을 한다. 이런 기전이 없다면, 뇌에 의해 수용되고 처리된 신체의 피드백과 실행하는 다음 운동 명령 사이에 시간 지연이 발생할 수 있다. 이것은 떨림을 가진 움직임 즉, 멈춤/시작이 잘못 일어나는 움직임을 초래할 수 있다.

이런 과정은 여러분이 움직임을 바꾸거나 개선하려고 시도하기 전까지는, 모두 좋은 소식이다. 움직임을 수행하기 위해, 운동 명령이 뇌에서 생성되고, 이 운동 명령은 운동의 경험과 관련된 모든 감각 정보와 연결된다. 이것은 운동겉질과 앞이마겉질(prefrontal cortex)과 같은, 뇌의 다른 영역과 소뇌 사이에서 이루어지는 내적 루프인 움직임을 위한 템플릿을 만든다(**그림 2.1** 참고). 이런 움직임을 다시 수행하려고 할 때, 우리의 뇌는 이런 템플릿을 기반으로 한 시뮬레이션을 실행하도록 촉발된다. 간단히 말해서, 이것은 특정 프로그램을 실행할 수 있는 스위치보드(switchboard)의 버턴을 누르는 것과 같다. 이것이 매번 새로운 솔루션을 만드는 것보다 훨씬 더 효율적이다. 그러나 가장 심오한 것은 이런 자동 반응이 너무 빨라서, ***여러분의 몸이 이것을 시작하기도 전에 뇌가 실제로 움직임을 완성해 버리는 것이다.***

소화를 시키기 위해 잠깐 휴식을 취하자; 이것은 운동 훈련의 핵심을 찌른다. 움직임을 시작하기도 전에 뇌가 완성했던 움직임을 우리는 어떻게 변화시킬 수 있을까?

어떤 일이 일어나야 하는지를 인지적으로 이해했음에도 불구하고, 움직임을 바꾸는 것이 왜 그렇게 어려울 수 있는지에 대해 갑자기 명확해진다. 많은 사람들은 변화의 측면에서 작은 보상을 위해 부지런히 연습하고, 이해할 수 있게 낙담하고 동기부여를 잃게 된다. 무언가가 뇌에서 촉발된 예측 움직임 템플릿을 방해하지 않는다면, 동일한 패턴이 계속 재생성될 것이다.

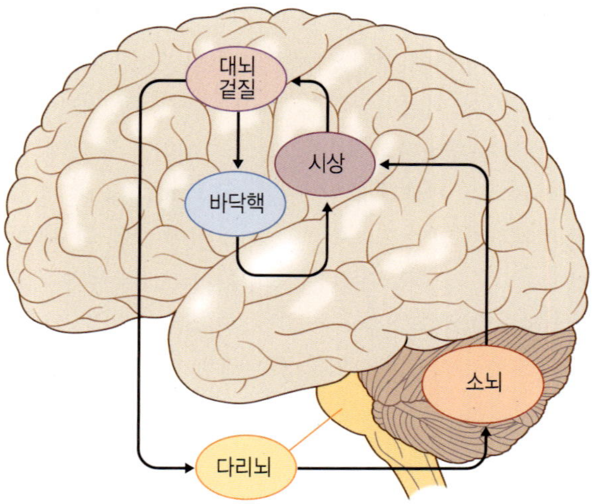

그림 2.1
움직이고 싶은 충동은 일련의 뇌 구조와 관련된 예측 순환 시스템을 촉발시키기 위해 소뇌를 활성화시킨다.

판도를 바꾸자

다행히도, 우리는 수정될 수 없는 시뮬레이션의 순환고리에 갇히지 않는데, 그 이유는 이 시스템이 매우 잘 적응하기 때문이다. 만약 여러분이 지면 위의 상자를 들어올리기로 마음을 먹었다면, 여러분의 소뇌는 그 상자의 무게 예측을 기반으로 계산을 하게 될 것이다. 만약 그 상자가 예상보다 훨씬 가볍거나 무겁다면, 여러분은 움직임 오류를 경험하게 될 것이다. 그러나 그 경험에 의해 생성된 새로운 감각 입력은 여러분의 다음 시도와 그 상자로 접하게 되는 미래를 위해 여러분의 움직임을 조정하는데 사용될 것이다.

움직임과 관련된 예상 감각 피드백의 변화는 운동 루프를 적응시켜 변화를 가능하게 만들 것이다. 그런 다음, 우리의 목표는 시스템을 놀라게 만드는 것이고, 이때 사용하는 우리의 핵심은 감각이다.

이것을 가지고 역할을 하기 위해, 우리는 우리가 제공해 주는 입력에 대해 알 필요가 있다. 만약 우리가 기계적인 지시(어떤 움직임을 해야 하는지)를 제공한다면, 우리는 대상자의 인지 과정에 관여하는 것이다. 이것의 의미는 우리가 계획, 기억, 추론, 그리고 문제 해결과 관련된 뇌의 영역인, 앞이마겉질에 대해 연구하는 것이다. 이 전략을 사용하여 대상자는 그 운동에 대해 무엇을 생각하는지를 배운다. 그러나, 예측 템플릿을 중단시키기 위해서는, 사물에 대해 많은 생각이 필요한 것이 아니라, 사물에 대한 마음이 필요한 것이다–
대상자는 무엇이 다른지를 느낄 필요가 있다.
우리는 소뇌에 대해 더 알 필요가 있다.

예를 들어, 어떤 사람이 자신의 무게중심을 낮출 수 있도록 여러분이 돕고 싶다고 말해 보자. 그들은 항상 쭈그려 앉기 위해 애썼지만, 이것은 연습으로 나아진 적이 없었다. 그들 뇌의 '스쿼트 템플릿'은 엉덩이와 골반을 함께 잠금시켜 척추를 나쁜 자세로 만들고, 또 그들의 발목 가동성이 심하게 제한되어 그들의 움직임을 차단시킬 것이다. 신경과학을 조금 안다면, 여러분은 그들의 무릎/골반/척추를 어디에 두어야 하는지에 대한 추가적인 지시사항이 가시적인 변화를 달성하는데 도움이 되지 못할 것임을 이해할 수 있다. 왜냐하면, 이것은 이런 습관적 움직임 전략에 실제로 영향을 줄 수 있는 감각 처리의 뇌보다는 사고의 뇌와 소통하고 있기 때문이다.

여러분은 더 놓은 스쿼트 자세를 달성하는 것에서 균형 지점에서 무엇이 일어나는지를 확인하는 쪽으로 대상자의 관심을 바꾸기로 결정한다. 여러분은 그들이 생각하는 "스쿼트" 자세에서 그들의 발에서 무엇이 일어나는지를 느끼는 쪽으로 그들의 관심을 돌려놓는다. 그들은 몸을 아래 방향으로 움직이기 시작하자마자, 그들의 체중이 발꿈치쪽으로 이동하는 것을 확인했고, 이런 체중 이동이 균형 변화에 반응하여 신체를 긴장시키는 것이다. 증가된 근육 긴장은 발목과 엉덩관절을 잠금시켜 그들의 움직임을 제한한다.

여러분은 이것을 통해 상대방을 이끈다; 체중을 발꿈치에 둘 필요가 있는가? 여러분은 약간의 지지를 제공하기 위해 양 손을 사용할 수 있고, 상대방은 발꿈치로부터 체중을 앞으로 이동시켜 발이 더 많이 접촉하게 한 후 다시 되돌아온다. 그들은 체중을 어디에 둘지 선택권이 있고, 더 나아가 균형 지점이 확보되면 근육의 긴장이 줄어들어 다리 관절을 움직이는 능력이 커진다는 사실에 크게 놀라게 된다. 여러분은 이전 움직임 습관으로 되돌아가도록 그들을 이끈 후, 그 차이를 보다 명확하게 인지하기 위해 이 감각과 새로운 전략의 감각을 비교해 본다(그림 2.2 참조).

한편, 소뇌는 이런 새로운 경험을 빠르게 인코딩하고, 미래의 사용을 위해 감각운동 관계를 로그한다.
새로운 경험을 통합하기 위해 스쿼트 관련
연합 카탈로그를 확장한다.

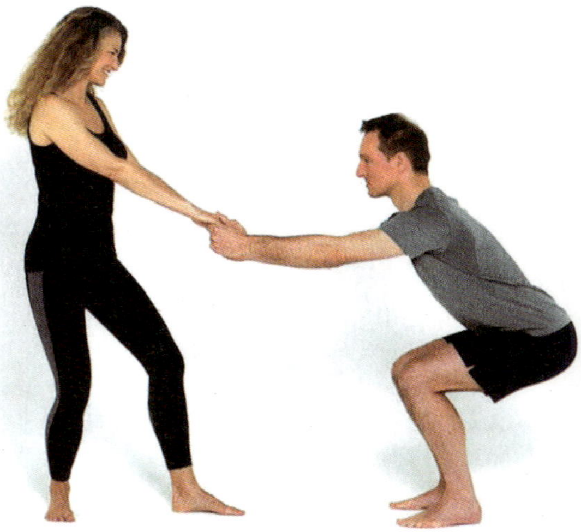

그림 2.2
균형 지점을 찾도록 돕는다.

누군가가 그들 자신을 느끼고 인지하는 것을 배우기 위해 숙련된 지도와 공간을 제공받을 때 변화는 놀라울 정도로 빠르게 일어날 수 있는데, 그 이유는 이것이 신경계를 자극하고 주목하게 만드는 새로운 감각이기 때문이다; 즉, 더 많은 생각은 더 나은 감각을 방해할 수 있다.

이런 훈련 방법은 실제로 더 많은 시간이 소요되지 않는다 – 단지 다양한 대화를 필요로 한다. 뇌의 어느 영역과 대화할 것인지를 선택하는 문제이다.

움직임과 관련된 감각 경험을 바꾸는 것은 변화를 촉진하기 위해 신경계를 활성화시킨다.

기능적 흐릿함(functional blur)

잘 움직이려면, 우리의 뇌는 서로 다른 신체 부위의 움직임을 구분할 수 있어야 한다. 운동을 가르치는 선생님으로서 여러분은 대상자가 이것을 할 수 없다는 것을 분명히 알 때까지 많은 시간이 걸릴 것이다. 엉덩관절, 골반 및 허리뼈가 일반적인 예이다; 엉덩관절 굽힘 과제를 수행할 때, 종종 사람들은 엉덩관절 대신에 허리뼈를 굽힘하는데, 그 이유는 뇌에 관한 한, 전체 영역이 불분명한 흐릿함 상태이기 때문이다.

뇌의 기능적 흐릿함을 제거하는 것은 분리(dissociation)의 근본적 구성 요소를 필요로 한다. 이것은 인지적으로 기술을 배우는 것이 아니라, 신경계가 새로운 정보를 필요로 하는 문제이다. 본 예에서, 뇌에 의해 요구되는 질문은 "내 엉덩관절이 어디 있지?"이다.

여러분의 목표는 이 질문에 뇌가 답할 수 있도록 돕는 것이다. 예를 들어, 필라테스 수업에서 바닥 위를 발꿈치로 활주하는 "basic supine heel slide" 운동을 하는 동안, 대부분의 사람들은 무릎 위로 움직이는 가동

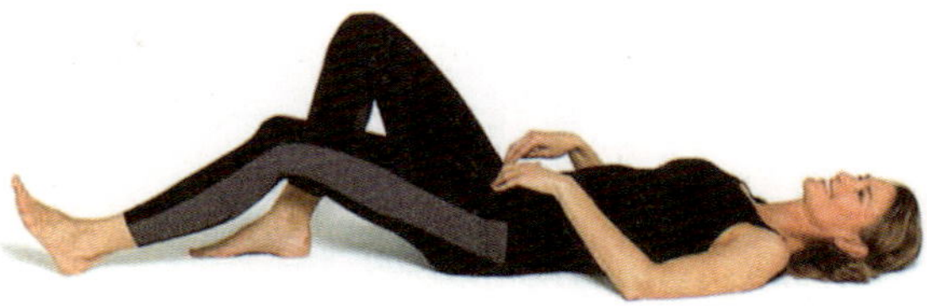

그림 2.3
움직임 일어나는 지점을 느낀다.

다리의 모호한 느낌만을 갖는 허리뼈와 골반의 조절에만 집중하느라, 엉덩관절을 제대로 인식하지 못한다. 그러나 만약 여러분이 그들에게 엉덩관절의 정확한 굽힘 각도를 확인할 수 있도록 양 손의 사용을 권장하면, 그들은 발꿈치를 아래위로 활주할 때 손가락끝에서 엉덩관절의 움직임을 느낄 수 있다. 이것을 통해 그들은 엉덩관절의 움직임과 골반의 움직임을 구별할 수 있을 것이고, 또 엉덩관절의 움직임을 더 쉽게 장려할 수 있다(**그림 2.3** 참고).

비슷하게, 요가 수업에서도, 여러분은 숙련된 강사가 힘을 들이지 않고 자신의 몸통을 삼각 자세로 만들어 앞쪽 엉덩관절 위로 골반을 가쪽경사시키는 것을 볼 수 있을 것이다. 그렇게 함으로써, 그들은 엉덩관절과 척추 사이의 전체 움직임 경험을 공유한다. 초보자는 자주 엉덩관절/골반 움직임을 놓치게 되고, 척추뼈의 움직임을 먼저 시작하고, 척추뼈의 움직임은 더 깊게 옆굽힘을 해야 한다. 움직임 비율은 매우 다르다: 척추뼈는 엉덩관절보다 훨씬 많은 움직임을 수행해야 한다.

자세가 균형을 이루려면, 뇌가 엉덩관절, 골반 및 척추뼈 사이의 흐릿함을 분명하게 해야 하고, 우리는 놓친 요소를 밝혀냄으로써 이것을 할 수 있다.

양쪽 발을 시작자세로 배치하면, 골반의 양쪽 측면에 손을 배치하도록 대상자를 유도한다. 그 다음, 골반을 양 손 사이에 놓인 주전자로 표현하고, 이때 주전자의 주둥이를 앞쪽 다리 쪽에 그린다. 주전자를 기울임으로써 물을 앞쪽 다리에 쏟도록 그들에게 주문하고, 그 다음에는 주전자를 똑바로 세우도록 주문한다(그림 2.4 참고). 손가락이 앞쪽 엉덩관절 주름 안으로 들어가면, 그들은 엉덩관절의 굽힘을 느낄 수 있는가? 그들은 골반을 그 허벅지 쪽으로 움직여 주름 공간을 좁히는 것을 알고 있는가? 그들이 이런 동작을 알게 되었다면, 이것을 전체 포즈 안으로 통합할 수 있다.

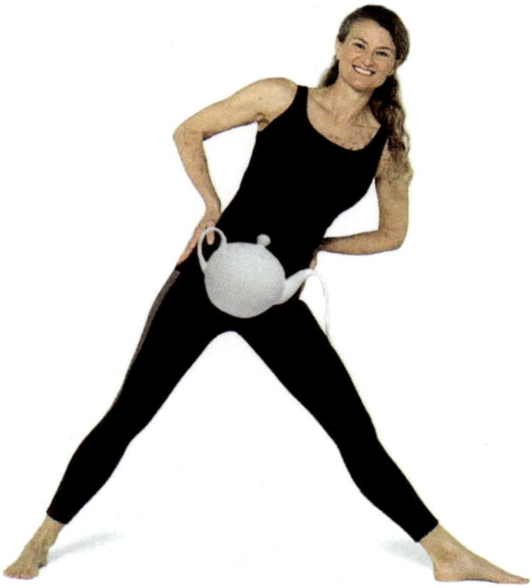

그림 2.4
다리에 대한 골반의 움직임을 명확하게 보여주기 위해 주전자를 골반 위에 그렸다.

이 과정은 뇌에 대한 엉덩관절 굽힘을 더욱 명확하게 보여주는 예이고, 다른 포즈에서 그려질 수 있는 양도 가능한 자산을 만들어낸다.

여러분은 운동 수업을 통해 실마리를 따라갈 수 있고, 사람들이 자세나 과제를 변화시키킬 때 뇌는 새로운 지식의 적용 방법을 배운다. 각각의 사람들은 다양한 방법으로 척추 굽힘의 감각과 엉덩관절 굽힘의 감각을 확인한다.

여러분은 포즈나 운동을 수행하는 방법보다는 오히려, 그들 자신과의 관계를 변화시키는 방식으로 느끼는 방법을 사람들에게 가르치고 있다. 자기(self)를 감지하고 이해하는 경험은 운동 행위의 진전과 심화를 넘어서 일상 속으로 들어가는 매우 귀중한 경험이다.

이것은 결과에 초점을 맞추는 것이 아니라, 과정에 초점을 맞추는 것이다. 이것이 요가를 통하든, 필라테스를 통하든, 또는 다른 형태의 운동을 통하든 간에, 그 과정은 우리를 현재에 안정적으로 뿌리내리게 만든다. 이것은 우리 자신에 대한 이해를 깊게 만들고, 사치스런 포즈나 운동으로 빛나는 목표를 쫓기 보다는 진정으로 우리 자신을 위해, 그리고 우리 스스로 일하는 것을 보장해 준다. 그렇게 함으로써, 그들 결과가 나오게 될 것이지만, 더 강한 기반으로부터 나올 것이다.

책 안으로 더 깊이 들어가면, 우리는 다른 일반적인 기능적 흐릿함을 찾을 것이고, 또 기능적 흐릿함을 명확히 함으로써 명백한 가동성과 안정성의 문제를 어떻게 해결하는지 배우게 될 것이다.

신체 부위가 다른 신체 부위로부터 독립되어 움직일 수 없는 것처럼 보일 때, 이것을 기능적 흐릿함이라고 한다. 만약 여러분이 대상자가 이런 움직임 관계를 명확히 알 수 있도록 돕는다면, 여러분은 그들에게 전달가능한 신체 연결 느낌을 선물하는 것이다.

비용을 존중하자

뇌를 재배열시키는 에너지 비용이 매우 높기 때문에, 우리는 움직임 전문가로서 그 과정을 최적화하는 방법을 아는 것이 매우 중요하다. 단거리 선수가 다음 경기를 하기 전에 회복을 위해 짧고 격렬한 강도로 훈련하는 것처럼, 뇌도 마찬가지이다.

여러분의 대상자가 새로운 것을 배울 때, 여러분은 그들이 단기간 동안 제한된 반복횟수로 운동을 수행하고 또 각 운동 사이에 단기간의 완전한 휴식을 취했을 때, 훨씬 나은 결과를 달성할 수 있고 또 장기간 동안 그들의 폼을 유지할 수 있음을 알게 될 것이다. 뇌가 새로운 정보를 빠르게 분류하고 정리하기 때문에, 뇌의 기능이 멈춤 상태일 때 무슨 일이 벌어지는지 상상해 보자.

여러분이 멈춤을 수용하면, 학습 과정이 훨씬 더 효율적일 수 있다. 운동은 세션에 걸쳐 전개된다. 만약 여러분이 멈춤 없이 동일한 횟수로 반복을 시도하면, 폼이 나빠지기 시작하는 것을 여러분은 알게 된다. 이것은 근육 피로 때문이 아니라, 신경의 피로 때문이다. 멈춤이 없다면, 뇌가 그 운동을 분류하고 정리할 시간을 못 갖게 되는 것이다. 이것은 마치 여러분이 무언가를 하려고 할 때 지속적으로 방해를 받는 것과 같다. 대상자는 종종 좋지 않게 그 운동을 끝내게 되는데, 그 이유는 그들은 좋아지기 시작하다가 갑자기 운동의 실마리를 잃었기 때문이다.

학습은 멈춤 상태에서 일어난다.

운동 티칭의 기술

운동 과학은 강력하고 강압적이지만, 운동 ***티칭***의 과학은 지식을 의미있는 변화로 전환시키는 기술이다.

거울

여러분 자신을 표현하고 또 다른 사람에게 여러분의 움직임을 표현하는 방법은 움직임을 배우고 만들어내는 한 사람의 능력에 깊은 영향을 줄 수 있는 특별한 수단이다. 우리 뇌의 놀라운 전략 중의 하나는 거울 신경세포(mirror neurons)의 활성화이다.

비록 이것들에 대한 정확한 메커니즘은 아직 논쟁 중이지만, 다른 사람의 운동 수행을 관찰할 때, 우리의 뇌는 마치 우리가 그 움직임을 수행하는 것처럼 같은 뇌 영역에서 활성화되는 것으로 나타난다. 관찰자의 뇌는 여러분이 알고 있는 것보다 훨씬 더 많은 정보를 수집하고, 뇌의 다른 부분을 활성화시킨다. 한 연구는 관찰자가 특정 속도로 움직이는 사람을 관찰할 때 그 관찰자의 운동 실행 속도도 변하게 된다는 것을 증명했다.[23] 하중과 노력에 대한 지각도 흡수되기 때문에, 만약 여러분이 쉽고 부드러운 움직임을 원한다면, 여러분은 자신의 노력이 대상자에 의해 읽혀지고 그들의 뇌가 그에 반응하고 있음을 알아야 한다.[24]

사람의 마음은 여러분이 말하는 단어에 의해 활성화될 수 있지만, 그들의 뇌는 그들이 관찰하는 리듬, 속도, 노력에 주목할 것이고, 이것은 결국 그들 자신의 운동 출력에도 영향을 줄 수 있다. 그렇다면, 지식만으로는 훌륭한 선생님을 만들 수 없는 것이다. 여러분 자신의 연습을 더욱 심화시키고 자신의 운동에 더욱 진정성을 갖게 되면, 여러분의 의사소통 능력은 더욱 좋아지고, 또 대상자의 학습도 향상될 것이다.

관찰과 움직임 형상화(movement imagery) 둘 다는 운동 실행에 관련된 뇌 영역과 유사한 뇌 영역을 활성화하고, 또 그들은 함께 작용하여 움직임 시뮬레이션의 형태를 생성한다. 단순히 움직임을 관찰하는 것보다 활

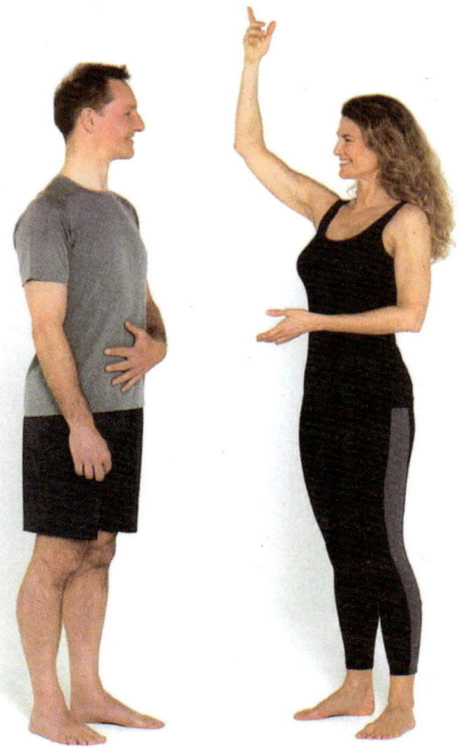

그림 2.5
뇌는 여러분의 신체, 목소리 톤, 리듬 및 상상 등을 포함해 많은 출처로부터 운동 정보를 수집한다.

동 관찰과 움직임 형상화를 결합하는 것이 더 효과적인 것 같다. 움직임의 관찰을 통해, 움직임 속도와 기타 시각적 큐잉을 포함한, 시각적 운동 형상화를 만들려는 욕구가 사라지는 대신, 움직임의 근운동학적 요소에 대한 사람의 관심은 더 커진다고 생각된다. 따라서, 여러분의 대상자가 여러분의 시연을 관찰하면, 이런 관찰은 그들 뇌의 더 많은 영역에서 보다 포괄적인 흥분 발사를 자극할 것처럼 보인다(**그림 2.5** 참조).

여러분이 수행하는 것을 대상자가 잘 재현할 수 있도록 돕기 위해, 여러분은 움직임을 시연하듯이 단어를 통해 그림으로 표현해 본다.

유용한 연관성을 촉진시켜 줄 시각화의 생성과 함께, 여러분 목소리의 리듬과 타이밍도 대상자의 뇌가 읽을 수 있도록 훨씬 더 높은 레벨의 무의식적 정보를 제공할 것이다. 여러분 목소리의 음조를 조절하고, 이것을 여러분 연설의 리듬 변화에 맞추는 것은 대상자를 흥분시키거나 진정시키는 효과를 가질 수 있다. 정확한 목소리 큐잉의 타이밍은 운동 조절의 어려움을 완화할 수 있고, 서두르는 사람들을 억제할 수 있고, 인식의 증가를 위해 그것들을 잠시 멈추거나, 조정이나 움직임의 유창함으로 어려움을 겪고 있는 사람들에게서 의도의 명확성을 높일 수 있다. 이것은 개발할 가치가 있는 귀중한 기술이다 – 여러분은 몸을 가누지 못하게 할 만큼 빠르게 움직임의 질을 변화시킬 수 있고, 또 더 많은 지시로 사고의 뇌로 되돌아가기 보다는 감각의 뇌를 통해 학습할 수 있을 것이다.

배우처럼, 여러분의 목소리 톤을 연습해 보고, 여러분의 음조, 리듬, 타이밍을 변화시키면서 연기해 보자. 많은 강사들은 목소리 스킬의 연마를 놓친다는 엄청난 기회를 깨닫지 못한 채, 즐거운 '강사 목소리' 하나만을 사용한다.

편안한 얼굴, 행복한 마음

대상자를 맞이하거나 수업을 할 때, 여러분의 친근하고 환영한다는 표정은 그들의 상호 긍정적인 얼굴 반응을 이끌어낼 가능성이 있다. 이것은 우리가 다른 사람의 표현을 설명하기 위해 자연스럽게 사용하는 흉내를 통해 일어난다.[26] 친근하고 긍정적인 얼굴 표정은 대부분의 사람들에게 있어서 자동적인 반응이고, 우리가 사회적으로 기능할 수 있도록 돕는 역할 중의 일부이다. 만약 여러분이 사람의 얼굴 긴장을 풀 수 있도록 유도하거나 웃게 만들 수 있다면, 뇌의 관점에서 볼 때 여러분은 세션을 시작하기도 전에 보이지 않지만 강력한 일을 하고 있는 것이다.

우리의 얼굴 근육 자세와 감정 형성 사이의 연관성은 감정적 고유수용성 감각으로 알려져 있다. 얼굴 표정과 둘레계(감정 처리에 관여하는 뇌)의 활성화 사이의 연관성에 대한 연구는 얼굴 표정의 의도적인 변화조차도 이런 뇌 영역의 활동을 변화시킬 수 있다는 것을 발견했다.[27] 즉, 처음부터 그런 감정을 느끼지 못하더라도, 여러분은 특정 방법으로 특정 표정을 지어내면서 여러분의 감정을 편향시킬 수 있다. 여러분의 입꼬리를 위로 당기거나 턱을 꽉 다물거나, 눈썹을 찌푸리는 것은 감정적 연관성에 반응하도록 뇌를 활성화시키기에 충분하다. 그래서 여러분은 실제로 여러분의 감정을 행복, 분노 및 슬픔 등으로 조작할 수 있다.[28-30]

이것은 강력한 지식이다: 사람이 즐겁게 수업에 관여하도록 만들기 보다는, 여러분은 여러분의 얼굴 표정을 통해 그들의 마음에 깊은 영향을 줄 수 있고, 그들이 어떻게 느끼고 싶은지를 가장 잘 나타내는 표현을 찾도록 부드럽게 격려할 수도 있다.

> 지도자로서 여러분의 영향력과 효과는 단순히 여러분이 전달하는 정보 뿐만 아니라, 여러분이 투영하는 감정에 있다.

실제로 이것은 운동 티칭의 예술에 영향을 미친다. 지도자는 직감적으로 종종 이런 방법을 통해 그들의 학생과 대상자에게 영향을 미친다. 여러분은 그들 방법을 설명하고 의도적으로 적용하기 위해 학습에 대한 신경과학을 사용할 수 있다.

프라이밍 (Priming, 점화)

프라이밍[G] 은 운동 수행에 있어서 우리가 특정한 연관성을 활성화하고 다른 것을 차단할 수 있게 하는 방법이다. 과제를 수행하기 전에 관련된 활동 단어로 젊은 성인들을 프라이밍하면, 대상자의 상지 움직임이 크게 개선되었음을 확인했다.[31] 나이 많은 여성은 대개 또래로부터 잘 수행되었던 과제를 말로 제공받은 이후에 그들의 학습을 향상시켰다.[32] 그들은 성공을 기대할 준비가 되어 있었고, 그들의 뇌는 그들의 연광성을 정리했다.

지나친 생각, 압박감과 실패에 대한 두려움 등은 뇌에 부정적 결과를 촉발시킬 수 있다. 그들은 방해보다 더 좋은 변화에 대한 잠재력을 얼어붙게 만들고, 변화가 일어나려면 이것이 붕괴될 필요가 있다. 작은 웃음도 훌륭한 방해자이고, 이것은 우리의 직무를 심각하게 받아들이기 위해 우리 자신을 너무 심각하게 받아들일 필요가 없다는 것을 상기시켜 준다.

세션의 의도를 설정하는 것은 개인뿐만 아니라 그룹과 클래스에도 도움이 되는 긍정적인 프라이밍 전략이다. 여러분의 말을 청중에게 맞추어야 하지만, 그들의 압박감을 덜어주고, 그들의 마음을 좋게 하고, 비판단적 탐구에 집중할 수 있는 의도를 제시하자. 예를 들어, 세션의 의도는 단순히 그들이 현재 어디에 있는지 알려주는 것도 괜찮다. 아니면, 머리에서 발끝까지 수업에서 일어나는 모든 움직임을 알려주는 것도 괜찮다. 아니면, 가벼운 느낌으로 모든 동작을 수행할 수도 있다. 그들이 시작하기 전에 새로운 협회에 가입하도록 돕고, 그들의 장벽으로부터 벗어나게 하는 것도 태도나 의도에 대한 프라이밍이다.

여러분의 대상자에게 맞는 것이 무엇이든지 간에, 각 세션을 시작할 때 프라이밍의 파워를 꼭 기억하자.

말을 조심하자

큐잉을 주는가 아니면, 명령을 하는가?

움직임을 통제하는 명령과 무엇이 일어나는지를

찾기 위해 움직임을 유도하는 명령 사이의 차이점을 생각해 보자. 지시할 때 주요 키워드로서 "***조절***"을 사용하는 것은 여러분의 일을 더욱 어렵게 만들 수 있다. "통제"라는 단어는 종종 일이 일어나는 것을 방지하는 것과 관련이 있고, 긴장을 유도할 가능성이 높아서, 결국에는 움직임의 유연성을 감소시킨다. 그러나 만약 긍정적인 방법으로 움직임을 일으키는 큐잉을 제시하면, 여러분은 잘 협응되고 균형잡힌 근육 긴장을 촉진할 수 있다.

예를 들어, 속도를 조절하도록 대상자에게 말하기보다는, 그들이 움직임의 속도를 선택하도록 이끌어 준다. 그들은 얼마나 느리게 가고 싶어할까? 그들은 얼마나 느리게 갈 수 있는가? 선택의 도입은 뇌의 지각적 목표를 강하게 변화시킨다. 유연하고 탐구적인 공간은 다양한 가능성을 제공하기 위해 열려 있다.

움직임 내내 움직임의 속도가 동일한지를 대상자에게 물어본다. 어떤 때는 더 빠르고 또 어떤 때는 느린가? 그들은 움직임의 리듬을 부드럽게 만들 수 있는가? 이런 지지적 큐잉의 유형은 다양한 움직임의 질에 뇌를 맞추고, 움직임을 부드럽게 하기 위한 계산에 소뇌를 실제로 관여시킨다.

누운 자세에서 자신의 팔을 머리 위로 들어올릴 때, 그들의 척추뼈를 조절하도록 주문하기 보다는, 몸통을 바닥에 남겨두도록 그들을 유도한다. 몸통을 바닥에 남겨두는 것은 몸통을 바닥에 붙이는 것과는 아주 다르다. 첫 번째는 노력의 감소를 의미하고, 두 번째는 긴장의 증가를 촉발시키는 것이다.

또한 많은 지시에 앞서, 자신감을 가지고 "…를 해 보자" 는 것에 주의한다. 이것은 자동적으로 결과에 대해 약간의 불확실성이 있음을 암시한다. 의심이 슬금슬금 밀려온다. 의심에 대항하기 위해, 대상자는 더 큰 노력으로 준비를 하고, 이것은 연이어 그들의 긴장을 증폭시킬 것이다.

가장 인상적인 조합은 "여러분의 …를 통제하도록 노력하시오"이다. 이 문구는 신체 발달의 전통적인 모델을 반영하고, 또 이것은 성공에 꼭 필요한 노력에 기반을 둔다.

이런 마음가짐으로 시작하면, 운동의 자유 쪽으로 진화하기가 더 어려워진다. 이런 구절을 여러분의 어휘에서 빼서 더 쉽게 만들 필요가 있다.

이런 용어의 포기는 전문가로서 더 높은 스킬 레벨을 요구한다 – 이것은 운동 자체에 대한 더 깊은 이해와 운동의 의도를 표현하는 더 창의적이고 통찰력 있는 접근법을 필요로 한다.

현명한 사람의 말에 따르면, "하거나 아니면 하지 않거나 밖에 없어. 시험삼아 해본다는 것은 없어."

의도의 명확성

이상적으로, 우리는 사람이 특정 방식으로 운동을 더 쉽게 실행할 수 있도록 돕는 뇌의 연관성을 강화할 것이다. 일차 운동겉질과 앞운동 겉질은 부정적인 큐잉(…를 하지 마시오)보다 긍정적인 큐잉(…를 해 보시오)에 더 크게 흥분하면서 반응한다. 이것은 많은 전문가를 잠시 멈추게 만들어야 한다 – 우리는 운동에서 하지 말아야 하는 것을 포함하는 큐잉을 얼마나 많이 사용하는가?

운동의 의도를 명확히 하는 것은 어떤 사람을 위해 여러분이 할 수 있는 가장 자유로운 것 중의 하나이다. 내가 만나는 많은 사람들은 그들의 머리 속에 움직임에 대한 내용을 완전히 숙지하고, 또 실제로 수행하길 원하는 움직임 임펄스에 대한 명확한 식견없이 운동을 시작한다. 그들은 그 움직임에 전념하기보다는, 조절을 유지하는 시도 때 이것에 저항한다. 운동 경험으로서 이것에는 즐거움도 없고 풍요로움도 없다.

예를 들어, 심한 손목과 팔의 통증을 가진 젊은 바이올린 연주자는 나에게 "활이 현 위에서 미끄러지는 것을 막기 위해 고군분투했다고 말했다. 그녀는 자신이 원하지 않는 것을 명확하게 알고 있었고, 이로 인한 긴장감은 그녀의 문제를 더욱 증폭시켰다. 나는 그녀가 실제로 활이 어디로 가길 알고 싶었다. 이것은 멈춤을 요구했는데, 그 이유는 이것이 그녀가 움직임에 대해 생각하는 방식이 아니었기 때문이다.

치료 예약 기간의 2주 동안, 이것은 내가 그녀에게 원했던 모든 것이다: 단순히 그녀의 마음속으로 활이 어디로 가길 원하는지를 명확히 했고, 나는 그저 따라갈 뿐이다.

그 결과? 모든 것이 크게 향상되었다. 그녀가 스스로 말했듯이, 이것은 너무나 명백해 보이지만, 그녀가 그녀의 움직임에 어떻게 접근해 왔는지와는 정반대로 배치된다. 그녀에게 주는 교훈은 간단했다: 여러분은 원하지 않는 것에 맞서 싸우지 말고, 여러분이 원하는 것에 집중하는 것이 어떠한가?

어떻게 작동하는지를 배운다면 여러분의 뇌는 놀라운 계산과 보정의 위업을 할 수 있다. 이것은 의도에 반응하지만, 뇌의 관점에서 종종 우리의 의도는 적어도 우리가 생각하는 것처럼 한정되지 않는다.

> 원하지 않는 것에 마음을 집중하기 보다는,
> 원하는 것을 위해 큐잉을 하자.

의도를 다듬을 수 있는 몇 가지 핵심 요소가 있다.

1. 움직이고 싶으면, 움직이시오! 사람들은 움직임에 대한 그들의 접근법이 따뜻한 욕조물에 뛰어들어 가지 않고 발가락을 담그는 것과 같음을 깨닫지 못한다. 그들은 통제를 위해 실수하는 움직임을 저지하거나 저항한다. 그들은 움직임을 망설이지 않고 앞으로 나아가야 할 것이라는 것을 이해함으로써 핸드 브레이크를 해제할 수 있는 도움을 필요로 한다. 여러분이 스웨터 소매 안으로 팔을 집어넣을 때, 여러분의 의도는 그 움직임으로 향하고 있는 것이다. 여러분의 마음과 몸은 긍정적이고 의도적으로 그 움직임에 헌신하고 있다. 여러분은 통제력을 잃는 것을 두려워하지 않고, 움직임의 통제를 인지하지도 않는다 – 단지 분명한 의도를 가지고 있을 뿐이다.

   통증이 있으면, 당연히 조심해야 하고, 적절한 수준의 도전을 선택해 심리적으로 그리고 정서적으로 계속 탐구해 나아가도록 유도하는 것이 중요하다.

2. 움직임의 방향을 정확하게 알아야 한다. 나의 대상자 중 한 명은 키가 크고, 관절 과가동성을 가지고 있고, 또 만성 전방 무릎 통증으로 고생하고 있었다. 계단이 그녀에게 매우 힘들던 문제였기 때문에, 우리는 이것을 함께 조사하기로 했다. 아니나 다를까, 그녀가 일어설 때 무릎이 안쪽으로 떨어지고, 발활이 내려가는 현상을 보였고, 또 그 결과로서 나머지 신체 부위가 그녀의 다리 위에서 비틀려졌다. 비록 우리가 반사적 연결이 어느 정도 필요함을 알고 있었지만, 아직 스텝-업 움직임(step-up movement)이 일어나지 않았다.

   거울 앞에 놓인 스텝 위에 그녀의 발을 올려놓게 하고, 나는 그녀에게 발에서 엉덩이까지 다리를 통해 올라가는 다양한 색깔의 빛 라인을 상상하도록 주문했다. 그녀의 일은 앞쪽과 위쪽으로 이런 빛 라인을 따라가는 것이었다. 그녀는 이런 과제에 대한 움직임의 의도를 명확히 이해하지 못했음을 깨달았다 – 그녀는 자신의 신체 부위가 어디에 있어야 하는지에 대한 규칙을 가지고 있었고, 또 대단한 결단력으로 엉덩이와 무릎을 통제하려고 노력했지만, 이것은 움직임 개념으로 전환되지 않았다. 스텝-업할 때, 그녀는 마음의 눈으로 가상의 빛 라인을 따라 움직였고, 이것이 언제 빛 라인을 벗어나는지를 파악했고, 또 그 다음 움직임 동안 앞쪽과 위쪽으로 정확하게 움직일 수 있도록 빛 라인의 모양을 바꿀 수 있었다는 것에 기뻐했다. 특정 무릎이나 엉덩관절의 자세를 위해 싸우기보다는 움직임의 방향을 보고 감지하는 것이 그녀의 신경계에 변화를 주었다.

3. 의도를 정교하게 만들 때 움직임의 질을 불러온다. 뇌는 "이것이 무엇이죠?"라는 질문에는 크게 작용하지 않지만, 커다란 도서관 안에서 기존 비교를 찾을 수 있도록 "이것은 어떠한가요?"라는 질문에는 작용한다.[34] 의도를 넓히기 위해 이런 지식을 사용해 보자. 그 움직임은 수은의 구불구불한 가벼움을 불러오는 것일까, 아니면 뜨거운 태피의 풍부한 충만함을 불러오는 것일까? 여러분은 땅 위의 안개 같은가, 아니면 시대의 지혜가 가득한 고대 바위인가? 움직임 임펄스(impulse)가 여러분을 통해 강물처럼 움직이는가, 아니면 고요한 산 호수처럼 쉽게 가라앉는가?

   여러분이 할 수 있을 만큼 관련성을 갖고 행동하자. 음악가인 나의 대상자는 긴장감을 없애기 위해 팔에 폭포수가 쏟아진다고 생각했을 때 훨씬 연주를 더 잘 했지만, 다른 바이올리니스트는 전혀 눈에 띄지 않았다. 잠깐... 이 사람은 음악가이다. 청각적 연관성이 더 효과적인 연결을 만들었다면 어떠한가? 그녀의 활을 켜는 팔이 크고 불협화음이 가득찬 음악임을 바로 알아차렸지만, 그녀가 부드러움과 조화로움을 가진 소나타를 상상했을 때 그녀의 움직임은 완전히 달라졌다. 연관성이 운동 변화를 촉발시켰다.

   운동선수인 나의 대상자들의 경우에는, 나는 그들에게 코뿔소를 선택할 것인지 아니면 퓨마를 선택할 것인지를 물어볼 지도 모른다. 각 동물들은 독특한 그들만의 움직임을 가지고 있고, 그들만의 방식으로 효과를 볼 수 있다. 그러나 나의 많은 대상자들은 코뿔소처럼 훈련하고 있지만 퓨마처럼 움직이길 바라고 있다. 상상(이미지)에 집중하면, 뇌 전체에 거쳐 연관성을 수집할 수 있고, 의도를 명확히 하고 움직임 실행에 도움을 줄 수 있는 움직임의 질을 결합할 수 있다.

4. 쉬워 보이게 만들자. 움직임이 어려웠을 때, 사람들은 그 움직임을 위해 열심히 싸워야 한다고 생각한다. 때때로 사람들은 그들의 노력을 보여줌으로써 여러분을 기쁘게 하고 싶어한다. 이런 생각들이 긴장에 바탕으로 둔 신경 패턴을 촉발시키고, 여러분이 아무리 지시를 해도 그 움직임이 개선되지 않는다. 그 생각을 드러내고 이 한 문장으로 만들어 보자. 움직임을 쉬워 보이게 만들자.

파워 포인트

- 뇌는 반응성이 좋고, 유연하며, 다재다능하다. 이것이 어떻게 기능하는지 배우는 것은 운동 강사로서 여러분이 사람의 신경계와 보다 효과적으로 의사소통 하도록 하는데 도움을 줄 수 있다.
- 우리의 뇌는 과거를 토대로 미래를 예측한다. 변화는 현재에서 만들어진다. 누군가가 변화를 일으키도록 돕고 싶다면, 우리는 자신을 인지하는 법을 배움으로써 현재에 기반을 둘 필요가 있다.
- 다른 역학적 큐잉을 찾는 것에 만족하지 말자 – 학습을 풍부하게 하고, 사람들이 그것을 느끼도록 안내함으로써 그 움직임을 실제로 소유할 수 있도록 도와준다. 처음부터, 여러분은 뇌를 움직일 수 있는 기회를 가지고 있다.

힘차게 춤추기 3
Dancing with forces

물리학: 어려운 학문이 아니다.

나는 고등학교와 대학 때 물리학을 열심히 공부했다. 나는 총알의 궤적, 무생물에 가해지는 스트레인, 그리고 차들간의 상대적 속도 등의 계산을 배우지 않았다. 나는 나의 커리어가 훨씬 쌓인 후에 내가 매일 물리학과 함께 일하고 있음을 깨달았다. 그리고 이것은 쉽지 않았지만 재미있었다. 이것은 로켓 과학이 아니다 – 이것은 우리의 인간 운동을 뒷받침하는 근본적인 상식이며, 대상자에게 간단한 의미를 부여하는 방식으로 사물을 설명 할 수 있었다. 어떻게 하는지 보여주자.

움직임은 끊임없이 일어나는 춤이다. 아무리 작더라도 모든 움직임은 힘을 만들고 통제하는 과정을 수반한다. 고요한 호흡에서부터 높은 수행의 활동에 이르기까지, 힘을 관리하는 우리의 전략은 우리 움직임의 효율성과 신체 구조물에 대한 움직임의 영향을 결정한다.

그냥 걸어 다니기만 해도, 발이 지면에 닿을 때마다 우리는 아랫방향으로 향하는 중력 뿐만 아니라, 신체에 가해지는 윗방향의 지면반발력을 만나게 된다. 외부에서 힘이 가해졌을 때(예를 들어, 군중 속에서 부딪히거나 떠밀릴 때), 우리는 그 힘을 견뎌내야 한. 우리는 문을 열거나, 식료품 가방을 들거나, 또는 공을 던지기 위해 물체에 힘을 가하는 방법을 이해해야 한다. 사실, 우리의 대부분은 매일 힘으로 일하는 것에 꽤 성공적이고, 또 비록 그들이 종종 싸우는 것으로 여겨지지만, 실제로 그들은 신체에서 긍정적인 적응과 효율성을 자극하는 데 필수적이다.

힘은 크기와 방향을 변화시켜 우리의 몸을 움직인다. 강력하고 표현력이 좋은 움직임을 볼 때, 우리는 너무 크지도 너무 작지도 않고, 명확한 방향으로 적용되는 적절한 크기의 힘 사용을 무의식적으로 구분할 수 있다. 그러므로, 움직임의 효율성을 분석하는 첫 번째 열쇠는 단순하지만, 풍부한 뇌앙스를 가지고 있다: 그들은 충분하거나 또는 너무 큰 힘을 만들고, 이것이 올바른 방향으로 움직이고 있는가?

힘이 우리의 몸 구조물에 가해지면, 신체 구조물은 하중을 받게 된다. 우리의 움직임 습관에 따라, 특정의 신체 구조물은 다른 구조물보다 더 많은 하중을 받게 될 것이다. 우리의 영리한 뇌는 신체 어느 곳에나 그들이 가장 필요로 하는 곳으로 자원을 보내고, 또 정기적으로 스트레스를 받지 않는 영역으로부터 자원을 꺼내어 오기도 한다. 신체가 특정 영역에서 정기적으로 하중이 적용되는 것을 감지하면, 이것은 신체를 더 잘 지지할 것이다. 그러므로, 체중부하 운동에서 여러분의 근육이 뼈를 잡아당기고 여러분의 뼈대가 일정한 하중을 경험하면, 여러분의 몸은 가장 필요한 곳의 뼈밀도를 증가시키는 반응을 한다. 이것은 긍정적인 적응이다.

노화의 측면에서 볼 때, 이것은 매우 흥미로운 의미를 가진다. 지금까지, 우리는 너무 많이 앉아 있어서 많은 문제를 일으켰고, 우리는 뼈 건강을 위해 우리의 발을 움직여 중력을 경험할 필요가 있다. 그러나, 또한 우리는 척추와 상체의 뼈를 자극하기 위해 하중을 들어 올리고, 당기고 또 밀 필요가 있다. 상체를 위한 하중 경험의 균형은 매우 중요하다.

긍정적인 적응을 통해 변화하는 것은 우리의 뼈만이 아니다: 최근의 연구에 따르면, 달리기를 하지 않는 사람보다 규칙적으로 달리기를 하는 사람에게서 더 두껍고 튼튼한 척추사이원반이 있음을 확인했다. 엘리트 운동선수에 대한 연구뿐만 아니라 노인들에 대한 연구도 힘줄이 정기적인 하중에 반응하여 더 큰 구조적 무결성을 달성함을 입증했다.[7,8]

근육을 증가시키기 위해서는, 우리의 몸은 익숙한 것을 초과하는 어떤 형태의 스트레스에 노출되어야 한다. 심혈관 건강을 증진시키기 위해서는, 평소보다 충분히 움직여서 심장이 더 빨리 뛰도록 자극할 필요가 있다. 분명히, 우리의 몸은 긍정적이고 건강한 방식으로 적응하기 위해 어느 정도의 적당한 스트레스를 필요로 하도록 설계되었다.

> 얼마나 고무적인 메시지인가?: 우리의 몸은 끊임없이 우리의 요구에 귀를 기울이고, 그 요구를 충족시키기 위해 최선을 다한다.

힘은 우리의 환경을 통해 우리를 나아가게 하고, 또 우리의 의지를 우리 주변의 물체에 발휘할 수 있게 해준다. 움직이는 힘을 효율적으로 관리하는 우리의 능력은 이것들이 우리 삶에서 신체적 편안함의 원천인지 일상적인 도전인지를 결정한다. 힘을 효과적으로 관리하지 못하면, 우리는 신체가 적절하게 적응하거나 수복할 수 없을 만큼 우리의 몸은 너무 자주 그리고 큰 하중을 경험할 수 있고, 이것은 근육뼈대계 스트레스를 일으킬 수 있다. 우리는 잠재적 손상의 근원인 위협과 같은 하중을 경험하게 될 것이다.

그러나, 만약 우리가 힘을 효율적으로 만들고, 움직이고, 조절하고, 또 분산하는 것을 배운다면, 우리는 신체 구조에 가해지는 하중의 경험에 긍정적인 영향을 미칠 수 있다.

> 우리 몸이 좋아지려면 하중을 경험해야 한다. 힘이 신체에 하중을 적용한다. 우리가 이런 하중을 얼마나 잘 관리하느냐는 신체 구조에 대한 그들의 긍정적 또는 부정적 잠재력에 영향을 미친다.

이것을 달성하기 위해, 우리는 힘을 가장 효과적으로 만들기 위해 어느 신체 분절에서 시작되어야 하는지를 이해해야 하고, 신체에 명확한 움직임을 전달하기 위해 운동사슬에 걸쳐 다른 신체 분절에 대한 신체 분절의 아름답고 협응적인 움직임을 어떻게 사용하는지를 이해해야 한다.

기능적 힘 관리

사람의 몸에 미치는 힘의 의미는 그들이 자신을 어떻게 사용하느냐에 따라 결정된다.

이것을 밝혀내기 위해, ***기능적 힘 관리***®G의 개념은 모든 기능 수준의 사람에게 적용될 수 있는 개별 움직임 분석에 대한 간단한 개요를 제공한다.

우리는 다음 사항을 알길 원한다:

1. 움직임이 얼마나 효율적으로 생성되는가?
2. 힘이 큰 표면적 위에서 얼마나 효율적으로 공유되는가?
3. 힘이 얼마나 효율적으로 신체에 전달되는가?
4. 힘이 얼마나 효율적으로 신체에서 방출되는가?

움직임을 만들자

움직임을 살펴볼 때, 가장 먼저 확인해야 할 것은 몸의 어느 부위에서 움직임이 시작하는가이다. 어떤 움직임을 시작하는 방법은 여러 가지이고, 이들 변화들은 움직임이 어떻게 전개되는지에 영향을 미칠 것이다.

이것은 움직임의 생체역학뿐만 아니라, 운동의 개념화도 포함한다. 예를 들어, 공을 효과적으로 던지기 위해서는, 힘은 지면으로부터 시작하고, 에너지 펄스를 생성하기 위해 다리를 앞쪽으로 내디디면서 관여시켜야 한다. 이런 힘의 펄스는 하체에서 골반을 거쳐 몸통으로 전달되고, 이것은 갈비우리의 회전을 용이하게 만들고, 마침내 공을 던지기 위해 팔을 통해 힘을 전달한다. 어떤 사람들은 이것을 자연스럽게 한다 – 그들은 직감적으로 움직임이 어디에서 시작하는지 이해하고, 이것이 그들의 온몸을 통해 진행되도록 한다. 그들은 움직임이 시작되는 곳을 직관적으로 이해하고, 몸 전체를 통해 진행되도록 한다.

그러나, 다른 사람들은 공 던지는 것을 팔의 움직임이라고 생각한다. 대상자의 몸은 뒤에 남겨지고, 던지기의 움직임은 어깨에서 시작하고 또 어깨에서 끝나며, 어깨관절은 온몸의 힘을 만들고 또 통제하면서 견뎌야 할 하중을 증폭시킨다. 대상자의 움직임에 대한 인식은 그들의 생체역학을 주도한다. 생체역학적 문제는 사람들이 전신 움직임의 끝이 팔이라는 것을 이해할 때까지 유연하게 해결되지 않을 것이고, 또 공을 놓을 때의 손이 말 곡예사의 채찍 끝이라는 것을 이해할 때까지 해결되지 않을 것이다. 움직임은 다리에서 시작하여 손에서 완성된다.

여러분이 다른 사람을 가르치거나 여러분 스스로 운동을 할 때, 여러분 자신에게 물어보자: 이 움직임에 대한 임펄스는 어디에서 생겨나야 하는가? 이것은 너무 명백하고 너무 단순한 질문처럼 보이지만... 여러분이 정말로 이것을 생각할 때, 때때로 여러분은 안전한 시작점이 명확하지 않다는 것을 깨닫게 된다. 우리는 움직임의 조절이나 관련된 관절과 근육에 초점을 맞출 수 있지만, 이런 측면은 움직임이 시작되는 곳에 따라 완전히 달라진다.

움직임 탐구

선 자세에서, 양 팔을 천장쪽으로 들어올린다. 이것이 여러분의 몸에서 어떻게 느껴지고, 또 여러분이 인지하고 있는 어떤 신체 부위가 무엇인지에 주목해 보자. 움직임의 리듬을 인지해 보자.

이번에는 여러분의 발에서 시작되는 움직임을 생각해 보자. 그리고 여러분의 몸을 통해 임펄스를 위쪽으로 끌어올려, 천장 쪽으로 뻗은 손가락끝을 통해 그 임펄스를 밖으로 내보내자. 어떤 느낌이 드는가? 임펄스가 여러분의 몸을 통해 전달될 때 움직임 리듬의 변화를 여러분은 느낄 수 있는가?

단순히 팔을 들어올리는 것에 여러분의 초점을 돌려 보자. 이 움직임은 어깨와 위쪽 등에 집중되는 제한의 느낌을 그 안에 유지하기 때문에 더 쉽게 느껴져야 한다.

이제 여러분의 발에서 움직임을 다시 시작해 보자. 여러분은 제한이 제거되고, 어깨의 하중이 줄어들고, 저항의 필요성이 줄어든다는 것을 느낄 수 있는가?

여러분은 한 움직임이 매우 능숙하다는 것을, 또 다른 움직임이 우아하다는 것을 느낄 수 있는가?

대부분의 움직임에서, 명확한 시작점에서 신체를 통해 임펄스를 끌어당기면, 연결성이 더 커지고, 임펄스의 전달이 원활해지며 효율성이 향상된다. 자신의 파워와 조절된 움직임을 찾는 것이 어떤 사람들에게 있어서 가장 강력한 핵심이 될 수 있는 것이다.

움직임이 부드럽고 강력하고 효율적이기 위해서는, 우리는 움직임을 추진할 에너지를 시작하기 위해 이것이 어디에서 시작되어야 하는지를 분명히 이해해야 한다. 그 순간 이후, 그 움직임에서 나타나는 모든 것은 선택에 대한 반응이다.

준비 영역

움직임에 대한 우리의 결정과 실제 움직임 사이의 공간은 준비 단계이다. 우리의 뇌는 피드포워드 활성화로 불리는 현상인 움직임의 순간을 위한 준비를 위해 여러 근육 그룹으로 번개처럼 빠른 메시지를 전달한다.[9]

만약 모든 것이 잘 되면, 이런 자동반응은 일시적으로 신체를 자극하고, 근육들은 움직임이 진행됨에 따라 더 많은 플레이어와 함께 그들의 역할을 협응할 때 필요한 것보다 더 이상 강하게 유지되지 않는다.

그러나 때때로 우리의 시스템은 그렇게 잘 보정되지 않아서, 신체에서 "영구적인 ***준비 영역***[G]"을 발달시킨다. 이것은 움직이려는 임펄스에 먼저 반응하는 영역이며, 움직임 전반에 걸쳐 활동적으로 유지되어 안정화를 달성하기 위한 핵심 전략임을 알 수 있다. 이런 준비 영역 지점은 움직임이 완료된 후에도 지속적으로 유지되는 경향이 있다. 그들은 일반적으로 이 수축 수준을 유지하기 위해 생리적으로 적합하지 않기 때문에 곧 통증이 관련 근육에서 발생하고, 긴장이 그 근육에서 발생한다.

준비의 일반적인 영구적 신체 지점은 다음과 같다: 긴장으로 타이트해지는 턱이나 입; 머리뼈 밑에서 자체적으로 짧아지고 압박되는 위쪽 목뼈; 위등세모근을 사용하여 위쪽으로 올림되거나, 가슴근에 의해 앞쪽으로 말리는 어깨; 마름근에 의해 뒤쪽으로 고정되는 어깨뼈; 허리뼈의 앞굽음을 심하게 만드는 허리 근육; 엉덩관절을 굽힘 자세로 만드는 근육; 또는 허벅지를 안쪽으로 가져가 붙이는 엉덩관절 모음근 등. 여러분은 호흡을 고를 때도 이것을 관찰할 수 있다.

여러분은 심지어 발에서도 준비 지점을 보게 될 것인데, 마치 발가락으로 구멍을 파듯이 발가락으로 지면을 꽉 잡거나 갈퀴는 것을 볼 수 있다. 이들 모든 전략은 신체가 안정 플랫폼을 만들려는 시도처럼 보이지만, 그들은 실제로 고정화 전략이다. 운동이 진행됨에 따라 그들을 놓아주기가 매우 어렵기 때문에, 부드러운 움직임을 제한하게되고, 이들 근육과 근육이 연결하는 신체 구조물에 하중이 실리게 된다. 그들의 작용은 압박이고, 관절을 서로 당긴다.

일반적인 영구적 준비 지점

- 뒤통수밑근
- 위등세모근
- 어깨뼈: 마름근
- 얼굴/턱의 근육
- 허리뼈 근육
- 엉덩관절 굽힘근
- 엉덩관절 모음근
- 발가락과 발의 근육
- 호흡

이것은 사람들이 마사지, 스트레칭, 교정을 통해 이완하기를 원하는 근육과 관절이다. 그러나 수동 치료는 일시적인 이완만을 제공할 수 있다 – 만약 그들이 이런 패턴을 극복하고 그들의 불편을 완화하고 싶다면, 움직임 준비를 위한 역동 전략을 배워야 한다.

반복적으로 확인된 타이트하고 통증이 있는 부위는 주의가 필요한 영구적인 준비 영역임을 알려주고 있는가?

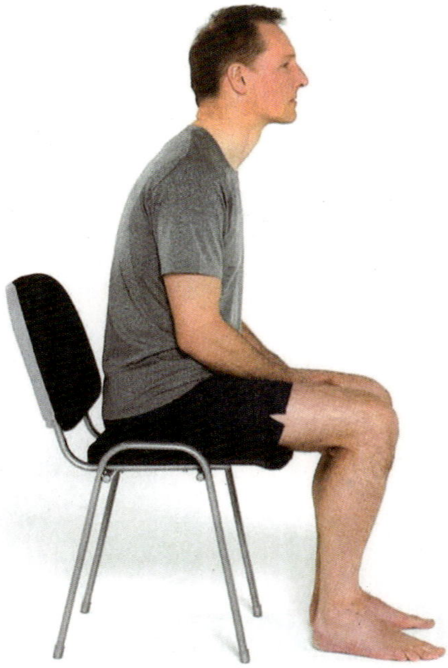

그림 3.1
머리 전방 쏠림 자세 또는 내민 턱 자세는 위쪽 목뼈의 뒤쪽 부분을 잠금시킨다.

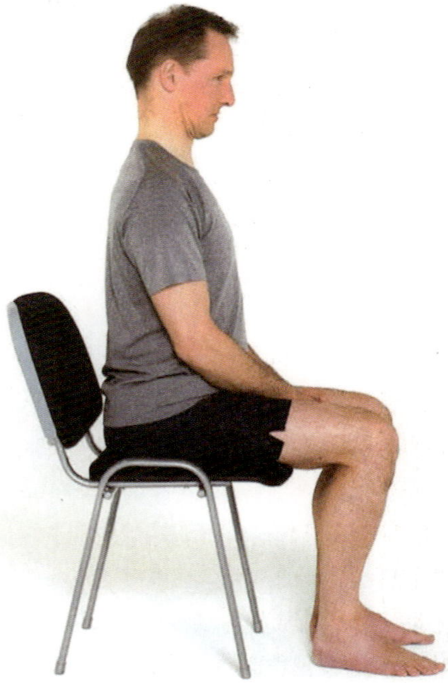

그림 3.2
과도하게 교정된 턱 당김 자세는 위쪽 목뼈의 앞부분을 잠금시킨다.

2장에서 공부했듯이, 사람의 습관적인 준비 움직임을 방해하면 새로운 일이 일어나는 문을 여는 것이다. 만약 대상자이 그들의 습관적인 전략으로 그들의 시스템을 잠그는 것을 막는다면, 신경계는 새로운 해결책을 찾기 위해 자극을 받게 된다. 그렇다면 도움이 되지 않는 준비 영역을 어떻게 처리할 수 있을까?

여러분은 움직임 이전에 특정의 인식 큐잉을 도입하고, 또 움직임 전반에 걸쳐 이런 초점을 강조함으로써 기능장애적 준비 지점을 해결할 수 있다. 이것은 서로 상반된 근육군을 가진 카운터-록이 아니고, 해제 큐잉(releasing cue)임을 이해하는 것이 중요하다.

예를 들어, 내민 턱이나 짧아진 목을 치료하기 위해 턱을 안으로 넣도록 가르치는 것이 일반적이다. 그러나 이것은 하나의 잠금 장치로 다른 잠금 장치(자물쇠)를 대체하는, 하나의 카운터-록이다(**그림 3.1**과 **그림 3.2** 참고). 턱의 당김은 목 위에 놓인 머리의 자세를 변화시킬 것이지만, 이것은 새로운 고정된 조절 지점이기 때문에 기능적 변화라기보다는 미용적 변화에 가깝다. 이것은 그 밖의 넓은 신체 영역에서 일어나는 변화를 요구하지 않는다. 그러나 만약 여러분이 목 뒤에 있는 잠금 장치를 풀도록 큐잉을 보낸다면, 뇌는 통제를 위한 새로운 신경근육의 해결책을 찾도록 자극을 받는다. 만약 여러분이 목에서 잠금 장치를 해제한다면, 더 많은 신체 영역이 안정을 위해 스스로 인지해야 한다. 신경세포의 흥분이 미친 듯이 일어나고, 새로운 감각이 나타나고, 또 운동 경험이 바뀐다.

> 영구적인 준비 지점의 해제는 신체에게 새로운 신경근육 가능성을 찾도록 요구할 것이다. 한 고정점을 다른 고정점으로 대체하는 것은 좋은 정렬을 생성할 수 있지만, 수행의 효율성에 큰 영향을 미치지 못한다.

그렇다면 우리는 이 문제를 어떻게 해결할 수 있을까? 예로서 우리가 얼굴을 아래로 숙인 자세를 든다면, 고양이가 새끼 고양이를 집어 올리는 것처럼 목덜미를 물어서 들어올려지는 것을 상상함으로써 목과 어깨를 여도록 장려할 수 있다(**그림 3.3** 참고). 이것은 친절과 지지의 큐잉이고, 움직임을 위한 전체 신경근육 영역을 바꾸기 위해 잠금 장치를 해제하도록 격려하는 것이다. 목덜미와 위쪽 어깨 근육의 단축을 이완하는 것은 전반

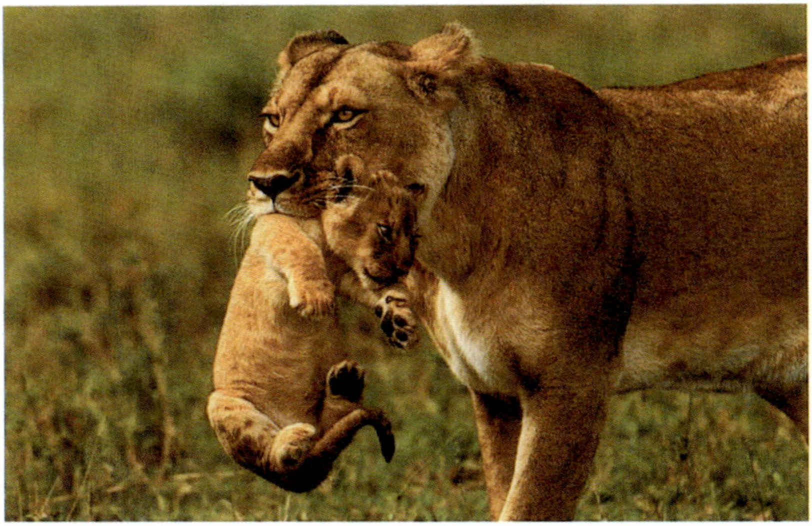

그림 3.3
목덜미를 물어 들어올리는 것을 상상해 보자.

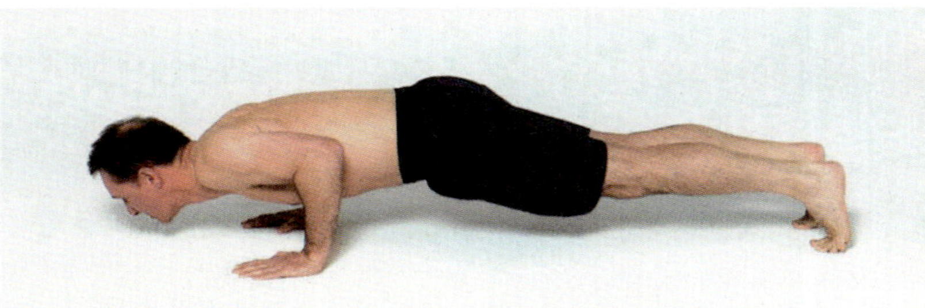

그림 3.4
단축된 목은 몸통과 어깨의 기능을 나쁘게 만든다.

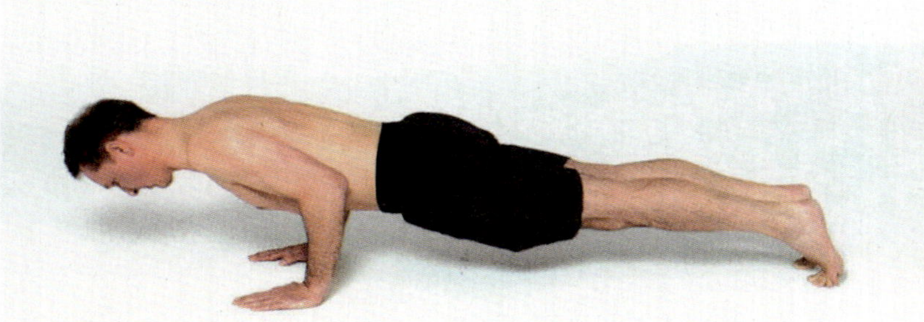

그림 3.5
단축된 목의 해제는 몸통을 열고 길어지게 만든다.

적인 효과를 가지는 것이고, 어깨뼈 고정근, 돌림근띠 및 복부 근육이 더 잘 이용될 수 있도록 허용하는 것이다(**그림 3.4**와 **그림 3.5** 참고).

이것은 여전히 간단할 수 있다. 목 뒤쪽에서의 잠금은 전방을 살펴보는 것과 관련된다. 마치 물 웅덩이에 비친 여러분의 모습을 보듯이, 바닥을 본다고 상상해 보자. "바닥을 본다는 것"은 목의 긴장을 증가시킬 수 있지만, 물속에서 여러분의 얼굴 전체를 본다는 상상은 목에 대한 머리의 부드럽고 미세하게 변화를 만들 것이다.

친숙한 지시사항을 따라 스캔해 보자. 거기에는 숨겨진 카운터-록의 큐잉이 있는가? 그 대신 압박된 신체 부위의 해제, 확산, 신장 및 열림 등을 이끌어내는 상상이나 은유를 생각할 수 있는가? 이것들을 가지고 놀면서, 몸이 어떻게 주의를 기울이고 적응하기 시작하는지 느껴보자.

준비의 일반 지점을 찾고, 그 지점들을 보았을 때, 움직임을 계속하기 전에 그 움직임을 멈추고, 타이트한 영역에 대상자의 인식을 끌어들이고, 그들이 어떻게 스스로 이것을 열고 해제할 수 있는지를 보기 위해 그들을 유도해 보자. 단순한 미소, 숨을 쉬기 위한 호흡, 그리고 그 영역에서 어떤 공간을 찾기 위한 초대만으로도 충분한 차이를 만들 수 있다.

적어도 첫 번째 반복을 위해 다른 지시사항의 산만함을 최소화함으로써 설정된 새로운 움직임을 경험할 수 있는 시간과 공간을 허용시킨다. 그런 다음, 필요하다면, 한 번에 조금씩 추가적인 입력을 제공할 수 있다.

때때로 우리는 이것을 아름답게 수행하지만, 우리의 뇌 과학을 잊어버리고, 마음을 복잡하게 만드는 너무 많은 지시사항으로 인지적 뇌를 끌어들이는 오래된 습관에 빠지기도 한다. 그러나 너무 많은 지시를 하지 않고 어떻게 지시할 것인가?

사람에게 움직임이 어디에서 시작되었는지에 대한 감각을 부여하면, 신체 움직임 임펄스의 표현인 움직임을 만들거나 또는 다른 측면을 사용하여 신호를 보낼

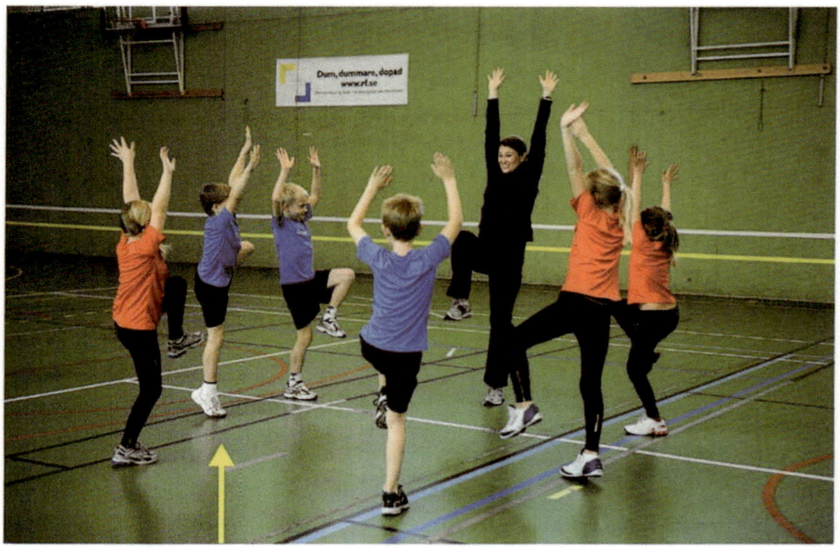

그림 3.6
표시된 아이는 "up" 임펄스를 보여준다.

출처: Elphinston J. Basträningför barn, 2011. Sweden: SISUIdrottsböcker.

수 있다. 뻗기와 균형 운동을 수행하는 아동들의 그림을 살펴보자(**그림 3.6** 참고). 한 명을 제외한 나머지 모든 아이들이 하향 임펄스를 보이고 있음을 여러분은 볼 수 있는가? 과제가 위쪽으로 뻗는 움직임이지만, 그들의 엉덩관절과 무릎관절은 굽힘되고, 그들의 몸통은 바닥쪽으로 움직이고 있는 것이다. 그러나 한 아이가 이것을 해냈다. 그의 움직임 모두는 강하게 "위쪽"이라고 말하고 있다. 그 아이는 그의 발에서 몸통을 통해 위로 확장하는 협응 패턴을 자동적으로 발사하고 있는 유일한 사람이다. 심지어 정지 화면이지만, 여러분은 2가지 움직임 임펄스 간의 차이점을 명확하게 볼 수 있을 것이다.

우리의 마음이 어디로 가고 싶은지에 대한 생각을 가지고 있다고 해서, 몸이 그 생각을 표현하는 방법을 아는 것을 의미하지 않는다. 사실, 때로는 자연스럽게, 때로는 자연스러운 움직임 전략을 방해하는 코칭 큐잉 때문에, 우리는 자주 매우 효과적으로 우리 자신의 길을 간다.

예를 들어, 걸어보자. 만약 여러분이 누군가에게 걸으면서 어느 방향으로 움직이고 싶은지 물어본다면, 그들은 매우 쉽게 "앞으로"라고 대답할 것이다. 그러나 많은 사람들은 그 충동을 전혀 나타내지 않는다: 어떤 사람들은 좌우로 흔들리고, 다른 사람들은 허리를 숙이고 발꿈치로 체중을 이동시켜서 복장뼈를 붕괴시킬 것이다. 그들은 걸을 때, 중력은 몸 뒤쪽으로 떨어질 것이다. 그들은 실제로 뒤쪽 방향의 충동을 보일 것이고, 그들은 마치 그들의 가운데에 있는 보이지 않는 번지 점프 줄에 몸을 끌어당겨야 하는 것처럼 움직인다.

그러나 만약 전방 충돌을 도입한다면, 우리는 걸음걸이를 완전히 바꿀 수 있다. 먼저 눈에 보이지 않는 핸드 브레이크를 풀고, 머리를 뻗어 척추를 감압시키고, 엉덩이를 내려 복장뼈를 들어올려야 한다. 그런 다음, 우리는 대상자들이 발을 내딛도록 하기 위해, 발이 앞쪽으로 굴러갈 때까지 몸 전체를 약간 앞으로 기울이도록 지시한다. 마치 그들이 앞으로 넘어지는 것처럼 느껴지고, 모든 것이 훨씬 더 빠르게 움직이는 것처럼 보인다. 실제로는, 그들은 단순히 직립적이고, 뒤로 당기는 견인력을 잃었기 때문에 더 효율적으로 움직인다. 앞쪽 임펄스를 사용하여, 그들은 노력 없이도 훨씬 더 빨리 걸을 수 있음에 놀라게 될 것이다.

움직임 임펄스의 방향에 대한 효과를 얻자. 위쪽과 가쪽에 있어야 할 때 이것이 아래쪽과 안쪽으로 움직이는가? 앞쪽으로 나아가야 할 때 이것이 좌우로 움직이는가? 많은 근육 큐잉을 사용하지 않는 대신, 움직임 임펄스의 방향을 명확히 하고, 무슨 일이 일어나는지를 알아보고, 또한 대신 이것을 위해 큐잉을 해 보자.

회전은 또 다른 좋은 예이다. 회전을 생각할 때, 많은 사람들은 상체를 회전하거나 하나의 블록처럼 몸통을 돌려야 한다. 그들은 회전의 개념을 이해하지만, 어깨와 가슴을 돌리려는 생각에 사로잡혀 있다. 골반의 깊은 곳에서 머리쪽인 바깥쪽으로 방사되는 소용돌이, 즉, 확대되는 소용돌이의 고리 형태를 생각하면 훨씬 쉬워진다. 그러면 임펄스 경험은 상체 주변에서 일어나기 보다는 골반 바깥에서 일어난다. 앉은 자세의 회전 스트레칭을 위해, 바닥이나 의자에 앉든지 간에, 동일한 것이 앉은 자세에서 적용된다: 만약 척추의 바닥에서 시작하는 나선이 정수리를 통해 위쪽으로 올라간다고 생각하면, 그들은 더 쉽게 회전할 수 있도록 축을 생성한다(**그림 3.7** 참고).

움직임 임펄스를 가지고 하는 것은 정교하고 능률적인 지도법이다. 이것을 효율적으로 보고 큐잉하는 학습은 대상자의 놀라운 뇌가 새로운 신경 근육 패턴을 협응하는데 필요한 계산을 할 수 있게 만든다. 중요한 움직임 감각을 가르치는 것은 소뇌가 너무 많은 의식적

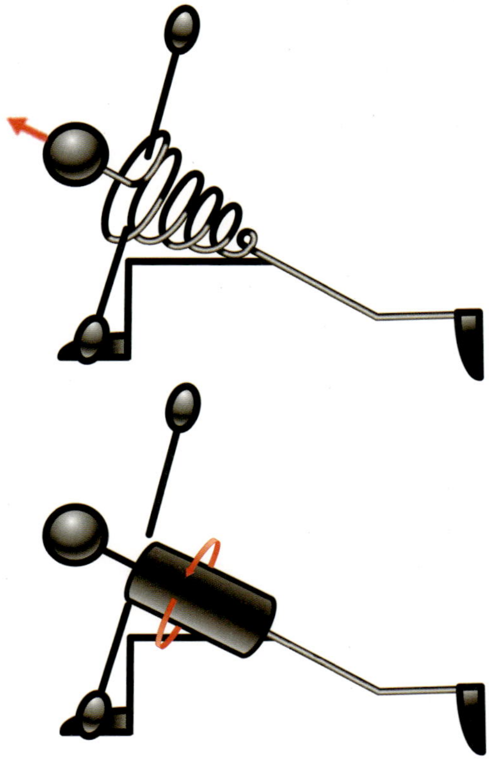

그림 3.7
척추를 회전할 때 차단된 감각을 극복하기 위해(아래쪽 그림), 척추 바닥에서 발생하는 움직임을 상상해 보자(위쪽 그림).

사고의 완만한 간섭에 의해 방해받지 않고 복잡한 협응을 할 수 있도록 만든다.

뇌는 우리의 의식 자체보다 더 똑똑하고 정교해진다. 우리의 일은 뇌가 가장 잘하는 일을 할 수 있도록 여건을 마련하고, 길을 비켜준다.

힘을 분산하자

교각, 빌딩 또는 신체에 대해 말하든 간에, 힘을 공유하는 원칙은 똑같다. 힘을 공유할 수 있는 표면적이 크면 클수록, 한 영역에 여러분이 적용하는 하중이 더 작아진다.

공식은 간단하다: 스트레스 = 힘/면적.

또 물리학이야. 그렇지? 네, 물론 그렇다. 그리고 여러분은 물리학의 달인이 될 것이다. 왜냐하면, 물리학은 움직임에서 파워를 생성하는 경로이고, 통증과 손상의 근원인 과하중와 과사용을 이해할 수 있는 열쇠가 되기 때문이다.

신체의 한 부분만을 예로 들어보자. 만약 여러분의 상체로 무거운 하중을 들어올렸다면, 몸통과 팔 사이의 힘을 전달할 필요가 있다. 중심의 몸통은 움직임을 생성하는 데 필요한 근육 당김을 지원해야 한다. 그러나, 이것을 하기 위한 많은 다른 가능성들이 있다. 어깨를 들어올리거나 구부릴 때 일어나는 것처럼, 우리가 어깨뼈와 목의 작은 구조물을 연결하는 근육을 사용하여 팔의 하중을 지지할 수 있다. 어깨올림근과 같은 긴 끈 같은 근육은 지속적인 하중을 견뎌내는데 적합하지 않고, 목의 구조물이 하중을 견딜 수 있는 작은 표면적만을 제공하기 때문에, 이런 전략을 가진 사람들은 목과 위쪽 등의 통증뿐만 아니라 좋지 못한 역할을 수행할 때 발생하는 고통스러운 근육 뭉침을 경험하는 것은 놀라운 일이 아니다(**그림 3.8** 참고).

다행스럽게도 우리에겐 대안이 있다.

중간등세모근과 아래등세모근과 앞톱니근에 제공된 부착점은 우리가 튼튼한 갈비우리와 척추 분절에 접근할 수 있도록 만든다. 이것은 커다란 영역이며, 이 전략에 접근하는 방법을 이해한다면, 우리는 그 자체가 더 실질적 일 뿐만 아니라, 근막 연결의 네트워크를 통해 신체의 나머지 부분과의 연결을 허용하는 구조물에 힘을 가져온다. 이제 우리는 목 뿐만 아니라 전신의 지지를 통해 하중을 들어올릴 수 있다 – 실제로 스트레스 = 힘/면적을 사용한다(**그림 3.9** 참고).

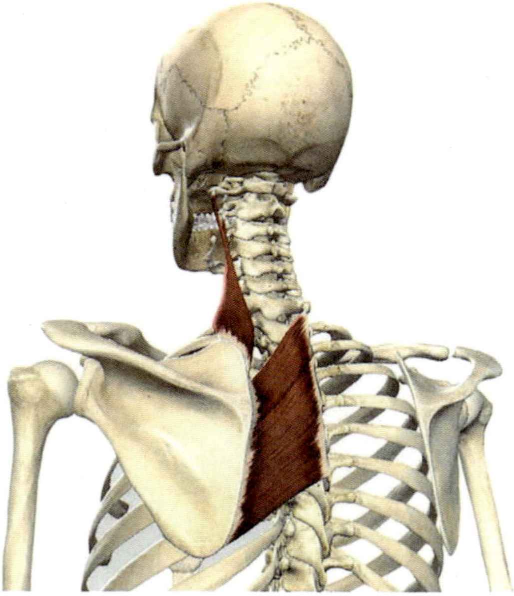

그림 3.8
상대적으로 작은 면적에 의해 지지되는 하중은 목뼈와 위쪽 등뼈에 의해 제공된다.

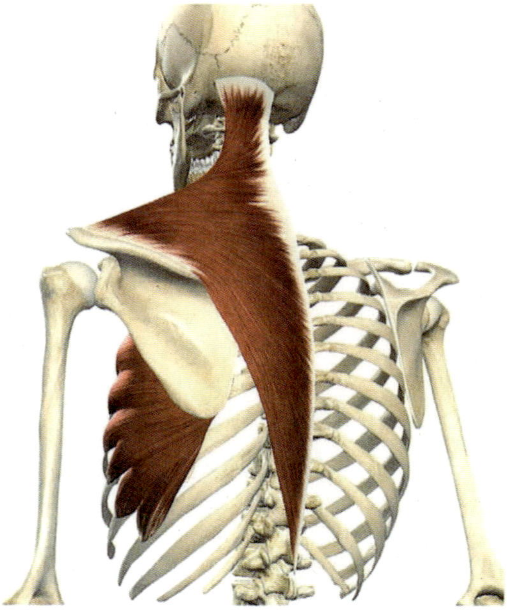

그림 3.9
큰 영역 위에 지지되는 하중은 가슴우리와 튼튼한 중간 등뼈에 의해 제공된다.

본 예에서 위등세모근이 궁금했는가? 이것은 두 가지 전략 모두에 기여할 수 있지만, 어떻게 플레이할지를 선택할 수 있으며, 그 선택이 행동을 결정할 것이다. 만약 위등세모근이 어깨뼈를 위쪽으로 끌어당길 때 어깨올림근의 작용을 선택한다면, 위쪽 목이 폄을 할 때 위등세모근이 머리뼈 바닥을 아래쪽으로 당겨 목의 구조물을 더욱 압박할 것이다. 그러나 가슴우리에 연결된 근육으로 움직이려면, 팔을 들어올 때 어깨뼈를 위쪽으로 회전시켜 어깨 움직임의 생체역학적 효율을 높이고 충돌을 피하는 데 도움이 된다. 우리의 몸은 항상 선택권을 가진다.

몸을 통해 힘을 전달하자

우리가 훨씬 더 넓은 표면적에 걸쳐 힘을 공유할 수 있는 방법 중의 하나는 그것들을 몸을 통해 전달하는 것이다.

힘이 가해지는 시간을 줄일 수 있다면, 특정 신체 구조물이나 영역에 대한 하중을 줄일 수 있다. 몸을 통해 힘을 전달하는 것이 우리가 이것을 할 수 있는 방법 중 하나이며, 더 나아가 우리가 근막시스템을 활용할 수 있게 해주기 때문에 더 효율적인 방법 중의 하나이다.

힘의 전달은 우리 몸의 더 크고 강한 부분을 사용하여 움직임 임펄스를 일으키고, 몸을 통해 그 힘을 다른 영역으로 전달시킬 수 있게 해 준다. 이것은 가장 적합한 영역에 가장 큰 역할을 부여하고, 특정 영역에 요구되는 근육의 노력을 줄인다. 예를 들어, 좋은 기술로 효과적인 테니스의 포핸드를 치려면, 에너지는 강력한 다리에서 생성되어야 하며, 먼저 골반과 가슴우리의 나선형 움직임을 통해 이 에너지가 팔을 통해 끝까지 전달

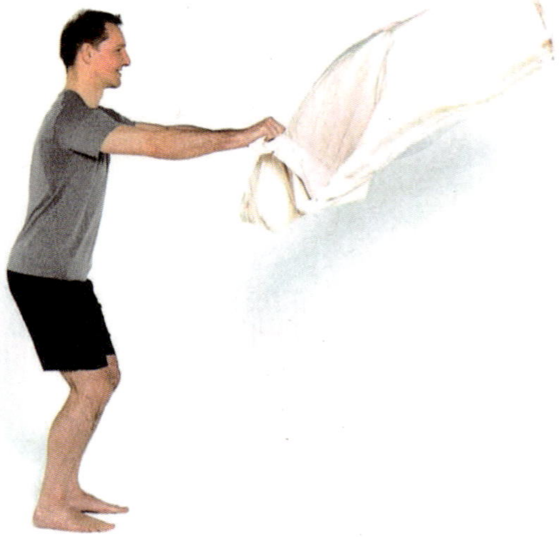

그림 3.10
몸통을 통해 전달되고 손을 통해 방출되는 힘

되어야 한다. 튼튼한 근육을 가진 다리가 이런 역할을 수행하도록 잘 설계되었다. 그러나 만약 골반과 가슴우리의 회전이 제대로 일어나지 않아 힘의 전달이 잘 되지 않으면, 팔을 더 많이 사용해 부족한 부분을 메울 수밖에 없다. 이제 그 팔은 더 작은 근육, 인대, 힘줄의 크기에 비해 훨씬 더 큰 하중을 견뎌야 한다. 팔만으로는 다리가 할 수 있는 힘을 낼 수 없기 때문에 부상 위험은 성능상의 이점 없이 증가한다. 이제 팔은 작은 근육, 인대 및 힘줄의 크기에 비해 훨씬 큰 하중을 견뎌야 한다. 팔만으로는 다리가 할 수 있는 파워를 생성할 수 없기 때문에, 손상의 위험이 수행의 이점을 가져오지 못한다.

깨끗한 린넨으로 침대를 꾸미고 시트를 털어서 매트리스를 덮어야 할 때, 여러분은 같은 원리를 사용할 수 있다: 만약 여러분의 몸이 뻣뻣하다면, 여러분은 어깨와 목의 근육을 사용하여 힘을 만드는 것이지만, 부드럽게 엉덩관절과 무릎관절을 약간만 굽힌다면, 여러분은 발을 통해 힘(몸통을 통해 전달되어 손에서 방출되는 힘)을 생성할 수 있다. 즉, 시트를 앞쪽으로 쉽게 날리는 힘을 방출한다(**그림 3.10** 참고)

가볍고 쉬운 동작만이 적용되는 것이 아니다: 체육관에서 전투 밧줄을 사용하는 것과 동일한 원리가 적용된다. 많은 사람들이 밧줄의 하중에 몸을 지지하여 다리가 제공하는 잠재력을 제거함으로써 어깨에 대한 요구를 증가시킨다. 어떤 사람들은 심지어 무릎으로 펄쩍펄쩍 뛰기도 하는데, 이 에너지가 어떻게든 그들의 튼튼한 중간 부분을 지나가게 될 것이다. 그러나 궁극적으로 그 밧줄은 몸을 통해 위로 올라가는 에너지의 흐름을 반영해야 하고, 이것은 몸을 발 안으로 가라앉히고, 긴장된 다리를 탄력성 있게 변화시키고, 그들의 에너지를 손을 통해 위아래로 전달할 수 있게 함으로써만 달성할 수 있다.

힘의 전달은 우리가 더 큰 신체 부위를 사용하여 가장 많은 일을 하고, 작은 신체 부위에 가해지는 스트레스를 줄일 수 있게 해 준다.

몸을 통해 명확한 방향으로 이런 에너지를 전달하는 것은 운동사슬을 통해 다른 신체 부위에 대한 한 신체 부위의 좋은 타이밍과 협응을 필요로 한다. 만약 우리가 운동사슬의 어느 지점에서 움직임을 차단하면, 그 부근에서 문제가 발생할 것이다.

몸을 통해 움직이는 힘을 강물이라고 생각하고, 또 인체의 각 관절을 물이 흐를 수 있도록 열어야 하는 문이라고 생각해 보자. 각 문은 강이 계속 원활하게 흐를 수 있도록 적절한 시기에 열려져야 한다. 실제 강에서, 이들 문 중의 하나가 막혔다고 상상해 보자. 물은 어떻게 되겠는가? 흘러온 강물이 계속 축적되어 강물을 막고 있던 그 문이 무너지거나 다른 방향으로 물이 흘러갈 수 있도록 물길을 틀어야 한다.

이것은 힘이 인체에 미치는 영향과 크게 다르지 않다. 만약 우리 몸의 한 부분이 충분히 움직이지 않거나 적절한 시기에 힘을 전달하지 못하게 되면, 우리는 힘의 전달을 차단하게 된다. 우리의 영리한 뇌는 우리가 결정한 움직임 목표가 무엇이든 해결하기를 원하기 때문에, 종종 힘을 분산시키거나 특정 구조물에서 그 힘을 증폭시키면서 그 문제를 회피할 방법을 찾는다. 이것은 잠시 동안 작동하지만, 거의 효율적이지 못해 결국에는 우회된 힘에 대처했던 신체 구조물에서 문제가 발생할 수 있다.

이것은 단순한 문제일 수 있으며, 아마도 관절의 뻣뻣함이나 근육 유연성의 문제일 수 있다. 대상자는 신체 부위를 적절하게 움직일 만큼 충분한 가동성을 갖지 못할 수도 있다. 이것은 비교적 고치기 쉬운 문제이고, 대부분의 건강과 피트니스의 전문가들은 이것에 대한 잠재적 해결책들을 가지고 있다.

그러나 때때로 가동성은 이용될 수 있지만, 대상자는 이것을 해결할 수 없는 경우도 있다. 그들은 뻣뻣하고 뻣뻣해 보이지만, 이 문제는 신경계보다는 조직에 있다. 범인은 긴장 상태에 있다. 관절이 뻣뻣하게 느껴지고 뻣뻣해 보이지만, 문제는 신경계만큼 그들이 많지 않다는 것이다. 범인은 고착된 긴장[G]이다. 고착된 긴장은 신체를 자유롭게 움직일 수 없게 하고, 신체 안에 힘을 유지하거나 힘을 차단한다. 이것은 또한 우리가 몸에서 힘을 전달하는 것을 막고, 힘이 전달되지 않으면 우리를 위해 일하는 것을 멈추고 우리에게 불리하게 작용하기 시작한다.

가끔 고착된 긴장이 자연스럽게 발생하기도 한다. 예를 들어, 스트레스나 기본적인 신체 문제 때문에 긴장이 발생할 수도 있다. 균형이 좋지 않고 감각 피드백이 부적절하면, 근육은 스스로 감지하여 통제력을 유지할 수 있는 방법을 모색하면서 신체의 여러 부위에서 강하게 수축하게 된다.

고착된 긴장을 위한 세 가지 팁:

긴장이 유지할 수 있는 신체 영역을 가볍게 스캐닝함으로써 이웃한 분절에 대한 각 신체 분절의 가동성 향상을 위한 기회를 만들자. 이런 종류의 활동은 종종 운동 수업이 끝날 무렵 누운 자세에서 일어나지만, 그 대신 약간의 이완된 호흡으로 선 자세나 앉은 자세에서 일어나면, 그 운동 세션 내에서 움직임이 더 좋아질 수 있는 가능성이 높아질 것이다.

워밍업을 할 때 발과 몸을 활발하게 문질러 감각을 자극하자. 뇌가 신체가 자신과의 관계에서 어느 공간에 있는지를 더 잘 감지할 수 있을 때, 이것은 근육 긴장에 의해 생성되는 근육 피드백을 필요로 하지 않을 것이다. 이것은 또한 신뢰할 수 있는 미소를 유발시킨다.

쉽게 보이도록 하는 것을 목표로 삼자. 하중이나 난이도의 수준에 관계없이 쉽게 각 운동에 대한 목표를 설정하는 것은 고착된 긴장의 해제를 적극적으로 자극한다. 다소 덜 고착된 긴장은 근육 길이의 변화를 유연하게 만들고, 연이어 이것은 신체 분절 사이에서 일어나는 힘의 흐름을 더 자유롭게 만든다.

힘을 방출하자

고착된 긴장을 푸는 것은 힘 전달 능력을 해제할 뿐만 아니라 우리 몸으로 그 힘을 방출한다. 이것은 기능적 힘 관리의 4번째 원리이며, 수행과 건강 모두에 필수적이다.

과도한 근육 긴장은 신체 조직 안에 힘을 유지하여, 더 큰 스트레스에 신체를 노출시킨다. 예를 들어, 점프 후 착지할 때 엉덩관절, 무릎관절 및 발목이 충격을 흡수하면 착지력이 땅에 방출된다. 만약 우리가 이런 동작을 막는다면, 전체 충격은 하체, 특히 무릎에 저장되거나, 척추까지 위로 전달된다.

공을 던지거나, 펀칭을 하거나, 공을 때리든 등 유사하게 팔이나 손의 긴장은 전신 움직임에서 상지를 통한 힘의 바깥 흐름을 차단할 수 있다. 그 힘이 손목과 손을 통해 방출되는 대신, 팔 조직 안에서 갇히게 되면, 팔의 힘줄, 인대 및 근육 등이 더 큰 스트레스를 받게 된다.

힘을 생성하고 그런 다음 그 힘을 방출하자.
여러분의 몸 속에 힘을 지할 필요가 없다.

훈련된 긴장

비록 고착된 긴장이 종종 자연스런 반응일 수 있지만, 때때로 이것은 의식적으로 학습되기도 한다. 이런 현상은 자세가 정렬처럼 보이고, 또 정상 움직임의 원리가 완전히 이해되지 않을 때 발생한다. 의식적으로 어깨뼈를 뒷당김된 자세로 유지하면, 어깨와 가슴우리 사이의 생체역학적 관계가 방해를 받게 된다. 넙다리네갈래근이나 볼기 근육의 고착된 긴장은 엉덩관절과 골반 사이의 가동성 관계에 큰 영향을 준다. 코어에서 고착된 긴장은 자연스런 움직임을 차단하는 가장 큰 문제 중의 하나인데, 그 이유는 우리 몸의 가장 큰 두 부분인 골반과 가슴우리 사이의 상대적 움직임에 영향을 주기 때문이다. 보호와는 거리가 먼, 배근육의 지속적인 수축은 근본적으로 정상 움직임의 회복이나 표현을 방해한다.

이것은 자연스러운 움직임과 많은 훈련 방법 사이의 난처한 문제이다. 우리는 다음의 몇 장에 걸쳐, 이런 잠재적 문제들을 해결할 것이다. 왜냐하면 약간의 추가적 지식이 있으면 탁월한 열매를 맺을 수 있는 자연스런 움직임의 씨앗이 각각의 움직임 훈련 안에 존재하기 때문이다.

파워 포인트

- 우리는 매일 힘차게 춤을 춘다. 그들을 위협으로 보지 않고 자원으로 활용하면, 에너지를 절약하고 신체에 가해지는 스트레스를 방지할 수 있는 기회가 열린다.
- 파워와 조절된 움직임을 위해, 우리는 힘을 생성하고, 통제하고, 감독하고, 해제하는 달인이 되어야 한다.

마술과 같은 근막 4
Myofascial magic

설계상 우리는 상상 이상의 파워와 탄력성을 가지고 있다…

신축성 있는 슈퍼히어로의 슈트를 입고 있는 여러분의 몸을 상상해 보자: 슈트는 여러분 몸의 모든 층을 통과하는 강하고 유연한 극세사의 실로 만들어졌다. 그 실들은 각각의 뼈, 근육, 장기까지 도달하고, 여러분의 몸이 거미줄처럼 미세하게 균형을 이루면서도 바람 속에서 배의 돛대를 고정하는 가느다란 철사처럼 튼튼한 지지력을 가진다.

근막[G]은 우리를 둘러싸고 있는 결합조직의 망으로서 근육과 장기를 연결하고 강화하고 지지한다. 이것은 신체에 미치는 힘의 영향을 완충시키고, 우리 자신을 움직이는데 필요한 근육의 노력을 감소시키며, 우리 근육이[1] 단독으로 달성할 수 있는 것 이상의 힘을 생산하는 핵심 요소이다. 근막은 우리의 활동에 현저하게 반응하며, 우리가 충분히 움직이지 않으면 덜 탄력적이고 덜 가동적일 수 있지만, 다른 신체 구조와 마찬가지로 운동을 통해 규칙적인 움직임과 하중에 노출될 때 향상된다.[2]

우리의 근육근막은 기능적 힘 관리의 원칙을 고수한다. 근육이 수축하면, 생성된 힘은 주변 근막으로 전달되어 그 압박을 더 넓은 표면적 위로 분산시킨다.[3] 이것은 조직 스트레스를 최소화하기 위해 힘을 공유하고 분산시킬 뿐만 아니라 신체 계통의 지지성 긴장 균형에 긍정적인 영향을 미친다. 우리의 근육, 근막과 그들 안에 위치한 뼈대 사이에서 잘 협응된 당김을 **텐서그리티**(tensegrity)[G]라고 한다.

근막은 탄성 에너지 기전을 통해 신체를 통하는 힘 전달의 원칙에 깊이 관여하고 있다. 이런 기전은 우리 몸이 효율적으로 설계되었음을 보여주는 또 하나의 사례이다. 만약 힘을 생성하는 데 어려움을 겪었다면, 우리는 이것을 최대한 활용하기를 원한다. 신체 부위가 서로 멀어지면서, 이것들을 연결하는 조직들이 신장되기 시작하고 전체 근막의 관계는 우리가 그것을 잡아당길 때 탄성 밴드와 같은 방식으로 에너지를 저장한다. 탄성 에너지를 저장했다면, 우리는 이것을 방출하여 근육의 힘을 덜 들이면서 신체 부위를 반대 방향으로 신속하고 부드럽게 움직일 수 있다.

여러분은 이것을 경험했다: 활발한 보행은 쇼핑센터 주변을 느긋하게 돌아다니는 것보다 훨씬 더 상쾌하고 훨씬 덜 피곤할 것이다. 이렇게 되는 이유는 여러분의 신체 분절이 더 큰 가동범위로 움직여서, 여러분의 근막 구조물을 더 크게 당기고 탄성 에너지의 저장과 방출을 통해 앞으로 추진할 수 있기 때문이다. 이런 탄성 기전의 이점이 없다면, 더 많은 근육의 노력이 요구될 것이고, 신체는 더 큰 하중을 경험하게 될 것이다.

만약 고착된 긴장 때문에 우리의 신체 부위들이 서로에 대해 충분히 움직일 수 없다면, 탄성 에너지와 힘의 전달 능력이 상실될 수 있다. 우리는 강좌와 프로그램에서, 이것을 해결함으로써 힘 전달에 대한 가능성을 맞추고 향상시킬 수 있는 기회를 가질 수 있다. 우리 몸의 유연성을 향상시키기 위해, 우리는 기능적 힘 관리의 원칙을 이해해야 한다.

하나의 몸, 많은 해결책

기능적 힘 관리의 탐구를 시작하기에 좋은 곳은 힘 관리의 다중 선택을 제공하는 "코어"로 불리는 몸의 중심이다. 코어는 다양한 움직임 이데올로기 사이에서 중대한 갈등의 대상이 되는 영역이며, 이 영역을 훈련시키는 "정통법"에 대한 생각은 자연스런 움직임 그 자체의 표현과 상충되는 경우가 많다. 논쟁을 해결하기 위해, 몸의 중심을 사용하는 올바른 방법이 단 한가지도 없음을 이해해야 한다.

배근육만을 고려해 보면, 범용적인 해결책은 분명히 없다. 군중 속에서 부딪히거나 밀릴 때, 또는 움직이고 흔들리는 버스나 기차에 서 있을 때, 우리는 평형을 찾기 위해 우리에게 작용하는 빠르고 예기치 못한 힘이 긴 풀밭을 통해 바람처럼 우리를 통과할 수 있도록 해야 한다. 이를 위해 배벽의 빠르고, 협응되고, 낮은 수준의 활성화를 포함하여 우리 몸의 여러 부분에서 정교하게 조정되고, 복잡하게 타이밍을 맞춘 조정을 필요로 한다. 그러나 마라톤의 경우, 배벽은 우리의 하체와 상체 사이에 지속적으로 힘을 전달하는 데 관여하며, 대각선 패턴을 번갈아 가면서 길어졌다 짧아졌다를 반복하는 지구력이 요구된다. 반대로, 우리가 무거운 짐을 밀어야 하는 경우에는, 배근육의 길이 변화가 거의 없거나 전혀 없이 배벽을 더 강하게 활성화시킬 것이다. 이것은 갈비우리가 골반과 단단하게 연결되어 우리의 팔과 다리가 당길 수 있는 확고한 토대를 형성하도록 보장한다.

이것은 다양한 근력 수준에 적용되는 하나의 해결책이 아니다. 이것들은 다양한 기전을 통해 발생하는 다양한 신경근육 패턴이다.

단계를 설정하자

이들 기능적 가능성을 이해하려면, 우리는 겉보기에 무한한 조합에서 신체가 사용하는 운동면을 고려해야 한다.

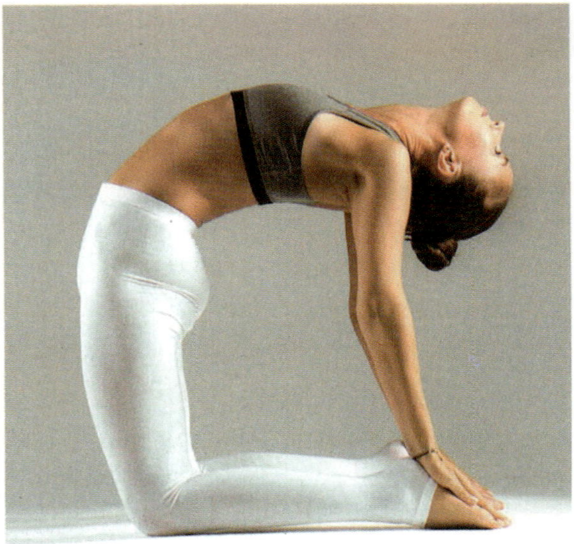

그림 4.1
시상면

시상면은 굽힘과 폄의 동작이 일어나는 면으로서, 우리는 팔을 위로 뻗어서 다리를 통해 낮게 떨어뜨리는 앞쪽과 뒤쪽으로 굽힘할 수 있다(**그림 4.1** 참고).

이마면은 팔다리의 벌림과 모음뿐만 아니라, 옆굽힘이 일어나는 면이다(**그림 4.2** 참고). 이마면은 매력적인 운동면이다: 우리가 이것을 조절할 때, 이것은 우아하지만, 우리가 가장 쉽게 무너지는 운동면이다.

가로면은 회전이 일어나는 운동면이다(**그림 4.3** 참고). 발에서부터 운동사슬을 통해 위로 올라갈 때, 우리 몸은 안정성, 균형 및 힘 전달을 위해 회전을 사용한다. 우리는 회전성 피조물이다: 심지어 보행을 할 때도 발중간(midfoot)에서 목과 어깨까지 이르는 모든 관절이 회전을 한다. 보행과 같이, 몸 전체에 걸쳐 회전하는

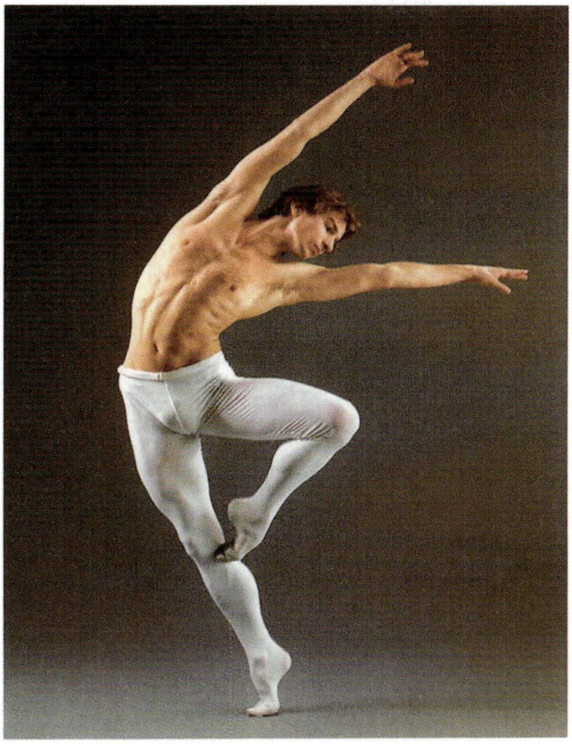

그림 4.2
이마면

우리의 능력은 사람에게만 있다 – 다른 피조물은 많은 회전 가능성을 갖지 못한다 – 회전이 없다면 우리는 효율적으로 움직일 수 없다.

우리는 이들 운동면을 조합하여 각각 운동면이 기여하는 비율과 사용되는 시기를 변경시켜 가능성의 확산을 일으킨다. 이처럼 방대한 창의력과 적응력을 발휘할 때 인간의 움직임이 무엇인지를 포괄적으로 정의하기는 사실상 불가능하다.

영역(zone)을 고려하자

허리 벨트 아래에 있는 운동면을 이용함으로써, 우리는 몸 중심의 힘 관리에 대한 이해를 구축하기 위해 영역의 개념을 추가할 수 있다. 여러분의 다리와 몸통이 만나는 플랫폼 위에 높여 있는 3개의 원통형 블록을 상상해 보자(**그림 4.4** 참고). 이런 상상의 블록들은 견고하지만 유연하고, 또 이웃한 다음 블록과 신축성 있는 연결을 가진다. 이들 블록 중 첫 번째 블록은 골반과 엉덩이를 포함하는 하단 영역을 나타낸다. 하단 영역은 그 위에 위치하는 몸을 지지할 수 있는 토대를 형성한다. 하단 영역은 골반의 상단과 갈비우리 사이에 위치

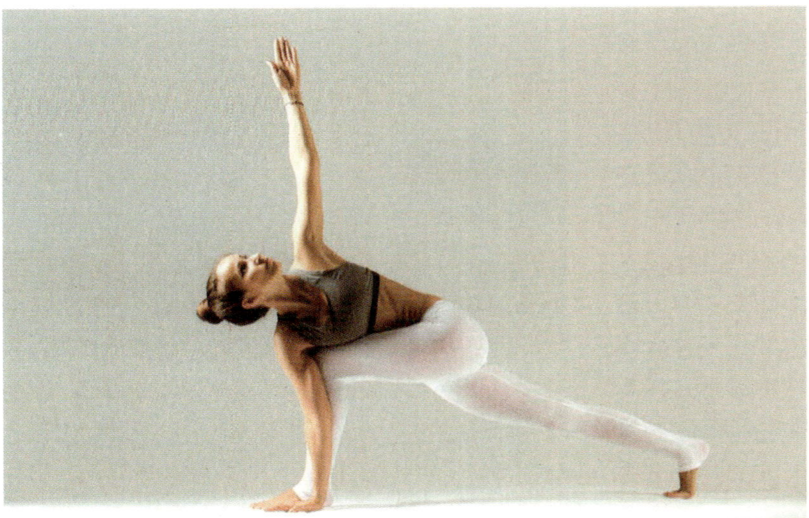

그림 4.3
가로면

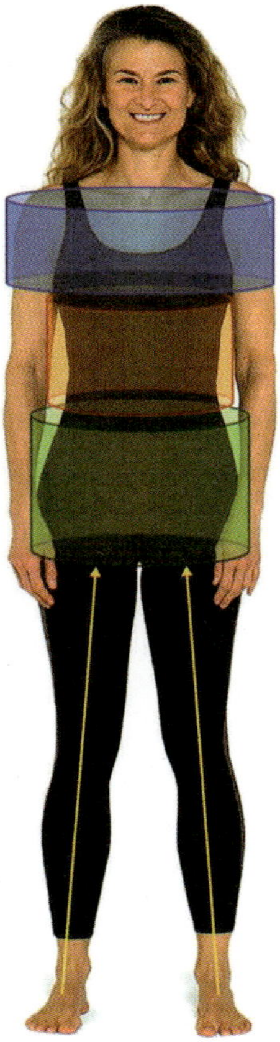

그림 4.4
힘 관리 영역

하는 중간 영역이다. 이것은 상체와 하체를 연결하는 연결장치로 작용한다. 이들 두 영역 위에 있는 영역은 상단 영역이며, 팔이음뼈를 포함한다. 이들 영역은 우리의 힘 관리 영역이지만, 함께 일하는 사람에게 큰 방향을 일으키는 단어에 따라 조절 영역 또는 파워 영역으로 간주될 수 있다.

수행할 수 있는 광범위한 활동에 대한 힘 전달을 위해, 우리는 다양한 운동면의 조합에서 서로 독립적으로 움직일 수 있도록 하면서, 이들 영역간의 연결을 유지할 수 있어야 한다.

가장 친숙한 중간 영역의 힘 관리 전략은 ***영역 쌓기***(zone stacking)이다. dead bug에서 plank 운동까지, 이것은 코어 안정성 훈련과 가장 밀접하게 관련된 개념이며, 수년 동안 허리 통증 재활의 핵심이었다. 이것의 목적은 영역을 일관된 자세에서 연결하고 또 서로를 향해 움직이거나 떨어져 있지 않고, 서로 상대적으로 회전하지 않도록 유지하는 것이다.

우리는 다양한 기능에서 다른 힘 관리 전략과 함께 영역 쌓기를 사용하는데, 그 이유는 이것이 밀거나 당길 수 있는 일관된 기반을 구축하는 데 특히 유용하기 때문이다. 예를 들어, 갈비뼈와 골반을 일관되고 안전한 관계로 유지하는 사이클 선수는 그의 강력한 다리가 그의 척추를 통해 위쪽으로 손실되기보다는 엉덩이와 발 사이의 에너지를 포함하면서 페달로 하방 압력을 전달할 수 있다. 영역 쌓기는 다리에 의해 생성된 힘이 몸을 관통하고 팔을 통해 직선이 아닌 다른 방향으로 빠져나가는 것을 막아주어 하중을 더 효과적으로 밀어낼 수 있게 만든다. 우리가 쇼핑 카트, 자동차, 잔디 깎기 기계 또는 무거운 문을 밀 때, 이것이 가장 효과적인 전략이다(**그림 4.5** 참고).

또한 우리는 발레의 피루엣 동작처럼 초기 모멘텀이 생성된 이후 댄서가 빠르고 정확하게 회전하려면 상체

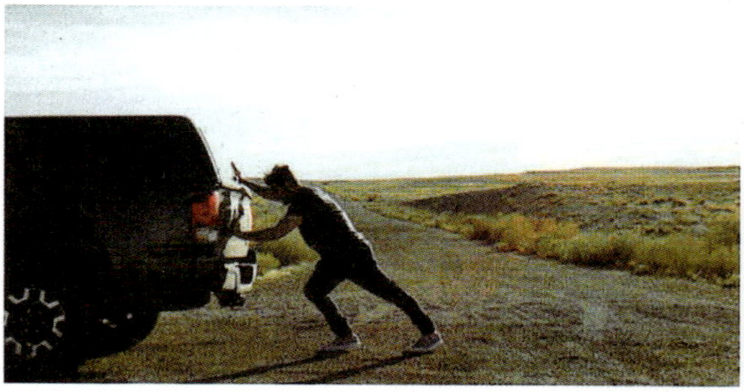

그림 4.5
영역 쌓기는 밀기 동작을 할 때 발에서 손으로 전달하는 직선의 힘을 제공한다.

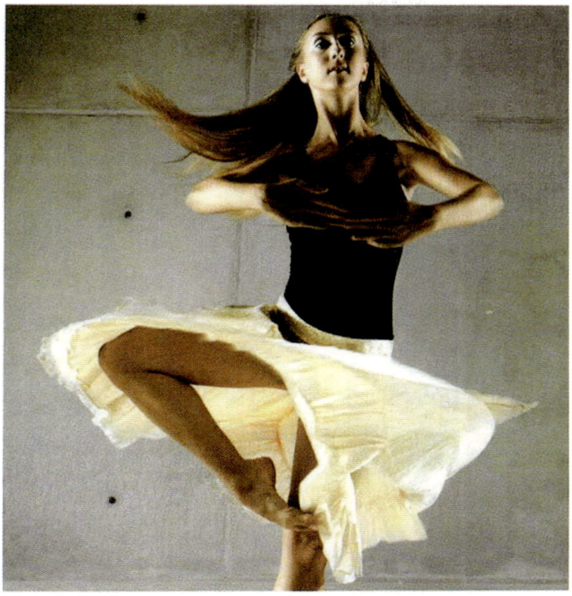

그림 4.6
영역 쌓기는 빠르고 효율적인 회전 동작에 필수적이다.

와 하체를 안정하게 연결시키는 영역 쌓기를 일시적으로 사용해야 한다. 같은 방식으로, 원반 던지기 선수는 속도와 파워를 내기 위해 하나의 단일체로서 축을 중심으로 몸통과 골반을 회전시켜야 한다. 이들 경우, 영역 쌓기는 동작을 위해 에너지를 시작하지 않고, 최대 효율성을 위해 이것을 유지하는데 도움이 된다 (**그림 4.6** 참고).

하중을 조절할 수 없는 사람의 능력 수준에 비해 하중 요구가 너무 높을 때, 그들은 자신이 "갑옷(suit of armor)" 전략에 내몰려 있음을 알게 된다. 정상 기능에서, 우리는 신체 보호를 위해 이 전략을 사용하여 타격을 견딜 수 있는 준비를 하면서 우리의 영역을 압박하기 위해 중심 근육 긴장을 빠르게 증가시킨다. 이 전략의 목적은 과도하고 잠재적으로 해로운 관절 운동을 방지하는 것이며, 그래서 몸통과 목을 지지하고 압박할 뿐만 아니라 취약한 엉덩이와 어깨의 굽힘근을 긴장시키는 것이다. 이것은 위협에 대한 정상 반응이지만 일시적으로 일어나야 한다. 여러분은 어떤 사람들이 방어적이고 보호적인 갑옷 전략을 펼치고 있음을 알게 될 것이다: 그들은 위협 대응에 갇히게 되었다.

근력 에너지의 고비용과 움직임을 제한하는 목적 때문에, 갑옷은 빠르게 나타나고 쉽게 흩어져야 한다.

헌신적인 연습에도 불구하고 유연성을 향상시키려는 사람들에게는, 지속적인 갑옷 전략의 사용이 핵심 쟁점이 될 수 있다. 이것은 과부하되는 운동 선택의 신체적 반응일 수도 있고, 과도한 근육 활성화를 유도하는 '노력'일 수도 있고, 스트레스를 받아 긴장이 조성되는 것일 수도 있다. 아무리 스트레칭, 자기 가동술 및 마사지를 해도 이런 정규적이고 지속적인 근육 단축을 극복할 수 없다.

체육관 바닥과 필라테스, 요가 수업에 있어서, 누군가의 몸이 현재의 통제 능력을 넘어서는 요구에 반응할 때 지속적인 갑옷의 사용이 나타날 수 있다. 운동 강사는 관절의 완전 가동범위를 가지고 있으며 개방되고 압박되지 않는 몸통의 자세를 목표로 할 수 있지만, 그 대신 몸통이 짧아지고, 목이 안으로 당겨지고, 어깨, 엉덩이 및 무릎이 이완되지 않고, 심지어 배벽이 앞으로 튀어나올 수 있다. 만약 우리가 하중을 약간 줄이기 위해 과제를 수정한다면, 뇌는 방어적인 투쟁 모드에서 벗어나 대상자가 더 빠르게 개선될 수 있도록 도전하게 만든다. 우리는 누군가에게 단순히 지위를 견디도록 가르치는 것이 아니라, 새로운 신경근육 패턴을 숙달하도록 가르치고 있다.

하중을 줄이자

우리는 하중을 줄이기 위해 물리학을 조금 더 적용할 필요가 있다. 몸에 힘을 가하기 위해 긴 지렛대를 사용할 것인지 아니면 짧은 지렛대를 사용할 것인지를 생각해 보자. 지렛대 개념을 잘 알고 있는가? 닫힌사슬의 활동에서는 지렛대는 몸이 지지를 위해 접촉하는 지점들 사이의 거리이다. 예를 들어, 차투랑가(chaturanga)나 프레스-업 운동의 준비를 위한 완전 플랭크 자세는 지면과 접촉하는 2개 지점(손과 발) 사이의 거리가 상대적으로 긴 편이다. 운동 초보자는 큰 복부 하중으로 이것을 경험할 것이고, 이것은 종종 갑옷 반응을 유발한다.

그러나 움직임 능력의 발달은 단순히 장기간 동안 열악한 자세를 이기려는 것이 아니다. 만약 무릎을 바닥에 놓으면, 손과 무릎 사이의 거리가 훨씬 줄어들어 어깨와 몸통에 가해지는 하중이 줄어들게 된다. 그런 다음, 대상자는 엉덩이가 곧게 펴지고 목과 척추가 길어지며 어깨와 어깨뼈가 지지 자세를 취할 수 있다. 그들은 움직일 수 있는 효율적인 자세의 느낌을 경험하고, 진전할 수 있는 훌륭한 플랫폼을 구축할 수 있다(**그림 4.7**과 **그림 4.8** 참고).

열린사슬의 기법에서, 팔과 다리는 안정된 몸통과 골반에 대한 지렛대로 작용한다. 신체에 하중을 증가시키거나 감소시키기 위해, 가동분절의 끝이 신체의 중심으로부터 얼마나 떨어져 있는지를 확인해 보자. 그 간격이 멀리 떨어져 있을 때는 하중이 증가하고, 그 간격이 가까울 때는 하중이 감소한다. 그래서 여러분이 바닥에 누워 한쪽 다리를 바깥쪽으로 쭉 뻗으면, 여러분의 몸으로부터 발을 멀리 움직이는 것이다. 여러분이 다리를 쭉 뻗어서 들어올리면, 지렛대팔이 길어지고, 이로 인해 몸 중심에 가해지는 하중은 무릎을 굽힌 상태로 다리를 들어올릴 때보다 커진다.

같은 이유로 어깨높이까지 손을 들어올릴 때는 팔을 머리 위로 뻗을 때보다 몸통에 더 작은 하중을 가한다. 여러분은 이것을 느낄 수 있다: 매트에 얼굴을 대고 엎드린 자세에서 등 폄근의 근력을 측정하면, 팔꿈치를 굽힌 상태와 팔을 머리 위로 올린 상태에서 하중을

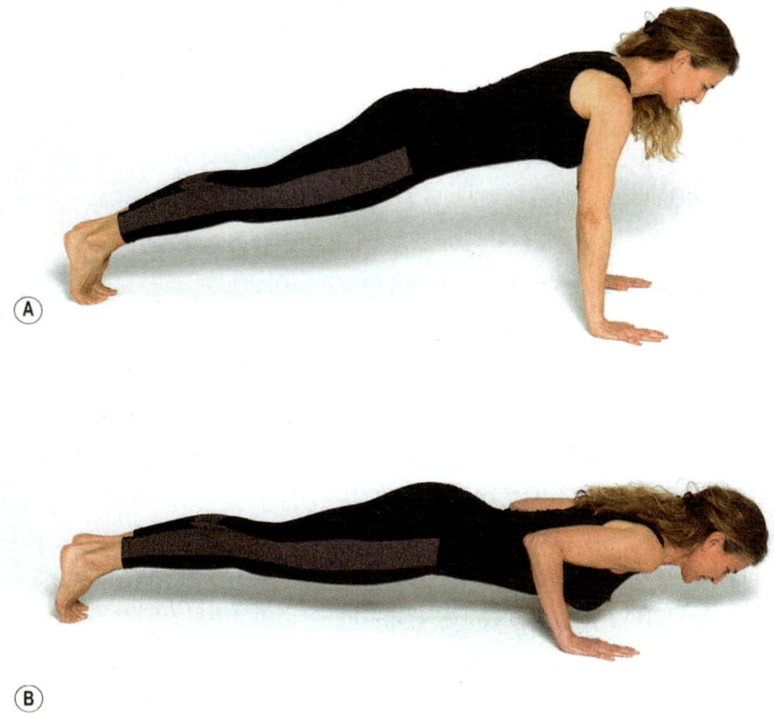

그림 4.7
긴 지렛대 자세는 복부 근육에 큰 하중을 가한다.
A. 프레스-업의 시작자세
B. 끝자세

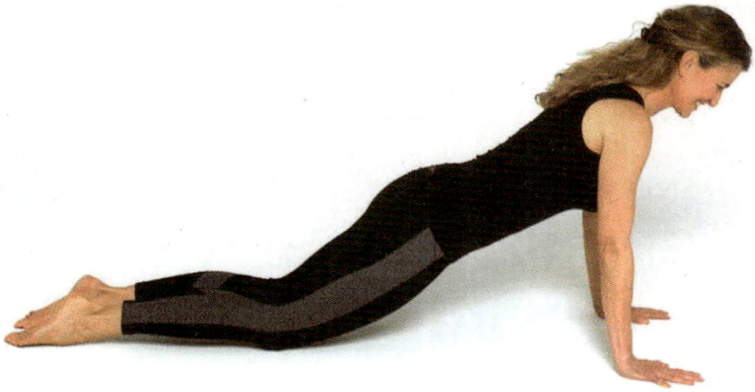

Ⓐ

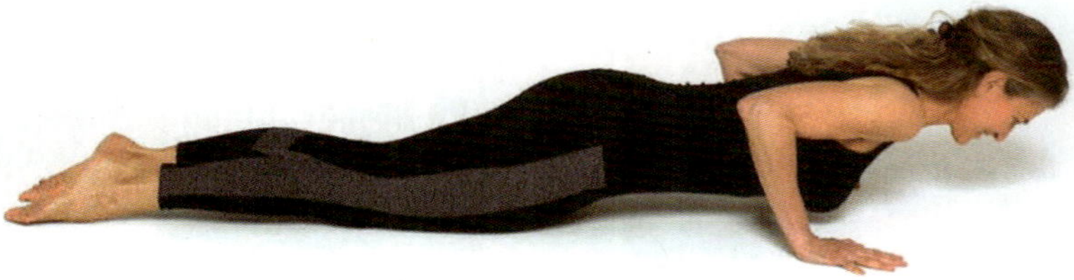

Ⓑ

그림 4.8

짧은 지렛대 자세는 하중을 줄이고, 몸이 갑옷 반응을 방출하도록 만든다.

A. 프레스-업의 시작자세

B. 끝자세

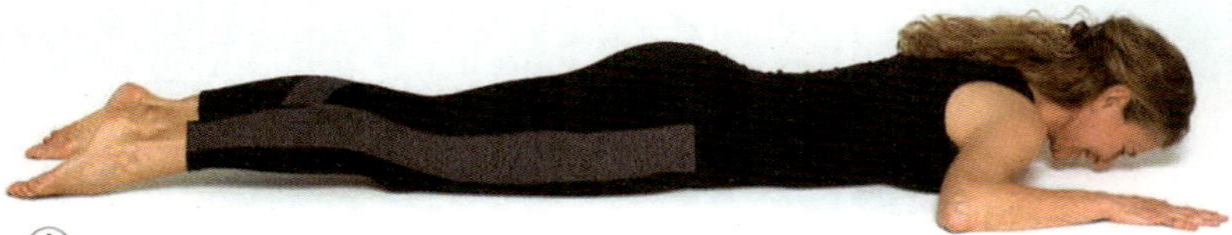

Ⓐ

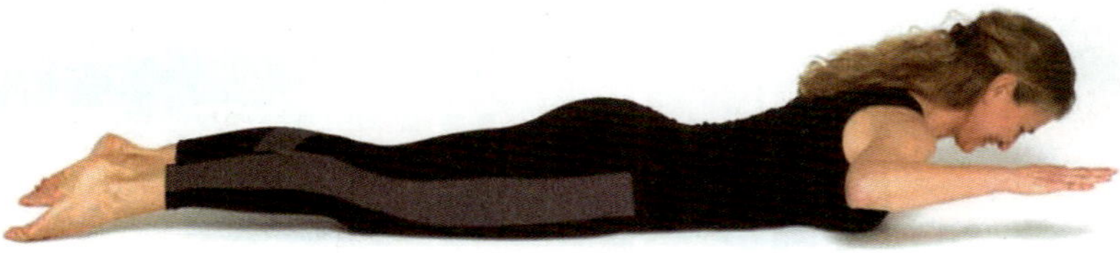

Ⓑ

그림 4.9

엎드린 자세에서 펴하기

A. 시작자세

B. 짧은 지렛대팔은 하중을 감소시킨다.

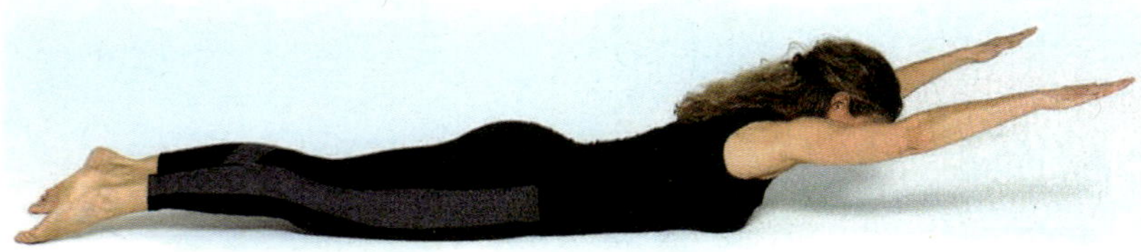

그림 4.10
긴 지렛대팔은 어깨와 몸통의 뒤쪽면에 큰 하중을 가한다.

비교해 보자(**그림 4.9**와 **그림 4.10** 참고). 손이 몸으로부터 멀어지면 하중이 증가한다. 운동 초보자를 위해, 짧은 지렛대를 이용하면 더 큰 하중으로 이동하기 전에 그들의 움직임과 지구력의 질을 향상시킬 수 있다.

변화의 가능성을 열어두기 위해, 각 움직임이나 시퀀스를 시작하기 전에 개방적이고 이완된 준비 자세를 취함으로써 시작하기 전에 갑옷 프로그램을 중단하자. 만약 여러분이 과제를 수행하는 동안 갑옷 전략에 갇혀 있는 사람을 보면, 더 효과적인 패턴으로 안전하게 능력을 향상시킬 수 있을 정도로 신체의 하중을 줄이는 기법을 적용해 보자.

쉬운 큐잉을 사용하자 - 이것은 소뇌가 그 과제에 대한 가장 효율적인 프로그램을 계산하도록 만든다.

갑옷과 영역 쌓기는 관절 움직임을 제한하는 비탄성 전략이다. 갑옷은 보호를 위한 일시적으로 큰 근력을 사용하는 반면, 영역 쌓기는 팔다리가 밀고 당길 수 있는 안정된 플랫폼을 제공하기 위해 낮고 지속적인 수준의 근육 활동을 사용한다. 비록 영역 쌓기가 특히 허리통증 재활에서 일반적인 몸통 안정화 해결책으로 종종 제시되지만, 척추를 하나의 일관된 "중립위"로 유지하는 것은 단순히 우리가 정상적인 삶에서 수행하는 일련의 움직임을 반영하지 않는다. 영역 쌓기는 효과적이고 효율적인 움직임을 적극적으로 억제할 것이고, 많은 정상 기능에서는 엉덩이와 어깨의 움직임을 제한할 것이다.

"탄성 전략"을 살펴볼 시간이다.

탄성의 매직

탄성은 신장과 복원되는 구조물의 능력이다 – 탄성은 장력 아래에서 변화를 겪지만, 장력이 해제될 때 원래 상태로 되돌아온다. 이런 양상은 실제로 우리 인간의 움직임을 대부분 지지해 주고, 우리가 자연스런 효율성으로 움직이려고 탄성을 사용할 때 머리에서 발까지 연결해 준다.

우리는 몸 전체에 걸쳐 대각선, 나선형 및 선형 등의 근막 관계를 가지고 있으며, 우리가 좋은 타이밍과 협응으로 움직일 때 그들 근막은 우리의 움직임을 지지하고, 보호하고 최적화한다.

이들 근막 관계가 조화롭게 작동하지 않을 때 흔하게 나타나는 정형화된 패턴이 있다.[8] 넙다리곧은근, 엉덩관절 굽힘근, 위쪽 배곧은근, 가슴근 및 목갈비근 등 신체의 앞쪽면을 따라 위로 올라가는 근막은 종종 타이트하고 제한되지만, 자세 조절을 위해 불균형적으로 자주 사용된다. 만약 우리가 신체 앞쪽면에 있는 근육과 근막의 사슬을 발등에서 목구멍의 깊은 곳까지 하나의 길고 넓은 탄성 밴드라고 간주하면, 이것은 마치 상대적으로 느슨하거나 제한된 활동 영역에 의해 분리된 꽉 낀 긴장 지점인 것처럼 보일 것이다. 효율적인 움직임을 촉진하기 위해, 우리는 분리된 근육을 강화하거나 신장하지 않고 우리가 선택한 활동 패턴을 변화시키므로써 전체 사슬을 통과하는 힘을 균형있게 맞추어야 한다.

비슷하게, 신체 뒤쪽면의 사슬에서도 타이트한 장딴지근, 뒤넙다리근, 허리뼈 및 목뼈의 척주세움근 등이 일반적이고, 엉덩관절 폄근도 관여한다. 즉, 스트레칭과 근력 강화는 간단하지 않다: 우리가 사용하는 방식이 우리가 사용할 신경근육 전략을 결정할 것이다. 신체 분절을 적절하게 협응하지 못하면, 어떤 근육은 더 많은 역할을 하게 될 것이고 반대로 또 어떤 근육은 역할을 덜 하게 될 것이다. 결국 이것이 적절하게 활성화될 기회를 얻지 못하는 근육을 약화시키고, 지지를 받아야 할 근육을 단축시키지만, 이들은 2차적인 문제이다. 원인을 찾지 못하면, 똑같은 스트레칭/근력강화/마사지 등의 기법이 증상 완화를 제공하지만 영원히 제공할 수 없다. 이것은 문제를 극복하는 것이 아니라, 관리하는 것이다.

여기서부터 우리는 기능과 기능장애의 다양한 유사 관계를 발견하게 될 것이다. 그들을 해결하기 위해, 우리는 몸 전체의 근막 관계를 균형있게 맞추기 위해 자연스런 움직임 원리를 사용할 것이다.

대각선 탄성 전략

이 전략은 하단 영역을 상단 영역과 반대 방향으로 회전시키는 것을 포함하며, 효율적인 걷기와 달리기의 열쇠다. 우리가 왼발로 앞으로 나아갈 때, 같은 쪽의 골반은 발을 앞으로 따라가고, 골반은 오른쪽으로 돌아간다. 우리는 이것을 가로면에 일어나는 골반의 돌림이라고 부른다. 상반신은 중심 균형점을 유지하기 위해 반대 방향으로 반대 회전하고, 그렇게 함으로써 가슴우리와 골반을 연결하는 근막 구조물을 대각선 방향으로 신장한다. 이것은 다음 단계를 위해 방출되는 에너지를 중간 영역에 저장한다. 힘은 하체와 상체 사이에서 효율적으로 흐를 수 있다 (**그림 4.11** 참고).

이런 기전은 우리가 긴 운동사슬의 여러 관절을 교차하는 근막 관계를 포함할 수 있게 한다 – 에너지를 저장하고 방출하는 데 이상적이다. 몸의 앞쪽 부분을 고려해 볼 때, 가슴우리와 골반은 서로 반대로 회전하면서 배벽을 가로질러 만들어지는 대각선 스트레칭을 이해할 수 있다. 이것은 서로 반대편에서 작용하는 배바깥빗근과 배속빗근을 통해 이루어지고, 보행의

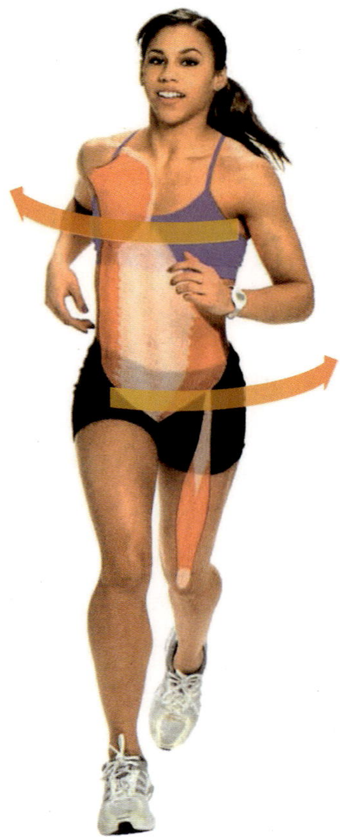

그림 4.11
신체 앞쪽 부분에 있는 대각선 근막 관계를 설정하는 가슴우리와 골반의 반대 회전.

밀기 단계에서 엉덩관절이 폄할 때 허벅지의 앞쪽면을 따라 신장이 크게 일어나고, 가슴과 어깨가 열릴 때 반대쪽에 있는 가슴근과 두갈래근을 가로지른다.

몸의 뒷쪽면을 보면, 뒤쪽 사선 근막 관계가 신체의 한쪽 측면에 부착된 강하고 지지적인 등허리근막에 착지하는 넓은등근과 반대쪽에서 등허리근막에 착지된 큰볼기근 사이에서 생성된다. 등허리근막에 뚜렷한 긴장성 영향이 작용하면, 다이아몬드 모양의 등허리근막은 다리, 골반, 척추 및 상체 사이에 힘을 전달하는 중요한 역할을 한다. 등허리근막은 다른 근육 연결을 통해 다양한 방향으로 장력을 받게 된다: 이들 근육은 배가로근의 깊은 층, 척주세움근 및 짧은 뭇갈래근 등을 포함한다. 심지어 뒤넙다리근도 기여하고, 궁극적으로 엉치결절인대와 혼합된 넙다리두갈래근의 섬유는 골반을 가로질러 넓은 근막망과 혼합한다(**그림 4.12**).[10]

그림 4.12에서처럼, 위쪽 몸통이 왼쪽으로 돌고 골반의 왼쪽이 반대 회전으로 앞쪽으로 움직일 때, 오른쪽 어깨에서 왼쪽 엉덩이까지 등을 가로질러 대각선 신장이 이루어지고, 다음 걸음을 위해 탄성 에너지를 효과적으로 저장할 수 있도록 왼쪽 다리가 더 많이 폄되는 것을 알 수 있다.

가끔 이것을 회전 움직임으로 생각하기 보다는, 교대로 앞쪽으로 움직이는 동작으로 생각하는 것이 더 유용할 수 있다. 같은 쪽 발과 함께 그쪽의 골반이 앞으로 움직이는 반면, 반대쪽 어깨도 팔을 스윙하면서 앞쪽으로 움직인다. 이것은 여러분의 중간 몸통을 비틀리게 만든다. 그런 다음, 여러분이 다음 걸음을 내딛을 때, 그 쪽의 골반이 발과 함께 앞쪽으로 향하고, 반대쪽 어깨가 다른쪽 어깨를 지나 앞으로 나간다. 각 걸음마다, 상체와 하체 사이의 비틀림 동작이 여러분의 몸을 앞쪽으로 보낸다.

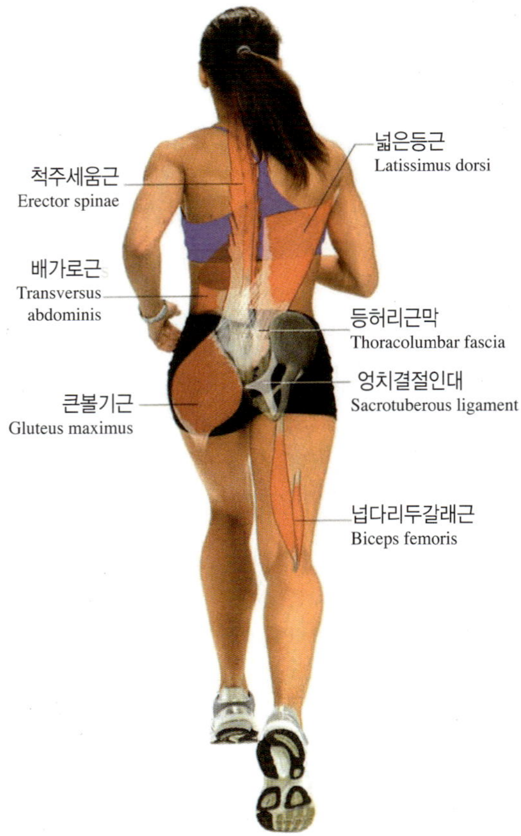

그림 4.12
반대 신체 회전에 의해 생성되는 대각선 근막 관계

움직임 탐구

허벅지 활주 (Thigh Slide)

간단한 대각선 탄성 준비 운동이며, 대상자가 가장 좋아하는 운동 중의 하나인 Thigh Slide 운동은 하단 영역에 대한 상단 영역의 독자적 움직임을 달성하는 쉬운 기법이다. 의자에 편안하게 앉지만 똑바른 앉은 자세를 취하고 여러분의 각 손을 각 허벅지 위에 배치하고, 이 운동을 시작해 보자.

머리를 정면으로 똑바로 하고, 한 손을 앞쪽으로 활주한 다음, 가슴이 그 손을 따라 회전한다. 이것이 다른 손을 어떻게 뒤로 당기고 어깨가 따라가는지를 확인해 보자. 계속 부드럽게 좌우로 번갈아 가는데, 이것은 상체를 한 방향으로 쉽고 돌리고, 다음 다른 방향으로도 쉽게 돌린다. 갈비뼈가 회전할 때 어떻게 한 쪽이 앞으로 움직이고, 그 다음 다른 쪽이 앞으로 움직이는지를 느껴 보자(**그림 4.13** 참고). 처음에는 거울을 통해 움직임을 확인하는 것이 현명하다 – 놀라운 것은 여러분의 어깨 움직임으로부터 머리와 목의 움직임을 분리하는 것보다 더 까다로울 수 있음을 알게 되는 것이다.

실생활 연구

차단된 대각선 탄성 움직임에 대한 이야기

달리기 선수였던 나의 대상자는 아킬레스힘줄 문제로 고생했다. 그녀는 어깨를 뒤로 젖히고 복부를 긴장한 채 달렸고, 그녀의 전반적인 움직임 질은 잘리고 쪼개졌다. 그녀는 전혀 반대 회전을 하지 못했고, 이것은 상체와 하체 사이에 힘을 전달할 수 없었다. 이런 능력이 없다면, 그녀는 탄성 기전에 접근할 수 없을 것이고, 이것은 더 많은 근육 노력의 필요성을 증가시킬 것이다. 이런 경우, 장딴지 근육이 그녀를 앞쪽으로 추진하기 어려웠다. 타이트한 장딴지 근육의 신장은 그녀의 증상을 완화시키지 못했는데, 그 이유는 이들 힘을 전달함으로써 무리하게 일할 필요성을 없애야 했기 때문이다.

간단하게 생각해 보자. 이 달리기 선수는 무엇을 필요로 했는가? 허벅지 활주와 같은 단순한 회전운동은 상체와 하체 사이의 자유를 찾고 그녀의 움직임을 막고 있던 자세 긴장을 풀 수 있었다. 이후, 자세를 쉽게 취하는 경험은 그녀가 자신의 새로운 회전 잠재력을 달리기에 통합할 수 있게 해주었고, 그녀의 보행을 유연성과 자유를 회복시켰다. 이런 증가된 효율성은 아킬레스

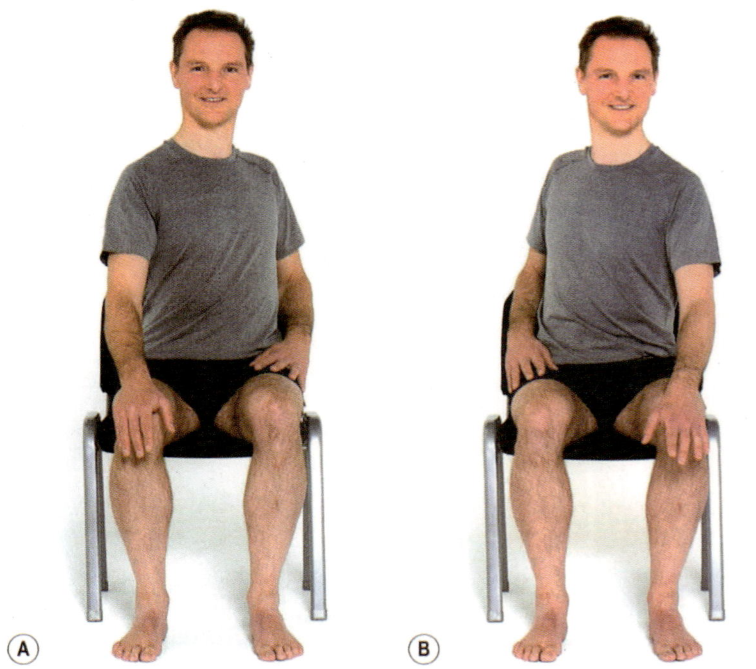

그림 4.13
A. 오른쪽 허벅지 활주 (Thigh Slide).
B. 왼쪽 허벅지 활주 (Thigh Slide)

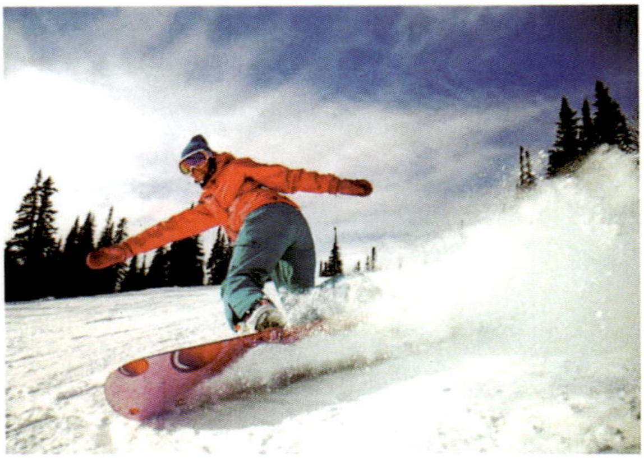

그림 4.14
스노우 보더는 나선형 탄성 에너지를 사용한다.

힘줄의 하중이 줄어들었음을 의미했고, 몇 번의 세션이 끝난 후 그녀는 "내가 달리기를 즐겼을 때 이런 기분이었다."고 한숨을 쉬며 관찰했다.

나선 탄성 전략

이것은 공을 던지거나, 골프 클럽을 휘두르거나, 스노우 보드에서 회전을 시작하는 것을 지원하는 전략이다(**그림 4.14** 참고). 이것은 상단 영역과 하단 영역을 같은 방향으로 회전하지만, 약간 다른 타이밍으로 회전시킨다.

이것을 느끼기 위해, 편안하게 선 자세에서 여러분의 몸 전체를 율동적으로 회전시켜 보자. 먼저 여러분의 몸이 왼쪽을 쳐다보도록 회전하고, 그 다음 오른쪽으로 회전해 보자. 한 방향으로 회전하고 그 다음 다른 방향으로 회전할 때, 여러분의 팔이 자연스럽게 스윙되도록 하자. 처음에는 하나의 블록으로 회전되지만, 움직임이 자연스러워지면, 골반과 갈비사이 사이의 분리가 잘 일어나는지를 느껴보자. 그 움직임이 골반의 회전으로 먼저 일어나는지를 느낄 수 있는가? 이런 골반의 회전은 갈비우리의 회전을 시키고, 팔이 스윙되는 모멘텀을 생성할 것이다.

타이밍 분리는 방향이 바뀔 때 일어난다. 즉, 상체가 원래 방향을 유지하는 한편, 골반에서 회전 움직임이 시작된다. 이것은 골반과 상체 사이에서 신장을 일으키는데, 이런 신장은 새로운 방향으로 상체가 골반을 따라 움직일 때 더 빠르고 효율적인 움직임을 일으킬 수 있도록 에너지를 저장한다. 이런 연결은 골프 백 스윙에서 볼 수 있듯이 복부 근막을 가로질러 모음근군 쪽으로 내려간다(**그림 4.15** 참고). 왼쪽 무릎이 안쪽으로 떨어지면 전체 사슬의 신장 잠재력이 줄어드는 것을 알 수 있는가?

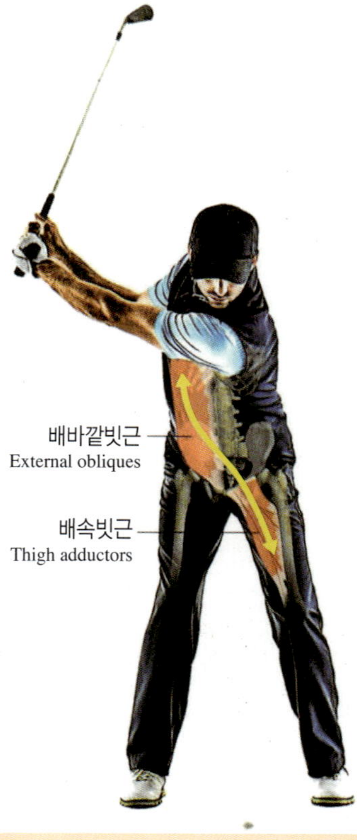

그림 4.15
골프 백 스윙할 때 길어지는 근막 관계

움직임 탐구

회전 독립성

우리는 나선 탄성 기전에 접근할 수 있도록 상체와 하체를 서로 독립적으로 돌릴 수 있어야 한다.

선 자세에서 이것을 하기 위해, 우리는 엉덩관절과 무릎관절을 이완해야 하고, 또 발을 바닥에 잘 고정시켜야 한다. 만약 여러분이 거울을 통해 측면에서 여러분의 동작을 관찰할 때, 여러분의 몸은 수직을 이루어야 한다. 골반의 양쪽에 자동차 헤드라이트가 있다고 상상해 보자. 이들 헤드라이트는 전방을 비출 것이다. 여러분의 양 손을 갈비우리의 양쪽에 배치하자. 여러분의 골반과 다리가 전방을 향하도록 한 채, 갈비우리를 부드럽게 오른쪽으로 돌린다. 갈비우리를 원래 자세로 돌아오기 전에, 여전히 골반과 다리가 전방을 향하고 있는지를 간단하게 체크하고, 왼쪽으로 갈비우리를 회전시킨다(**그림 4.16** 참고).

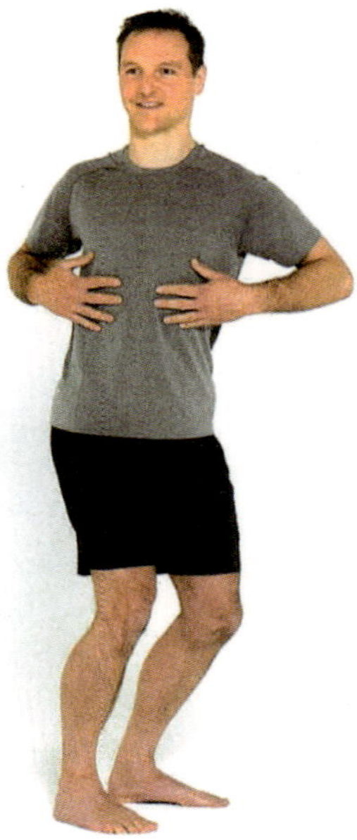

그림 4.16
여러분의 골반과 다리가 전방을 향하도록 남겨두고, 여러분의 상체를 회전시킬 수 있는가?

갈비우리를 움직일 때 "골반과 다리를 그대로 그 자세를 유지하시오"라는 지시보다는 "그들을 뒤쪽에 남겨두시오"라는 지시가 더 좋음에 유념한다. 차이점을 느낄 수 있는가? 뇌에 무언가를 남겨 두라고 말하면 종종 움직임 조절에 관련된 노력을 크게 줄일 수 있다.

실생활 연구

차단된 나선 탄성 운동에 대한 이야기

젊은 테니스 선수인 나의 대상자는 포핸드를 칠 때 아래팔과 팔꿈치의 통증을 경험했다. 그의 팔은 긴장되고 뻣뻣하며 근육질이었으며, 이것은 기술의 효율성을 검사해야 한다는 초기 징후였다.

그는 잘 치기 위해 강력한 코어를 개발해야 한다는 말을 들었기 때문에 정규 훈련 프로그램에 광범위한 코어 컨디셔닝 훈련을 포함시켰다. 그는 팔과 다리를 움직이면서 코어를 잘 유지할 수 있었지만, 엉덩관절에 대한 골반 회전이나 하체와 상체를 분리하는 것을 완전하게 수행할 수 없었다. 이것은 그의 몸을 통한 힘의 전달을 차단했기 때문에 강한 다리의 에너지를 사용할 수 없었다. 그런 결과로 그는 팔만으로 대부분의 힘을 만들었다.

간단한 동작으로 골반을 회전하고 갈비우리가 자유롭게 회전하는 것을 배우게 되면, 테니스 선수는 포핸드 동작에서 새로운 능력을 발견할 수 있다. 다른 신체 부위에 대한한 신체 부위의 움직임이 근육의 노력에 대한 필요성을 감소시켰는데, 그 이유는 그가 탄성 기전에 접근할 수 있고 다리의 파워를 사용할 수 있기 때문이다. 팔의 증상은 간단하게 사라졌다.

상체와 하체 사이의 회전 분리를 강조하는 운동은 하체에 대한 상체의 회전이나 상체에 대한 하체의 회전이 나선 탄성 전략에 기여한다. 어깨를 돌린다기보다는 하체에 대해 상체를 움직여 갈비우리를 회전하는 쪽으로 초점을 맞추거나 상체에 대해 하체를 움직여 갈비우리를 그대로 놓아두는 쪽으로 초점을 맞추는 것으로 고려해 보자. 이것은 몸통 깊숙이 풍부한 움직임을 줄 수 있고, 또 배빗근으로 더 큰 연결을 제공할 수 있다.

선형 탄성 전략

여러분의 일반적인 운동 선택에 대한 간단한 감사를 통해 여러분이 영역 쌓기와 회전 운동 사이의 균형을 갖고 있는지를 밝혀낼 수 있다. 그러나 다음 전략은 여러분의 신념(훨씬 도전적 제안)을 시험 할 수 있다.

앞의 두 가지 탄성 전략에서, 신체 부위는 서로 상대적으로 움직였지만, 그들 분절 사이의 거리는 동일하게 유지되었다. 선형 탄성 전략은 신체를 길게 늘이고, 영역들이 서로 멀어지도록 만든다.

몸 전체에 걸쳐 있는 근막 관계로부터의 지지와 피드백은 이 전략을 통해 이용될 수 있고, 우리가 통제와 연결을 통해 이용가능한 범위로 완전히 움직일 수 있게 해 준다. 그것은 더 효율적인 팔다리 운동을 위해 어깨와 엉덩이를 자유롭게 움직일 수 있게 해주고, 척추를 부드럽고 협응된 만곡으로 지지해 준다.

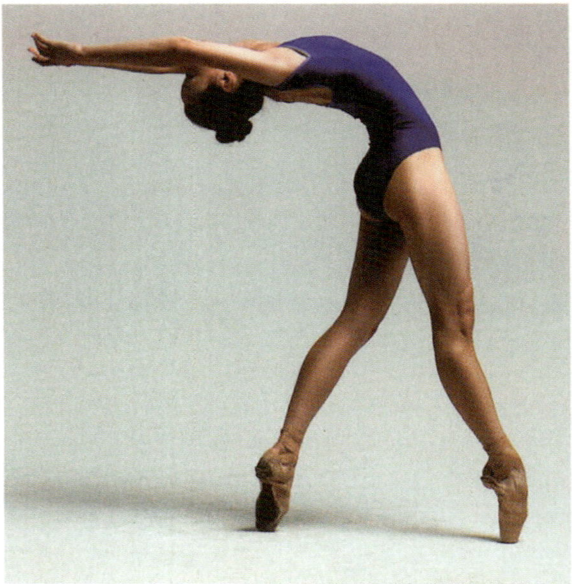

그림 4.17
선형 탄성 전략은 뒤쪽 굽힘을 지지한다.

등을 활처럼 휘어서 막대를 넘는 높이뛰기선수, 카트휠을 미는 아동, 그리고 다음 스트로크를 위해 물을 잡기 위해 뻗는 수영선수 등 모두는 선형 탄성 전략을 보인다. 안전하고 즐겁게 우리의 잠재력 범위까지 도달하고, 손상 이력이 있다면 자신감을 회복하는 것이 관건이다(**그림 4.17** 참고).

선형 탄성 전략의 핵심은 근수축의 속도와 수준이 적절한지에 관계없이 전체 동작을 통해 능동적으로 연결된다는 점이다. 수동적이고 공허한 순간은 없다 – 우리는 동작의 끝까지 우리의 의도를 실행한다. 이것이 가볍고 우아하든 또는 폭발적으로 강력한 것이든 처음부터 끝까지 점유된 공간으로써 움직임 감각을 포함한다. 이것을 달성할 때, 우리는 움직임이 신체를 통한 완전한 연결과 넓은 영역을 가로지른 힘 공유에 관여한다는 것을 알고 있다.

팬-타스틱(Pan-tastic)

아침에 하품을 하면서 기지개를 펼 때, 팔다리와 몸통을 가동범위의 끝지점까지 가져가면서 모든 근육이 수축하는 것처럼 보일 때, 여러분은 팬디큘레이션(pandiculation)[G]로 불리는 행동양상을 하게 한다.

팬디큘레이션은 신체를 활기차고 활동적으로 길게 늘이는 과정이며, 선형 탄성 전략에서 활용된다. 물고기에서 새, 그리고 치타에 이르기까지 모든 피조물이 이것을 한다. 팬디큘레이션은 근육과 근막에서는 오는 감각피드백으로 고유수용성 감각을 향상시키고, 동시에 이완과 행동 준비를 완화하는 것으로 가라앉는다.

팬디큘레이션은 우리의 신경계를 조절하고 근막 구조물의 긴장을 조절하는 기전으로 생각된다. 우리의 관절은 우리 자신의 근육에 의해 생성된 정교하게 교정된 저항에 대항하여 그들의 모든 가동범위로 움직인다. 비록 이것이 하품과 같이 불수의적 반응으로 간주되지만, 우리는 세 가지 주요 큐잉(프레싱, 필링 및 리칭)를 사용하여 신체의 근육을 능동적으로 길게 늘이는 비슷한 효과를 촉진할 수 있다. 이들 큐잉은 통제를 위한 지지 대신에, 우리를 움직임 쪽으로 향하게 한다. 그렇게 함으로써, 우리는 우리의 탄성에 연결하고 삶속으로 우리의 움직임을 가져간다.

예를 들어, 우리는 팔다리의 가동 지렛대에 대항해 유지되는 척추 정적 자세인 친숙한 "quadruped Bird Dog"운동을 영역 쌓기 과제로서 자주 가르친다. 복부를 먼저 긴장시키고, 팔과 다리를 위쪽 방향으로 들어 올린다. 뇌가 위쪽 방향인 팔다리의 움직임 임펄스를 읽을 때, 척추에서 일어나는 자연스런 반대 움직임이 아랫방향으로 확장된다. 이것을 방지하기 위해, 배 근육들은 아랫방향의 척추 움직임에 능동적으로 저항해야 한다. 몸의 앞쪽과 뒤쪽은 서로에 대항해 작용한다. 이것은 항-움직임 훈련이며 비탄성 과제이다(**그림 4.18** 참고).

우리는 이 움직임을 두 가지 간단한 조정을 통해 보다 동적인 탄성의 슈퍼맨 자세로 전환시킬 수 있다. 첫째, 손과 무릎을 지지했을 때, 척추의 중립위를 찾기 위해 배벽을 미리 긴장시킬 필요는 없다: 이것은 우리가 필요로 하는 근력보다는 고유수용성 감각이다.

꼬리뼈의 끝에 레이저 포인터가 부착되어 있다고 상상해 보고, 레이저 포인터를 위쪽으로 발사하고, 그 다음에는 아래쪽으로 발사하고, 또 여러분 뒤에 있는 벽에다 가상의 원을 그려본다. 레이저 빔을 여러분 바로

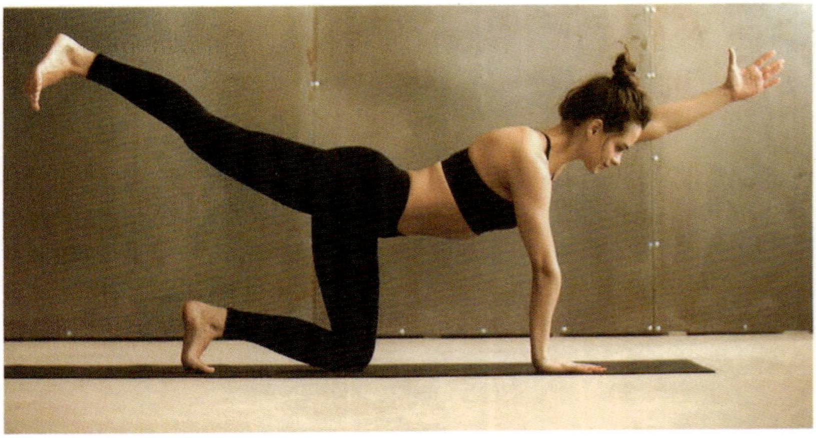

그림 4.18
척추를 통제하기 위해 의식적으로 배 근육을 사전에 긴장시키면서 수행하는 Bird Dog의 위쪽 방향 움직임 임펄스는 항-움직임 과제이다.

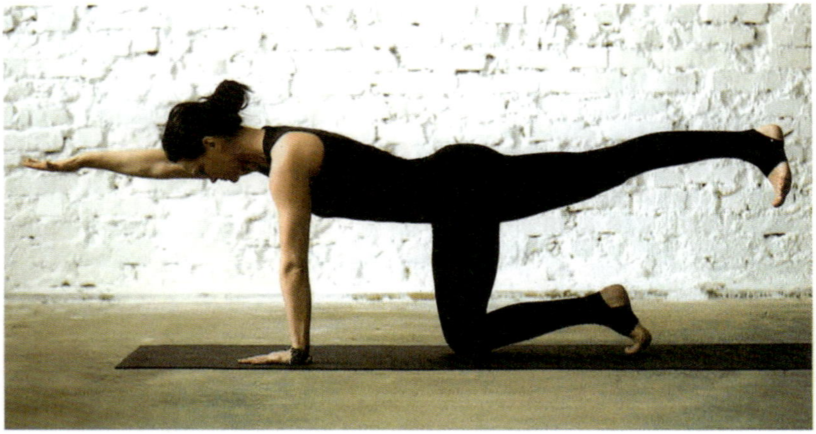

그림 4.19
길게 늘이는 임펄스인 슈퍼맨 동작은 자동 복부 반응을 촉진하고 탄성 경험을 하게 된다.

뒤에 고정시킨다. 이것은 근육 활동을 거의 필요로 하지 않는다.

이제 우리는 움직임 임펄스를 변화시키므로써 전역 탄성 반응을 촉발시킬 수 있다. 세계적인 탄력적 반응을 촉발시킬 수 있다. "들어올린다"라고 생각하지 않고, 엉덩이와 무릎이 일직선이 될 때까지 발꿈치를 똑바로 누른다(**그림 4.19** 참고). 프레싱(pressing)은 다리 전체에서 공동 수축 반응을 일으키며, 속도와 타이밍을 조절하고 팔다리를 따라 협응된 근육 활동에 관여한다. 발꿈치에서 멀어지도록 반대쪽 손끝을 쭉 뻗는다. 동시에 누르고 뻗는 의도는 신체를 통한 길어지는 반응을 자극하여 복부를 무의식적으로 위쪽으로 들어올린다. 이제 우리는 신체의 앞쪽면과 뒤쪽면이 서로 싸우기 보다는 균형을 맞춰 함께 작용할 수 있도록 한다. 이런 허리-골반-엉덩이 작용은 단거리 달리기 선수가 블록 밖으로 폭발하고, 수영 선수가 벽을 강하게 밀어내는 전방 추진 충동이다. 이것은 척추에 압박력을 가하지 않고, 골반으로부터 엉덩관절을 부드럽게 펴하는 것을 가르치는 것이다. 척주세움근, 볼기 근육 및 뒤넙다리근 사이의 타이밍과 균형은 하나의 부드러운 협응 운동으로 보정되고, 척추 뒤쪽 사슬을 통해 신장되며, 이 움직임은 탄성적으로 변했다.

많은 사람들은 볼기 근육과 뒤넙다리근으로 움직임을 조정하지 않고 그 대신, 엉덩관절이 펼할 때 아래쪽 등의 근육을 과도하게 사용한다. 볼기 근육의 수축은 이런 상황에 도움이 거의 되지 않는데, 그 이유는 대개 이것이 전체 긴장을 증가시키기 때문이다. 프레싱 큐잉은 엉덩관절이 펼할 때 척추가 자신의 길이를 유지하도록 장려함으로써 뒤쪽 사슬 근육 사이의 균형을 설정한다. 움직임 경험은 척추에서 엉덩관절 쪽으로 다시 이루어져 볼기 근육을 활성시킨다.

"비행기(airplane)"포즈를 가르칠 때, 여러분은 이런 프레싱 개념을 경험할 수 있다. 몸통이 앞쪽으로 기울어지고 다리가 뒤쪽으로 들어올려지면서 살짝 전방을 바라보도록 하는 큐잉이 제시될 때, 여러분은 목의 폄 반응을 보일 것이다. 이것은 뒤쪽 근육을 자극하지만, 앞쪽 근육을 억제한다(**그림 4.20** 참고). 반대로, 만약 여러분이 머리에서 발꿈치 쪽으로 프레싱 하도록 큐잉을 하면, 앞쪽 근육과 뒤쪽 근육이 동기화되어 보다 균형잡힌 자세를 만든다(**그림 4.21** 참고).

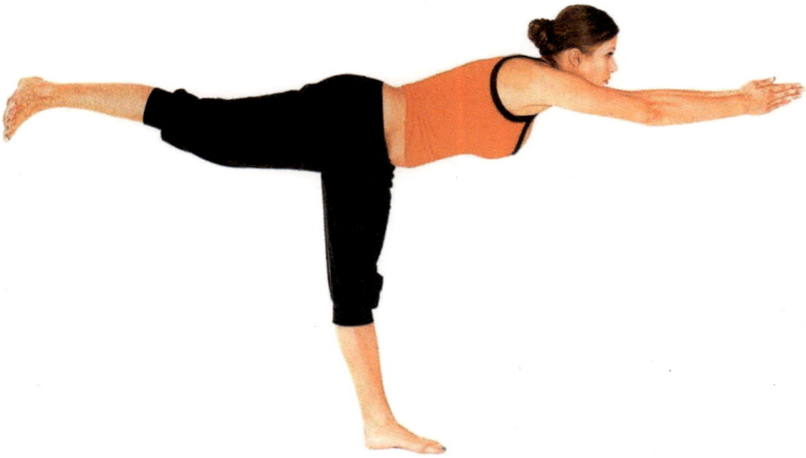

그림 4.20
목을 뒤쪽으로 폄하면, 몸의 뒤쪽 근육을 촉진하지만,
몸의 앞쪽 근육을 억제한다.

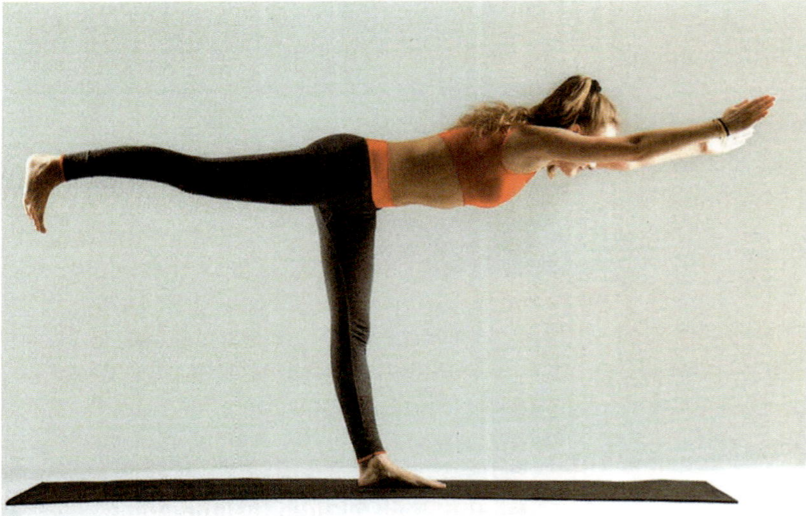

그림 4.21
발로부터 머리를 멀어지도록 만드는 프레싱은 몸의 앞쪽 근육과 뒤쪽 근육 모두를 관여시킨다.

프레싱(pressing)은 더 큰 근막 지지를 촉발하기 위해 탄성 임펄스를 영역 쌓기 운동으로 가져갈 수 있다. 플랭크 자세를 취하면, 발꿈치가 머리 정수리로부터 멀어지는 프레싱을 생각해 보자 – 이것은 신체 뒤쪽면에 있는 근탄성 구조물을 긴장시키고, 복부 리프트를 촉발시키고, 또 그렇게 함으로써 갑옷 반응을 극복시킨다.

근육의 능동적 길어짐을 일으키기 위해, 각 움직임의 끝지점에 있는 기준점을 인지해야 한다. 여러분의 목표가 각 지점에서 다른 지점으로 멀어지도록 움직이는 것이라면, 차이점을 느껴보자. **그림 4.22**에서 설명된 확장된 "side angle"포즈와 같은 요가 자세는 팔과 가슴에서 신장되기보다는 발의 가쪽면에서 손가락끝까지 프레싱하는 2 방향 확장으로서 큐잉될 때 탄력적으로 살아난다.

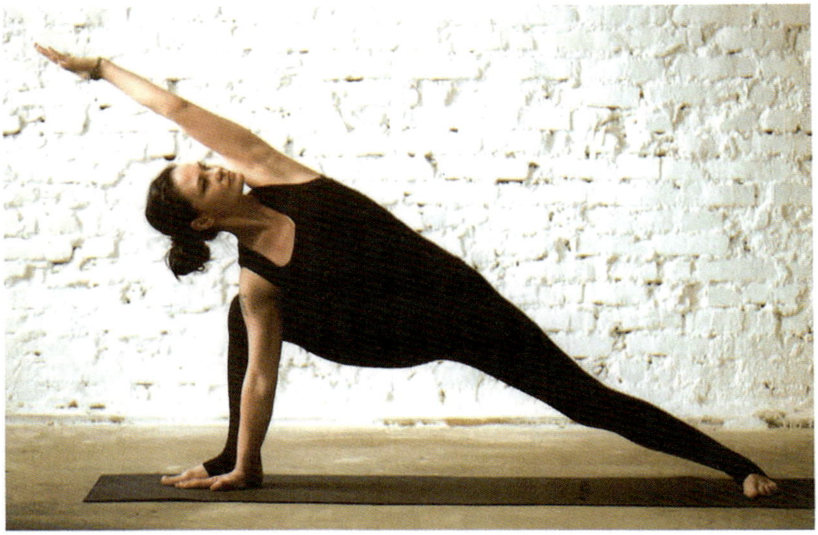

그림 4.22
2가지 방법의 확장은
탄성 감각을 일으킨다.

여러분이 무엇의 길이를 길게 늘이기를 원한다면,
그들을 늘이기 위해 고정점을 가져야 한다.

움직임 채움(filling)은 보다 섬세하지만, 그 만큼 효과적일 수 있다. 이것을 느끼기 위해 두 개의 비슷한 움직임을 비교해 보자. 선 자세에서, 어깨 높이에서 여러분의 팔을 바깥쪽으로 쭉 뻗어 양쪽 손바닥을 여러분을 향한 쪽이 아닌 반대쪽으로 향하게 한다. 이것을 반복해 보고, 몸에서 효과를 느껴본다.

이제 엉덩이와 무릎을 약간 부드럽게 하고, 여러분 몸의 모든 부분을 유연하고 좁은 관이라고 생각하자. 압박된 공기를 발을 통해 여러분의 몸통 쪽인 위쪽으로 끌어올린다고 상상해 보자. 여러분은 이것과 이전 움직임 사이의 차이점을 감지할 수 있는가? 움직임을 채우는 느낌은 연결과 통제를 일으키는 신경근육 패턴과 관련된다(**그림 4.23** 참고).

실생활 연구

차단된 선형 탄성 움직임에 대한 이야기

젊은 발레리나인 나의 대상자는 곧 전문 발레단에 들어갈 예정이다. 그녀는 등을 뒤쪽으로 굽힐 때 날카로운 상부 허리뼈의 통증을 경험했고, 실제로 통증 지점에서 작은 스트레스 척추 골절이 발생했다.

그녀는 이 시점의 훈련에서 복부를 이용해 골반과 허리를 안정시키고 그 다음 어깨뼈를 뒤쪽과 아래쪽으로 당기는 훈련을 받았다. 이것은 통증 지점의 위쪽과 아래쪽에 있는 척추뼈를 효율적으로 고정시킨다. 그녀의 손상 지점인 위쪽 허리뼈는 국소 스트레스 지점이었는데, 그 이유는 폄 동작이 일어날 수 있도록 허용하는 유일하게 남아 있는 영역이었기 때문이다.

의도의 측면에서, 뒤쪽 굽힘을 수행할 때, 실제로 "뒤쪽(back)"은 그녀가 생각했던 모든 것이었다. 뒤쪽, 더 뒤쪽으로. 그녀는 뒤쪽 방향의 의도를 상쇄하기 위해 앞쪽으로 활주하고, 근막 연결을 바꾸어 신체의 앞

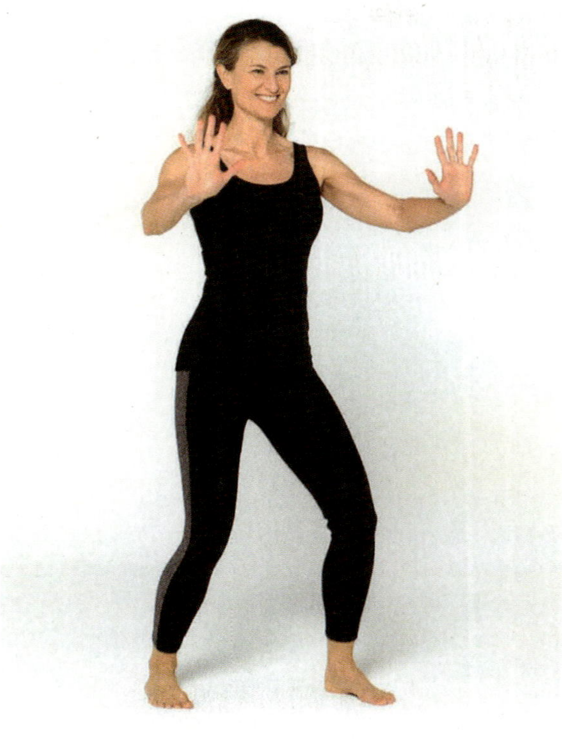

그림 4.23
연결을 일으키는 움직임의 필링(filling)

쪽으로 내려간다. 배벽은 고정된 길이로 수축하도록 훈련받았기 때문에, 척추의 폄 운동을 지지하기 위해 원심성으로 수축하도록 요구를 받았을 때는 배벽이 수축을 하지 않는다. 앞쪽 지지가 없으면, 통증성 척추 관절은 빠르게 하중을 받게 되고 이런 수동적이고, 비어 있고, 스트레스가 많은 움직임으로 인해 발레리나는 섬세한 척추 구조물에 효과적으로 머물러 있게 된다.

이런 손상을 해결하기 위해, 우리는 댄서에게 뒤쪽 굽힘 시 자신을 더 효과적으로 사용하는 방법을 가르쳐 주어야 한다. 먼저 그녀는 강한 복부 근육을 이완해야 하고, 움직임 시작시 어깨뼈를 안정화시켜야 한다. 이런 복부 근육의 이완이 없다면, 그녀는 연결된 척추의 분절을 개별적으로 움직일 수 없을 것이고, 하중을 공유하기 위해 필요한 것이었다.

그녀의 복부 "세팅"은 일정한 길이를 유지하기 위해 그들에게 신호를 보냈지만, 뒤쪽 굽힘에서는 그녀의 근육은 손상당한 척추의 압력을 완화하기 위해 ***길어지는 동안*** 지속적으로 활동할 수 있는 능력이 필요했다. 따라서 댄서가 보다 협응되고 지지적인 움직임을 할 수 있게 더 이완된 시작자세를 취하도록 도와야 한다.

> 척추가 폄 움직임으로 움직일 때 단단한 복부 장력은 척추 조절을 향상시키기는 커녕, 실제로 댄서의 안정성을 감소시켰다.

움직임의 초기 장벽을 해결한 후, 우리는 더 나은 지지와 척추 전체의 폄 요구의 분산을 달성하기 위해, "뒤쪽"의 움직임 임펄스를 "위쪽과 바깥쪽"의 임펄스로 대체해야 한다.

나는 그녀에게 한 손의 손가락 끝을 기준점으로서 두덩뼈 바로 위에 배치하도록 주문한 후, 다른 손의 손가락끝을 통해 위로 뻗어서 그녀 스스로 양손이 서로 멀어지는 것을 느낄 수 있도록 골반을 위쪽과 바깥쪽으로 들어올리도록 주문했다. 이런 작용은 신체의 뒤쪽에서 앞쪽으로 하중을 이동시키는 자동적인 복부 수축을 자극한다. 여러분 스스로 이것을 시도해 보자.

나는 그녀에게 통증이 없는 범위 안에서 손가락끝으로 뒤쪽에 위치한 천장을 따라 계속해서 '위쪽과 바깥'의 임펄스를 따라가라고 권했다. 그녀는 두덩뼈 바로 위의 앵커 지점과 쭉 뻗은 손 사이, 그리고 실제로 다리의 앞쪽면을 따라 아래로 향하는 것과 위팔을 따라 위로 향하는 것 사이에서 지지적 신장을 느꼈다. 앵커 지점에서 몸을 신장시킨 후, 나는 고무줄이 원래 형태로 되돌아오는 것처럼 그녀가 다시 원래 위치로 되돌아오도록 권장했다.

그 결과로서 더 많이, 더 우아하게, 그리고 가장 중요한 것인 통증 없이 뒤쪽 굽힘을 하는 것이고, 이것은 짧은 시간 내에 그녀의 기능을 회복시켰다. "리칭(뻗기)"큐잉은 전역 근육 활동을 일으켰고, 이런 근육 활동은 근막 시스템을 통해 큰 표면적 위에 하중을 공유하고, 감각피드백을 강화하고, 또 전체 움직임에 걸쳐 충만감과 연결로 척추 관절에 대한 텅빈 감각으로 대체시켰다. 차단된 움직임은 자연스럽고 지속가능한 탄성 솔루션으로 전환되었다.

"가쪽"임펄스는 척추 압박을 감소시키고 신체의 뒤쪽에 있는 근육 활동 균형을 향상시키기 위해 아라베스크 또는 후방 다리 들기에서도 유사하게 사용될 수 있다. 많은 댄서들이 다리를 신체 뒤쪽으로 들어올리려고 노력하지만, 이것은 정신적으로 둔부 영역에 집중하고 있을 때조차도 엉덩이를 완전히 펴하지 못하고 허리의 빠른 폄을 일으킬 수 있다.

움직임 탐구

서 있을 다리를 선택하고, 한 팔을 부드럽게 들어올린다. 반대 다리를 여러분 뒤쪽으로 들어올리고, 동작과 노력이 가장 눈에 띄는 곳을 느껴본다. 이것은 '위쪽' 임펄스이다. 이번에는 다른 옵션을 찾아보자. 다른 손의 손가락을 다시 두덩뼈 바로 위에 배치한다. 이 지점은 여러분의 상상의 중심점이 될 것이다. 이 지점에서 다리의 앞쪽 면을 따라 뾰족한 발가락 쪽으로 퍼져나가는 여러분의 움직임 임펄스를 상상해 보자. 가상의 중심점에서 다리의 앞쪽면이 신장되는 것을 느끼면서, 여러분의 다리를 위쪽으로 들어올린다. 여러분은 여러분의 발가락을 통해 바깥쪽으로 신장하고 싶을 뿐만아니라, 몸을 통해 위쪽으로 신장하고 싶다는 것을 갑자기 느낄 수 있다. 이것은 전역 관여이다(**그림 4.24** 참고).

다리 뒤쪽면으로부터의 "위쪽"임펄스와 다리 앞쪽면을 통해 중심점으로부터의 "바깥"를 비교해 보는 시간을 갖자. 차이점을 느낄 수 있는가? 임펄스의 방향은 전체 신경근육 패턴을 변경시켜, 전체 몸에 걸쳐 관절 압박을 줄이고 탄성 지지를 자극할 수 있다.

공간을 확보하자

특히 뒤넙다리근, 엉덩관절 굽힘근, 가슴근 등과 같은 국소 영역에서, 신체의 타이트니스와 제한의 감각을 완화시키는 것은 많은 사람들에게 성배와 같은 것이다.

Thomas Myers와 Robert Schleip와 같은 저명한 근막 전문가들은 국소 압박과 스퀴징 힘(squeezing force)을 적용하는 폼 롤링(foam rolling)과 같은 활동이 조직내의 울혈을 감소시키고 재수화를 일으키므로써 움직임을 쉽게 만들 수 있다고 가정했다. 근본적으로 이것은 공간을 더 크게 만들어 근육 구획내의 압박을 감소시키고, 더 많은 근막 가동성을 가능하게 한다. 림프 배액과 압박용 의복(체액 복귀를 돕는)도 비슷한 효과를 가질 수 있다.

우리는 실제로 길고 느슨한 근막을 원하지 않는다 – 이렇게 되면, 우리 몸의 안정성, 고유수용성 감각, 힘 관리가 손상된다. 그러나 근막이 근육의 당김에 반응하여 움직일 수 있는 공간을 확보하면, 근육이 이겨내야 할 저항력을 감소시킨다. 저항이 적으면, 탄성에 포함된신장–단축과 관련된 움직임 속도를 허용할 수 있다.

감정이라는 옷을 입자 (wearing our emotions)

근막을 뛰어넘어 근막망으로 확장하여 생각해 볼 때, 우리가 기억해야 할 것은 근막망이 근육 섬유의 수축성

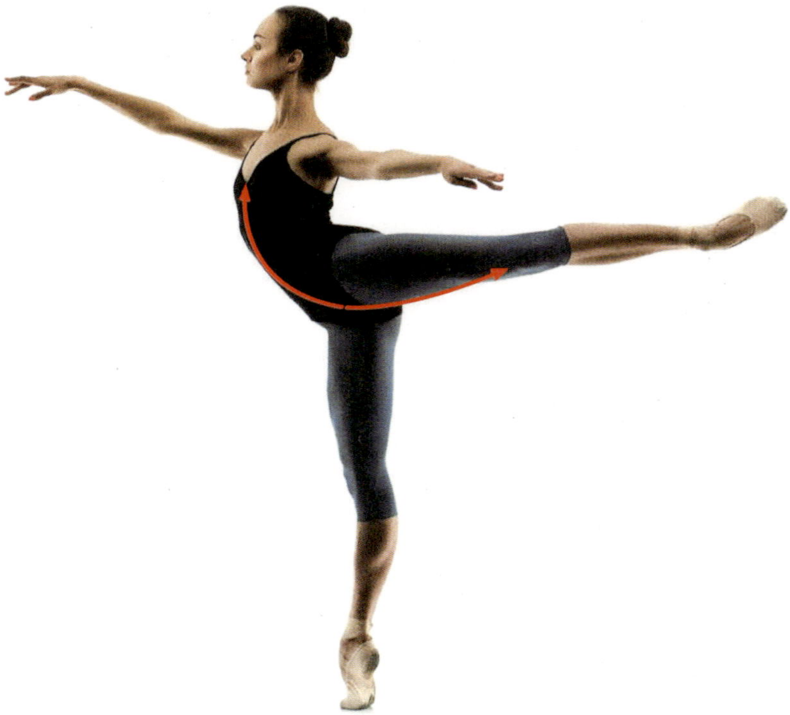

그림 4.24
척추 압박을 줄이고 몸통과 다리의 뒤쪽면에 있는 근육을 통한 근육 활성의 균형을 향상시키기 위해, 여러분의 초점을 신체의 뒤쪽면에서 앞쪽면으로 이동시키고, 다리를 위쪽으로 띄우기 위해 두덩뼈에서 퍼져나가는 지지를 생각하자.

성분과 근막 섬유가 함께 얽혀 만들어진 것이라는 사실이다. 근육 섬유는 길게 늘어날 수 있지만, 기계적 요구뿐만 아니라 정서이나 심리적 스트레스에 반응하여 단축될 수도 있다. 이런 단축은 근막망의 근막 성분에 광범위한 긴장을 야기시킬 것이다. 이완되었을 때 여러분이 더 유연해 보이고, 바쁘고 급할 때 또 압박을 받을 때 덜 유연해 보이는 것을 알아챈 적이 있는가?

기능적으로 생각해 볼 때, 여러분이 근막망의 수축성 근육 성분에 있던 고착된 긴장을 이완한다면, 신체 부위는 연결을 유지하면서 서로 독립적으로 움직이기 시작할 수 있도록 더 많은 공간을 확보하게 된다. 만약 이것이 가능해지면, 우리는 탄성 에너지 전달을 촉진하는 위치로 움직일 수 있으며, 근막 시스템이 힘을 공유하고, 전달시키고 또 분산시키기 위해 아름답게 기능할 수 있다.

파워 포인트

- 우리의 근막망은 우리의 효율성을 최대화하기 위해 생체역학과 함께 작용한다.
- 우리가 선택한 큐잉은 투쟁하는 것에서 도전하는 것으로 운동을 변화시킬 수 있고, 정적 운동에서 동적 운동으로 변화시킬 수 있고, 또 딱딱한 운동에서 탄력적인 운동으로 변화시킬 수 있다.
- 훈련 활동은 우리가 파워와 유연함으로 삶의 요구를 더 잘 충족시킬 수 있도록 다양한 힘 관리 전략에 대비할 수 있도록 균형을 이룰 수 있다.

강력한 셀프 캐리지
Vibrant self-carriage 5

자세는 중력과의 싸움이 아니라 우리 주변의 힘과 함께 하는 춤이다.

자세는 연관성과 가정으로 가득 차 있다. 어떤 사람들에게 있어서, 자세는 중력에 대항해 그들 자신을 유지하기 위해 그들의 싸움에서 극복할 수 없는 투쟁이고, 낮은 자존감의 지속적인 원천이다. 또 어떤 사람에게 있어서, 자세는 단순히 신체 부위를 정렬시키는 것이고, 또 이 위치를 유지하는 충분한 지구력을 위한 훈련이다. 현실에서 우리의 자세는 구조와 기능, 감정과 소통, 생물학과 전기학 등의 복잡한 상호작용의 결과물이다. 자세는 귀에서 발목까지 떨어지는 다림줄 그 이상이다; 자세는 우리의 존재 뿐만 아니라 우리가 세상과 상호작용하는 방식의 정직하고 가시적인 표현이다.

이야기(자세) 바꾸기

지속적으로 유지되는 단일의 정렬로서 완벽한 자세의 일반적인 개념화는 우리 자신이 만들어낸 신화이다. 우리의 자세는 우리의 생각과 감정, 신체 구조에서 오는 감각피드백의 질, 그리고 일상생활의 요구에 반응하고 적응한다. 우리는 끊임없이 자세를 바꾸고, 그 자세는 중력에 대한 우리의 선택이 얼마나 잘 반응하고, 또 우리 자세의 질과 효과를 결정하는 깊은 반사적 반응에 얼마나 쉽게 접근할 수 있는가이다.

자세는 움직이는 도중에는 역동적이고, 또 정적이다. 심지어 우리 자세의 개념조차 미미한데, 그 이유는 그 뒤에 있는 서사를 바꾸면 우리가 순식간에 자세의 개념을 바꿀 수 있기 때문이다. 만약 내가 여러분께 자의식이 강한 10대의 자세를 취하도록 요구하면, 여러분은 그 모양으로 여러분 스스로 자세를 취할 수 있다. 만약 내가 여러분께 슈퍼맨이나 원더우먼을 보여달라고 주문하면, 여러분은 역방향으로 확장할 것이다. 이것의 재미를 위해, 여러분은 캣워크의 끝에서 슈퍼 모델처럼 포즈를 취하거나, 노인처럼 힘든 삶의 경험에 움츠리거나, 또는 퍼레이드를 하는 해병대의 늠름한 모습처럼 자신을 그릴 수 있다. 여러분은 웃으면서 단지 연기라고 말할 것이지만, 현재의 자원으로 지금 당장 이용할 수 있는 엄청난 가능성을 보여줄 것이다.

> 자세는 여러분이 유지하고 있는 위치라기보다는 말하고 있는 이야기이다.

캐릭터의 묘사 없이도, 우리의 감정은 우리가 프레임을 배열하는 방식으로 쓰여지고, 모두가 볼 수 있도록 존재한다. 우리는 끓어오르는 습관적인 분노를 어깨에 힘주어 세우고, 분노로 다리를 뻣뻣하게 한다; 분노가 치밀어 오를 때, 우리는 머리를 앞으로 내밀어 우리의 주장을 누른다.

우리는 때때로 흥분된 자세를 취하게 된다. 우리는 경쟁하면서, 우리에게 닥친 수많은 요구에 대처하기 위해 필요한 능력을 모으려고 노력한다. 고개를 들고, 어깨를 뒤로 젖히고, 척추를 견고하게 하는 이 자세는 우리에게 다가오는 일을 견뎌내고, 충분히 잘하려고 노력한다는 것을 말해준다. 강한 바람에 맞서 서 있는 것처럼, 이것은 소모적일 수 있고, 시간이 경과하면 딱딱해지고 저항적일 수 있다.

때때로 우리는 너무 압도당해서 움직임 감각에 깔려 멈추기도 한다. 우리는 몸을 접는다 – 신체의 앞쪽 부분은 팔다리의 굽힘, 안쪽돌림 및 모음으로 가까워지고 압박된다. 이전 자세는 발로 가속장치를 밟는 것과 같았지만, 이 상태에서는 연료가 부족하여 멈추게된다. 이 자세는 정지 상태에 있는 정서적 에너지를 말하며, 복종과 우울증과[2] 관련된다.[3] 이 자세에 대한 이야기는 근육뼈대계에서 볼 수 있지만, 이 자세를 움직이는 것은 감정이다.

그러나 반대로, 우리의 감정은 자세에 의해 형성될 수 있다. 유연한 자세가 불안을 줄이고 자신감을 갖도록 호르몬을 가져가는 것처럼,[4–6] 단순히 똑바로 앉으려고 노력하는 것만으로도 우울증과 불안의 증상이 긍정적인 영향을 갖는 것으로 나타났다.[7] 거짓으로 웃는 것처럼, 감정을 모방하기 위해 얼굴 근육을 배열하는 것조차도 뇌 반응을 바꿀 수 있으므로 우리가 어떻게 느끼는지 얼굴 표정과 일치시킨다.[8–10]

이런 매혹적인 연구 분야는 신체 자세에 대한 우리의 이해를 우리 자신의 느낌, 우리가 세상을 인식하는 방법, 그리고 다른 사람들과의 소통하는 방법을 바꿀 수 있는 자원으로 개방되어 있다. 이것은 건강과 피트니스의 전문가에게 있어서 강력한 지식된다.

> 사람들은 더 건강해지기를 원하는 것이 아니라, 기분이 나아지기를 원한다.

이용 가능한 가장 정교한 자세 기법은 누군가에게 행복하거나 자신감 있고 행동할 준비가 되어 있는 모습을 묘사하도록 큐잉함으로써 뇌의 연상 네트워크와 운동 반응을 활성화시키는 것인가?

강직으로부터의 이완

몸으로부터의 편안한 준비의 메시지는 여러분의 신경계가 모든 것이 잘되고 있음을 보장한다. 이상적으로, 자세는 가장 효율적이고 효과적으로 기능적 문제를 해결하는데 필요한 최소한의 근육 노력으로 달성되어야 한다. 그러나 대부분의 사람들에게 "좋은" 자세가 무엇을 포함하는지를 묻는다면, 많은 사람들은 그것이 정반대를 나타낸다고 생각할 것이다. 대부분의 사람은 똑바로 서서 어깨를 뒤로 당기고 배를 안으로 끌어당기는 것이 좋은 자세라고 라고 말할 것이다. 어떤 사람들은 볼기 근육의 압착(gripping)도 권장한다. 여러분 자신을 제자리에 유지하는데 노력이 요구되고, 아무리 근육을 조금만 사용하려고 해도 여러분은 여러분의 정상기능에 지장을 주는 것을 알게 될 것이다.

> 이상적인 자세는 효율적이고 효과적인 수행을 위해 몸을 배열하는 것이고, 근육의 노력이 가장 적게 작용하는 자세이다.

호흡을 할 때마다 우리는 신체의 변위를 일으키고, 이것은 우리의 자연스런 자세동요에 영향을 준다. 우리가 심호흡을 할 때, 우리 몸은 더 많이 흔들리지만, 여러분의 몸이 이것을 수용하도록 설계되었기 때문에 균형을 유지하는데 큰 문제가 없다. 다리와 척추의 여러 관절은 작은 크기의 움직임을 흡수하고,[11] 허리골반과 엉덩관절은 자세 안정성을 관리하는 자연스러운 과정에 핵심적인 역할을 한다. 연구에 따르면, 허리 통증이 있는 사람들은 통증이 없는 사람들보다 엉덩관절의 움직임이 감소하고 자세동요가 더 크게 일어난다고 한다.[12] 또한 허리 통증 환자들은 조절 반응으로서 전역 공동 수축을 사용하는 것으로 보이는데, 이것은 다관절의 변위 흡수를 더욱 억제한다.[13] 우리는 안정성을 위해 가동성을 가져야 할 것 같다.

이것은 전통적인 자세 큐잉이 왜 부자연스럽게 느껴질 수 있는지를 설명해 준다. 여러분은 신체 분절이 움직이지 않도록 그들을 제자리에 고정하면, 자세동요의 정상적인 흡수를 차단함으로써 자세 안정성을 부주의하게 손상시킬 수 있다.

많은 사람들이 복부 수축으로 허리뼈를 안정화시킬 뿐만 아니라, 둔부를 타이트하게 만드는 방법을 배운다고 생각해 보자. 여기에서 둔부를 타이트하게 만드는 것은 우리의 호흡에 대한 엉덩이의 미세한 가동성 반응을 차단하는 것이다. 만약 우리가 어깨뼈를 제자리에 고정시키면, 등뼈의 역할도 손상될 수 있다. 신체는 옵션이 부족해지기 시작하지만, 자세 조절을 유지하기 위해 보상해야 할 방법을 찾아야 한다. 가장 가능성 있는 전략은 호흡의 깊이를 줄이거나 호흡을 더 높게 하는 식으로 우리의 호흡 방법을 바꾸는 것이다. 만약 자세 큐잉이 가장 기본적인 정상 움직임 전략을 방해한다면, 수업 시간에 누워서 하는 호흡 연습을 아무리 해도 선 자세의 호흡으로 전이되지 않는다.

이제는 옛날에 사용했던 자세 유지 큐잉을 버려야 할 때이다. 스쿼징하세요(squeezing), 타이트하게 만드세요(tightening), 또는 집어 넣으세요(tucking) 등의 큐잉은 더 이상 필요없다. 이들 항-움직임 작용은 대부분의 기본 레벨에서 힘들이지 않는 정상적인 전신의 기능에 반대한다.

다림줄을 따라 정렬을 이룰 수 있도록 구조물을 충분하고 단순하게 신장하고 강화하는 것이 논리적인 것처럼 보였고, 만약 우리가 기계라면, 그렇게 작용할 것이다. 그러나 우리는 기계가 아니다.

다림줄 개념을 줄이고, 와이어 개념을 늘이자(Less plumbing, more wiring)

다림줄의 개념 – 귀, 어깨, 엉덩관절, 무릎관절 및 발목 – 은 오래전부터 자세 유형을 평가하는 기준점으로 제공되어 왔다. 다림줄에서 벗어나는 것은 종종 다양한 근육군의 약증이나 긴장으로 간주된다. 그러나, 다림줄과 자세 유형은 많은 오해의 근원이었고, 종종 우리의 자세를 뒷받침하는 정교한 신경감각 과정을 설명하지 못하는 단순한 기계적 해결책을 이끌어냈다. 그들은 뼈대가 측만증, 강직성 척추염, 골다공증, Scheuermann 병 등을 가진 환자에서처럼 모형에 맞지 않는 사람들을 소외시키고, 다림줄에서 크게 벗어난 사람들에게 나쁜 꼬리표를 붙인다.

보편적으로, 특정 근육의 강화는 뼈대를 제자리에 고정시켜 자세를 좋게 만들지만 자세의 변화는 그들의 근력에 관계없이 그들 근육을 자극하거나 자극을 주지 않을 수 있다. 예를 들어, 골반을 스웨이백(sway back)으로 이동시키는 것은 몸통 근육의 활동을 감소시키지만, 반대로 좀 더 중립위로 이동하면 근육의 활성화를 장려할 수 있다.[14,15] 머리와 목 자세를 변화시키는 시각화 큐잉의 사용은 자세 신경근육 패턴을 긍정적인 방향으로 변화시킨다.[16] 근육의 양상을 바꾸기 위해 신체의 자세를 바꾸는 것은 우리가 얼마나 역동적인 선으로 연결되어 있는지를 암시한다.

자세에 대한 우리의 관점에서 접근하는 다른 방법이 있는가, 그리고 우리가 그들을 어떻게 제시할 수 있을까?

중심 세로축

중심 세로축(CLA)의 개념은 생체역학 분야에서 나왔다. 이것은 몸의 중심을 수직으로 통과하는 가상의 선이고, 움직임이 가장 효율적인 깊은 내부 균형점을 우리에게 제공한다. 리프팅에서 던지기에 이르기까지, 안전 축은 더 큰 적응력과 효율성에 관련되는 것으로 밝혀졌다.

CLA는 강직된 위치가 아니고, 오히려 움직임을 위한 견고하지만 유연한 중심 기준이다. 중요한 것은 척추보다는 신체의 중간을 통과하기 때문에 실질적인 신체 위치 감각을 만들어 낸다.

이것은 중력에 대항하는 부력과 팔다리의 중력을 제거할 수 있는 파워보드를 나타낸다. 이것을 자전거 바퀴의 튜브나 긴 막대 풍선과 같은 긴 탄성 튜브라고 상상해 보자. 골반의 중심 깊은 곳에서 몸의 중간 부분을 통해 머리뼈의 밑부분에 도달할 때까지 위쪽으로 팽창하는 것을 상상해 보자. 팽창식 튜브로서, 이것은 모든 방향으로 굽힘될 수 있지만 우리가 굽힘하고 폄하고, 옆굽힘할 때 구조적 온전성을 유지할 수 있다. 그러나 만약 튜브에서 공기를 빼내어서 상단 끝에서 아래로 누르면, 저항이 가장 적은 지점에 따라 앞쪽 굽힘이나 뒤쪽 굽힘, 또는 옆으로 굽힘될 수 있다. 하중은 더 이상 튜브 전체에 균등하게 분배되지 않을 것이고, 이것에 의해 높은 압박 영역과 낮은 압박 영역이 생성될 것이다.

여러분은 보편적인 자세 큐잉으로 이런 붕괴 지점들을 일직선으로 만들려고 시도할 수 있지만, 신경을 집중하지 않으면 즉시 다시 처지게 될 것이다. 이것은 반복적인 노력의 순환이다. 이런 순환을 깨뜨리기 위해, 여러분은 튜브를 다시 팽창시켜 중심축의 온전성을 재설정할 필요가 있을 것이다.

신체적인 측면에서, 우리는 이질적인 부분들을 견고한 가상의 선으로 앞쪽이나 뒤쪽으로 가하는 것이 아니라, 위에서 아래로 누르는 중력의 압박을 제거하는 것을 생각함으로써 이것을 달성할 수 있다. 몸을 위쪽으로 확장하여 감압을 허용하면, 우리는 신체의 꼬임을 잡아당기기 시작할 수 있다(**그림 5.1** 참고).

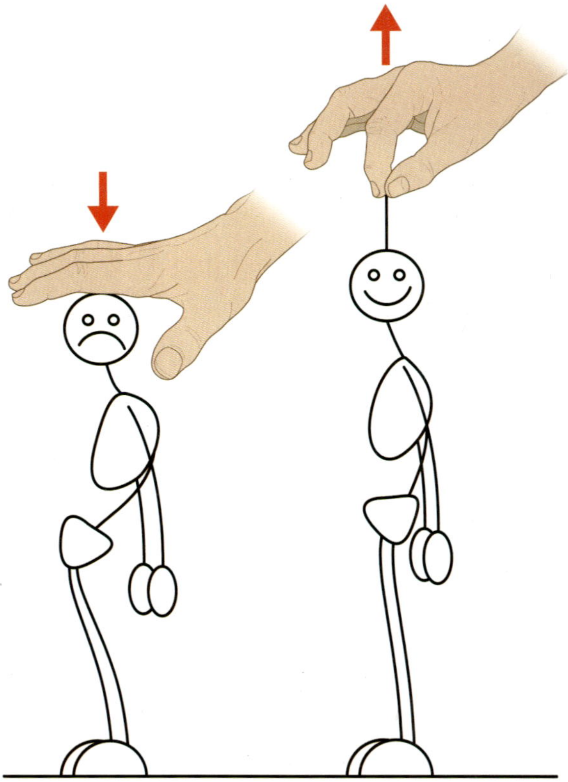

그림 5.1
부유 자세를 만들기 위해 위쪽과 가쪽으로 확장한다.

힘을 들이지 않고 이런 위쪽 임펄스를 달성하기 위해, 우리는 우리의 부유 감각을 회복할 필요가 있다. 이것을 위해, 우리는 신경계에 뛰어들어야 한다.

흥분되는 것을 하자

우리의 자세 발달은 영아기 전반에 걸쳐 많은 반사작용의 점진적인 출현과 통합으로 시작한다. 성인기의 반사작용은 공간에서 우리가 어떻게 방향을 잡고, 또 중력에 대항해 어떻게 방향을 잡는지에 대해 중요한 역할을 한다. 이것은 번개처럼 빠른 의사소통에서 함께 작용하는 여러 구조물과 신경 통로와 관련한다.

예를 들어, 우리의 균형 시스템은 시각, 우리 몸에서 오는 고유수용성 감각피드백, 그리고 속귀에 있는 섬세한 안뜰계 등을 포함한다. 이런 3가지 감각 기관도 우리의 자세 조절에 친밀하게 관련되고, 소뇌를 포함한 다른 뇌 영역과 안뜰계 사이의 신경망을 통해 뇌의 빠른 계산에 영향을 준다. 머리 위치에 매우 민감한 안뜰척수 반사는 몸을 움직이는 동안 머리를 안정화시킬 뿐만 아니라 우리 몸 전체의 항중력 근육을 활성화시킨다.[17] 안뜰계의 영향은 신체 위치의 변화에 대응하여 혈압을 조절하는데도 도움이 된다. 이것은 우리가 자세와 움직임을 고려할 때 머리 위치와 그것을 미세하게 조정할 수 있는 자유도가 가장 중요하다는 것을 의미한다.

목의 자세는 머리 위치에 자동으로 반응한다. 위쪽 목뼈는 우리의 균형 시스템의 신경학과 밀접하게 연결되어 있으며, 머리의 위치를 바꾸는 것은 자세 조절에 영향을 미친다(**그림 5.2** 참고).[18–20] 예를 들어, 컴퓨터 스크린을 응시하거나 머리 전방 쏠림 자세를 취할 때 선택된 매우 친밀한 자세인, 위쪽 목뼈의 폄은 자세 조절을 감소시키는 것으로 확인되었다(**그림 5.3** 참고).[21]

이런 이해를 감안할 때, 우리의 목표는 목뼈의 구조물을 감압하고, 머리와 목 사이의 관계에 유연한 회전운동의 질을 달성하는 것이다. 우리의 머리가 목에 대해 고정된 자세를 유지하기보다는 자유롭게 움직일 때, 뇌와 위쪽 목뼈에 있는 민감한 구조물은 공간에서 정확하게 우리의 자세를 감지할 수 있고, 균형과 자세 조절을 달성할 수 있도록 반사활동을 통해 우리를 조직화한다.

우리는 우리의 머리 위치에 어떻게 영향을 줄 수 있는가?

먼저 오래되고 친숙한 접근법을 살펴보자. 양쪽 눈의 높이를 수평되게 유지하면서 앞을 똑바로 쳐다보고, 여러분의 머리를 몸에 대해 앞쪽으로 활주하여 머리 전방 쏠림 자세를 취해 보자. 머리 전방 쏠림 자세는 흔한 자세이고, 이것을 해결하려면 대상자에게 머리를 신체와 일직선되는 지점까지 턱을 뒤로 당기도록 큐잉을 준다(**그림 5.4**와 **그림 5.5** 참고). 그러나 만약 여러분 자신을 위해 이것을 시도하면, 여러분은 척추 만곡을 반전시킬 때 실제로 척추에 직접적인 스트레스를 가하고 있

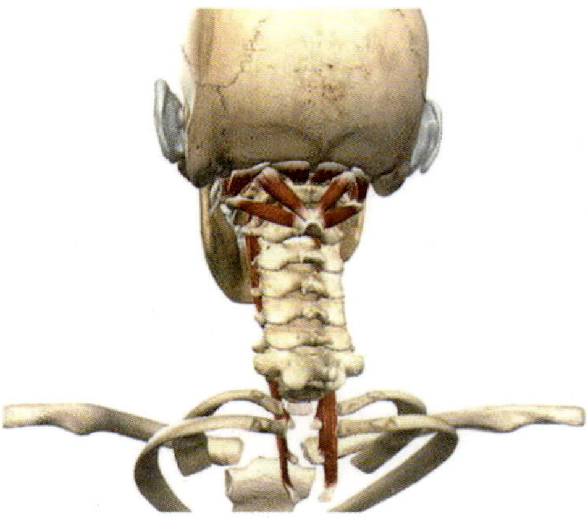

그림 5.2
깊은 위쪽 목뼈 근육은 자세조절을 위한 감각 정보에 기여한다.

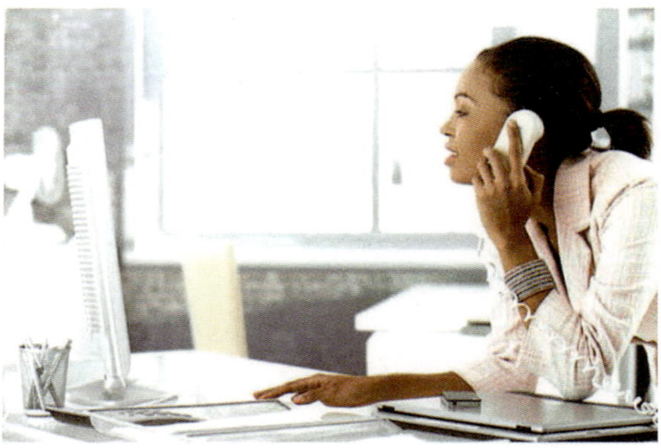

그림 5.3
압박된 목의 자세는 일상에서 흔하게 일어난다.

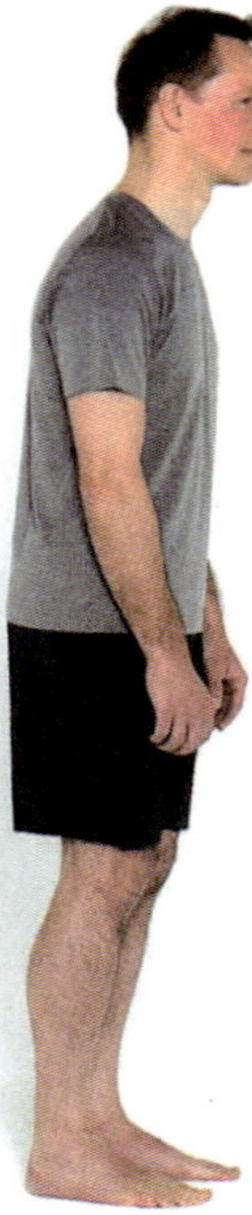

그림 5.4
머리 전방 쏠림 자세

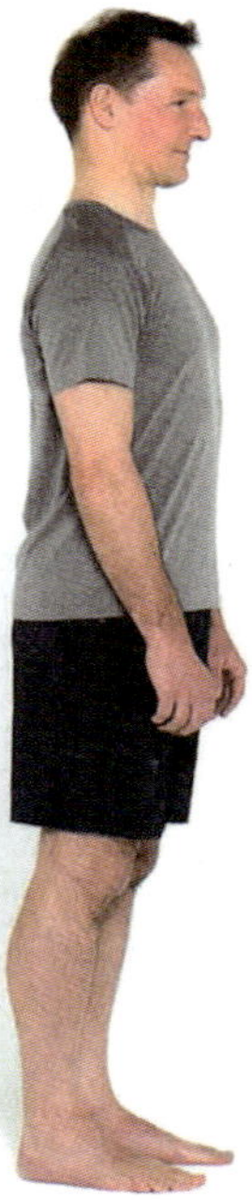

그림 5.5
머리를 뒷당김한 자세. 머리의 과도한 교정 자세는 목 부위를 압박시키고, 위쪽 목뼈의 앞쪽 부위에 있는 근육의 고착된 긴장을 야기시킨다.

음을 깨닫게 될 것이다. 이것은 불편하며, 자연스런 목뼈 앞굽음의 부드러운 안쪽 만곡이 일어나지 않는다. 이것은 정상적인 자세를 일으키지 못하도록 만든다.

움직임 탐구

다른 가능성을 찾기 위해, 컵 위에 놓여 있는 가벼운 공과 같이 목 위에 안착된 머리를 상상해 보자. 머리의 양쪽 측면에 양 손을 각각 배치하여 손가락으로 머리를 앞쪽과 뒤쪽으로 돌림시킨다(**그림 5.6**과 **그림 5.7** 참고). 머리를 앞쪽으로 돌릴 때 위쪽 목뼈가 어떻게 열리는지, 그리고 머리를 뒤쪽으로 돌림할 때 위쪽 목뼈가 어떻게 닫히고 확장되는지를 느껴보자. 여러분은 이것을 상상하면서 머리를 어느 방향으로도 움직일 수 있다 – 마찰력이 없는 공은 쉽게 어느 방향으로도 회전할 수 있다.

이제 머리 전방 쏠림 자세를 고려할 때, 이것이 앞쪽/뒤쪽 문제라는 생각을 하지 않고, 새로운 회전 자각을 사용해 보자. 여러분이 이 자세로 움직일 때, 양쪽 눈의 수평을 유지하기 위해 목의 윗 부분이 폄으로 압박되는지를 느낄 수 있는가? 이것이 일어나는데, 그 이유는 앞에서 여러분이 공부했듯이, 여러분의 머리가 목에 대해 뒤쪽으로 약간 회전하기 때문이다. 여러분이 다시 머리를 앞쪽으로 회전할 때, 머리 뒤쪽 부분이 들

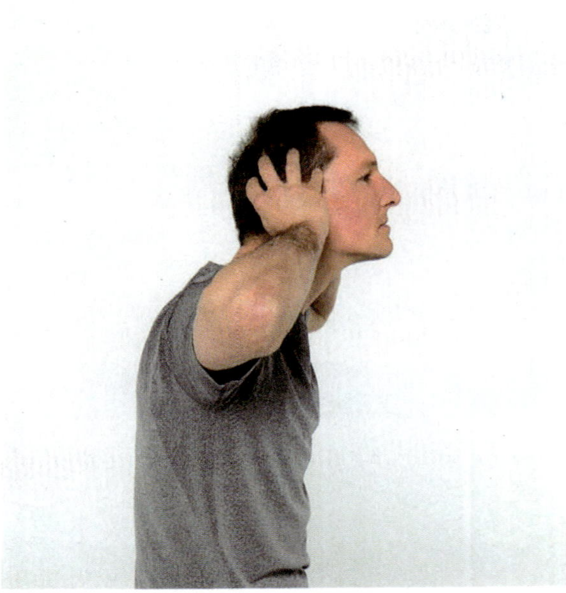

그림 5.6
머리를 뒤쪽으로 회전시켜 머리 전방 쏠림 자세를 만든다.

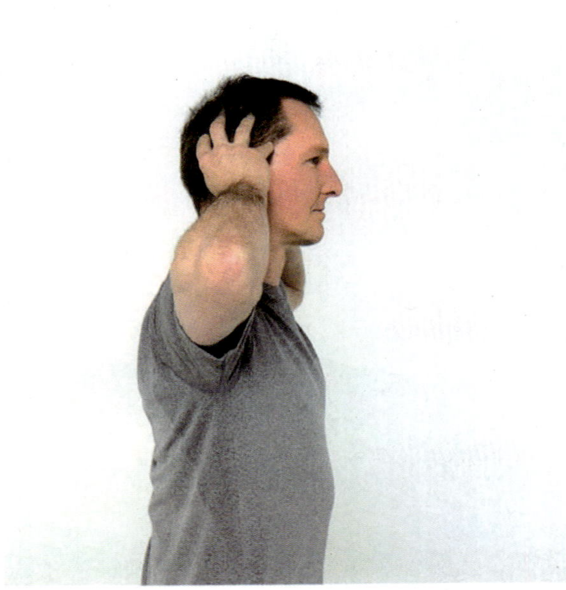

그림 5.7
반대로 머리를 회전시켜 중립위로 되돌린다.

려지는지를 느껴보자. 이것은 위쪽 목뼈의 잠금을 풀고, 머리가 몸 위에서 재위치할 수 있는 가능성이 열린다.

그러므로 우리는 목을 감압시키고, 이런 회전을 중화시키는 간단한 방법을 필요로 한다. 우리는 몸에 대한 머리 위치보다는 임펄스를 큐잉함으로써 이것을 수행할 것이다.

임펄스를 큐잉하기

다른 방향의 움직임을 소개하자. 머리 전방 쏠림 자세에서, 머리뼈의 위쪽이 앞면, 뒤면 및 옆면을 가지고 있는 것으로 상상해 보자. 머리뼈 뒤쪽 절반의 한 지점에 헬륨 풍선이 닿아 있는 것을 상상해 보자. 여러분은 그 지점에 손가락을 집어넣는다. 헬륨 풍선은 부드럽게 위로 올라가서 풍선이 머리를 부드럽게 들어올려 척추를 위로 길게 들어올린다. 여러분은 움직임 방향을 보았는가? 이것은 머리를 다시 중립위로 돌리는 동시에 위쪽으로 움직인다. 여러분이 풍선의 공기를 빼낸 상태이면, 머리가 뒤로 회전하여 위쪽 목을 닫을 때, 여러분의 머리가 어떻게 아래쪽과 앞쪽으로 이동하는 것을 느껴보자.

풍선을 팽창시킨 상태이면, 머리가 앞쪽으로 회전하여 목의 뒤쪽 부분이 열릴 때, 머리가 어떻게 움직이는지를 느껴보자. 이것은 고정된 자세로 머리를 유지하지 않고, 몸통 위에서 머리를 균형잡도록 만든다. 테스트해 보자; 풍선의 역할은 단순히 머리 무게를 척추 구조물에서 떼어내기 때문에 여러분은 머리를 쉽고 자유롭게 움직일 수 있어야 한다. 공간에서 일어나는 머리와 신체의 방향 변화에 반응하여 미묘한 회전운동을 할 수

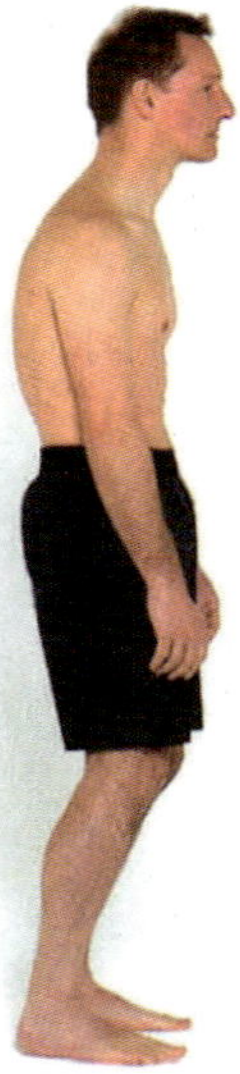

그림 5.8
중력의 손 밑에서 붕괴한다.

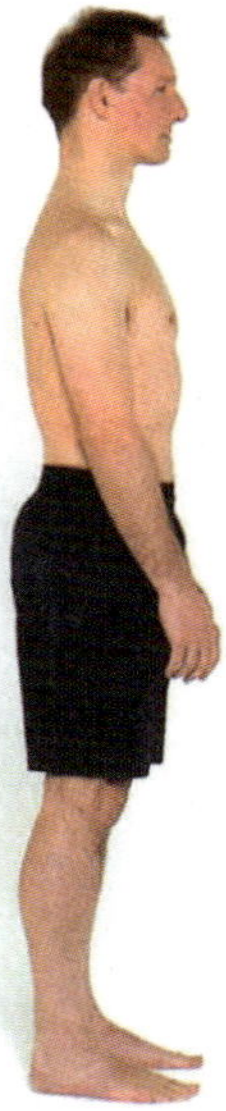

그림 5.9
헬륨 풍선의 도움으로 확장시킨다.

있는 이것으로 인해, 안뜰계는 미세한 균형과 자세조절에 반응할 수 있다(**그림** 5.8과 **그림** 5.9 참고).

머리로부터의 자세 촉진은 이런 반사 활동 때문에 나머지 신체 부분에 관여할 수 있다. 여러분의 머리는 10핀 볼링공처럼 매우 무겁기 때문에, 풍선을 사용하여 척추로부터 머리를 띄워 압박 작용을 완화하고 꼬리뼈까지 각 부분이 팽창하고 호흡할 수 있게 한다. 선 자세에서, 풍선을 몇 번씩 반복하여 풀고 다시 공기를 빼내는 것을 수행해 보자. 각 풍선으로 이것을 수행할 때, 가슴과 어깨가 열리는 효과와 복부에서의 리프팅 효과에 주목해 보자. 생각해야 할 많은 신체 자세 대신에, 단 하나의 큐잉으로 여러분 자신을 운반할 수 있다.

몸 전체의 자세에 대한 위쪽 목뼈의 중요성을 인식하는 것은 우리가 다른 전통적인 큐잉을 채택하지 않는데 도움을 준다. "목을 상의 옷깃 안으로 다시 넣으세요"라는 큐잉은 턱을 당기는 것과 같은 방식으로 척추 만곡을 반전시키는 군인자세를 촉진한다. "머리를 위쪽으로 움직이시오"의 큐잉은 위쪽 목뼈를 펴시켜 코를 위로 들어올리는 효과를 유발한다. 위의 2가지 큐잉은 긴장을 유발시키는 자세이다. 이것을 이해함으로써 우리는 움직임 감각(심지어 움직이지 않는 상태에서도)을 보존하는 자세 큐잉으로부터 멀어지고, 또 가까워지게 움직일 수 있다.

들어올려지는 감각은 움직임 임펄스를 제시하지만, 때로는 큐잉에 대한 기준점을 변경시킬 필요가 있다. 누군가가 풍선이 위로 올라가는 움직임을 개념화할 수 없다면, 시각화 지점을 보다 확실한 신체 부위(귀)로 가져오는 것도 도움이 될 수 있다. 귀의 윗부분이 위로 커지는 것을 생각해 보자: 그들은 토끼의 귀나 엘프의 귀일 수 있다. 이것은 풍선의 큐잉보다 머리위에서 약간 더 앞쪽에 있는 균형점에서 작동하고, 이것은 일부 사람들이 머리를 수평 위치로 보다 쉽게 안정화시키는데 도움을 준다. 이 큐잉은 척추를 크게 폄 함으로써 풍선을 과도하게 만드는 경향의 사람들에게 유용하다.

귀는 이것보다 더 큰 마법을 가지고 있다: 척추의 옆굽힘이나 옆으로 붕괴하는 경향을 극복하기 위해, 한쪽 귀가 길어지는 것을 상상하고, 또 골반 위에 갈비우리를 제대로 안착시켜 균형점을 교정하고 체중부하를 균등하게 한다.

때때로 핵심은 들어올리는 자극이 아니라 떨어지는 자극이며, 특히 스스로 긴장해서 똑바른 자세를 유지하는 사람에게 있어서 더욱 그러하다. 이들 사람은 마치 꼭두각시 인형처럼, 거인의 손에 의해 그들의 머리카락이 잡혀서 아래쪽으로 느슨하게 매달려 있는 것과 비슷하다. 이것은 그들이 현수지점 밑으로 몸이 축 매달려 있는 식으로 정렬되게 하고, 이런 지지가 공간을 쉽게 움직일 수 있게 해 준다고 생각한다. 어깨는 이완하고, 위쪽 등 근육이 작용하지 않고, 또 신체가 수직으로 정렬되게 축 떨어진다. 신체가 풀어지는 이완 감각을 경험할 수 있도록 유도한다.

마법과 같은 발바닥

우리의 자세는 위에서 아래로 유도될 뿐만 아니라 아래에서 위로도 유도된다. 우리의 발바닥은 체중이 가해지는 곳을 지속적으로 맵핑하는 압박 패드처럼 작용한다. 발바닥은 시각 입력과 안뜰 입력를 결합하기 위해 정보들을 위쪽으로 보내고, 그 다음 우리의 무게중심을 어디에 두어야 하는지를 뇌에게 알려준다.[22]

우리의 발은 양성 지지 반응의 시작점이다. 영아기일 때, 우리는 ***양성 지지 반사***를 보인다. 즉, 발바닥의 언덕 부위(ball)가 자극을 받으면 다리와 몸통이 강하게 펴하는 현상이 일어난다. 이 반사는 생후 약 2개월 이후에 사라지지만, 우리의 항중력 근육, 특히 엉덩관절과 무릎관절을 펴하는 근육을 활성화시키므로써 발을 통한 체중부하반응을 하는 보다 성숙한 형태로 통합된다. 이제, 우리는 걷고, 달리고, 또 점프할 수 있는 능력을 갖추게 되었다.

> 여러분이 볼기 근육의 기능이 잘 이루어지길 원하다면, 여러분의 발과 대화를 시작해야 할 것이다.

우리는 어릴 적부터 신발과 양말을 신어서 발을 둔감시켰고, 또 다양한 감각에 발을 노출하지 않았다. 발로부터 충분한 양질의 피드백을 받지 못하면, 우리는 더 많은 감각 노이즈를 만들기 위해 발의 긴장을 증가시킬 수 있지만, 이것은 기능적 강직성(functional rigidity)으로 알려진 발과 발목의 가동성과 유연성을 빼앗을 것이다. 이것은 발의 단축 및 좁아짐, 갈퀴발가락이나 망치발가락의 형성, 과도한 긴엄지굽힘근의 활성화로 인한 엄지의 굽힘, 과도한 근육 공동수축으로 인한 발목 가동성 제한, 또는 발허리뼈사이의 자극성 신경 압박 등으로 나타날 것이다. 그런 다음, 균형 변동이나 지면 변화에 적응하지 못하는 어려움이 발생하고, 우리의 자세 조절이 더 나빠진다.

때때로 우리는 보상을 받지 못할 것이고, 발은 수동적이고 무반응적으로 되며, 과도한 엎침이 일어난다. 이것은 너무 많은 긴장을 가지는 것과 마찬가지로 문제가 된다 – 뚜렷한 양성 지지 반응을 가지기 위해, 발은 지면 바닥으로부터 정보를 받아들인 후, 여러분에게 그 정보를 전달해야 한다. 만약 체중부하에 대한 발의 반응이 지면 바닥 안으로 더욱 가라앉아서 활동을 하지 못하면, 자세 회로판이 실시간 동적 소통을 하지 못하게 될 것이다.

많은 근육들이 이런 문제에 연루될 수 있다. 뒤정강근의 힘줄이 안쪽복사뼈의 뒤쪽을 지나 튼튼한 슬링을

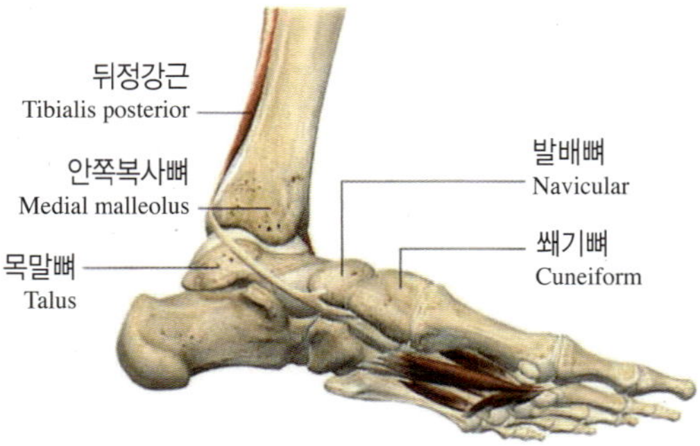

그림 5.10
안쪽 발목뼈들을 안고 있는 뒤정강근

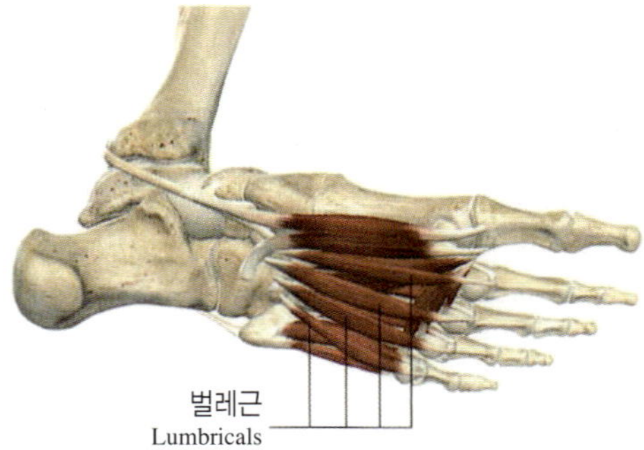

그림 5.11
발의 벌레근

만들기 위해 나누어진 후 안쪽발목뼈인 발배뼈와 쐐기뼈와 2번–4번 발허리뼈머리에서 착지하기 때문에, 뒤정강근은 발활을 지지하는 중요한 역할을 해야 한다(**그림 5.10** 참고). 뒤정강근은 벌레근으로 불리는 깊은 근육과 함께, 우리가 꼭 알아야 할 근육 중의 하나이다. 작은 크기의 근육인 벌레근은 2번 발가락에서 5번 발가락까지 이르는 굽힘근의 힘줄에 부착하여, 발의 내적 안정화에 중요한 역할을 해야 한다(**그림 5.11** 참고). 그들은 보행의 밀기 단계 때 발가락을 강화하고 지지하지만, 만약 그들이 약하다면, 흔한 보상 작용으로 발가락 굽힘근의 활동이 증가되며, 이것은 망치발가락과 갈퀴발가락을 초래할 수 있고, 심지어 장딴지 근육의 긴장을 증가시킬 수 있다.

발 자세(Pedi-posture)

우리의 자세를 위한 발의 연결을 설정하기 위해서는, 첫 번째 단계로서 뇌로 가는 감각 연결을 증가시키는 것이다.

이것은 복잡하지 않다; 발바닥 전체에 여러분의 감각을 증가시키는 것은 무엇이든 좋다. 운동하기 전에 발을 문지르거나, 발바닥을 마사지하거나, 또는 지압봉과

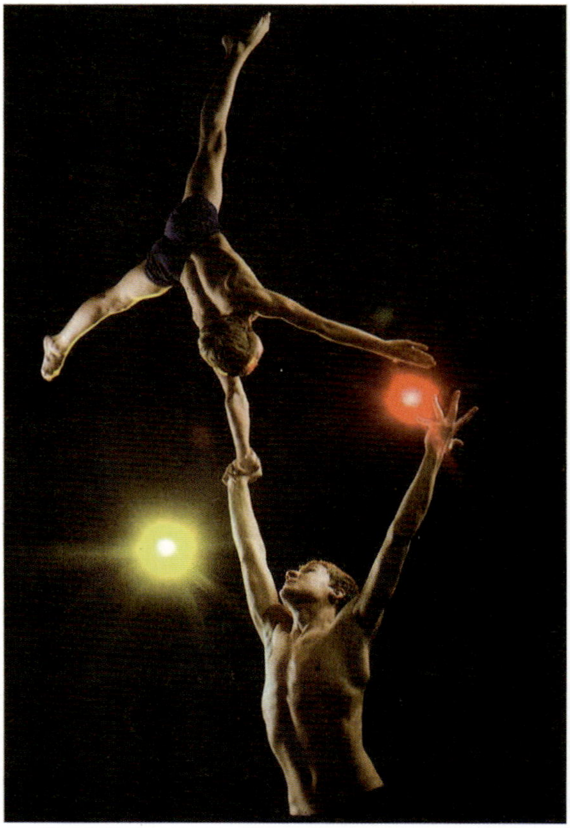

그림 5.12
위에서 내려오는 무게를 효율적으로 지지하기 위해서는, 작은 균형 변동은 흡수되어야 한다.

같은 뾰쪽한 공 위에 발을 올려놓고 그 공을 굴릴 수도 있고, 또 기회가 된다면 다양한 지면 위를 맨발로 걸을 수도 있다. 이 모든 것은 발과 능동적으로 연결시키기 위해 여러분의 발이 어떻게 느끼고 있는지, 또 여러분의 뇌를 어떻게 준비하는지를 알 수 있게 만든다.

그 다음, 우리는 여러분의 발이 지면 바닥에 어떻게 적응하는지를 가르쳐야 한다. 이것은 신체를 위해 강한 지지를 필요로 하지만, 마치 아크로바트 선수가 머리 위에 있는 그의 파트너를 잘 지지하듯이, 파트너의 요동에 유연하게 반응할 수 있어야 한다(**그림 5.12** 참고).

이것을 달성하기 위해, 우리는 우리의 뇌가 정강넙다리관절의 중요한 돌림 움직임을 재발견할 수 있도록 도와주어야 한다. 이것은 발 위에서 신체를 잘 움직이면서 지면과 발의 연결을 유지할 수 있게 만든다.

리스닝 풋(경청하는 발, Listening Foot)

리스닝 풋(Listening Foot)은 JEMS 운동 중에서 가장 상징적인 운동 중의 하나이다. 아마도 현대적인 삶을 사는 우리의 방식 때문에, 이것으로부터 이득을 얻지 못하는 사람을 만나는 것은 흔한 일이다!

신발과 양말을 벗고 의자 앞쪽에 편안하게 앉은 후, 무릎을 90°로 굽힘하고, 발바닥을 지면에 댄다. 여러분

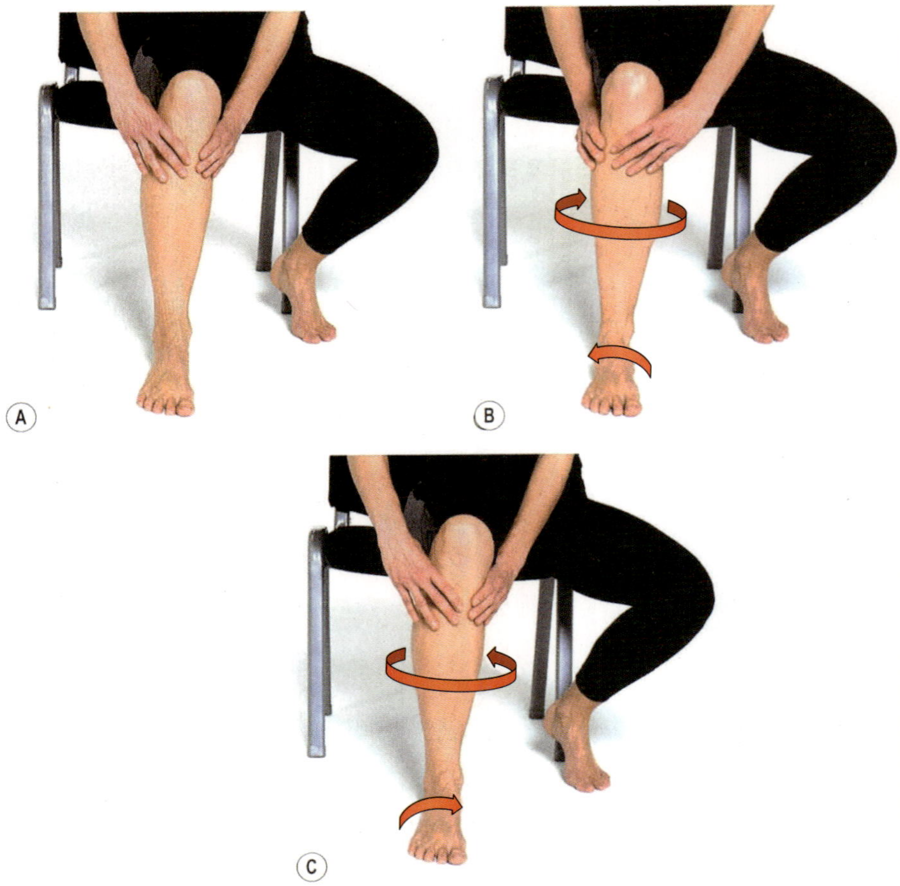

그림 5.13

A. 여러분의 양 손을 종아리 주변에 가볍게 배치하고, 발바닥의 압박을 느껴보자.

B. 발바닥의 압박이 가쪽면으로 이동할 때, 종아리는 가쪽으로 돌림한다.

C. 압박이 발바닥의 안쪽면으로 이동할 때, 종아리는 안쪽으로 돌림한다.

의 발이 지면 바닥에 어떻게 안착되어 있는지 느껴보자. 아마도 여러분은 다른 부분에 비해 어느 한 부분에서 더 많은 압박을 느낄 것이다. 여러분의 발바닥이 더 잘 느낄 수 있도록 잠깐 동안 족압을 변화시켜 보자.

이번에는, 양 손을 무릎 밑의 피부에 가볍게 댄 후, 손가락과 엄지로 원을 그려본다(**그림 5.13A** 참고).
여러분의 양 손으로 피드백한다 – 여러분은 움직임을 만들기 위해 여러분의 양 손을 사용하지 않을 것이다.

여러분이 할 수 있을 만큼 천천히 부드럽고 힘들이지 않으면서, 발바닥의 가쪽면으로 족압을 이동시켜 보자. 이렇게 하면, 종아리가 손 밑에 있는 축을 중심으로 회전하는 것을 알 수 있다(**그림 5.13B** 참고). 위의 절차를 역순으로 한 후, 족압을 발의 안쪽면으로 이동할 때 무엇이 일어나는지를 느껴보자(**그림 5.13C** 참고).
마치 이것이 여러분의 손 밑에서 회전하는 것처럼, 종아리가 느껴지는 것을 다시 확인해 보자. 이것은 정강넙다리관절의 돌림이다 – 즉, 넙다리뼈에 대한 정강뼈의 회전이다. 여러분은 지금 여러분의 발, 발목 및 무릎 사이의 감각 연결을 만들고 있는 것이다.

여기서 중요한 것은 발바닥이 지면 바닥에서 떨어져서는 안되는 것이다. 대개 사람들은 강제로 움직임을 시도하고, 발의 한쪽면을 들어올리고 다른 부분을 지면으로부터 떨어뜨리고, 심지어 그 움직임을 일으키기 위해 발가락을 사용하기도 한다. 이것은 실제로 정강뼈의 회전을 차단할 수 있는 근육 긴장을 일으키는데, 이런 근육의 긴장은 우리의 뇌가 이런 중요한 움직임에 익숙하지 않는다는 것을 알려주는 좋은 징후이다.

만약 이것이 여러분의 경험이라면, 신체가 힘보다는 설득(persuasion)에 훨씬 더 잘 반응한다는 것을 명심하자. 이것은 여러분이 스스로 해야 할 일이 아니라 여러분이 스스로 할 수 있도록 허락하는 일이다. 여러분이 압박을 해제하고 긴장을 이완하면, 운동 시스템이 더 쉽게 잠금을 해제한다.

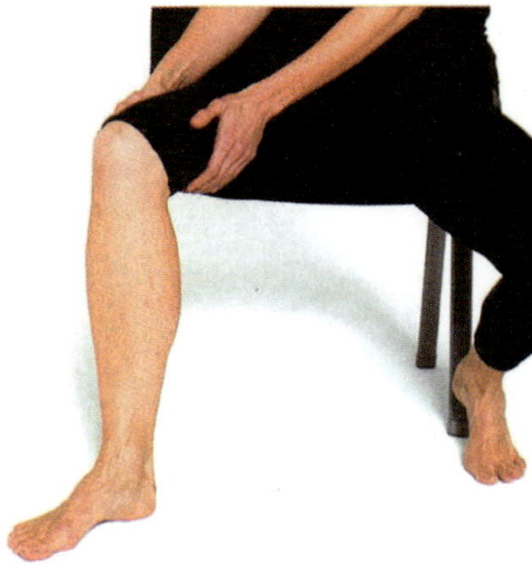

그림 5.14
리스닝 풋을 뇌와 뒤넙다리근을 연결시킨다.

만약 여러분이 발을 이완하기 위해 노력하고 있다면, 초점을 바꾸어 보자. 여러분이 뒤넙다리근의 긴장을 느낄 수 있도록 양 손을 허벅지 밑에 배치하자((**그림 5.14** 참고). 한쪽은 무릎 바로 밑에서 종아리의 안쪽면에 연결되어 있고, 다른 것은 종아리의 가쪽면과 연결되어 있는 말의 고삐라고 뒤넙다리근을 상상해 보자. 여러분이 발바닥의 압박을 가쪽으로 이동시킬 때, 종아리를 회전하기 위해 가쪽에서 종아리를 당기는 뒤넙다리근을 느껴보자. 여러분이 움직임을 위와 반대로 할 때와 같이, 발바닥의 압박을 엄지발가락 쪽으로 이동시킬 때 종아리를 회전하는 안쪽 뒤넙다리근을 느껴보자.

일단 움직임을 일으키기 시작하면, 실제로 발바닥에 맞춰주고, 지면바닥과 연결에서 틈을 찾아 발 앞쪽 부위의 발바닥 전체를 사용할 수 있도록 발을 부드럽게 만든다. 그런 다음, 발꿈치로 확인할 수 있다 – 압박이 발꿈치 밑에서 어떻게 이동하는지를 알 수 있는가?

여러분이 발과 무릎을 연결했다면, 자가 지지적이고 탄력성이 좋은 발을 만들기 위해 우리는 벌레근을 자극할 수 있다.

풋 텐트(Foot tents)

이들 작은 근육에 집중하는 것은 처음에는 까다로울 수 있기 때문에, 아이디어를 얻기 위해 손의 벌레근으로 연습하는 것이 가장 쉬울 수 있다. 손바닥을 허벅지 위에 올려놓고 손가락을 쭉 뻗은 후, 손의 너클 부위를 들어올리기 위해 손가락 지문 부위를 안쪽으로 활주시켜 손을 삼각형 텐트처럼 만들어 보자(**그림 5.15** 참고). 이런 움직임이 여러분의 발에서 일어난다면, 여러분의 손활이 위로 들어올려질 것이고, 발꿈치 쪽으로 발가락을 당기듯이 손가락을 손꿈치 쪽으로 이동할 것이다. 손가락의 지문 부위가 아래로 굽힘되기보다는 납작함을 그대로 유지하듯이, 여러분은 손가락과 같은 방식으로 발가락을 움직일 것이다.

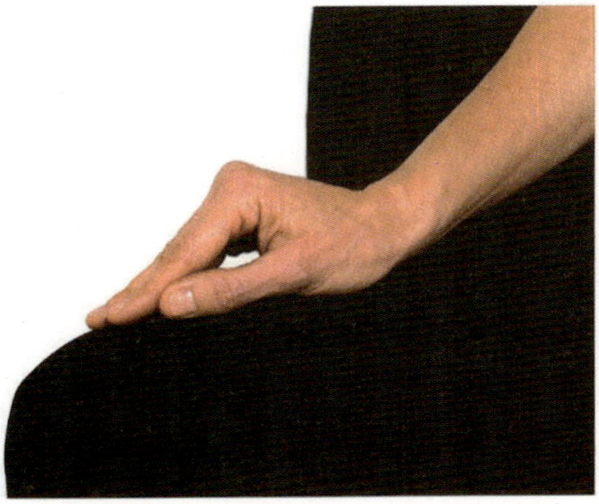

그림 5.15
핸드 텐트를 수행함으로써 벌레근을 찾는다.

이제 여러분은 발로 시작할 준비가 되어 있다. 의자에 앉아서 여러분의 발바닥과 지면바닥을 연결하고, 발가락을 바닥 위에 내려놓기 전에 여러분의 발가락을 흔들어서 쭉 뻗어 본다(**그림 5.16** 참고). 발가락의 밑부분을 길게 유지하고, 발의 너클 부위가 들어올려지도록 발꿈치 쪽으로 발가락을 당긴다(**그림 5.17** 참고).

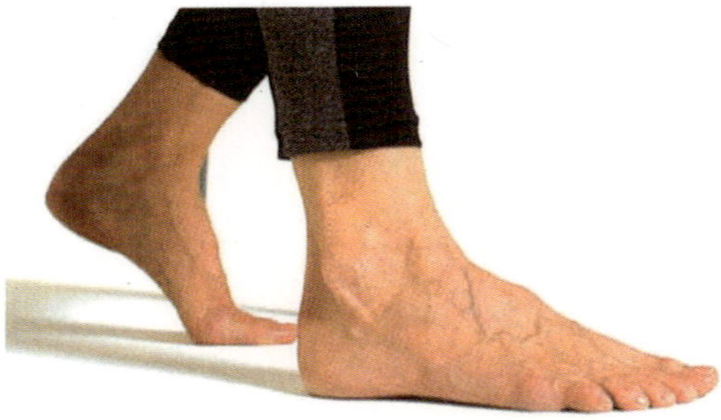

그림 5.16
풋 텐트의 시작자세

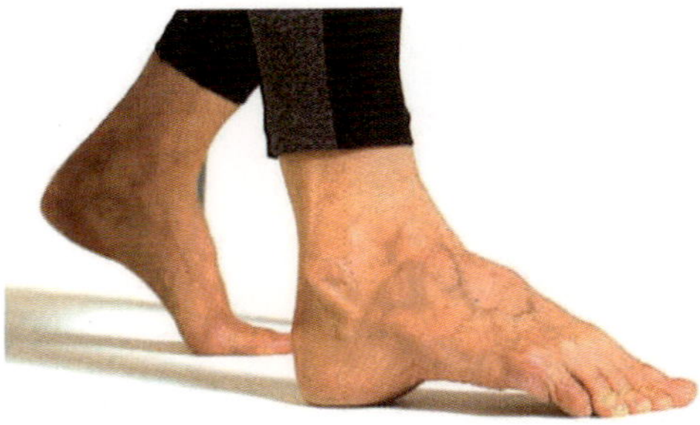

그림 5.17
풋 텐트를 수행함으로써 발의 벌레근을 찾는다.

때때로 발활이 들어올려지는 것을 여러분의 뇌가 인지할 수 있도록 그 관절 위에 손가락을 배치하는 것도 도움이 된다. 벌레근이 부착되지 않은 엄지발가락을 들어올릴 수 있기 때문에, 여러분은 제대로 작용하는 근육을 가지고 있음을 알게 될 것이다. 여러분이 풋 텐트를 만들었다면, 이완과 반복을 하기 전에 2번의 호흡 동안 그것을 유지해 보자.

오랫동안 잃어버렸던 벌레근을 찾는 것이 처음에는 까다로울 수 있지만, 연습을 통해 여러분은 더 강하고 더 잘 균형잡힌 발을 찾을 수 있다. 여러분은 발의 관절에 가해지는 스트레스를 줄이기 위해 많은 노력을 하고 있다.

뒤정강근은 어떠한가?

여러분이 지나치게 활동적인 발이든 또는 비활동적인 발을 가지고 있든 간에, 최적의 발과 발목을 위한 동적 균형점을 찾는 것은 까다로울 수 있는데, 그 이유는 이것을 조절해야 하는 근육이 처음에는 잘 협응되지 않기 때문이다. 예를 들어, 뒤정강근은 보행주기 동안 발활을 변화시키는 역할을 한다. 발은 자연스럽게 짧은 기간 동안 엎침되고, 밀기 단계에서 견고한 지렛대로 작용하는 뒤침이 일어나기 전에 이런 엎침이 체중부하시 충격 흡수 기전의 일부로서 작용한다. 그러므로 이런 전환을 할 때 뒤정강근은 발활을 조절하기 위해 절묘한 타이밍으로 발의 길이를 조절해야 하고, 또 균형점의 변동을 수용하기 위해 미세하고 빠른 조정을 만들어내야 한다. 근육의 너무 과한 활동이나 너무 적은 활동도 체중부하시 우리의 셀프-캐리지에 큰 영향을 미칠 것이다. "쌓기와 뻗기(stack & reach)"는 뒤정강근의 자세 역할에서 뒤정강근의 훈련 과정을 시작하는 섬세한 기능적 기법이다.

움직임 탐구

쌓기와 뻗기(stack & reach)

양발을 엉덩이 너비만큼 벌리고 선 자세를 취한다.

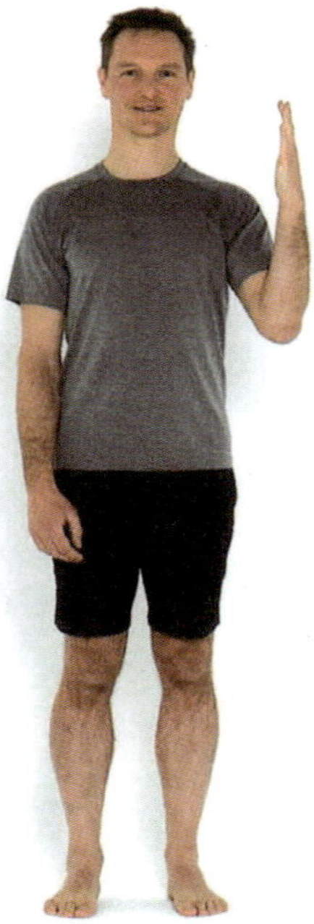

그림 5.18
쌓기와 뻗기의 시작자세

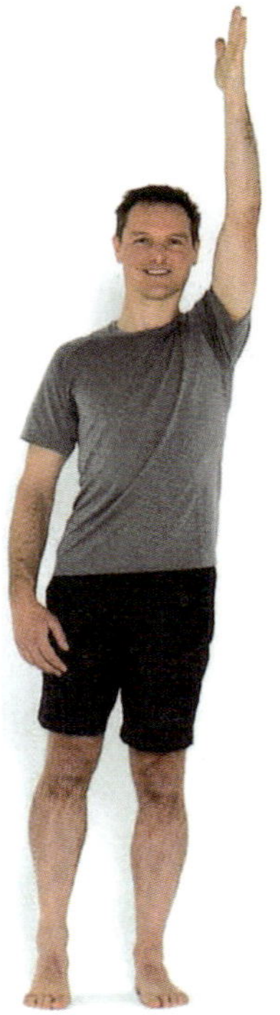

그림 5.19
여러분이 뻗을 때 신체를 위쪽으로 들어올리면서 입각기 다리 쪽으로 체중을 이동시킨다.

골반에서 허벅지까지, 허벅지에서 정강이까지, 그리고 다시 정강이에서 발목까지 한 신체 분절 밑에 다른 신체 분절이 완벽하게 놓이도록 각 뼈들을 잠깐 상상해 보자. 아이들이 건축 블록을 쌓듯이 각 신체 분절을 다른 신체 분절 위에 올려놓고, 여러분의 체중은 신체분절의 무게중심을 통해 일직선으로 떨어지게 만든다. 이것은 쌓기(stack)로 불린다. 이번에는, 여러분이 발목 관절 안에 기름칠 된 공을 가지고 있다고 상상해 보자. 여러분의 체중이 공의 안쪽으로 미끄러지도록 하여 발이 약간 납작해지고 그 압박이 발바닥 언덕 부위(ball) 쪽으로 이동하도록 발목을 아래로 처치도록 만들자. 다리 전체가 이런 움직임을 따르면서 허벅지를 어떻게 안쪽돌림시키는지를 느껴보자. 공 위에 신체 분절이 수직으로 쌓이도록 여러분의 발목을 뒤쪽으로 이동시키자. 여러분의 다리가 다시 발목 위에서 정렬할 것이다.

이번에는 여러분의 체중이 위쪽으로 부유하고 한쪽 다리 위로 이동할 수 있도록 여러분의 팔꿈치를 굽힘한 후 여러분의 팔을 머리 위로 쭉 뻗어 보자(**그림 5.18과 그림 5.19** 참고). 발목의 수직 일직선 자세를 유지한다. 만약 이것이 아주 안정된 것으로 느껴지면, 한쪽 다리로만 완전히 설 수 있도록 다른 쪽 발을 지면으로부터 들어올리자. 여러분의 발활이 어떻게 요동치기 시작하는지를 느껴보자. 여러분의 목표는 위쪽 신체 분절들이 발목의 안쪽이나 가쪽으로 떨어지지 않고, 작은 조정으로 발목 위에 쌓이게 만드는 것이다. 이것을 달성하기 위해, 여러분의 뒤정강근은 그것의 반응 속도를 높이고 미세한 길이 조정을 일으키는 동시에, 지구력을 발달시킨다.

발이 지면바닥과 대화를 하고 목과 머리의 관계가 균형잡히면, 우리는 아래에서 위로, 그리고 위에서 아래로 일어나는 자세 반사를 가진다. 그러나, 우리는 아직 재배치 과정(rewiring process)을 완수하지 못했다.

지금은 톤(tone)에 대해 말할 시간이다.

톤(tone)과 텐서그리티(tensegrity)

활동적인 자세의 하부 시스템은 근막을 부드럽게 잡아당기는 깊고 낮은 역치의 근육 활성인 자세 톤의 변동으로 일어난다. 이것은 사람의 안정시 근막 톤으로 불리는 것에 의해 더욱 지지된다. 여기에서 근막의 톤은 근섬유 내에 있는 작은 구조물의 수동적 점탄성으로써 스트레칭에 약간 저항하도록 만든다.[23] 풍부한 신경지배를 받는 근막망은 근막의 전반에 걸쳐 부착하는 근섬유에서 이런 작용의 결합에 의해 최적의 긴장 상태로 유지된다고 생각된다. 완벽하게 긴장된 거미줄이 날파리의 발부둥치는 것을 전체 구조물을 가로질러 전달하는 것과 동일한 방식으로, 우리의 근막도 긴장의 변화에 매우 민감해져서 고유수용성 감각의 근원이 된다.[24] 그러므로 그것은 자세 조절에 근본이 되며, 텐서그리티의 지지를 통해 역학적으로 가능해질 뿐만 아니라, 신체의 자세에 기여하는 피드백을 통해 우리 몸의 위치에 기여한다는 피드백을 통해서도 가능해진다.

자세성 근막 톤에는 상당한 변화가 존재하고, 이것은 나이와 성별에 따라 다르지만, 이들 하부 집단에서도 개인적 차이가 존재한다.[26] 우리 모두는 일정한 긴장 상태를 가진 사람이나 습관적으로 활기가 없는 것으로 보이는 사람들을 알고 있다. 신체와 뇌 사이의 친밀한 피드백 루프를 감안할 때, 이들 신체 상태와 그들을 동반하는 성격과 태도 사이의 상관관계를 관찰하는 것은 놀라운 일이 아니다.

발달적으로, 낮은 톤을 가진 어린이가 수직 자세로 움직일 때, 두 가지 보상 전략이 나타날 수 있다. 능동적인 보상은 얕은 근육층에 과도한 긴장을 일으킨다. 이들 근육은 일반적으로 1개 관절 이상에 걸쳐 있고 긴 당김선을 가지고 있기 때문에, 이런 전략은 관절 운동을 제한하고, 관절 압박을 증가시키고, 어떤 근육에서 기능적 단축을 일으킬 수 있다. 이런 패턴은 성인기로 옮겨져서, 고착된 긴장과 비유연성을 일으키고, 신체 분절의 분리를 어렵게 만들 수 있다.

발달 단계에 있는 아동이 능동적인 하위 체계보다는 수동적인 하위 체계에 더 많이 의존하면, 그들은 인대에 매달리는 법과 관절이나 근육의 끝지점까지 기대되는 법을 배울 것이다. 그들은 인대에 매달리고 그들 스스로 지탱하기 위해 관절이나 근육의 끝범위 까지 의존하는 것을 배울 것이다. 이것은 종종 과가동성과 관련되는 스위치-오프 룩(switched-off look)이다. 상대적으로 낮은 톤을 가진 성인의 경우, 관절 하중으로 통증이 발생할 수 있고, 하중이 고르게 가해지지 않는 자세와 일정한 변형을 받는 인대에서도 통증이 일어날 수 있다. 텐서그리티가 손상되는데, 이것은 구조물의 안정성을 감소시키고, 동시에 신체에서 시작되는 고유수용성 정보가 감소되어 자세 조절에 악영향을 미칠 수 있다. 따라서 톤의 수정은 자세에 대해 작용을 할 때 고려해야 할 우선사항이다.

두 가지 보상 형태에서, "부드러운 징후"가 흔하게 나타난다. 이들은 자세 조절 시스템의 어떤 측면이 어려움을 겪고 있음을 의미하고, 그들은 부족한 것을 보상하는 감각 자원을 부양하기 위해 자세 조절 시스템내의 다른 자원을 사용한다. 우리가 논의한 바와 같이, 발의 강직성이 그런 기전 중의 하나이다. 눈 고정(균형을 유지하기 위한 정적 시각 피드백의 사용 증가)은 또다른 기전이다. 종종 일반화된 뻣뻣함은 이상하게 유지된 팔이나 손을 통해 나타난다. 호흡 중단은 일반적이고, 안면 고정이 우세해진다. 이들은 이것이 어디에 있는지를 알 수 있도록 돕는 몸에서 뇌로 전달되는 모든 메시지이다.

얼굴 고정은 턱 다물기, 반복적인 씹기, 입술을 깨물기 및 찡그리는 표정 등을 포함할 수 있다. 이런 전략들은 중요한 것처럼 보이지 않지만, 자세 조절에 대해 강력한 효과를 가지는데, 그 이유는 턱의 감각운동계가 고유수용성 정보의 강력한 원천이기 때문이다.[27] 심지어 혀의 위치도 중요하다. 비록 친숙한 "입천장에 혀를 붙이시오"의 큐잉이 턱을 이완시킬 수 있지만, 혀로 입천장을 누르게 하여 혀를 쉽게 휴식시킬 수 있다. 이것이 일어날 때, 이것은 우리의 자세 조절 시스템 안으로 공급되어 측정가능한 효과적인 보상 전략을 제공한다.[28]

부드러운 징후를 대처 기전으로서 인지하자. 만약 여러분이 부드러운 징후를 허용하면, 시스템은 더 강하게 보상하는 법을 배우지만, 문제점을 해결하지 못한다. 여러분이 움직임을 수행할 때, 미소짓기, 말하기, 휘파람 불기나 콧노래 부르기 등은 얼굴, 턱, 가로막 및 혀 등을 긴장시키지 않는다. 응시를 부드럽게 하거나 눈을 움직이는 것은 나쁜 고유수용성 감각을 보상할 가능성을 감소시킨다. 꼬물꼬물거리는 손가락과 녹는 발의 상상만으로도 말초 긴장에 도움이 된다.

여러분이 부드러운 징후를 막을 때, 신체와 뇌는 나머지 시스템과 함께 일하도록 강요받게 되어 문제를 은폐하지 않고, 그 문제를 해결한다.

자세 톤이 민감하고 조절될 수 있음을 제시하는 근거가 존재한다.[29,30] 그러나 톤이 문제가 되면, 단순히 신체 부위를 다림줄 쪽으로 당기는 것도 능동적인 전역 시스템을 통해 의식적인 보상을 생성한다. 이미 능동 보상 기전을 채택한 사람의 경우에는, 톤이 긴장을 강화되고 그들의 가동성을 더 나빠게 만들 것이다. 이들은 더 스트레칭할 수 있지만 더 유연해지지 않는 사람들이다. 수동 보상 기전을 채택한 사람은 다림줄과의 능동 유착을 달성하고 유지하기 어렵다. 적절한 감각피드백이 없다면, 그들의 근육은 과도하게 수축하고, 빠르게 피로해지는 경향이 있다. 심지어 매우 고통스러워

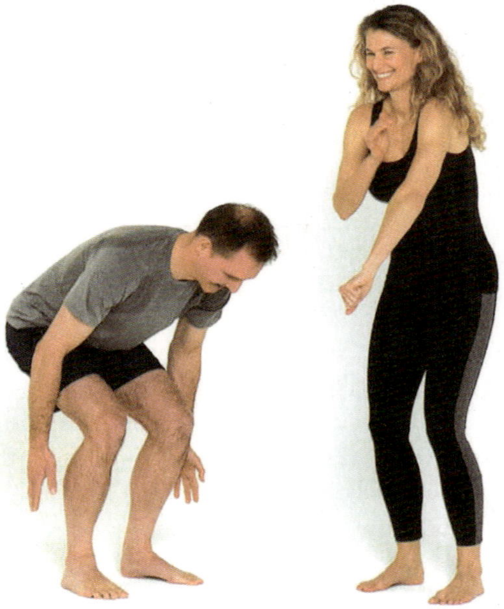

그림 5.20
감각 입력을 위해 팔다리를 때린다.

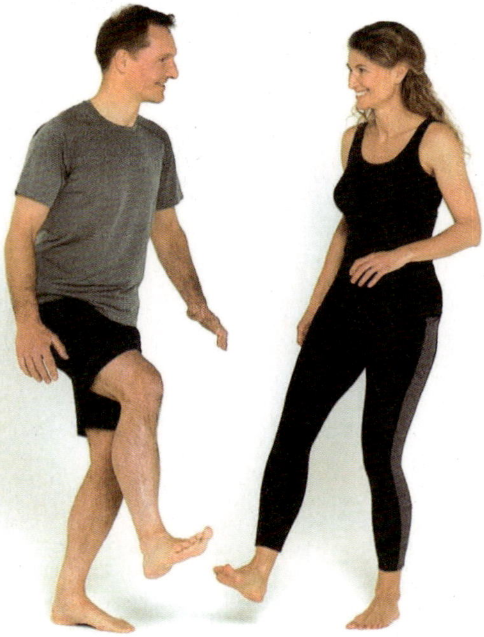

그림 5.21
발꿈치를 통해 흔들어서 진동을 발생시킨다.

질 수도 있는데, 이것은 전혀 동기부여가 되지 않는다.

걱정하지 마시오 – 다른 방법이 있다. 핵심은 여러분의 와이어(근막)를 사용하는 것이다.

감각과 인식은 자세 톤을 조절하는 핵심이다. 보상이 능동이든 수동이든 간에, 공통된 문제는 대상자가 그들 스스로 감지할 수 없다는 것이다. 놀랍게도 이것은 신체를 때리거나 문지르는 것과 같은 간단한 기법으로 해결된다. 이들 간단한 기법은 먼저 다리에서부터 시작하여 몸통의 앞쪽면과 뒤쪽면으로 올라가고, 맨 마지막으로 팔로 이어진다(**그림 5.20** 참고).

많은 횟수의 흔들기로 이것을 따라해 보자. 한발로 선 후, 반대쪽 발을 약간 앞쪽으로 내밀어 그대로 유지한다. 여러분은 발목을 굽힘하고 발가락을 여러분 쪽으로 당겨서 발꿈치가 쭉 뻗는 느낌이 들도록 한다. 프레싱하는 임펄스를 유지하면서, 여러분이 할 수 있는 가장 빠른 진동으로 그 다리를 흔든다. 진동이 다리를 타고 온 몸으로 전달되는 것을 느껴 보자. 10초 후, 다리를 바꿔서 그 과정을 반복한다(**그림 5.21** 참고).

이들 두 가지를 수행한 후 멈출 때, 여러분의 몸이 어떻게 살아 있는지를 느껴보고, 또 지면과 어떻게 연결되어 있는지를 확인해 보자.

여러분이 그들의 능력 내에 힘들게 운동하고 있는 사람을 보게 되면, 잠시 운동을 멈추게 하고 그들의 감각을 북돋게 한 다음, 이 운동을 반복하게 한다. 그들은 매우 어렵게 느껴졌던 운동이 갑자기 쉽게 느껴진다는 것에 자주 놀라게 된다. 어떤 사람이 발달성 톤 문제를 가지고 있지 않더라도, 삶의 스트레스와 무드가 능동 자세 톤에 영향을 줄 수 있으므로 이런 기법이 많은 사람들에게 적합할 수 있다.

초기에는, 세션의 여러 지점이나 심지어 운동 횟수 사이에서도 약간의 톤 조정을 수행하는데 필요한 그것을 찾을 수 있다. 평생 동안 수동 시스템에 의존해 왔던 사람들은 종종 초기에 더 많은 부양을 필요로 하는데, 그 이유는 그들의 시스템이 낮은 역치의 감각 입력을 처리하는데 익숙하지 않기 때문이다. 그들은 처음에 그들의 몸을 들을 수 있도록 뇌가 약간의 추가적인 감각 노이즈를 필요로 하지만, 시간이 경과하면 뇌는 보다 미세한 식별력으로 처리하는 자신의 능력을 향상시킨다.

높은 긴장을 보이는 사람의 경우, 감각 부양은 정적 준비 상태로 근육을 이완하도록 돕는다. 촉각과 진동 감각을 적용할 때, 뇌는 자세 정보의 또다른 소스를 받게 되어 일정한 수축의 높은 근육 노이즈를 방출한다. 근육이 효율적으로 방출할 수 있을 때, 그 근육을 보다 효율적으로 수축하는데, 그 이유는 근육내의 더 많은 작은 교차결합이 이용될 수 있기 때문이다. 더 효과적인 수축은 더 큰 파워와 속도의 잠재력이 있음을 의미한다.

> 톤의 조절은 자세와 수행력 모두를 향상시키고, 이것은 복잡할 필요가 없다. 이것은 놀랍도록 강력한 발견이 될 수 있다.

파워 포인트

- 자세는 여러분의 감정, 신경계 및 발달 이력의 가시적인 표현이다.
- 구조물이 아니라, 와이어로 작업하는 것은 자세의 다면적 특성을 인식하는 보다 자연스럽고 의미있는 변화를 초래할 수 있다.
- 가장 중요한 것은 스스로 유지하는 방법을 사람들에게 가르치는 것을 중단하는 때이다; 이것 대신, 사람들에게 스스로 움직일 수 있는 경험을 제공하는 것이다.

자물쇠와 열쇠 6
Locks and keys

자물쇠를 열 때는 망치보다 열쇠가 더 좋다.

우리가 움직일 때 우리의 자세는 동적으로 변화하는 자세를 통해 쉽게 흘러가야 하고, 또 지속적으로 적응해 나가야 한다. 건강한 움직임의 경우, 우리는 안정화 가동범위로부터 선택하고, 우리가 수행하는 과제에 따라 신경근육 패턴을 교정해 나간다.[1] 그러나 만약 우리의 자세조절이 정서적, 행동적, 기능적, 또는 신경감각적 상황으로 인해 손상되면, 우리가 습관적인 특정 안정화 전략을 채택할 수 있는 선택의 폭이 좁아진다. 이것은 작업 요구에 관계없이 신체 부위의 안정화를 위해 사용되는 정형화된 비가동 반응인 자물쇠가 된다.

자물쇠(lock)는 기본 자물쇠 또는 기능적 자물쇠로 분류될 수 있다. 기본 자물쇠는 사람이 움직이든 휴식을 취하든 대상자의 자세 안에 존재하는 자물쇠다. 기본 자물쇠는 일관된 자세의 특징이며, 움직임 요구에 반응하여 크게 변하지 않는다.

기능적 자물쇠는 움직임 임펄스에 반응하여 나타난다. 우리는 3장에서 움직임에 대한 몸의 준비 과정인 피드포워드 반응에 대해 공부했다. 이런 피드포워드 반응은 우리의 근육 조직이 신체에 대한 초기 토대를 마련하여 실제로 움직임이 시작하기 전에 하중을 수용하고 힘을 생성할 수 있도록 만든다. 우리는 이것에 대한 많은 가능성을 가지고 있고, 배가로근, 뭇갈래근 및 넙다리네갈래근의 안쪽넓은근 등과 같은 근육들이 이런 준비 방식으로 행동하는 것으로 확인되었다.[2–4] 그러나 통증, 손상 이력 또는 5장에서 설명된 다른 자세 영향 중 어느 하나라도 있으면, 다른 피드포워드 반응이 나타날 수 있고, 이것은 신체를 위해 주요 준비 전략이 된다. 우리는 3장에서 움직임이 시작되는 부위(준비 지점)에 대해 이야기했다. 움직임의 난이도에 관계없이, 사용된 지속적이고 습관적인 준비 지점이 사실 기능적 자물쇠이다.

기본 자물쇠와 기능적 자물쇠를 구별하는 것은 그들을 해결하는 방법을 확인하는데 도움이 된다. 기본 자물쇠의 경우에는, 직접적인 치료, 가동술 또는 스트레칭으로 이득을 얻을 수 있는 구조적인 관절 뻣뻣함과 물렁조직의 제한이 있을 수 있다. 이런 기법들은 움직임 잠재력을 만들어내고, 이렇게 만들어진 움직임은 그 영역의 새로운 움직임에 어떻게 접근하고 사용하는지를 뇌가 알 수 있도록 능동 운동을 사용하여 통합되어야 한다.

기능적 자물쇠는 움직임에 반응하여 나타나지만 휴식을 취할 때는 사라진다. 비록 사람이 자물쇠 영역에서 타이트함이나 뻣뻣함을 호소할지라도, 이것은 수동 구조물의 제한이기보다는 근육 수축에 의한 결과이다. 스트레칭, 마사지 및 가동술이 증상의 완화를 제공하고 시간의 경과로 발생할 수 있는 조직의 적응성 단축을 해결할 수 있지만, 이들 치료법 중 어느 것도 지속적인 변화를 일으키지 못한다. 그 이유는 이것이 운동 프로그램의 문제이기 때문이다.

따라서 기능적 자물쇠의 작용은 다음을 포함한다:

- 운동의 하중이나 숙련성의 요구사항이 대상자의 능력 내에 있는지 확인함으로써, 그들이 대처 전략으로서 자물쇠에 무리한 힘을 가하지 않도록 한다.

- 움직임 임펄스와 소통하는 명확한 큐잉을 사용한다.
- 움직임을 시작하기 전에, 잠금된 영역에서 이완의 인지를 확립시킨다.

링크의 잠김(sticky links)

몇 가지 일반적인 신체 자물쇠가 존재한다. 신체의 뒤쪽에는 위쪽(목뼈) 자물쇠, 뒤쪽 갈비뼈 자물쇠, 아래쪽(허리뼈) 자물쇠 등이 있다. 신체 앞쪽에는 위쪽(목뼈) 자물쇠, 앞쪽 갈비뼈 자물쇠(9장에서 공부하게 됨), 앞쪽 엉덩관절 자물쇠 등이 있다.

우리는 쉽게 고려하기 위해 자물쇠를 별개의 실체라고 했지만, 그들의 생체역학적, 구조적, 그리고 신경학적 관계는 그들 사이에서 중요한 상호작용을 일으킨다. 우리는 이런 관계를 이해함으로써 무리한 근육의 작용으로 자물쇠를 풀지 않을 수 있고, 또 자물쇠를 부드럽게 해제함으로써 다른 신경근육 가능성을 발견할 수 있는 기회를 갖는다.

위쪽 자물쇠

첫 번째 자물쇠는 이미 우리에게 친숙하다: 이것은 ***뒤쪽-위쪽 자물쇠***이고, 종종 고리-뒤통수 자물쇠로 알려져 있다(**그림 6.1** 참고). 위쪽 목뼈에 대한 머리의 아래쪽 압박은 동반된 머리뼈의 뒤쪽 돌림과 함께, 전반적인 신체 반사에 영향을 주고, 그 자체로 전체 척추의 만능 열쇠이다.

우리는 3장에서 전방을 쳐다보도록 하는 것이 아니라, 목덜미를 신장시켜 물속을 쳐다보고, 또 머리 정수리를 위쪽으로 뻗도록 하는 큐잉에 대해 논의했다. 이것은 5장에서 위쪽 자물쇠를 해결할 수 있는 풍선, 길어진 귀, 꼭두각시 인형과 같은 큐잉으로 이어졌다. 이들 모든 큐잉은 운동 프로그램을 수정한다. 그들은 준비 지점을 해결할 뿐만 아니라, 움직임을 통한 적극적인 의도를 유도한다.

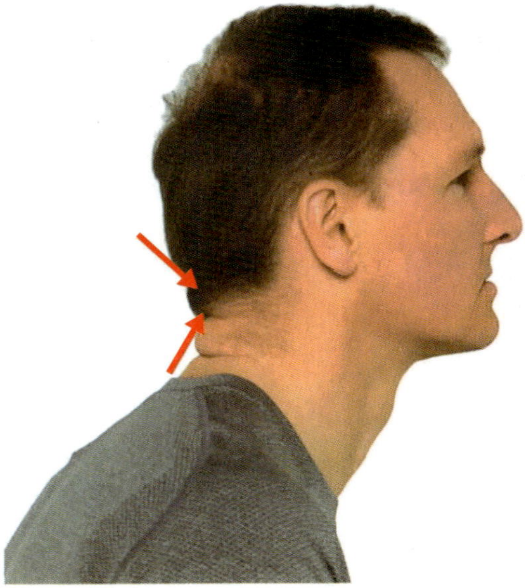

그림 6.1
뒤쪽-위쪽 자물쇠

뒤쪽-위쪽 자물쇠는 누운 자세에서 작용할 때도 동등한 강한 영향력을 가진다. 머리가 뒤쪽 돌림된 상태로 휴식을 취하게 되면, 목뼈는 반사 활성화를 통해 폄을 더욱 촉진시킬 것이다. 여러분이 바닥쪽으로 척추를 이완하거나, 호흡을 이용하거나, 또는 팔다리를 움직이기 위해 허리뼈의 중립위를 만들기 원한다면, 위쪽 자물쇠가 그것을 차단시킬 것이다.

위쪽 목을 길게 늘이면 폄근의 톤을 감소시키는데, 이것은 호흡시 갈비우리의 뒤쪽 부분으로 더 쉽게 접근할 수 있도록 하며, 복부 근육을 사용하여 척추를 바닥쪽으로 밀어 넣으려는 힘을 감소시킨다. 이것은 또한 허리골반 가동성을 쉽게 만들 수 있는데, 그 이유는 과도한 척추 폄근의 톤에 의해 발생된 근육의 저항과

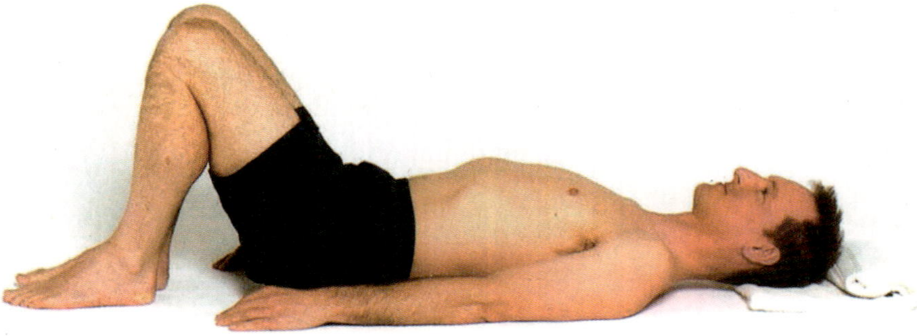

그림 6.2
접은 타월의 배치는 최적의 근육 활동을 장려하기 위해 머리를 이완된 자세로 만들 수 있다.

관절 압박을 감소시키기 때문이다.

머리와 목을 반대쪽 자물쇠 쪽으로 억지로 밀지 않고, 타월을 일정 두께로 접어서 뒤통수 밑에 배치하면 대상자의 머리와 목을 이완된 자세로 만들 수 있다 (**그림 6.2** 참고). 처음에는 타월을 많이 접을 필요성이 있지만, 시간이 경과함에 따라 이 신체 부위가 열리고 길어지기 때문에, 지지하는 타월의 두께를 감소시킬 수 있다.

앞쪽-위쪽 자물쇠 또는 목 자물쇠는 목의 앞쪽에 있는 깊은 근육의 고정된 수축에 의해 생성된다. 과도하게 훈련된 조랑말처럼, 턱을 아래로 넣거나 앞쪽으로 당겨 목에 머리를 고정시킨다. 이 자세는 뒤쪽-위쪽 자물쇠와 마찬가지로 목의 통증을 유발할 수 있고, 그들의 머리를 다림줄 쪽으로 당기도록 장려하는 자세의 큐잉으로 초래될 수 있다. 이것은 뒤쪽-위쪽 자물쇠를 의식적으로 방지하는데 집중하는 일부 건강과 피트니스 전문가에게서도 흔하게 나타날 수 있다(**그림 6.3** 참고).

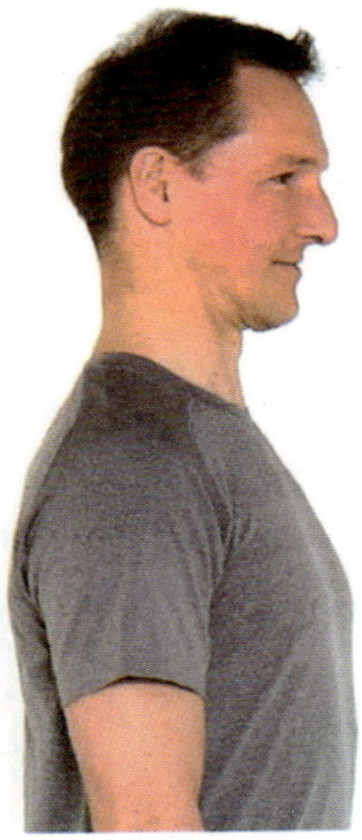

그림 6.3
앞쪽-위쪽 자물쇠. 목에 대해 머리가 고정된 자세로 유지된다. 턱 밑의 피부 주름을 확인하자.

앞쪽-위쪽 자물쇠와 뒤쪽-위쪽 자물쇠 모두는 목뼈의 정상 만곡을 변화시켜 목의 움직임에 대한 미세하게 조정되는 머리를 방해하여 자세 조절에 나쁜 영향을 줄 수 있다. 중립 헤드 캐리지는 목뼈 위에 머리를 부유시켜 잘 균형되게 만들고, 또 모든 방향으로 자유롭고 유연하게 머리를 움직일 수 있도록 만든다(**그림 6.4** 참고). 위쪽 목의 앞쪽과 뒤쪽에 있는 근육 활성의 균형을 잘 맞추기 위해서는, "머리 활주(head slide)"가 머리 움직임의 가능성을 발견하기 위해 뇌에 낮은 스트레스의 기회를 제공한다.

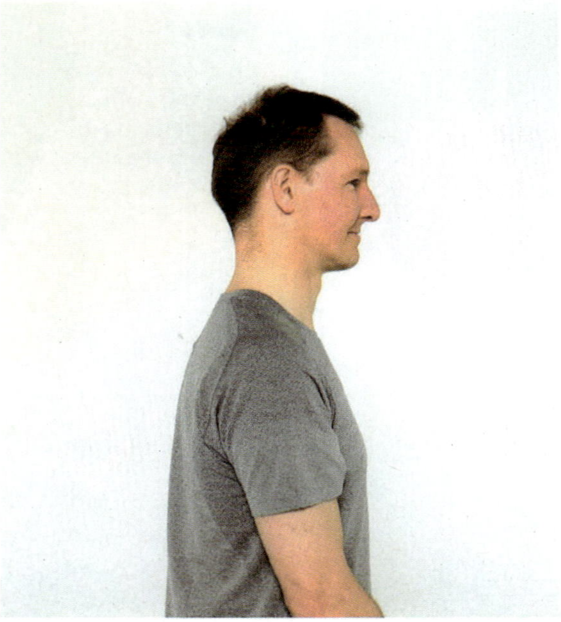

그림 6.4
중립 헤드 캐리지. 머리가 열린 목 각도를 가지고, 균형을 잘 맞춘 상태로 목 위에 정렬되어 있다.

움직임 탐구

머리 활주

무릎을 세우고 편안하게 누운 자세를 취한다. 코가 천장 쪽을 향하도록 머리를 편안하게 배치하고, 필요하다면 타월을 접어서 머리를 받쳐줄 수 있다. 여러분의 목이 몸과 만나는 지점을 느낄 수 있는 정중앙의 뼈 돌출부에 손을 배치한다(**그림 6.5** 참고). 이 지점은 C7 가시돌기이다. 머리가 바닥에 닿는 접촉 지점뿐만 아니라 손에 닿는 가시돌기와의 간격을 인지한다. 천천히 지면에 닿는 머리 지점을 손쪽으로 약간 활주시켜, 목뼈의 만곡을 더 깊게 한다(**그림 6.6** 참고). 이런 동작은 머리를 반대 방향(손에서 멀어지는 방향)으로 활주할 때 종종 목 근육을 더 쉽게 이완시킨다. 이런 동작을 하면서 목의 뒷부분이 어떻게 열리기 시작하는지, 턱이 약간 안으로 당겨지는지를 느껴 보자. 목 뒤쪽의 근육은 탄성 에너지를 저장하면서 약간 신장되기 시작한다(**그림 6.7** 참고). 편안한 끝지점에 도달하면, 반대 방향의 움직임을 수행한다. 이때 대조 감각을 확인하기 위해 원래 시작점을 약간 초과해서 움직일 때까지 약간의 반동을 허용한다. 각 방향으로 힘들이지 않고 부드럽게 활주시키면서, 위의 절차를 천천히 반복한다.

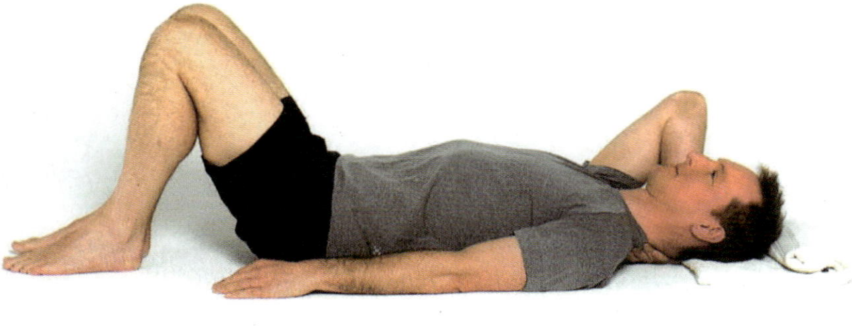

그림 6.5
머리 활주의 시작자세

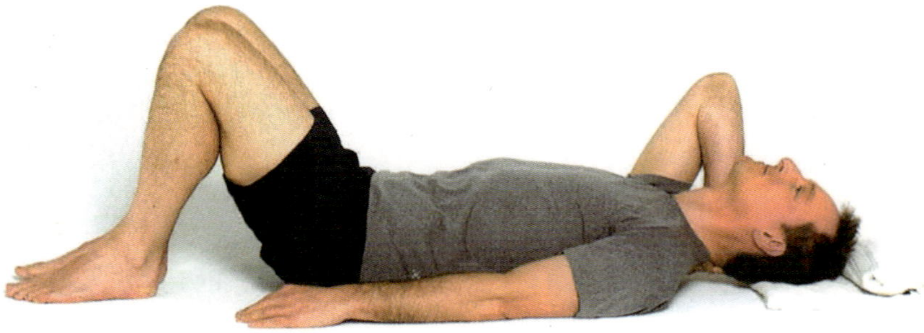

그림 6.6
처음에는 머리를 손쪽으로 부드럽게 활주한다.

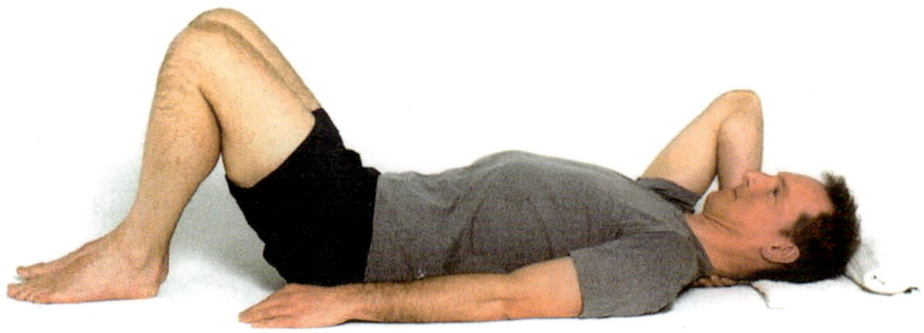

그림 6.7
목 뒷부분을 길게 신장시켜 열리도록 한다.

마지막으로, 머리를 바닥에 놓이게 하고, 그 움직임 정보가 신경계에 동화되도록 하자.

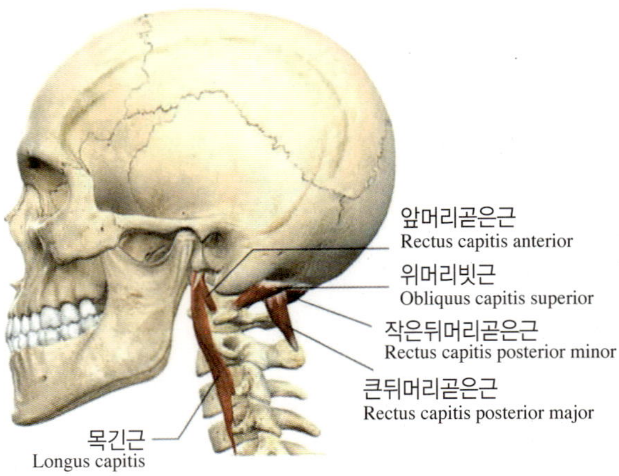

그림 6.8
목에 대해 작용하는 머리의 굽힘근과 폄근

이것과 같은, 힘들이지 않는 움직임은 위쪽 목뼈의 앞쪽과 뒤쪽에 있는 근육이 가동범위의 한 지점에 잡혀 있는 것이 아니라, 늘어나고 짧아질 수 있음을 상기시킨다. 이것은 관절을 가동시키고, 주요 목 안정근인 깊은 위쪽 목뼈 굽힘근과의 연결을 일깨운다(**그림 6.8** 참고).

아래쪽 자물쇠

우리는 움직임에 반응하여 이 영역에서 허리뼈 앞굽음을 깊게 하고 척주세움근을 타이트하게 만드는 것을 아래쪽 자물쇠 또는 허리엉치 자물쇠라고 불린다(**그림 6.9** 참고).

복부의 약증이 종종 이런 자세 반응의 원인으로 지목된다. 그러나 앞에서 언급했듯이(1장 참고), 능동적으로 복부 긴장을 일으켜 허리엉치 자세를 교정하려는 시도는 과도한 공동 수축을 일으키고, 이런 과도한 공동 수축은 습관성 자세 전략으로 사용될 때 일어나는 흔한 신경근육성 기능장애이며, 만성 허리 통증과 관련된다. 기억해야 할 것은, 1990년대에는 공동 수축이 좋은 것으로 여겨졌지만, 이제 우리는 공동 수축을 더 많이 이해하게 되어 공동 수축이 좋은 것이 아님을 알게 되었고, 지속적인 공동 수축은 비정상 상태임을 알게 되었다.

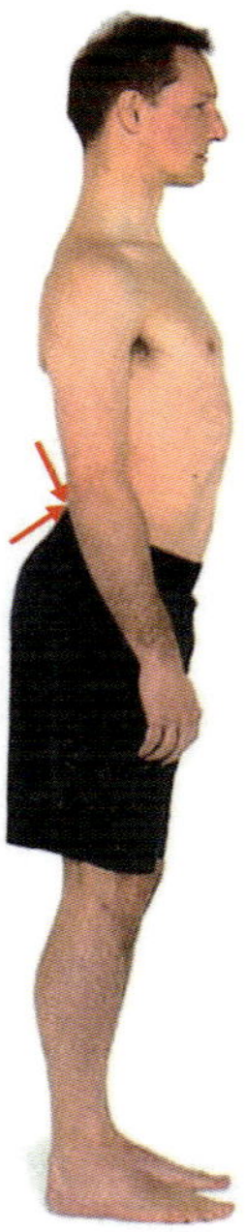

그림 6.9
아래쪽 자물쇠(허리엉치 자물쇠)

앞쪽 근육 장력과 뒤쪽 근육 장력의 싸움은 에너지 비용이 많이 들고, 총 장력의 증가는 자세 조절과 관련된 자연스러운 움직임을 차단시킨다.

> 긴장과 싸울 필요는 없다: 긴장은 비가동성을 초래한다. 자세는 싸움이 아니라, 댄스이다.

만약 의식적인 교정이 답이 아니라면, 우리의 다른 가능성은 무엇인가? 이런 자세 자물쇠가 만성 근긴장에 의해 유도될 때, 우리는 더 큰 변화를 주기 위해 척주세움근의 과도한 활동을 진정시켜야 한다. 연구에 따르면, 몸통 근육을 효과적으로 이완하지 못하는 능력은 허리 통증과 강하게 연결되어 있다는 것이고,[5] 이것은 허리 자물쇠의 해제가 훨씬 더 중요하다는 것을 의미를 갖는다.

이 시점에서, 우리는 이완하고 감압하기 위해 허리뼈를 고려해야 한다. 우리가 이런 습관성 자세 전략을 하향 조정할 때, 우리의 뇌는 다른 옵션을 고려해야한다. 우리는 깊은 복부 근육의 낮은 레벨 자동 활성화를 위해 그 문을 열어야 한다.

움직임 탐구

엉치뼈 흔들기(sacral rock)

허리뼈와 골반 사이의 관계를 바꾸려면, 엉치뼈에 대한 인식을 키워야 한다. 엉치뼈 흔들기를 수행하려면, 먼저 엉치뼈의 이미지를 구를 수 있는 휘어진 뼈로 만드는 것이 중요하다. 많은 사람들은 엉치뼈를 납작한 뼈라고 생각하는데, 이것은 관련될 움직임에 대한 상충된 이미지를 만들 수 있는 오해의 소지가 많다.

여러분의 손을 컵모양으로 만들어 엉치뼈에 배치한다. 이때 손가락끝이 꼬리뼈 쪽으로 향하게 한다. 엉치뼈는 아래쪽인 엉치뼈끝(sacral tip) 쪽으로 갈수록 가늘어지는 것을 상상해 보자. 손바닥으로 엉치뼈의 만곡을 느껴보고, 그것이 어디에 있고 어떻게 느끼는지를 뇌가 알 수 있도록 엉치뼈를 문지른다(**그림 6.10** 참고). 일단 여러분이 뇌와 엉치뼈를 연결했다면, 우리는 시작할 수 있다.

누운 자세에서 무릎을 편안하게 세운다. 만약 여러분이 약간의 위쪽 자물쇠를 가지고 있다면, 타월을 접어서 머리뼈 밑에 배치한다. 만약 먼저 위쪽 자물쇠를 해제하지 못했다면, 골반을 쉽게 움직이지 못할 수도 있다. 끝으로 손바닥을 골반의 양쪽 엉덩뼈 위에 올려놓는다(**그림 6.11** 참고).

이번에는 엉치뼈에 대해 여러분의 몸이 어떻게 배치되어 있는지를 확인한다. 습관성 아래쪽 자물쇠를 가진 사람들은 일반적으로 엉치뼈의 아래쪽 부분 쪽으로 놓인다. 누운 자세에서 허리뼈를 바닥쪽으로 내리는 훈련을 받은 사람들은 엉치뼈 상단에서 자세 취하기를 원한다. 이것은 또 다른 형태의 자물쇠이고, 사람이 선 자세를 취하면 의미가 사라지는 허리 자세를 고정 지점임을

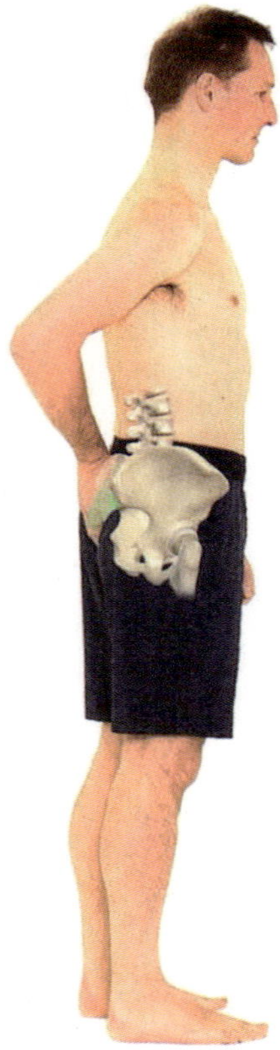

그림 6.10
엉치뼈의 만곡 형태를 확인한다.

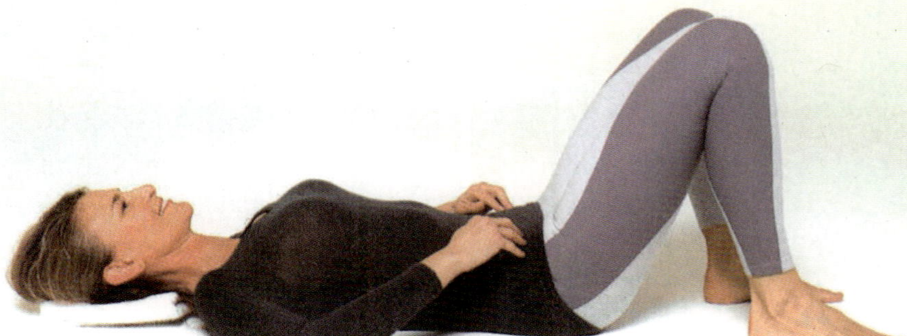

그림 6.11
엉치뼈 흔들기의 시작자세로서 양 손을 골반의 앞쪽에 배치한다.

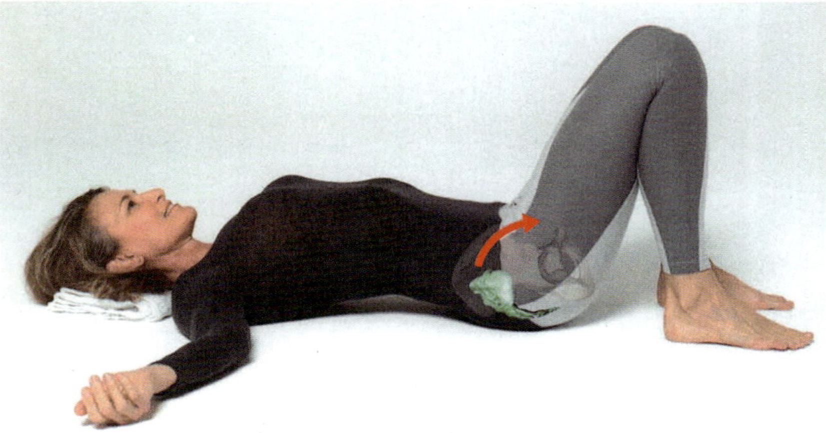

그림 6.12
엉치뼈의 아래쪽 끝 쪽으로 엉치뼈를 흔들어보자 (척추의 자세를 보여주기 위해 양쪽 팔을 위로 배치한 사진이다).

인식하면서 훈련하는 것이 중요하다.

여러분이 누운 자세에서 척추 자세를 훈련하고 있다면, 이것이 선 자세에서도 그렇게 되는지를 확실히 확인해 보자.

습관을 어떠한지를 안다면, 우리는 그것을 해결할 수 있다. 최소한의 노력으로 천천히 엉치뼈를 꼬리뼈 쪽으로 굴러 보자. 이것은 허리뼈 폄을 강조할 것이다(**그림 6.12** 참고). 잠깐만, 우리가 피하려고 하는 것이 이 자세인가?

이것은 옛날부터 내려오던 태도이다. 우리가 행복하지 않은 자세를 가지고 있어서 반대 자세를 취하는 거죠? 우리의 생각을 업데이트 할 시간이다. 우리의 목표는 자세를 피하는 것이 아니라, 허리뼈가 전 가동범위를 통해 자유롭게 움직일 수 있도록 가르치는 것이다. 자물쇠는 특정 가동범위에서 일어나고, 척추는 어떻게 하면 양방향으로 부드럽게 움직이는지 상기시킬 필요가 있다.

자물쇠를 해제하려면, 우리는 먼저 몇몇 움직임을 도입해야 한다. 폄을 더 많이 일으키는 것은 본질적으로 선호하는 방향으로 움직이는 것이며, 이것은 굽힘의 저항으로 움직일 때보다는 적은 노력을 요구한다. 이것을 잘 움직이지 않는 상태의 양말 서랍이라고 생각해 보자 –서랍을 밖으로 당겨서 열 수 없으면, 여러분은 어떻게 하는가? 여러분은 서랍을 열기 위해 서랍을 반대 방향인 안쪽으로 민 다음, 서랍을 당길 것이다. 이렇게 하면 서랍이 쉽게 열릴 수 있다.

폄 쪽으로 움직이므로써, 여러분은 척주세움근이 어떻게 동적으로 수축하는지를 상기하고, 각 근육내의 미세 교차결합이 어떻게 근섬유를 안쪽 가동범위G로 단축시키는지도 상기해 보자. 가동범위 내의 고정 지점에서 지속으로 작동함으로써 자물쇠를 만들지 않으면서, 그 근육은 스스로 움직인다.

꼬리뼈 끝으로 움직이므로써 그 영역에 몇 가지 동작을 유도했기 때문에, 여러분은 지면과 연결되는 발바닥의 인지를 향상시키면서 엉치뼈를 위쪽으로 천천히 구르기할 수 있다(**그림 6.13** 참고). 여러분은 이것을 할 때 가능하면 적은 노력을 사용할 것이고, 여러분의 복부가 골반의 뒤쪽으로 떨어지도록 한다. 척주세움근이 길어져서 허리골반 이음부가 열리도록 만든다. 이 시점

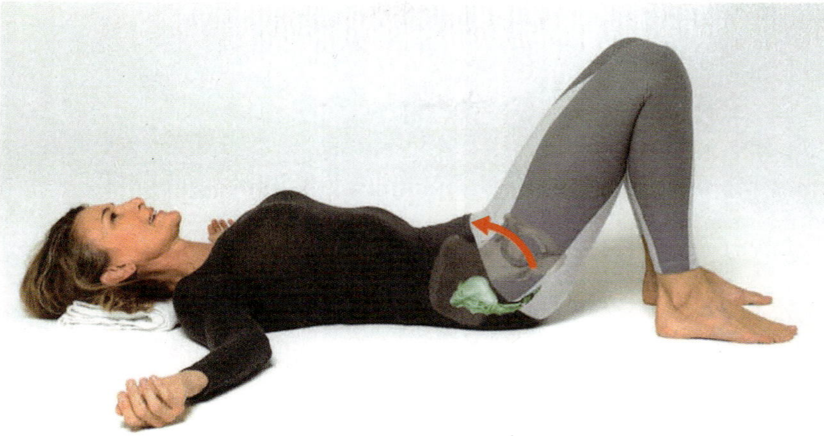

그림 6.13
복부가 척추쪽으로
내려가도록 엉치뼈
상단쪽으로 엉치뼈를 흔든다.

에서는 여러분이 엉치뼈의 상단 까지만 움직일 수 있다 – 만약 여러분이 더 많이 움직이면, 복부를 과사용하여 척추를 바닥쪽으로 밀기 시작할 것이다. 기억할 것: 우리는 이것이 쉽다는 것을 뇌가 알길 원한다. 이것은 강제적인 활동이 아니라, 잠금을 해제하는 것이다.

엉치뼈 흔들기는 더 흔하게 사용되는 골반경사보다는 아래쪽 허리뼈에 더 국한된다. 골반경사는 종종 얕은 복부 근육의 더 많은 활동을 일으킨다. 증가된 이런 복부 활동은 실제로 아래쪽 허리뼈의 동작을 차단하여 더 위쪽의 허리뼈로 올라가는 움직임을 방해하고, 허리엉치 자물쇠를 해제하는 기회를 놓치게 만든다.

엉치뼈 상단에서부터 꼬리뼈 쪽으로 움직임이 자유롭고, 부드럽고, 또 느리게 일어나도록 허용하고, 이것이 여러분의 손을 어떻게 위로 그리고 여러분으로부터 멀어지도록 움직이는지를 느껴본다. 여러분이 방향을 바꾸면, 여러분의 손이 여러분 쪽으로 어떻게 움직이고, 또 척추 쪽으로 어떻게 떨어지는지를 느껴보자. 몇 번 반복한 후, 동작을 멈춘 후 긴장을 풀고, 또 여러분의 몸이 엉치뼈에 떨어지는 지점을 확인해 보자. 대다수 사람의 경우에는, 이것은 엉치뼈의 중간 지점 근처인, 가장 많이 튀어나온 엉치뼈 만곡 부위일 것이다. 이것이 여러분의 엉치뼈 지지 자세이다.

여러분은 의식적인 복부 근육 수축으로 이 자세를 만들지 않고, 이 자세로 이완하는 생각에 대해 여전히 불확실하다고 느낄 것이다. 이것을 논리적으로 살펴보자: 누운 자세를 취할 때, 중력은 아래쪽으로 작용한다. 중력이 우리의 척추를 바닥쪽으로 떨어뜨리기 때문에, 복부근육의 약증으로 인해 과도한 허리뼈 만곡이 생긴다는 것은 이치에 맞지 않다. 척추를 바닥으로부터 들어올려 폄시키는 유일한 방법은 중력에 대항해여 위쪽으로 밀어올리는 등 근육을 강하게 수축하는 것이다. 이것은 주로 앞쪽 근육의 약증 문제가 아니라, 뒤쪽 근육의 긴장 문제이다.

편안한 누운 자세일 때는, 움직임이 없을 뿐만 아니라, 자세 조절에 대한 요구도 없기 때문에, 척주세움근이 수축할 이유가 없다. 만약 우리가 이들 조건에서 척추를 이완시키지 못하면, 이 자세의 움직임을 위해 우리가 가르치는 어떤 것도 대처 전략이 된다.

엉치뼈 흔들기는 척주세움근의 고정 지점을 해제시켜, 지속적인 신경근육 유지 패턴을 깨뜨린다. 엉치뼈를 해제된 중심점 위에 놓을 수 있다면, 척추는 자연스럽고 비강제적인 자세를 취할 것이다. 이런 쉬운 기준점을 통해 팔다리의 움직임과 신체 중심의 움직임 사이에서 일어나는 관계를 탐구할 수 있다. 고유수용적으로, 이것은 여러분의 척추 자세가 바닥에 상대할 지점을 알아내는 것보다 훨씬 더 간단하고, 또 이것은 구조와 형태 측면에서 개별적인 변화를 허용한다. 의식적인 복부 근육 수축이 없을 때 신체 앞쪽에 있는 근막 조직이 길어질 수 있기 때문에, 탄력적인 팔다리 움직임이 가능해진다.

자세 취하기 대신에 근육 연결(wiring)을 생각해 보자. 뇌는 팔다리를 움직이는 것에 관할 때, 척주세움근이 적절한 척추 안정화 전략을 제공한다면, 복부 근육을 추가적으로 수축할 때 신체 에너지를 더 많이 사용하지 않는다. 이것을 준수할 때, 우리는 관습적으로 그것을 약점으로 해석하고, 복부 근육의 활동을 증가시키므로써 등 근육의 긴장과 싸우게 된다. 비록 이것이 척추 자세를 바꿀 수도 있지만, 팔다리와 몸통 사이의 근육 탄성 연결을 만들기 위해 꼭 필요한 근육 길이의 변화를 차단하는 불필요한 싸움이 시작된다.

그러나 만약 우리가 오늘날의 안정화 전략을 채택하지 않는다면, 뇌는 다른 해결책을 찾기 위해 촉발된다. 등 근육을 이완시키므로써, 우리는 복부가 다시 원래 위치로 돌아오는 기회를 갖는다. 이것은 스테레오 시스템을 조정하는 것과 같다 - 만약 우리가 베이스를 조금 낮추면, 우리는 고음을 들을 수 있다. 만약 우리의 접근법이 신경근육 균형 기법 중의 하나라면, 우리는 운동 잠재력을 손상시키지 않고, 전체 패턴의 강도를 체계적으로 진행할 수 있다.

이런 지식은 다음에 제시되는 모든 누운 자세의 움직임 토대를 형성할 것이다.

자세 학습을 통합하자

우리는 허리골반 주변에 있는 근육 활동의 균형을 변화시켰지만, 이것은 기능적 변화를 만들기에 충분하지 않다 - 이것은 단순히 가능성의 창을 열 뿐이다.

이것을 의미있게 만들기 위해, 우리는 잠금해제된 척추와 안전하지만 탄력있는 CLA로 움직이는 것이 무엇인지를 배울 필요가 있다: 이것을 달성하기 위해, 우리는 낮은 수준의 숙련도와 하중 요구 상태에서 이것을 해야 한다.

움직임 탐구

그레이하운드 핸드 슬라이드 (greyhound Hand Slide)

그레이하운드 시리즈는 JEMS 개념의 기본이다. 이것은 반응적이지만 안전한 CLA(앞쪽 사슬과 뒤쪽 사슬 사이의 균형)를 느끼고, 팔다리와 몸통 사이의 탄력적인 연결 감각을 확인하는 방법을 배우는 이상적인 첫 단계이다. 왜 이것을 "그레이하운드"라고 부르는가? 이 영감은 날씬하고 빠른 경주용 개들의 모습에서 비롯

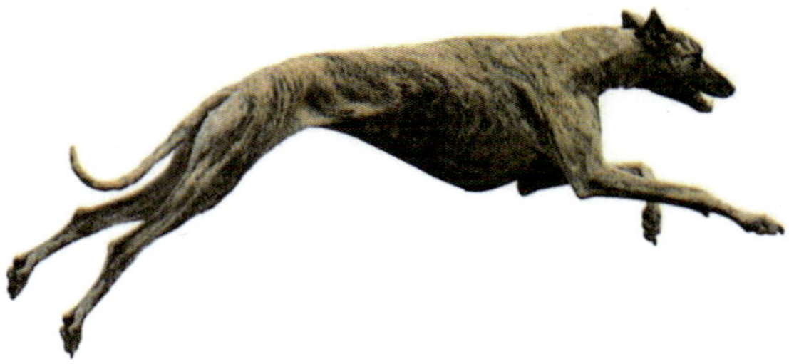

그림 6.14
그레이하운드의 모습이 이런 작용에 영감을 주었다.

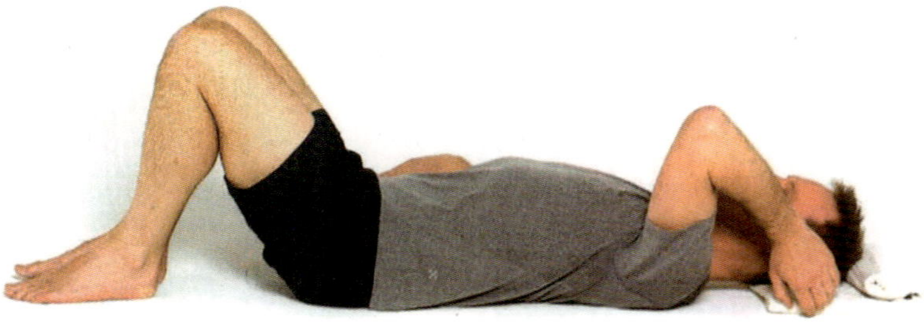

그림 6.15
그레이하운드 핸드 슬라이드의 시작자세

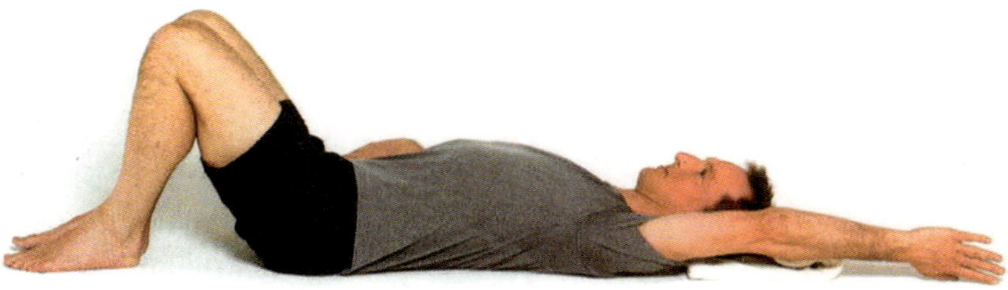

그림 6.16
그레이하운드 핸드 슬라이드의 끝자세

되었다: 그들의 팔다리가 몸으로부터 길게 뻗었기 때문에, 그들의 복부는 반사적으로 등뼈 쪽으로 쑥 들어가서, 몸통을 통해 앞다리와 뒷다리를 연결하는 근막 구조물의 신장과 반동을 강화한다(**그림 6.14** 참고). 그래서 여러분과 함께 공부할 것이다.

무릎을 세우고 누운 자세를 취하고, 필요하다면 접은 타월을 머리밑에 배치한다. 잠깐 동안 이완된 몸이 엉치뼈 위에 배치되어 있는지를 찾고, 스위치-오프되고 여러분의 몸을 바닥 위에 내려 놓는 것이 어떤 것인지를 상기시키기 위해 엉치뼈 흔들기를 몇 회 실시한다.

한 손을 두덩뼈 바로 위에 배치한다. 반대손의 손가락이 머리 옆의 바닥 쪽으로 향하도록 어깨를 굽힘하고 팔꿈치를 굽힘한다(**그림 6.15** 참고). 완전하게 이완하고, 팔이 사용가능한 범위의 끝지점에 도달할 때까지 바닥을 따라 손을 활주시킨다. 이때 척추가 그 손을 따라가도록 한다(**그림 6.16** 참고). 만약 우연히 호흡을 중단했다면, 호흡 멈춤을 해제하고, 여러분의 등이 아치를 그리지 않고 어떻게 부드럽게 바닥으로 떨어지는지를 느껴본다. 복부 근육의 수축이나 브레이싱 징후 없이 이완을 유지하면, 그레이하운드처럼 여러분의 복부가 척추쪽으로 내려앉은 것을 발견할 수 있을 것이다. 여기서부터는 우리는 이것을 "그레이하운드의 배"라고 부를 것인데, 그 이유는 그것이 많은 기법 안에서 적용되기 때문이다. 이것이 종종 의식적인 수축으로 가르쳐지면, 복부의 안쪽 당김으로 언급되었다.
그러나, 이것은 자동 자세 반응으로서 자연스럽게 일어나야 한다.[6]

배가 쏙 들어간 부위라면 어디에서나, 여러분은 손이 뒤쪽 안으로 활주되게 하는 앵커 지점을 제공하기 위해 그곳에서 이 자세를 유지할 것이다. 처음에는 여러분의 팔을 안으로 가져갈 때 여러분의 복부가 위쪽으로 튀어 오르는 것을 느낄 것이다. 이것은 여러분의 뇌가 오래된 전략을 시험해 보는 것일 뿐이다. 이것과 싸울 필요는 없다. 여러분의 척추를 다시 이완한 후, 활주 운동을 반복해 보자. 그리고 너무 힘을 쓰지 않아도 여러분의 몸이 그 움직임을 지지할 수 있다고 믿어보자.

JEMS 관점으로부터, 운동 동안의 호흡은 자연스럽고 자유로워야 한다. 동작/호흡 매칭(이것을 수행할 때는 숨을 들이쉬고, 이것을 수행할 때는 숨을 내쉬며)의 큐잉을 하는 것이 유혹적이지만, 이런 낮은 수준의 숙련도와 하중 요구 상태에서는 여러분의 일상 활동에서 그랬듯이 움직임과는 별개로 호흡할 수 있어야 한다. 우리는 호흡과 걸음걸이를 맞추지 않고도 걷기와 대화를 동시에 할 수 있다. 이것을 확실히 하는 가장 쉬운 방법은 움직임 내내 간단한 것을 혼자서 흥얼거리거나 큰 소리로 말하는 것이다.

그레이하운드의 모습이 긴장을 줄여주고 엉덩이와 골반에 더 큰 자유를 주기 때문에, 여러분은 경험이 많은 전문가들에게 있어서 그레이하운드의 모습이 다양한 포즈와 움직임으로 나타나는 것을 보게 될 것이다(**그림 6.17** 참고).

척주세움근: 이완 또는 강화?

지금까지는 척주세움근의 긴장 이완에 중점을 두었기 때문에, 여러분은 여러분의 프로그램에서 이들 근육군의 직접적인 근력강화에 집중하고 있다. 그 대답은

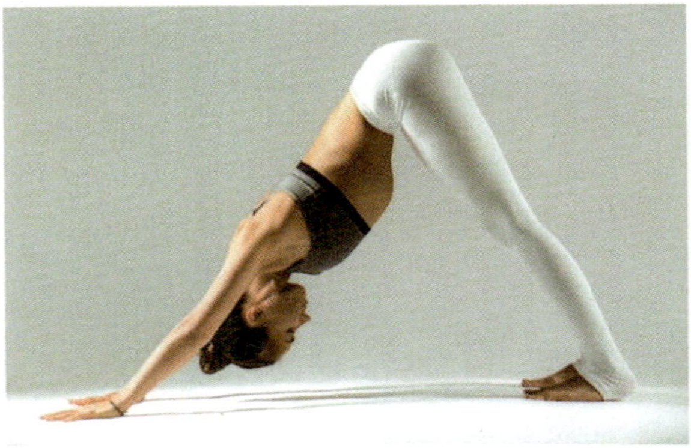

그림 6.17
그레이하운드의 모습은 경험이 많은 움직임 전문가들에게서도 자주 나타난다.

"솔직한 예"이다. 척주세움근의 근력은 척추를 안정화시키는 요소로 확인될 뿐만 아니라, 허리뼈 손상의 재활에서 중요한 요소로도 확인되어 왔다.

그러나 안전하고 강한 척추의 폄을 하기 위해서는, 움직임 내내 척추를 안정화시키는 척추 주변의 힘 균형이 꼭 필요했다. 척주세움근군은 상대적으로 긴 섬유로 이루어져 있는데, 이 섬유는 여러 관절을 통과하고, 궁수의 활처럼 긴 당김줄을 가진다. 어느 한 레벨에 가해지는 과도한 스트레스를 막기 위해서는, 척추 근처에서 작용하는 안정화 근육(허리근, 뭇갈래근 및 배가로근을 포함해서)의 협업은 각 척추 분절 사이의 정렬 관계를 조절하고, 각 레벨이 척주세움근에 의해 생성된 움직임에 적절하게 관여하도록 보장한다(**그림 6.18 – 그림 6.21** 참고). 이런 방식으로 우리는 CLA를 보존하고, 강하고 안전한 폄을 위한 기반을 만든다.

뇌가 1차 안정화 전략으로 허리뼈 자물쇠를 사용할 때, 척추에 가해지는 힘을 균형시켜야 하는 협력적 파트너십이 왜곡될 수 있다. 척주세움근과 배가로근 활동의 변화 비율은 등허리근막의 긴장에 영향을 미친다.[7] 뭇갈래근은 척추의 인접 지점에 위치하는 짧고 중첩된

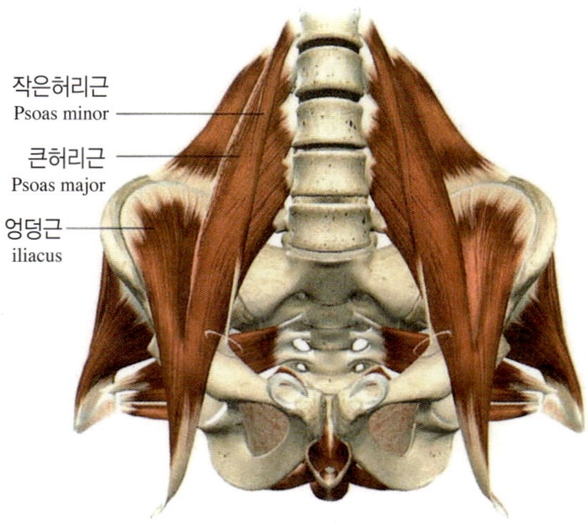

그림 6.18
뚜렷한 허리근의 척추 부착점

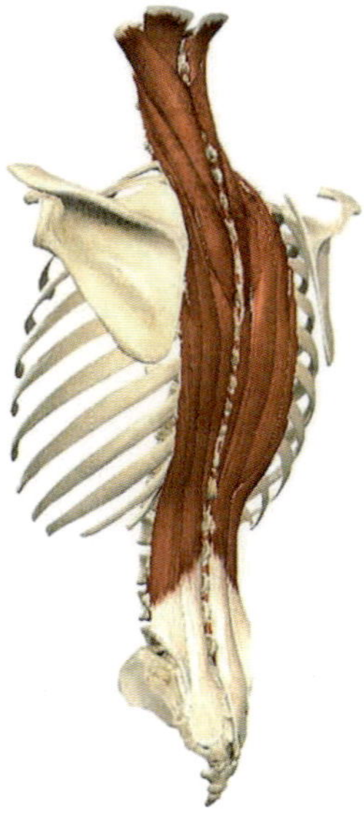

그림 6.20
근육의 긴 섬유들은 척주세움근으로 알려진 근육군을 구성한다.

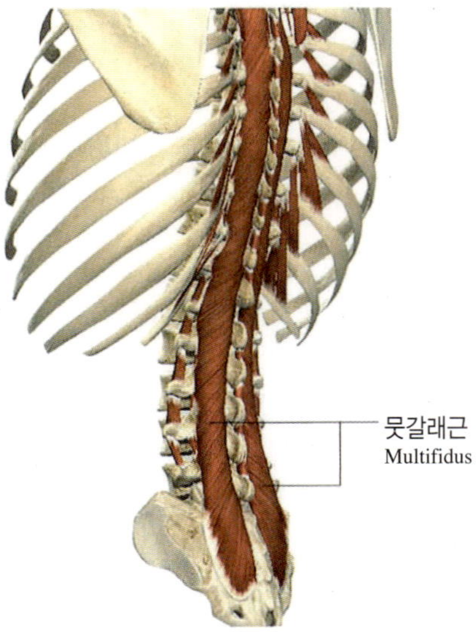

그림 6.19
척추 가까이에 위치하는 뭇갈래근의 짧은 섬유

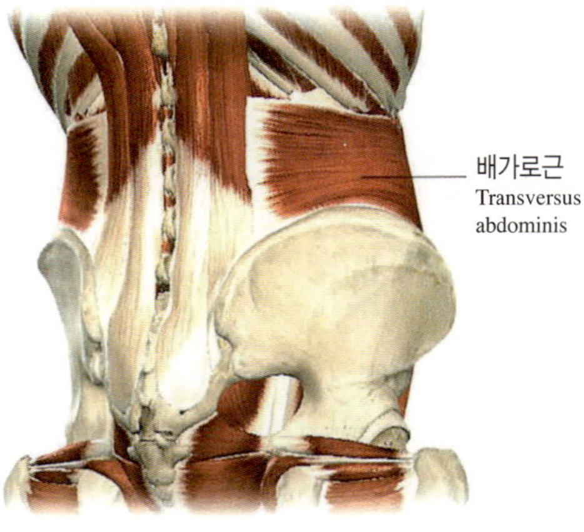

그림 6.21
배가로근은 등허리근막과의 연결을 통해 척추 지지에 기여한다.

근육이지만, 허리뼈 자물쇠가 부과하는 단축된 상태에서는 효율적으로 안정화 근육으로써 기능하지 못한다.[8] 고정된 허리뼈 위치는 건강한 허리근의 기능에 영향을 미칠 것이고, 또 이것은 척추 자세에 반응하여 허리근의 역할을 변화시킨다.[9] 그러므로 허리뼈 자물쇠를 해제하는 것은 평형을 재설정하는데 있어서 중요한 단계이다.

근력의 관점에서 볼 때, 어떤 근육이 습관적으로 고정되고 단축된 길이로 유지되면, 아래쪽 척주세움근이 허리뼈 자물쇠 안에 있기 때문에, 그들이 ***원심성***[G]과 ***구심성***[G]으로의 길이 변화를 요구받았을 때 기능을 잘 하지 못할 수도 있다. 어느 가동범위에서는 근육이 강하게 작용할 수 있지만, 그 범위를 벗어나서 작용하도록 요구될 때는 마치 기능적으로 약한 근육처럼 작용한다. 심지어 그들은 어떻게 이완하는지도 잊어버릴 수도 있다−그들은 척추 굽힘의 끝지점에서 이루어져야 한다.[10] 자물쇠의 해제는 낮은 활성화 기준 레벨에서 근육이 보다 자연스러운 길이를 재설정하도록 만든다. 근육은 이용가능한 근섬유 내에서 더 많은 미세 교차연결을 만들고, 또 이것은 더 강한 근력을 발휘한다.

일단 여러분이 허리뼈 자물쇠를 해제했다면, 다음 단계는 변화를 통합하는 것이다. 핫 토피(Hot Toffee)(8장 참고)와 슈퍼맨(4장 참고)은 그들이 역할을 재협상하기 위해 깊은 복부 근육, 허리근, 뭇갈래근 및 척주세움근에 대한 낮은 하중 기회를 제공한다.

뒤쪽 갈비뼈 자물쇠

허리엉치 자물쇠를 해결하기 시작할 때, 여러분은 뒤쪽 갈비뼈 자물쇠를 해제할 기회도 가질 것이다. 뒤쪽

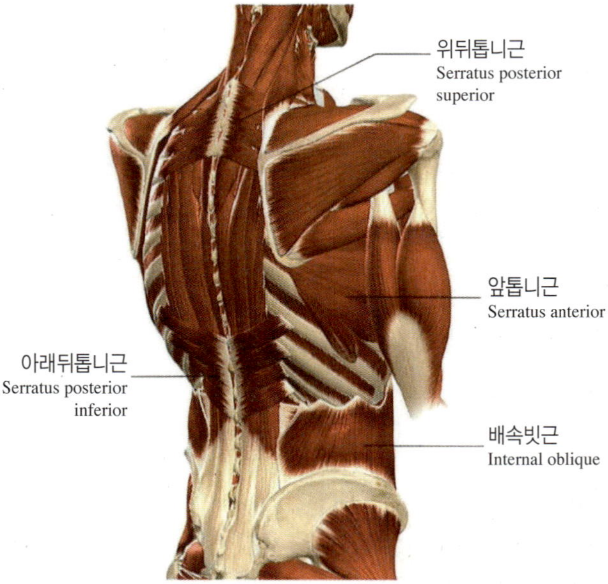

그림 6.22
아래뒤톱니근은 갈비우리의 뒤쪽을 아래쪽으로 당길 수 있도록 위치한다.

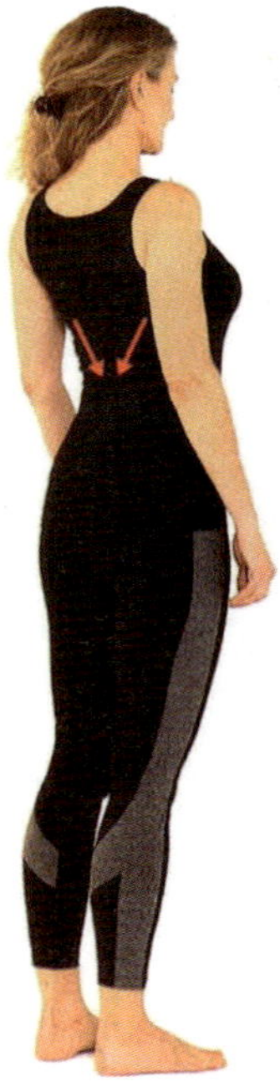

그림 6.23
뒤쪽 갈비뼈 자물쇠

갈비뼈 자물쇠는 또 다른 강력한 펌 자물쇠이며, 이것은 열심히 노력하고, 똑바로 서고, 많은 일을 하고, 또 잘 해내는 것과 관련된다.

아래뒤톱니근은 뒤쪽 갈비뼈 자물쇠에 관련된 핵심 요소 중의 하나이다(**그림 6.22** 참고). 이 근육은 갈비우리의 뒤쪽 부위에 작용하여 아래쪽과 척추쪽으로 끌어 당겨 아래쪽 등뼈/허리뼈의 관절을 펌 쪽으로 압박하고, 앞쪽의 갈비우리를 위쪽으로 기울인다(**그림 6.23** 참고). 이런 척추 자세가 흡기시 갈비우리 뒤쪽 부분의 확장에 대한 가능성을 감소시키기 때문에, 이것은 호흡 기능장애와 관련될 수 있다. 폐는 뒤쪽 갈비뼈 자물쇠가 발생하는 지점인 이들 구조물의 뒤쪽과 바닥쪽에서 가장 크다. 만약 뒤쪽 갈비뼈 자물쇠가 갈비우리의 뒤쪽 확장을 차단하면, 효율적인 산소 교환이 방해를 받는다. 폐 확장에 작용하는 그런 큰 영역이 손상되면, 우리의 몸은 위쪽 가슴 부위의 호흡을 강조하거나 복부 팽창을 위한 복부 근육의 톤을 감소시키는 등 또 다른 해결 방법을 찾아야 한다. 호흡 패턴을 향상시키려는 시도는 뒤쪽 갈비뼈 자물쇠에 갇힌 우리에게 좌절감을 줄 수 있다.

뒤쪽 갈비뼈 자물쇠는 복장뼈를 들어올려 마치 자세가 똑바른 것처럼 보이게 만들지만, 실제로는 상체와 하체 사이의 연결이 약해지는 CLA에서의 기능적 꼬임을 만든다. 그것을 깨닫는 것이 가장 좋은 출발점이다.

움직임 탐구

거대한 대리석

엉덩관절과 무릎관절을 이완하고 편안하게 앉거나 선 자세를 취하고, 여러분의 갈비뼈가 부드럽고 기름칠된 거대한 대리석으로 만들어진 공 위에 놓여 있다고 상상해 보자. 이때 대리석 공은 여러분의 갈비우리 안

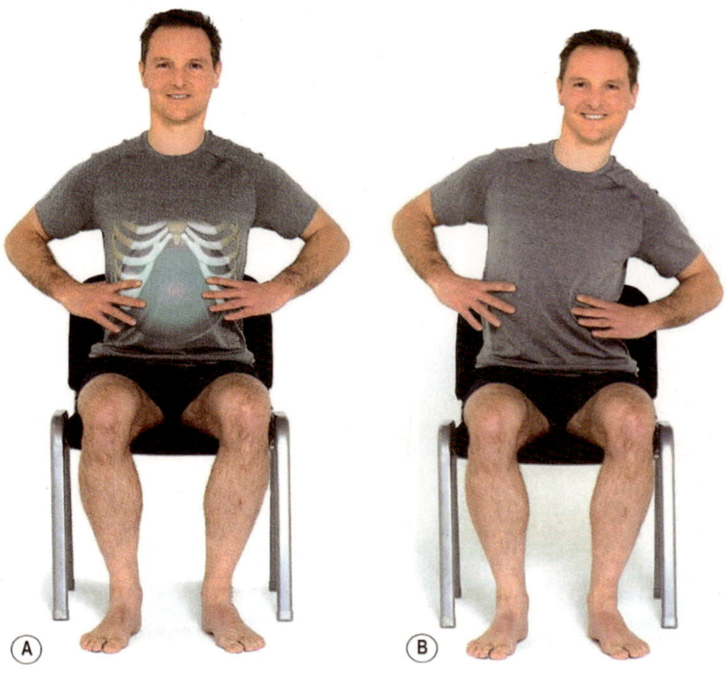

그림 6.24
거대한 대리석.
A. 시작자세;
B. 갈비우리를 거대한 대리석 위에서 움직인다.

에 완벽하게 놓여 있다. 여러분의 양쪽 손을 각각 갈비우리의 양쪽 측면에 배치하고, 어떻게 이것이 자이로스코프 안의 원반처럼 휘어진 움직임을 받아들이도록 유도하는지 느끼면서, 여러분의 갈비우리 전체를 움직여보자. 여러분의 갈비뼈가 어디에 위치하는지를 확인해 본다. 마치 갈비우리를 대리석 뒤로 활주했듯이, 갈비우리가 앞쪽이 더 높고 뒤쪽이 더 낮은가?

갈비우리를 대리석 바로 위에 놓일 수 있는 위치로 다시 활주시켜 보자. 갈비우리가 대리석의 오른쪽으로 미끄러지도록 한다. 콘서티나처럼, 갈비우리의 한쪽은 압박되고, 다른쪽은 팽창하는 것을 느껴보자. 갈비뼈의 가벼운 분리에 의해 형성된 확장된 공간 안으로 숨을 들이쉬어 보자. 이번에는, 대리석 위의 갈비 우리를 왼쪽으로 활주시키고, 팽창과 압축이 어떻게 반전되는지를 느껴보자. 갈비뼈의 일부가 어떻게 함께 움직이고 또 갈비뼈의 다른 일부가 분리되어 움직이는지를 느껴보고, 새롭게 확장된 공간안으로 숨을 들이쉬어 보자(**그림 6.24** 참고).

갈비우리를 대리석의 앞쪽으로 활주하고, 이것이 복부의 윗부분을 어떻게 압박하고 아랫배가 어떻게 돌출되는지를 느껴보자. 그런 다음, 갈비우리를 대리석의 뒤쪽으로 활주시켜, 여러분의 척추 압박을 느껴보고 뒤쪽 갈비뼈 자물쇠를 꽉 조여주자. 갈비뼈를 대리석 위에서 굴러보고, 더 깊게 들숨을 쉴 수 있도록 어느 한 영역이 닫히고, 반대쪽 영역이 열리는지를 확인하기 위해 서로 다른 지점에서 멈춘다.

다시 대리석 위에서 여러분의 갈비우리가 균형을 잡도록 한다. 갈비우리 주변의 몇 가지 제한을 해제했으니, 이것은 갈비우리가 평소 위치하는 지점이 아닐 수 있다. 갈비우리가 척추 근육이나 복부 근육에 의해 제자리에 고정되기보다는, 골반 위에 수평으로 떠 있는 경험은 조금 이상하게 느껴질 수 있다.

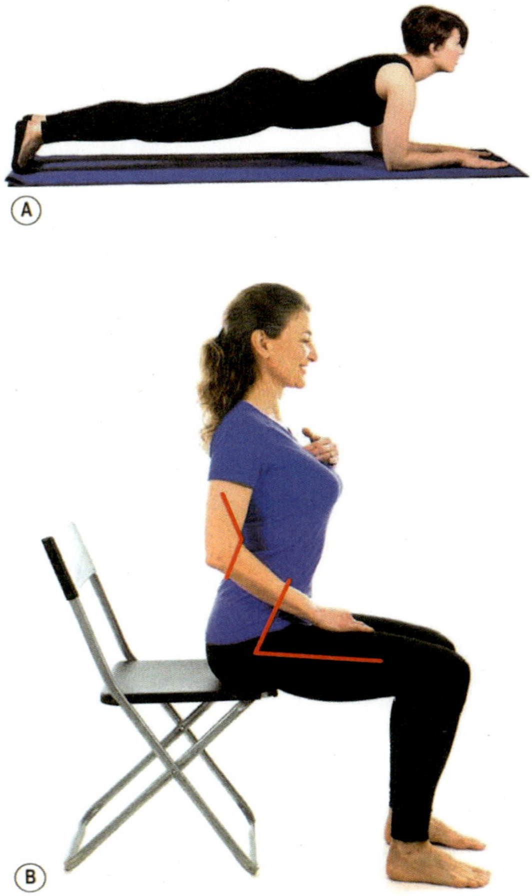

그림 6.25

A. 플랭크 자세를 취할 때 위쪽 자물쇠, 허리엉치 자물쇠와 앞쪽 엉덩관절 자물쇠가 나타난다.

B. 뒤쪽 갈비뼈 자물쇠와 앞쪽 엉덩관절 자물쇠는 짝을 이룬다. 몸통은 엉덩관절 굽힘근에 의해 앞쪽으로 당겨지고, 보상작용으로 갈비우리의 위쪽돌림이 일어난다.

허리엉치 자물쇠와 뒤쪽 갈비뼈 자물쇠는 일반적으로 앞쪽 엉덩관절 자물쇠와 관련된다. 누운 자세, 엎드린 자세, 앉은 자세 또는 선 자세이든 간에, 앞쪽 엉덩관절 자물쇠는 넙다리뼈, 골반 및 허리뼈 사이의 관계를 고정시키기 위해 엉덩관절 굽힘근을 사용함으로써 안정된 조절 지점을 만들려고 노력할 것이다(**그림**

6.25A 참고). 선 자세와 앉은 자세를 취할 때, 사람들은 그들의 엉덩관절을 약간 굽힘하지만, 똑바른 자세를 유지하기 위해 척추의 폄을 증가시키는 보상작용을 할 것이다(**그림 6.25B** 참고). 누운 자세에서 바닥을 따라 발꿈치를 활주할 때, 이 사람들은 허리뼈를 폄시키는 골반의 앞쪽경사를 수행하는데, 이것은 허벅지를 따라 골반이 몸으로부터 멀어지는 움직임을 시도한다. 앉은 자세에서는, 위앞엉덩뼈가시(ASIS)[G]로 알려진 골반 앞쪽에서 만져지는 뼈가 넙다리뼈 쪽인 아래쪽으로 기울어져서, 두 뼈 사이의 관계를 잠금시킨다. 똑바로 앉도록 요구를 받았을 때, 대상자는 골반과 넙다리뼈를 고정한 채로 유지하고, 똑바른 자세를 더 잘 취할 수 있는 뒤쪽 갈비뼈 자물쇠로 보상작용을 한다. 이것은 허리근의 수축을 통해 달성되며, 이 근육은 위쪽 허리뼈를 앞쪽으로 당기고, 아래뒤톱니근과 등뼈와 허리뼈의 척주세움근과 파트너를 이룬다. 이 효과는 허리를 절반으로 자르는 것과 같다: 위쪽 몸통 부분과 아래쪽 몸통 부분의 연결이 끊어진다. 선 자세를 취할 때도 효과는 비슷하다: 골반이 앞쪽과 아래쪽으로 경사지는 반면, 갈비우리는 앞쪽과 위쪽으로 경사진다. 전반적인 효과 중의 하나는 몸통의 앞쪽 부분을 확장하는 것이다.

다행스럽게도, 척추가 폄에서 벗어나 이완하는 것을 배워야 하기 때문에, 지금까지 우리가 배웠던 허리엉치 자물쇠를 치료하는 모든 것은 뒤쪽 갈비뼈 자물쇠와 관련된다. 이제 우리가 볼 수 있는 것은 좁은 수축 범위에서 척주세움근이 잡히지 않는 것이다. 뒤톱니근과 엉덩관절 굽힘근도 그들의 완전 가동범위를 되찾을 필요가 있다.

엉덩관절 굽힘근의 능동 길이를 재설정하고 앞쪽 엉덩관절 자물쇠를 방해함으로써 허리엉치 자물쇠와 뒤쪽 갈비뼈 자물쇠의 기능을 줄일 것이다. 이제 우리는 그레이하운드 힐 슬라이드에 대해 공부할 것이다.

움직임 탐구

그레이하운드 힐 슬라이드

이 기법의 전제 조건은 엉치뼈 흔들기(sacral rock)이다. 엉치뼈의 중앙 휴식 지점은 움직임을 수행하는 사람의 기준점이 될 것이며, 이 자세의 변화를 느낄 수 있는 능력은 자기 모니터링에서 중요한 역할을 할 것이다. 만약 먼저 이것을 하지 않으면, 우리는 다시 복부 근육 수축(복부 세팅)으로 돌아가게 되고, 이것은 엉덩관절이 더 편안하게 폄될 수 있도록 골반을 더욱 뒤쪽 경사시킨다.

위쪽 자물쇠를 풀기 위해 필요하다면 타월을 말아서 머리 밑에 배치하고, 무릎을 굽힘한 후, 잠시 휴식을 취하고 여러분의 리듬을 찾기 위해 여러분의 호흡을 허용

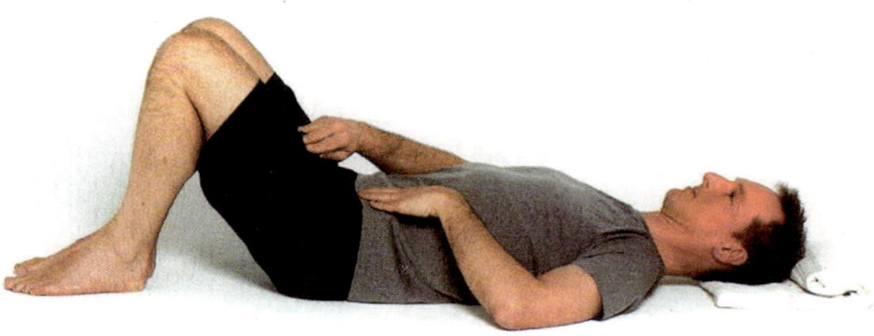

그림 6.26
그레이하운드 힐 슬라이드의 시작자세

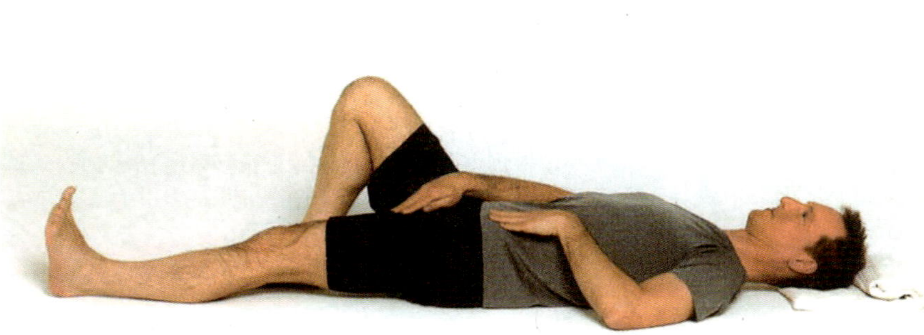

그림 6.27
신장되는 자세 쪽으로 책을 펼친다.

한다. 여러분의 체중이 엉치뼈에 놓이는지를 느껴보자.

한 손의 손가락을 허벅지와 일직선되게 골반의 앞쪽에 배치한다. 그리고 다른 손의 손가락을 허벅지의 상단에 배치한다(**그림 6.26** 참고). 두 손 사이의 거리를 느껴보자. 이제 천천히 그리고 부드럽게, 손이 어떻게 분리되는지를 느끼면서 바닥을 따라 발꿈치를 활주하여 골반으로부터 허벅지를 멀어지게 한다. 우리는 이것을 "책을 여는 것"이라고 부른다. 다리의 뒤쪽면이 길어지고, 무릎 뒤로 벌려지는 것을 확인해 보고, 여러분의 궁둥뼈에 붙어있는 탄성 밴드를 여러분의 발꿈치로 누르고 있는 것을 상상해 보자(**그림 6.27** 참고). 움직임의 끝지점에서도, 여러분의 체중이 여전히 엉치뼈의 같은 지점에서 지지되는지를 확인하고, 또 그레이하운드 복부 반응에서 배가 척추 쪽으로 가라앉는지도 확인하자.

만약 여러분이 앞쪽 엉덩관절 자물쇠를 가졌다면, 이것은 여러분의 엉덩관절 폄과 굽힘의 패턴에서 큰 변화를 구성할 것이다. 엉덩관절-골반-척추 주변의 근육 길이와 활성화가 다를 것이고, 따라서 여러분이 다리를 쭉 폈으면, 여러분의 뇌가 어떻게 굽힘하고 어느 부위를 굽힘하는지를 알려줄 때 몇몇 감각 입력이 꼭 필요할 것이다. 엉덩관절이 굽힘되는 부위인 엉덩이의 주름(여러분의 속옷이 정상적으로 놓이는 선)을 찾아보자. 가상의 탄성 밴드가 여러분 쪽으로 여러분의 발꿈치를 당길 수 있도록 여러분의 손가락으로 견고하게 그것을 두드려보자.

엉덩관절과 발꿈치 사이에 있는 가상의 탄성밴드를 이용하면, 엉덩관절 굽힘근과 뒤넙다리근 사이에서 발생하는 힘의 균형을 맞추는데 도움을 준다.

이런 방식의 움직임은 가동범위를 통해 원심성 작용과 구심성 작용을 재발견하기 위해 제한된 길이 변화로 수축하는 엉덩관절 굽힘근을 자극한다. 습관적인 엉덩관절 자물쇠를 제거함으로써, 깊고 낮은 노력의 복부 활동이 충분한 지지를 제공하지만, 그 이상은 필요하지 않다.

호흡: 만능 열쇠

여러분이 할 수 있는 만큼 많은 시스템과 신체 기능의 영역에 긍정적인 영향을 주는데 초점을 맞추는 하나의 측면이 있다면, 이것은 바로 호흡일 것이다. 손상되지 않는 호흡은 전신의 문제이다. 신체가 여러 분절에서 호흡에 적응하고 있음을 우리는 알고 있다. 호흡을 제대로 할 수 없다면, 자세 조절이 손상된다. 척추 만곡 자체는 들이쉴 때마다 흡수되며, 몸통이 채워지면서 목뼈와 허리뼈가 약간 납작해진 후, 숨을 내쉬면서 정상 자세로 되돌아온다. 따라서 뻣뻣하게 고정된 목이나 부

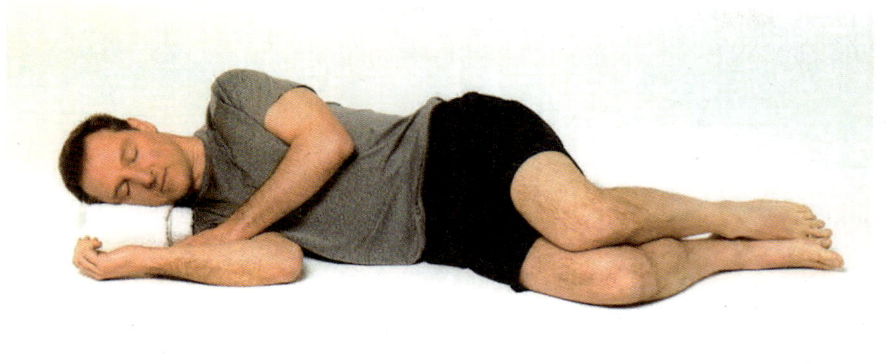

그림 6.28
호흡으로 목을 이완하기 위해 옆으로 누운 자세에서 머리를 지지하고 이완한다.

목으로 고정된 허리뼈는 호흡 기전에 나쁜 영향을 줄 것이고, 몸은 공기 압력을 관리하기 위해 대체 전략을 찾기 위해 노력할 것이다.

움직임 탐구

옆으로 누운 자세를 취한 후, 편안함과 균형을 느낄 수 있도록 머리를 지지하고 무릎과 엉덩관절을 충분히 굽힘하지만, 척추를 굽힘해서는 안된다. 자연스런 척추의 만곡이 없더라도 목과 허리의 완만한 앞굽음을 상상해 보자(**그림 6.28**).

모든 것을 내려놓기 위해 잠깐(가능하면 많은) 시간을 낸다.

목뼈와 등뼈가 이어지는 지점에서부터 시작해서, 들여마신 숨을 안으로부터 하나하나의 척추뼈 안으로 부드럽게 보내는 것을 상상하고, 또 그 다음, 숨을 내뱉을 때 이것이 다시 반동(복원)되는 것을 상상해 보자. 처음에는 이것이 어렵게 느껴질 것이고, 첫 번째 큰 돌파구는 여러분 자신의 저항을 실제로 인지하는 것이다. 이것을 억지로 할 필요는 없고, 이 부위가 부드러워진다고 생각만 해 보자. 준비가 되면, 다음 척추로 여러분의 초점을 이동하고, 여러분이 맨 위쪽 목뼈에 도달할 때까지 한 번에 하나의 목뼈 안으로 들이마신 숨을 보내 이완하면서 위의 과정을 반복한다. 마지막에는, 숨을 들이쉰 상태에서 부드러운 머리의 끄덕임을 느껴보고, 그 다음 숨을 내뱉은 상태에서 이완하는지를 느껴보자. 지금 여러분은 호흡에 반응하면서 목의 팽창과 반동을 수행하고 있다. 이것은 항상 이상적이지만, 특히 위쪽 자물쇠를 해제시키는데 이상적이다.

가로막은 해부학적으로, 신경학적으로, 정서적으로, 기능적으로 우리 몸에서 가장 상호연결된 기관 중의 하나이다.[11] 놀랍게도, 가로막은 얇은 근육으로서 가슴안(흉강)과 배안(복강)을 분리하고, 휴식 시에는 오목한 밑면을 가진 돔 형태를 형성한다. 가로막의 중심에는, 중심힘줄으로 불리는 두껍고 비수축성 영역이 있으며, 이 부위는 호흡 시의 역할 이외에도 심장을 지지하는 역할도 한다. 가로막은 인대를 통해 폐, 심장, 간, 식도 및 결장에 연결된다. 심지어 Treitz 인대를 통해 십이지장과도 연결되며, 이 인대는 가로막의 척추뼈 부착점을 통해 십이지장과 척추뼈 사이를 연결한다(**그림 6.29** 참고).[12] 가로막과 이웃한 기관 사이의 연결 정도는 기능과 움직임에 미칠 수 있는 잠재적 영향에 대해 우리에게 경고한다.[13–15]

가로막의 앞쪽 근육 섬유는 복장뼈의 부착점을 형성하기 위해 칼돌기에 이르고, 갈비뼈 부착점을 형성하기

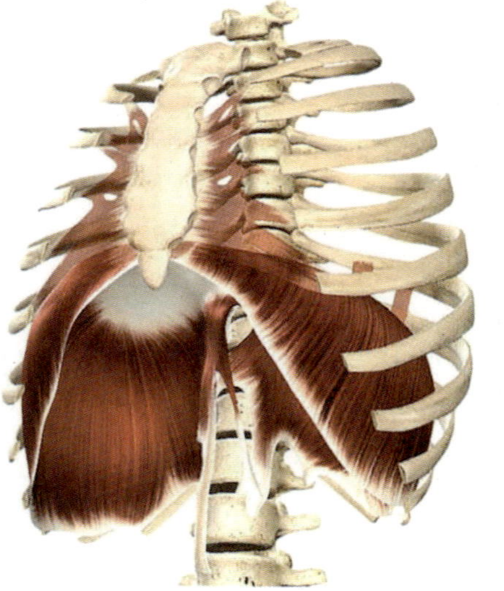

그림 6.29
가로막. 척추의 부착점을 확인한다.

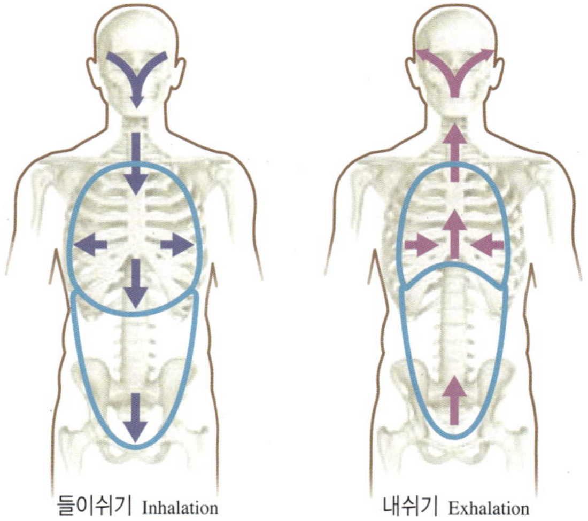

그림 6.30
들이쉬기는 가슴안의 압박을 증가시켜 가슴안을 확장시키고, 이것은 다시 배안을 아래쪽으로 누른다.

위해 아래 6개 갈비뼈에 연결한다. 이들 갈비쪽 근육 섬유는 동일하게 아래쪽 6개의 갈비뼈에 부착하는 배가로근의 섬유와 연결한다.

가로막의 뒤쪽 부분은 대개 T12와 L3 사이의 척추몸통과 원반에 고정되어 있지만, 때로는 L4까지 내려가기도 한다. 이들 부착점을 형성하는 2개의 납작한 힘줄을 가로막다리라고 부른다. 가로막의 근막은 허리근을 덮고 있는 안쪽 활꼴인대와 허리네모근을 덮고 있는 가쪽 활꼴인대에 에 연결되어 있다.[12]

해부학적 연결은 더 멀리까지 이어진다: 가로근막(fascia transversalis)은 가로막의 밑면을 가로질러 펼쳐지고 가로막근막과 연결되어 있다. 가로막근막은 배가로근의 안쪽면을 배안(복강)을 포함하는 배막으로부터 분리시키고 배곧은근의 백색선에 도달하여 두덩뼈까지 이어진다.[16]

이런 연결을 통해 우리의 자세에 영향을 미치는 가로막의 잠재력은 매우 광범위하다.

압박을 받는 상태에서(Under pressure)

비록 우리가 호흡을 가스교환의 과정으로 생각하지만, 자세조절에서의 호흡 역할은 압박 관리의 하나이다. 우리의 몸통이 수평으로 가로막에 의해 2개의 공간으로 나누어진 커다란 고무 압박 공간으로 구성되어 있다고 상상하자. 위쪽 공간은 가슴안이고, 아래쪽 공간은 배안이다.

정상적인 안정시 호흡의 경우에는 가로막이 수축하여 아래로 내려가고, 돔 형태를 펼쳐 납작해진다. 이것은 가로막 밑의 배안의 압력(복압)을 증가시키고, 가슴안의 압력을 감소시킨다. 이런 가슴안의 압력 감소는 공기가 가슴안으로 들어올 수 있는 공간을 만든다.
깊은 호흡을 위한 더 큰 공간을 만들기 위해, 갈비사이근도 갈비뼈를 위쪽과 가쪽으로 당겨 갈비우리를 팽창시킨다.

배안의 압력 증가는 복부 장기에 미세한 압박을 가해, 장기에 마사지 효과를 주고 또 복부의 림프배액을 도와 준다(**그림 6.30** 참고).[17]

가로막은 복부 장기를 율동적으로 가동시킨다.

복부 근육들은 증가된 하방 압력을 조정하기 위해 복부의 팽창을 조절하고, 골반바닥 근육은 약간 늘어나게 된다. 따라서 가로막, 배가로근과 골반바닥 사이의 관계는 밀접하고 동기화된다.[18] 이들 사이에서, 그들은 척추에 안정화 작용을 하는 복압을 조절하는데,[6] 이것은 척추의 안쪽에서 팽창된 풍선이 척추의 앞부분을 따라 위로 올라가는 것과 매우 비슷하다.

압력이 효율적으로 관리될 때, 그 압력은 안정성에 기여한다.

압박을 잘 적용하면 유익하지만, 그렇지 않으면 해를 끼칠 수 있다. 탈장, 탈출증, 역류, 요실금, 성기능 장애, 골반 통증 및 허리 통증 등이 모두 가슴안과 배안 사이의 압력 관리 문제와 관련되어 있다. 압박 문제는 두 가지 범주로 나누어진다: 긴장으로 인한 압박을 조정하는데 필요한 팽창을 긴장이 방해하는 부위와 열린 밸브와 같이 압력이 너무 쉽게 빠져 나가는 부위.

여러분의 손 안에 약간 팽창된 풍선이 들어 있다고 상상하자. 여러분이 풍선의 한쪽 끝을 쥐어짜면, 공기는 다른 쪽 끝으로 이동할 것이다. 여러분이 그쪽 끝을 쥐어짜면, 공기는 다시 밀려나갈 것이다. 여러분의 몸은 동일한 트릭을 수행한다 – 여러분이 풍선의 한쪽 부분이 팽창되는 것을 막는다면, 압력은 다소 덜 제한되는 길을 찾을 것이다.

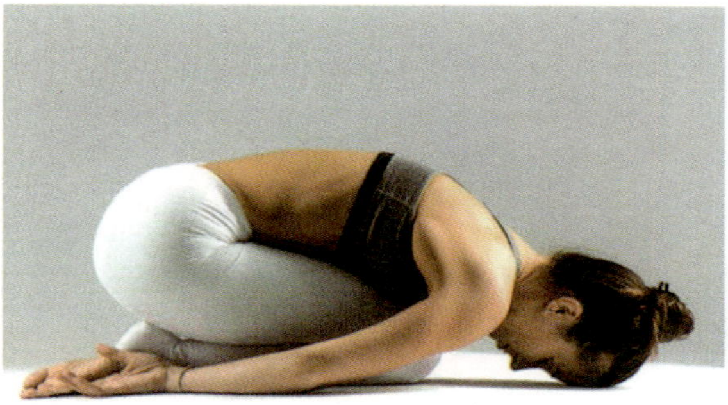

그림 6.31
Child Pose를 취한 상태에서, 등쪽으로 공기를 보내는 호흡을 하고 있다.

이런 개념을 이해하면, 여러분은 특정 패턴을 이완할 수 있고, 공기가 어디로 가고 있는지를 여러분 자신에게 요구할 수 있다.

간단한 예를 들어 보자. 뒤쪽 갈비뼈 자물쇠의 경우에는 공기는 갈비우리의 뒤쪽 부분을 팽창시킬 수 없기 때문에, 앞쪽과 위쪽으로 팽창시킬 것이다. 여러분의 대상자는 위쪽 가슴으로 호흡하는 것처럼 보일 것이지만, 이 상황을 바꾸기 위해, 실제로는 등이 팽창을 위해 더 많이 움직여야 할 것이다.

Child pose는 호흡으로 통해 뒤쪽 팽창과 뒤쪽 갈비뼈 자물쇠의 해제를 얻을 수 있는 좋은 기회를 제공한다(그림 6.31 참고).

허리 통증을 가진 대상자를 만났을 때 흔한 호흡 기능장애 중의 하나는 복식호흡을 잘못 이해하고 있다는 점이다. 숨을 들이쉴 때, 그들은 가슴우리를 건너뛰고 복부를 지나치게 팽창하는데, 이것이 올바른 가로막 호흡이라고 잘못 알고 있는 것이다. 실제로 이런 복부 팽창은 복내압이 구멍뚫린 풍선처럼 몸의 앞쪽으로 통해 빠져가는 것이다. 복압의 안정화 효과가 상실된다.

정상 기능에서, 복부는 갈비우리와 비례하여 팽창하는데, 점진적이고 협응된 움직임이 배벽의 탄성을 유지하면서 몸통 전역으로 퍼져나간다. 따라서 중요한 것은 이들 사람이 갈비우리의 팽창을 재발견하도록 돕고, 전체 호흡을 확인하고, 또 호흡 시스템의 균형과 협응을 찾도록 돕는 것이다.

반대로, 만약 복부를 안쪽으로 당겨 의식적으로 이 자세를 유지한다면, 많은 허리 통증 환자들이 그렇게 하도록 교육을 받기 때문에 정상적인 복부 팽창이 차단되고, 공기는 위쪽 가슴 부위로 밀려 들어가거나 또는 불균형된 갈비사이근의 활동으로 인해 과도한 가쪽 팽창을 하는 쪽으로 이동할 것이다. 다른 방식으로서, 공기는 골반바닥쪽으로 이동될 수 있다. 만약 이렇게 되면, 골반바닥은 압력을 이겨낼 수 없어서 요실금과 같은 문제를 발생할 수 있다.

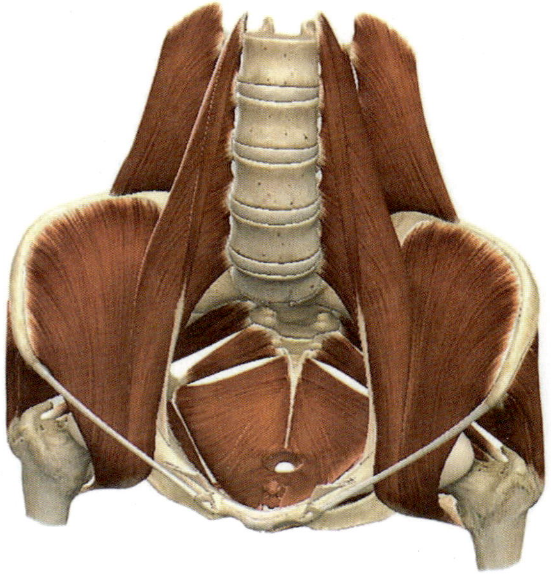

그림 6.32
위에서 바라본 골반바닥

감정적 가로막

전인적인 움직임 전문가들은 전신 건강을 위해 호흡의 이점을 오랫동안 높이 평가해 왔다. 감정(정서)와 호흡(가로막의 기능) 사이의 연결은 연구에 의해 입증되고 있고, 이들 연구는 이런 관계가 얼마나 친밀하는지를 강조하고 있다. 감정은 가로막의 위치와 기능에 영향을 미칠 수 있고, 가로막의 생체역학과 탄성뿐만 아니라 가로막의 근막과 신경학적 연결에 대한 영향까지 바꿀 수 있다.[19] 척추 안정성과 압력 관련 문제들은 종종 건강한 생리적 반응에 대한 스트레스에 의해 증폭된다.

다행히도, 이것은 호흡 훈련이 우리의 감정 상태에 긍정적인 영향을 미친다는 점에서 양방향 관계에 있는 것이다. 가장 기본적인 생리적 과정인 호흡을 이용한 활동은 강력한 의학적인 효과가 있는 것 같다.

베이스 노트(Base notes)

골반바닥은 이런 시스템에서 자주 오해되는 부분이다. 골반바닥 근육의 슬링은 앞쪽의 두덩뼈에서 뒤쪽의 엉치뼈와 꼬리뼈까지 이어지는 연결을 형성한다(**그림 6.32** 참고).[22] 만약 우리가 강아지라면, 골반바닥근의 일부는 꼬리를 흔드는 근육이 될 것이다. 그러나 꼬리를 흔드는 근육들은 사람이 똑바른 자세를 취하기 때문에 골반 장기를 지탱하는 근육으로 진화되었다. 근막 연결을 통해, 골반바닥은 넙다리뼈머리를 안정화시키는 깊은 엉덩관절 돌림근과의 관련성을 가진다.[23] 골반바닥 기능이 손상되고 가로막과 골반바닥 사이의 협응이 손상되면, 허리골반-엉덩관절 복합체의 생체역학적 장애는 허리 통증, 엉덩관절 통증, 골반 통증,[24] 엉치엉덩관절 기능장애와 심지어 남성과 여성 모두의 성기능 장애를 초래할 수 있다.[25,26] 만성 골반바닥 근육의 기능장애는 이들 구조에 대한 스트레스를 완화하려고 할 때 자세성 적응을 유발할 수 있다.

정상의 골반바닥은 기본의 낮은 수준 활동(톤 레벨)을 유지하고 있다. 골반바닥 근육은 들이쉴 때 약간 길어지는데, 그 이유는 그들 근육이 여분의 압력을 조정하고 트램폴린처럼 나중에 반동할 수 있기 때문이다.

요실금이나 다른 골반 기능장애의 증상은 약한 골반바닥의 저긴장 진단을 자동적으로 유발시키는 경향이 있고, 이들의 치료는 이들 근육의 근력과 지구력 훈련에 집중하는 것이다. 이런 상태가 출산, 폐경기와 관련된 호르몬 변화, 노화 및 비만과 관련된 여성의 경우에는,[27] 그들은 골반바닥 강화 훈련으로부터 혜택을 확실히 받을 것이다.

이것은 단지 여성에 대한 고려가 아니다: 그러나 남성의 경우, 약하거나 저긴장의 골반바닥의 증상(실금, 발기부전, 조루 등)은 골반바닥의 콜라겐과 근육섬유에 있어서 노화 관련 변화 뿐만 아니라, 전립선 절제술과 같은 골반수술과 관련되어 있다. 이들 남성도 골반바닥 약증을 치료하는 프로그램으로부터 혜택을 받을 수 있다.[30] 압력 관리의 측면에서, 저긴장성 골반바닥은 배안(복강)의 바닥을 통한 압력 소실을 가질 것이고, 결과적으로 배안 압력의 안정화 기전을 손상시켜 허리통증에 영향을 줄 것이다. 대체 해결책을 위한 신체의 탐색은 다른 보상성 자세조절 전략을 초래하고, 우리는 이런 전략을 위해 본장의 앞부분에서 설명된 자물쇠 양상으로 되돌아가 보자.

요즘에는 저활동성 골반바닥이 많이 발생하지 않는 편이지만, 반대로 과활동성 골반바닥은 남성과 여성 모두에서 유병률 상승을 보이고 있다. 이것은 스트레스, 사회적 불편, 배뇨와 배변의 지연 양상, 몸통 안정화의 손상 등과 같은 많은 요소에 의해 발생될 수 있다. 그 결과는 골반바닥의 비유연성이며,[31] 이것으로 인해 복내압을 조정하기 위해 길어지지도 않고 또 충격(심지어 기침이나 재치기 등)을 관리하기 위해 반사적으로 수축할 수 없게 된다. 기억할 것: 근육은 이완할 수 있을 만큼, 빠르고 효과적으로 수축할 수 있다. 여러분은 이미 수축된 근육을 수축하지 못한다.

만성의 과활동성 골반바닥은 골반바닥의 탄력을 소실시킨다. 긴장을 미세하게 조절함으로써 골반 장기를 지지하는 반응성 트램폴린 대신에, 골반바닥은 감당할 수 없는 하중을 견뎌내려고 할 때 철재 문이 된다. 특히 달리기, 점핑, 역도 등과 같은 높은 하중 활동을 할 때, 요실금의 증상은 상승중인 문제인데, 그 이유는 불안이 골반바닥의 긴장을 더욱 증가시키기 때문이다. 이런 경우, 전통적인 골반바닥 강화 프로그램은 비효율적일 뿐만 아니라 실제로 문제를 악화시킬 수도 있다.

> 과활동성 골반바닥의 경우에는, 먼저 골반바닥을 이완시키는 것이 중요하다.

여성 운동선수의 요실금은 매우 흔한 편이고, 놀랍게도 좌식활동을 하는 여성보다 더 흔한 편이다.[32] 여성 운동선수의 골반바닥은 자신의 스포츠를 견딜 만큼 튼튼하지 않는 것으로 추정되는데, 그들의 스포츠는 더 강화되고 잠재적으로 더 조여지는 단순한 반응으로 이어진다. 만약 이들 여성의 골반바닥이 압박 상태에 있음을 이해한다면, 우리는 시스템을 균형 있게 조절하여 완화할 수 있다.

예를 들어, 가로막은 움직임을 준비하기 위해 골반바닥과 배가로근이 작용하는 것과 같은 동일한 피드포워드 방식으로 작동한다.[6,33] 가로막은 이중 역할(호흡과 자세조절)을 가지고, 또 가로막은 여러분의 활동에 따라 그들 사이의 기능을 조절한다.[34] 자세 안정성에 문제가 있다면, 가로막은 자신의 안정화 기여도를 증가시키므로써 반응하고, 호흡 움직임을 감소시킨다. 그러므로 자세조절이 문제시 될 때 호흡 중단이 흔하게 발생한다: 그러나 호흡 중단은 가슴안과 배안 사이의 압력 관리에 나쁜 영향을 준다. 결과적으로, 이것은 골반바닥에 더 높고 장시간의 압력을 가한다. 압박과 싸우기보다는, 호흡 관리의 더 큰 자각이 건강한 골반바닥 기능의 기본이다.

> 자세, 몸통 안정성, 호흡 및 골반바닥 기능 사이에는 순환관계가 존재한다.

역학적으로, 다리 관절의 적절한 충격 흡수는 골반바닥에서 일어나는 충격력을 감소시킬 수 있다. 발을 통해 충격을 충분히 흡수하지 못하는 것이 요실금의 증상과 관련있다는 것은 그리 놀라운 일이 아니다. 동일한 원리가 무릎과 엉덩관절에도 적용될 수 있는데, 이들 관절은 몸통에 가해지는 힘을 완화시킬 수 있는 큰 관절이다. 탄력적이고 조화로운 다리의 작용으로 여성 운동선수의 요실금을 완화하거나 회복시킬 수 있다. 이것이 바로 힘을 공유하는 원리이다. 그렇지 않는가?

움직임 탐구

정상 호흡(흡기)을 골반바닥에 연결하기 위해서는, 무릎 세우고 누운 자세를 취한다. 이때 위쪽 자물쇠를 해제시킬 필요가 있다면, 타월을 접어서 머리 밑에 배치해 준다. 다른 방법으로서, 여러분은 편안한 앉기 자세를 취할 수도 있다 – 가끔, 어느 한 자세가 다른 자세보다 이들(호흡과 골반바닥)의 연결을 만드는데 더 쉬울 수 있다. 심지어 등을 지지하고 앉은 자세도 좋을 수 있다: 의자에 똑바르게 앉은 후, 양쪽 허벅지 사이에 피트니스 공을 끼우고 양 팔을 의자 위에 올려놓고서 자세 스트레스를 줄이고 감각 입력을 제공한다. 여러분이 정상 호흡을 천천히 시작하면서, 긴 풍선이 몸통을 통해 골반바닥 쪽으로 점차 팽창한다고 상상해 보자. 골반바닥을 탄성막이라고 상상하고, 긴 풍선이 골반바닥에 닿으면, 골반바닥은 부드러운 압력을 수용하기 위해 신장한 후, 공기가 빠져나가듯이 풍선이 위로 올라가면 골반바닥은 다시 원래 형태로 반동할 것이다.

이것을 몇 번 반복한 후, 여러분의 의식을 바꾸어서 공기가 양쪽 궁둥뼈 사이로 확장되고, 이로 인해 양쪽 궁둥뼈사이의 간격이 벌어졌다가 다시 내쉴 때 원래대로 회복된다고 상상해 보자. 이번에는, 공기가 두덩뼈에서 뒤쪽으로 꼬리뼈까지 확장된다고 생각하고, 다시 내쉴 때 꼬리뼈가 제자리로 돌아간다고 상상하자. 어떤 방향은 쉽고, 다른 방향은 까다로울 것이다. 여러분께 적합한 일을 찾은 다음, 그 선택을 탐구하면서 시도해 보자. 이런 기법은 골반바닥의 정상적인 신장과 반동을 재확인하는 것이다. 만약 여러분의 골반바닥 근육이 과활동적이라면, 처음에는 이것이 힘들 것이다 – 그 이유는 여러분이 높은 수준의 근육 긴장으로부터 피드백을 얻는데 익숙하기 때문이다. 골반바닥을 이완시키는 방법을 배우는 것이 명확하게 느껴지지 않을 것이지만, 골반바닥을 이완시키므로써 여러분은 가로막과 골반바닥 사이의 신경 협응을 재설정할 수 있을 것이다.

> 여러분의 대상자가 골반바닥 강화운동을 하고 있다면, 여러분은 강화운동과 협응 운동을 균형있게 운용해야 한다 – 타이밍 관계도 약한 골반바닥에게 중요하다.

실생활 연구

나의 대상자는 젊은 남성으로 무릎뼈힘줄 문제로 많은 고생을 했던 스쿼시 프로선수였다. 이것은 놀랍지 않았다: 그는 자신의 무게중심을 낮추는 것이 매우 어려움을 알았고, 나에게 쭈그려 앉기가 어렵다고 말했다. 스쿼시는 매우 빠른 다방향성 스포츠로서 지속적인 방향 전환과 효율적인 운동량의 조절을 요구하기 때문에, 여러분은 빠르게 자신의 무게중심을 낮출 수 있어야 한다. 만약 무게중심을 낮출 수 없으면, 스트레스가 커다란 엉덩관절로 분산되지 않고, 무릎관절에 집중할 수 있다.

그는 과도한 앞굽음 자세와 위쪽 가슴으로 호흡하고 있지만, 강렬하고 열렬한 청년으로서 상당량의 압력을 받고 있다. 그는 스쿼트 시범을 통해 단축된 골반바닥을 의미하는 골반의 뒤쪽경사를 보여 주고 있다. 그는 자신의 잠재적 가동범위의 ⅓ 밖에 달성하지 못했다.

나는 그에게 꼬리뼈가 어디에 위치하는지를 느끼고, 또 꼬리뼈를 작은 꼬리처럼 생각하도록 주문했다. 나는 그에게 자신을 지지할 수 있도록 양쪽 팔을 뻗어서 견고한 수직 막대봉을 잡도록 주문한 후, 무서움에 떠는 개가 꼬리를 안으로 마는 것처럼 꼬리뼈를 안으로 말면서 쭈그려 앉기를 시작하도록 유도했다. 여기에서부터, 그는 행복한 개처럼 "꼬리뼈를 바깥쪽으로 내면서 호흡하는 연습"을 했다. 몇 번의 호흡 후, 그는 깊은 쭈그려 앉기를 할 수 있었고, 이런 과정을 몇 번 수행했다. 놀랍게도, 그는 완전한 쭈그려 앉기를 수행했고, 완전한 쭈그려 앉은 자세에서 편안함을 느꼈다. 그는 기뻐하면서도 어안이 벙벙했다. 그가 완전한 쭈그려 앉기를 할 수 있을 때부터 무게중심이 부드럽게 아래로 내려가고 무릎 문제가 빠르게 감소되었다. 골반바닥이 열쇠였다.

머리에서 꼬리까지, 호흡 패턴과 자세가 일치한다.

사람들은 그들이 제대로 숨을 쉬고 있는지에 대해 매우 불안해질 수 있다. 진실은 올바른 호흡 방법이 많다는 것이다: 호흡 방법은 여러분이 수행하는 일의 종류와 자세에 따라 달라질 수 있다. 예를 들어, 몸을 앞으로 굽힘하면, 앞쪽 가슴의 팽창 능력은 제한되지만, 등 부위는 쉽게 팽창될 수 있다. 만약 몸통을 왼쪽으로 옆굽힘하면, 갈비우리의 왼쪽 부분이 압박되지만, 오른쪽 부분은 팽창될 것이다. 요점은 한 가지가 아니라, 여러 가지 선택권을 갖는 것이다.

호흡 운동이 다양한 가능성을 탐구할 수 있는 활동이기 때문에, 우리는 호흡 운동을 연습하려고 한다. 모든 사람은 다르다 – 어떤 사람에게는 쉬운 일이 다른 사람에게는 어려울 수 있다. 그러나 우리는 하나의 고정된 습관을 없애고, 협응적인 다양한 호흡 패턴을 설정하려는 노력을 할 것이다.

움직임 탐구

호흡 운동(breath moving)

호흡 운동은 누운 자세나 편안한 앉은 자세에서도 수행될 수 있다. 누운 자세를 취할 때는 타월을 접어서 머리 밑에 배치하여 위쪽 자물쇠를 해체시키고, 또 무릎을 세워서 엉덩관절과 척추로부터 오는 긴장을 완화시킨다.

우리는 풍선의 이미지를 다시 한번 더 사용하지만, 이번에는 풍선을 사용하여 다른 영역으로 호흡을 유도할 것이다. 우리는 깊은 호흡보다는 차분하고 자연스러운 호흡을 사용할 것이다: 그 이유는, 우리가 특별한 호흡 운동을 하기보다는 호흡 적응력의 경험을 정상화하는 것을 원하기 때문이다.

복장뼈 위에 손을 배치한 후 시작하고, 손 밑의 가슴 안에 둥근 풍선을 배치한다고 상상해 보자. 들이쉬면서 이 풍선을 앞쪽에서 뒤쪽으로 팽창시킨다. 복장뼈가 약간 위로 올라오는 것을 느낄 것이고, 여러분은 복장뼈가 약간 들어올려지는 것을 느낄 것이고, 그리고 나서

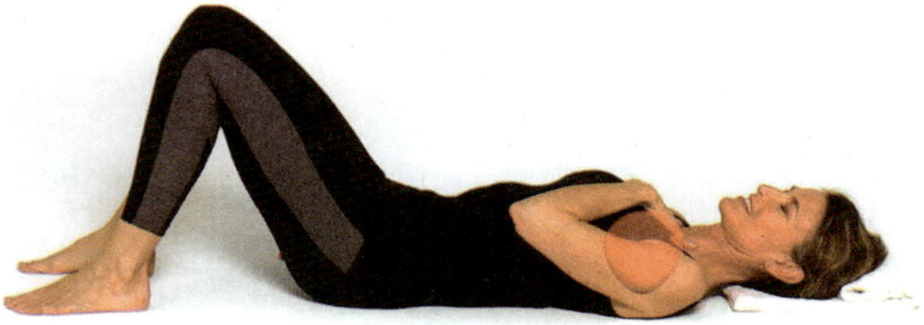

그림 6.33
손과 척추(복장뼈 레벨)사이에 있는 풍선을 팽창시킨다.

복장뼈가 다시 가라앉는 것을 느낄 것이다. 그러나, 여러분이 뒤쪽 갈비뼈 자물쇠를 가지고 있거나, 또는 여러분의 삶이 바쁘거나 스트레스를 많이 받는다면, 여러분은 복장뼈가 시작자세로 다시 되돌아오지 않는 것을 알게 될 것이다. 이것을 부드럽게 다루자 - 여러분은 보호 수축에 갇혀 있는 근육이 이완되도록 허용해야 하고, 또 복장뼈가 부드러워지는 것처럼 느껴야 한다(**그림 6.33** 참고).

> 복장뼈 유연함(sternal softening)은 뒤쪽 갈비뼈 자물쇠를 해제하는 열쇠로 종종 작용한다.

갈비우리의 바닥에서 갈비뼈들이 함께 모이는 이음부에 여러분의 손을 이동시킨다. 여러분은 둥근 풍선을 그 손 밑의 몸 속에 배치한다고 상상해 본다. 정상적으로 들이쉰 후, 이 풍선이 여러분의 몸 속에서 팽창하도록 하고, 여러분의 몸이 앞쪽에서 뒤쪽으로 얼마나 더 깊게 움직이는지를 확인한다. 이것도 척추의 탄성을 더욱 좋게 하기 위해 등 근육을 이완시키고, 척추를 부드럽게 가동시키는데 도움이 된다(**그림 6.34** 참고).

갈비우리의 측면을 따라 아래쪽으로 손을 활주하여, 손 밑의 몸 속 공간을 채우기 위해 아래쪽 가슴(가상의 풍선)이 얼마나 팽창할 수 있는지를 확인해 보자. 사실, 갈비우리의 다른 부위에 손을 배치했으면 알 수 있듯이, 풍선은 모든 방향으로 팽창할 수 있다. 손을 배치

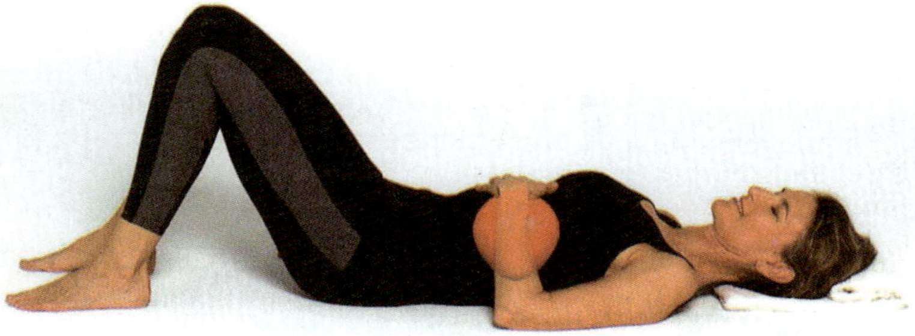

그림 6.34
손과 척추(가로막 레벨)사이에 있는 풍선을 팽창시킨다.

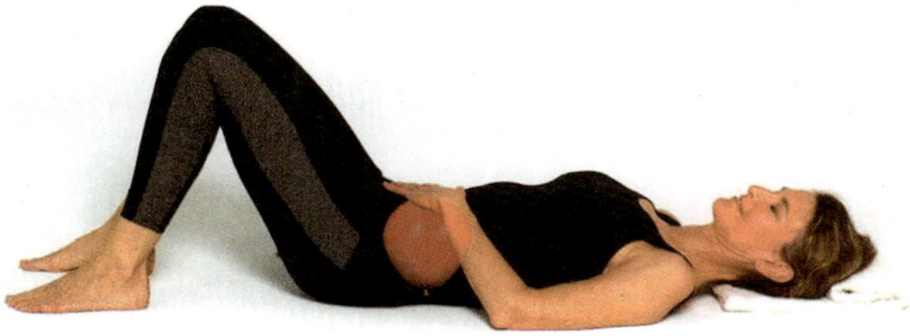

그림 6.35
손과 척추(복부 레벨)사이에 있는 풍선을 팽창시킨다.

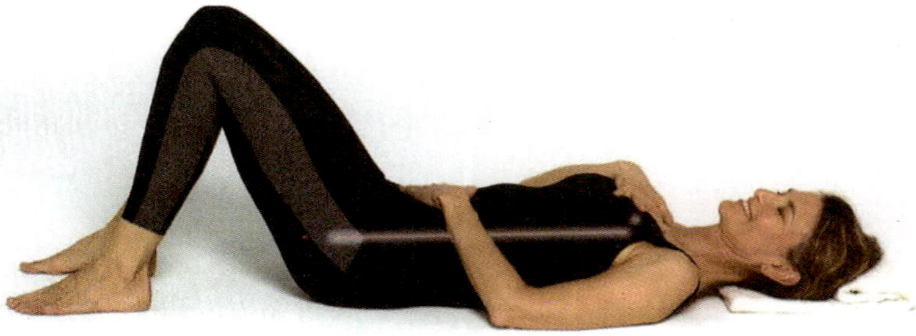

그림 6.36
부드럽게 골반바닥 안으로 압박하기 위해 긴 막대 풍선을 몸 전체에 걸쳐 팽창시킨다.

하는 곳과 관계없이, 여러분은 그들 사이에서 풍선을 팽창할 수 있다. 어떤 방향은 다른 방향보다 가동성이 떨어짐을 알 수 있는데, 이것은 매우 놀라운 발견이다. 이것은 여러분이 얻을 수 있는 가장 큰 이점이 어디인지를 강조하는데, 그 이유는 뻣뻣한 신체 영역 안으로 공기를 이동시키는 것을 배울 수 있기 때문이다.

손을 아래쪽으로 더 움직여서, 풍선이 복부 안에 위치하도록 한다. 풍선을 위쪽으로 불기 위해 단순히 복부 작용을 멈추어서 압력 밸브를 열지 않게 하려면, 풍선을 얼마나 천천히 팽창할 수 있는지를 봐야 한다. 풍선이 여전히 몸 속의 앞쪽에서 뒤쪽으로 팽창할 것이기 때문에, 여러분의 의식에 아래쪽 척추뼈를 포함시켜야 한다(**그림 6.35** 참고). 내쉬면서, 근육의 노력 없이도 공기가 쉽게 빠져나가도록 한다.

끝으로, 여러분은 둥근 풍선을 긴 막대 풍선으로 교체할 것이다. 숨을 들이쉴 때, 이 풍선을 몸 전체에 걸쳐 세로로 팽창시켜 골반바닥이 약간 신장될 수 있도록 부드럽게 골반바닥을 눌러준다고 상상해 보자. 내쉴 때, 골반바닥이 반동될 수 있도록 풍선이 가라앉는 것을 상상해 보자(**그림 6.36** 참고). 호흡할 때마다 가슴이나 배를 특별히 강조하지 않고, 온몸으로 숨을 쉬도록 하자.

더 나은 호흡 방법을 찾기 위해 시간과 관심을 기울이므로써, 많은 자세 프레젠테이션의 개선이 이루어질 수 있음을 아는 것도 좋다.

파워 포인트

- 습관적 고정 전략(또는 자물쇠)는 우리의 척추 자세를 손상시킨다.
- 일반적인 자물쇠가 생체역학적, 구조적 및 기능적 관계를 가지고 있기 때문에, 그들은 종종 상호관련된다.
- 자물쇠는 종종 근육 긴장에 의해 발생한다. 자물쇠 영역의 근육을 이완시키면, 척추에서 감압이 일어날 수 있다.
- 고정된 영역의 긴장을 완화하면, 무의식적인 자세 근육 반응이 나타날 수 있다.
- 호흡은 좋은 전신 자세의 강력한 열쇠이다.

살아있는 척추 7
The living spine

내가 대담하게 척추의 유지를 멈추고 움직임을 일으켜 척추에 영양공급을 시작했을 때, 10대 이후 부터 내가 가지고 있던 연약하고 부서지기 쉬운 나무와 같은 느낌은 기쁘고 녹색인 단결된 몸의 환영으로 녹아들기 시작했다...

두려움과 오해는 인체의 구조에 결함이 있고, 특정 유해한 움직임의 반복을 통해 퇴행이 앞당겨질 것이라는 인식이 집요하게 작용했다. 위협을 피하기 위해 특정 동작을 제한하는 인상은 그리 대단한 도약이 아니다. 척추만큼 이것이 강조되는 곳은 없었다.

이것이 정말 사실일까? 허리 손상이 있으면 본질적으로 위험하다고 인식되는 움직임을 피하게 만들지만, 손상 이후의 남은 생애 동안, 척추의 굽힘과 폄을 완전히 피하는 것은 현실적이지도 않고 불필요하다. 우리의 몸은 육성하고 지지하는 여건이 마련되었 때 치유하는 방법을 알게 되고, 자신감으로 이런 움직임을 되찾으면 몸과 뇌가 모두 회복된다. 신체의 다른 부분과 마찬가지로, 힘 분산의 원칙이 척추에 적용되고, 이것은 우리의 움직임이 지속가능하고 건강하다는 것을 보장하기 위해 우리의 연습을 유도할 것이다.

기본 요소

힘 관리, 물리학 및 근막에 대해 지금까지 이미 배웠던 내용은 척추에 대해 생각할 수 있는 지침을 제공한다. 여러분이 움직임을 관찰하거나 연습을 할 때, 이들 요소를 고려해 보자.

1. 가동성 요구는 공유되는가?(운동사슬의 각 링크가 관여하여 하나의 특정 영역에서 일어날 수 있는 과도한 스트레스를 방지한다.)
2. 하중 요구는 공유되는가?(신체에 가해지는 하중은 하나의 특정 영역에 초점을 맞추기보다는, 운동사슬을 가로질러 퍼져나간다.)
3. 척추는 전신을 가로지르는 근막 연결에 의해 가동범위에 걸쳐 지지되는가?
4. 하중 부하와 힘 생성을 위해 가장 적합한 영역으로부터 움직임이 시작되는가?(예를 들어, 다리와 골반의 실질적인 해부학은 복잡하게 구성된 척추보다 힘을 생성하는데 더 적합하다.)

그러므로 우리는 특히 손상을 당한 사람들이 스스로 선택하는 방법에 매우 관심이 있다. 여러분 자신들에게 요구할 질문은 이것이다: ***왜 이 고통스러운 구조물이 압박을 받고 있는가?***

우리는 위의 4 가지 요점을 이용함으로써 사람의 전체적 움직임을 고려할 수 있다. 강력하고 자신감있는 자연스러운 움직임보다 더 좋은 약은 없으며, 운동 강사로서 여러분은 운동사슬의 전반에 걸쳐 힘의 균형을 맞춤으로써 손상된 구조물에 가해지는 스트레스를 사람들이 완화할 수 있도록 도움을 줄 수 있다.

손상을 고려하는 기능 중심 접근법은 학습 과정이지만, 여러분은 연습과 몇 가지 팁의 도움으로 움직임을 할 때 압력지점을 인지하기 시작할 것이고, 운동사슬에 대한 요구를 부드럽게 하는 방법을 배우게 될 것이다.

가동성을 강화하자

CLA를 소개했던 5장에서, 생체역학적 개념은 힘이 신체에 어떻게 작용하는지, 그리고 우리가 이들 힘을 어떻게 효율적으로 관리하는지를 알아내는데 도움을 준다. 우리가 힘을 효과적으로 관리하지 못했을 때, CLA의 꼬인 부분이 우리가 그들을 우회시키거나 보관하는 곳을 가리킨다.

CLA가 신체 중심을 통과하는 견고하지만 유연한 선으로 가시화되었듯이, CLA는 효율적인 회전이 필요할 때 직선적이면서 안전하고, 물론 영역 쌓기 과제에도 적합하다. 그러나 여러분이 척추를 옆굽힘, 폄 또는 굽힘으로 움직인다면, 각 분절이 자신의 구조적 능력 한계를 벗어나는 스트레스를 받지 않으면서 움직임 요구에 기여할 때 온전한 CLA가 달성된다. CLA가 달성될 때, 여러분은 척추 전체에 걸쳐 상당히 균등하게 분포되는 움직임을 보게 될 것이다. 이런 형태는 상대적으로 약한 구조물을 기능적으로 강력한 구조물로 변화시키는 것이다. 척추만 분리하여 실시한 연구에 따르면, 적용된 80−100N의 압력만으로도 척추가 무너졌다. 그러나 실제 사람의 척추는 똑바로 서기를 위해 1000N을 견딜 수 있다. 이런 사실은 우리가 하중을 들어올릴 때 더 큰 하중을 관리할 수 있다는 것이다. 이것은 불가능해 보이지만, 바로 살아있는 신체의 마법이다: 이것은 기능적 해결책으로 구조를 초월할 수 있는 것이다. 이런 경우가 바로 물리학이다.

이와 관련된 개념은 "추종 하중(follower load)"으로 불린다. 이 개념은 비록 척추가 압력을 받고 있지만, 각 척추의 표면이 이웃 척추에 대해 하중을 적절하게 전달할 수 있는 위치에 있는 한, 척추가 다른 방향으로 굽힘되더라도 척추는 더 큰 하중을 이겨낼 수 있음을 의미한다. 이것을 상상하기 어렵다면, 아동들의 나무 블록 쌓기 게임처럼 여러분의 척추를 생각해 보자 – 여러분이 블록 쌓기에 상당한 압박을 가할 때, 블록 쌓기의 안정성은 더욱 떨어지게 된다. 압력의 각도를 약간 바뀐다면, 여러분은 블록 쌓기를 휘어지게 할 수 있고, 블록들은 계속 압력을 받게 된다(**그림 7.1** 참고). 물론, 블록들이 무너지기 전까지 휘어질 수 있는 한계점은 존재한다: 이것이 바로 우리의 몸과 다른 부분인데, 그 이유는 우리의 몸이 쌓여 있는 개별 척추뼈 사이의

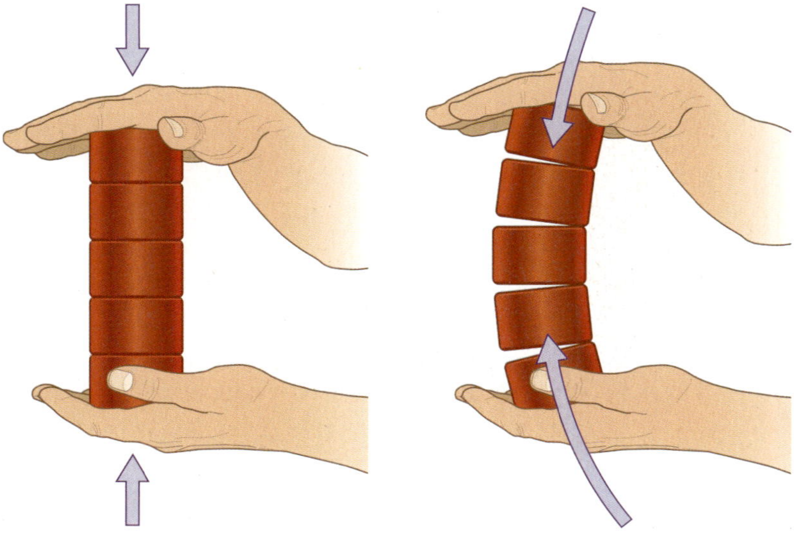

그림 7.1
추종 하중. 각 분절이 하중을 전달하기에 적절한 위치에 있다면, 압박은 실제로 이 구조물의 안정성을 증가시킬 수 있다. 인체의 경우, 근육 협응과 근막 지지가 이런 능력을 증가시킨다.

관계를 유지하기 위해 몸통 근육의 정교한 협응을 이용하기 때문이다. 이것을 달성하기 위해, 우리는 우리의 신체와 우리의 척추 모양에 작용하는 힘을 인지해야 한다.

움직임 요구나 신체에 대한 하중은 움직임이 가장 쉽게 발전할 수 있는 지점을 찾기 위해 척추를 통해 물처럼 흐른다. 만약 한 영역이 뻣뻣하다면, 이웃 영역이 더 많이 수용될 수 있으며, 이로 인해 더 많은 움직임 요구를 경험하게 될 것이다. 움직임의 증가를 가진 특정 척추 영역은 곡선이 아니라 각도를 형성하는 것처럼 보일 수 있고, 또는 심지어 그 부위에 위치하는 물렁조직에 깊은 주름을 생성시킨다. 이것은 도로 위의 가속 방지턱처럼 생겼고, 움직임을 통한 협응과 연결을 방해하고, 더 큰 하중을 끌어낸다(**그림 7.2** 참고).[3]

그림 7.2B의 신체는 척추 가동성의 부족을 보상하기 위해 골반을 옆으로 이동시킨다. 운동 강사로서, 여러분은 먼저 발 위에 위치하는 골반에 대한 인지를 강조함으로써 이것을 해결할 것이고, 그 다음에는 만곡의 누락된 부분을 촉진하기 위해 위쪽 갈비뼈를 확장시키는 것을 강조함으로써 이것을 해결할 것이다.

보다 전체적으로 살펴볼 때, 만약 엉덩관절의 가동성이 제한된다면, 우리의 기능적 활동이 필요할 때 허리뼈는 더 큰 가동범위를 제공하기 위해 보상을 시도한다. 그러면 움직임 요구가 운동사슬을 가로질러 균등하게 분배되지 않고, 허리에서 증폭된다. 만약 엉덩관절의 굽힘이 충분하지 않으면, 가동범위를 증가시키기 위해 척추를 더 많이 굽힌다(**그림 7.3** 참고). 반대로

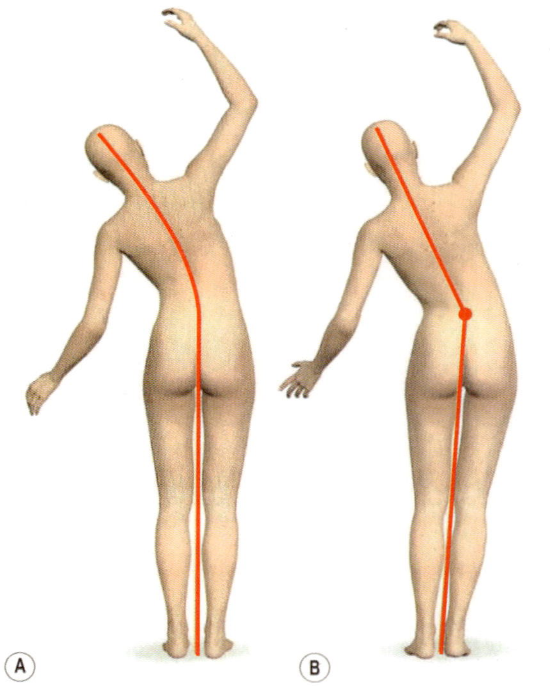

그림 7.2

A. 온전한 중앙 세로축(CLA)을 나타내는 부드러운 척추 만곡을 살펴보자.

B. 일직선 부위가 보이면, 여러분은 대개 근처에서 휘어짐이 증가된 영역을 보게 될 것이다.

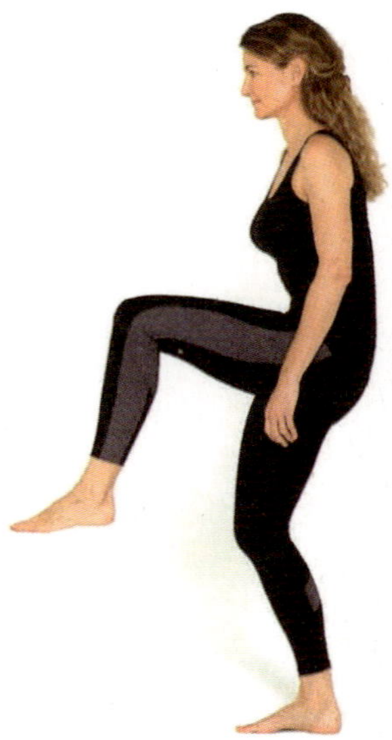

그림 7.3

척추는 종종 엉덩관절의 굽힘 제한을 조정하기 위해 굽힘을 증가시킬 것이다.

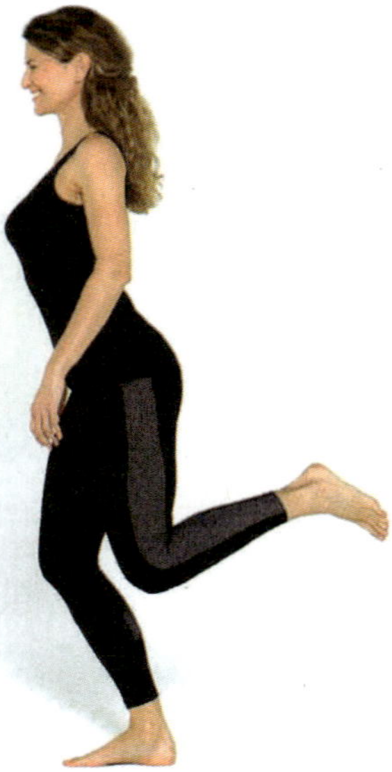

그림 7.4
척추는 종종 엉덩관절의 폄 제한을 조정하기 위해 폄을 증가시킬 것이다.

엉덩관절의 폄 제한이 있으면, 허리뼈는 자신의 만곡을 더 깊게 만든다(**그림 7.4** 참고).

엉덩관절의 가동성 문제를 해결하기 위한 척추의 움직임 증가는 우리로 하여금 CLA를 손상시키도록 만든다. 비록 이것이 기능적 문제를 해결하려는 우리 몸의 좋은 예이지만, 불행하게도 그것은 종종 불충분한 코어 안정성의 근거로서 해석된다.

움직임 탐구

선 자세를 취하고, 한쪽 골반의 앞쪽면과 뒤쪽면에 양 손을 각각 배치하고, 공을 차듯이 다리를 앞뒤로 움직이기 시작한다(**그림 7.5**와 **7.6** 참고). 적절한 가동성을 가진 엉덩관절의 경우에는, 다리를 움직일 때 골반은 수평으로 유지되어야 한다. 만약 다리를 움직일 때 여러분의 골반이 앞쪽과 뒤쪽으로 경사지는 것을 느낀다면, 여러분이 골반의 수평을 유지할 때 어떤 일이 일

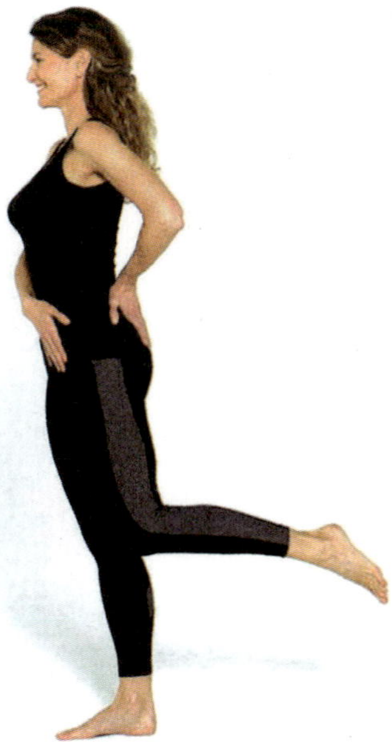

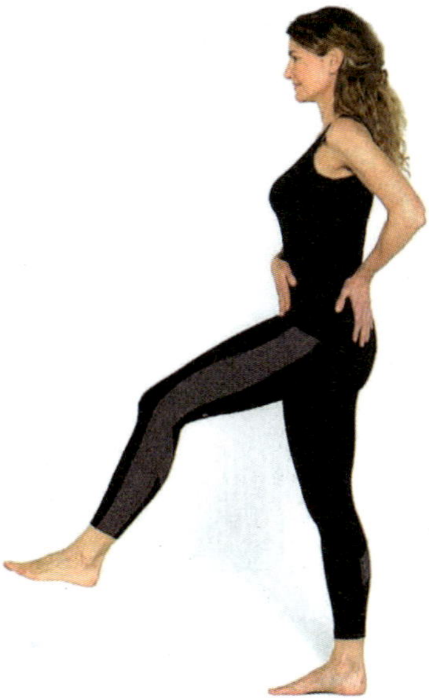

그림 7.5/7.6
다리가 폄으로 움직일 때 골반의 위치를 유지한다.

다리가 굽힘으로 움직일 때 골반의 위치를 유지한다.

어나는지를 확인해 보자. 만약 여러분이 골반을 수평으로 유지할 수 있지만 다리를 더 크게 움직일 수 없음 확인했다면, 여러분의 문제는 복부 근육에 있는 것이 아니다 – 복부 근육들은 분명히 골반을 관리하는 일에 관여할 수 있다. 이런 상황에, 엉덩관절의 가동성이 제한되거나 엉덩관절의 근육이 충분히 빠르게 신장되지 않는 것은 척추의 반응을 유도시킨다. 그 결과는 CLA의 손상이다; 이것은 복부 근육의 문제가 아니다. 움직임을 수행하기 위해 여러분은 먼저 엉덩관절 가동성과 유연성을 가져야 하고, 그 다음 다리가 충분히 이완하도록 연습하면, 척추가 아닌 엉덩관절로 움직임을 할 수 있다.

이들 CLA의 붕괴는 효과적인 힘 생산과 움직임 용이성을 위해 몸통을 나쁜 위치로 만든다. 그러나 이것은 우리의 척추가 이들 방향으로 움직이지 않아야 한다는 것을 의미하지 않는다 – 이것은 과제에 적합한 것이 무엇인지에 대한 질문이다.

굽힘에 대한 불안

굽힘과 원반 건강에 대해 많은 불안이 야기되어 왔다. 절개된 척추 분절의 원반(대개 돼지나 양)은 구조적인 실패가 뒤따르기 전에 이들 중 얼마나 많이 수행될 수 있는지를 보기 위해 단독 움직임의 많은 반복으로 손상되어 왔다.[4–6] 굽힘, 굽힘/돌림과 굽힘/폄의 많은 반복이 원반을 파괴한다는 소견에 근거해 볼 때, 다양한 브레이싱 기법으로 그런 움직임을 제한하고 심지어 예방하는 훈련 방법이 소개되어 왔다.

단독(인체에서 떼어낸) 척추 구조물 연구가 유용한 배경 지식을 제공하지만, 사람의 척추는 통합된 신체 시스템의 일부로 작동하며, 각 분절에 가해지는 하중은 신체 전체가 과제를 수행하는 방법에 따라 달라진다.

예를 들어, 유연성은 정상적인 움직임이다. 우리의 대부분은 아침에 침대를 벗어날 때도 척추의 굽힘을 사용한다. 그리고 냉장고에서 우유를 꺼낼 때도 척추를 굽힘한다. 우리가 양치질을 할 때 치약이 옷에 떨어지지 않도록 하기 위해서도 척추의 움직임을 이용한다; 그리고 자동차를 타고 내릴 때도 척추의 움직임을 이용한다. 우리의 조부모님들은 매주 정원에서 채소나 화원을 가꾸기 위해 몸을 굽힘한 채 몇 시간을 보내기도 한다. 한 아이가 몸을 웅크린 채 꼼짝하지 않고 나비를 지켜보고 있다. 생물학에는 실수가 없다. 우리는 사람이고 유연하다.

그러나 상대적으로 좌식생활을 많이 하는 현대에서도, 우리가 잘 구부릴 수 있도록 반드시 적절한 조건을 갖춘 것은 아니다. 만약 이것이 힘 분산의 문제를 야기하면, 취약한 영역에서 스트레스가 증폭될 수 있다. 그러므로 오늘날의 운동 강사들은 그들의 이력과 계보에 관계없이, 현대의 현실을 파악하기 위해, 그들이 가르쳐 온 레퍼토리나 전통적 움직임 시퀀스를 뛰어넘어야 한다.

지속가능한 움직임에 대한 우리의 4가지 요점으로 돌아가서, 가동성에 대해 고려해 보자. 우리는 우리 스스로에게 물어본다: 운동사슬의 각 분절이 적절하게 기여하는가? 그 질문에 답을 하기 위해, 우리는 척추 자체의 움직임 뿐만 아니라, 골반과 허리뼈 사이에서 일어나는 움직임과 엉덩관절에 대한 골반의 움직임도 고려할 필요가 있다.

선 자세에서 자연스런 앞쪽 굽힘을 할 때, 여러분은 무엇을 확인해야 할까? 허리뼈가 움직임을 시작하고, 골반이 엉덩관절 위에서 앞쪽으로 회전할 때까지 허리뼈가 앞쪽 굽힘을 계속 이끌어낸다. 척추의 굽힘은 등뼈를 거쳐서 부드럽게 진행되어야 하고, 마지막에는 목뼈의 앞굽음을 없애기 위해 머리를 바닥쪽으로 떨어뜨린다(**그림 7.7** 참고).

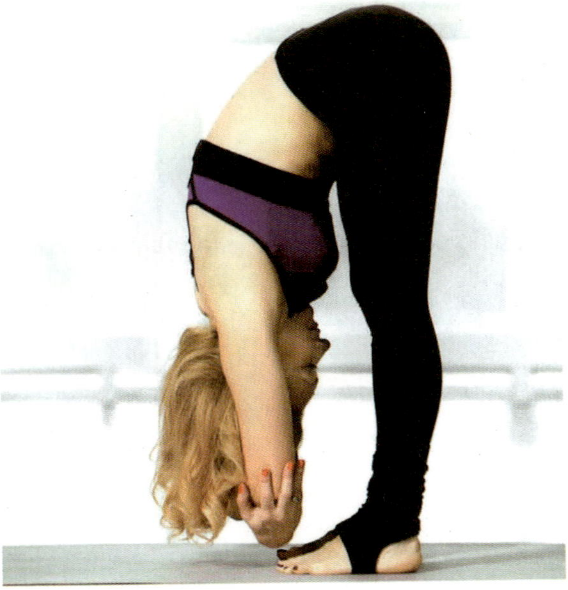

그림 7.7
굽힘 움직임을 할 때 각 신체 부위의 기여도를 균등하게 한다.

척추와 엉덩관절의 움직임 비율은 개인의 유연성에 따라 달라질 수 있다. 뒤넙다리근이 유연한 사람은 골반의 회전 움직임을 이용할 가능성이 높은, 반면 뒤넙다리근이 타이트한 사람들은 척추 움직임을 더 많이 이용할 가능성이 높다. 그 밖에 무엇을 관찰할 수 있는가? 척추 전체가 매끄러운 만곡을 그리지 못하고, 등 중간 부위에서 각을 형성하는 과도한 등뼈의 굽힘이 일어나는지를 관찰한다. 예를 들어, 등뼈의 과도한 굽힘은 큰 압박 스트레스를 받는 골다공증 여성 환자에게 흔하게 나타난다.

지속가능한 움직임의 요점에 따르면, 등뼈 굽힘(특히, 하중 상태에서의 굽힘)을 강조하는 운동들은 이런 사례(골다공증 환자)에서는 적절한 선택이 아닐 수 있다. 컬-업(Curl-up)과 필라테스 헌드레드(Pilates Hundreds)는 등뼈 굽힘에 상당한 굽힘의 힘을 가할 것이고, 이것은 이미 손상된 그 여성의 등뼈에 압박력을 증가시킬 것이다. 척추 폄근의 근력강화는 중력에 대항해 그녀의 자세를 지지하는데 도움을 줄 것이지만, 굽힘이 일상생활에 필수불가결하기 때문에, 작은 하중이 운동사슬에 걸쳐 굽힘 움직임을 균형 잡는데 이용될 수 있다. 움직임을 두려하는 대신에, 그녀는 움직임 영양이 필요하다.

움직임 탐구

무한궤도차 기법

아래에서 위쪽으로 굽힘하기

먼저 우리는 엉덩관절의 독립적인 움직임을 배울 것이다. 옆으로 누운 자세를 취하고, 머리를 지지한다.

지지를 위해 엉덩관절과 무릎관절을 굽힘한 채로 시작하며, 여러분의 위쪽 손의 손가락이 꼬리뼈 쪽으로 향하게 엉치뼈에 배치한다(**그림 7.8** 참고). 엉덩관절을 일자로 한 상태에서 여러분의 몸이 활처럼 정렬될 때까지 여러분의 위쪽 다리를 쭉 뻗는다(**그림 7.9** 참고).

이번에는 이 발을 뒤쪽으로 향하게 하고 엉덩관절이 굽힘되도록 무릎을 여러분의 몸쪽으로 당긴다. 여러분의 손 아래에서 무슨 일이 일어나는지 확인한다. 엉치뼈가 움직이는가? 엉치뼈는 끈으로 무릎 뒤쪽에 부착되어 있는 것처럼 작용할 것이고, 다리가 굽힘된 시작 자세로 다시 활주할 때 무릎을 하방으로 활주시킬 것이다(즉, 뇌는 엉덩관절 굽힘과 척추 굽힘을 구별하는 방법을 잊어버렸다). 만약 이것이 이렇게 하면, 무릎이 안쪽으로 당겨질 때 엉치뼈가 뒤쪽에서 그대로 남겨진다고 생각하자(**그림 7.10** 참고). 몸통을 안정화시킬 준비도 하지 않고, 또 엉치뼈 움직임에 저항할 필요도 없다. 우리는 한 신체 분절이 다른 신체 분절에 대해 어떻게 움직일 수 있는지를 알아내기 위해 뇌를 훈련하고

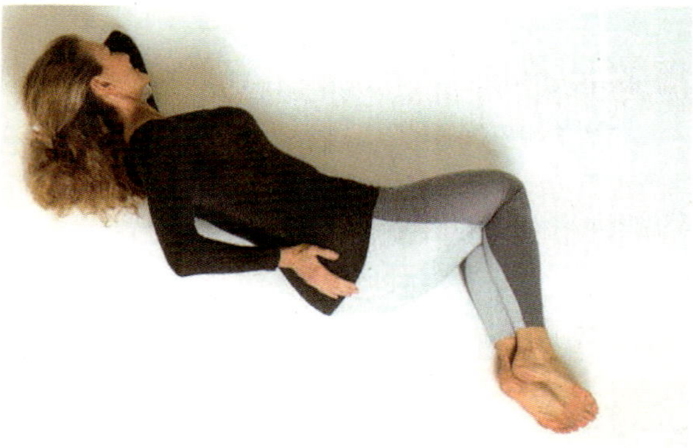

그림 7.8
무한궤도차 기법의 시작자세

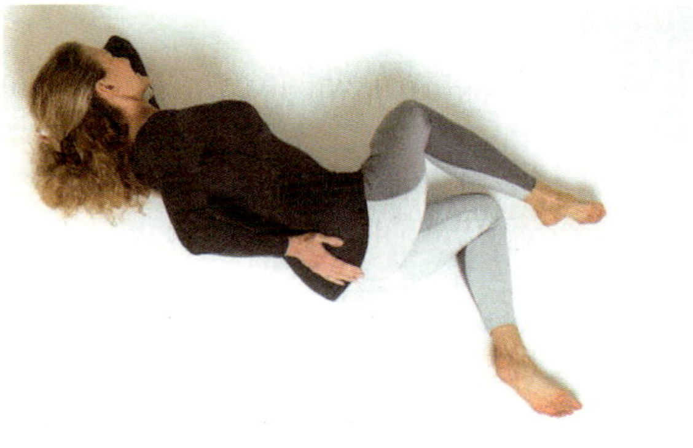

그림 7.10
엉덩관절을 자유롭게 움직일 수 있을 때, 엉치뼈를 그대로 유지한다.

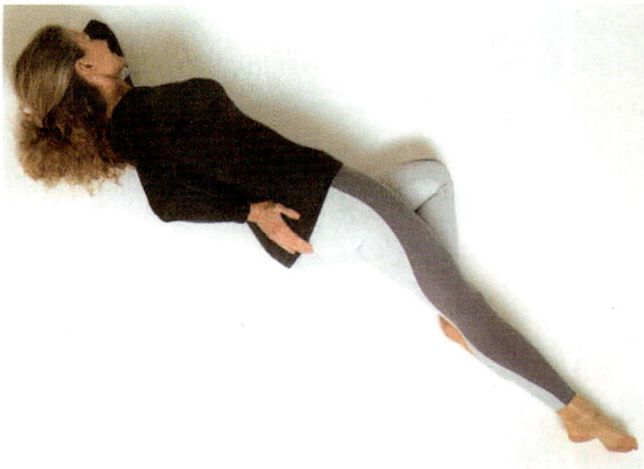

그림 7.9
다리가 쭉 펴지도록 활주시킨다.

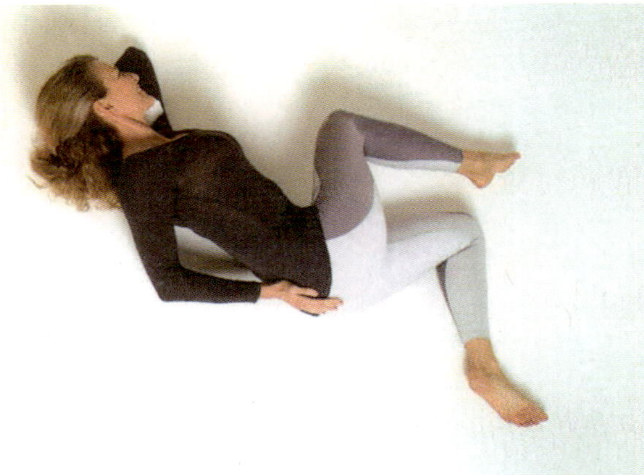

그림 7.11
허리뼈에 대한 골반의 움직임을 허용한다.

있다. 몇 가지 움직임을 더 연습해 보자. 여러분의 무릎이 엉치뼈를 움직이기 시작하면서, 경첩관절로서 엉덩관절의 느낌을 확인할 것이다.

이번에, 우리는 골반과 허리뼈를 구분하는 것을 배울 수 있다. 여러분이 무릎을 여러분의 몸쪽인 위쪽으로 당길 때, 엉치뼈가 다리의 움직임을 뒤따르도록 한다(**그림 7.11** 참고). 손 밑의 엉치뼈가 아래쪽으로 활주하면서 앞쪽으로 말려 들어가는 것을 느껴보고, 이것은 허리뼈를 편안한 굽힘 만곡으로 유도한다. 골반경사를 능동적으로 만들 필요가 없다: 엉치뼈에서 무릎 뒤쪽에 부착된 끈을 상상하고, 골반이 움직이도록 끌어당겨 보자.

굽힘된 자세에서 멈추고, 숨을 허리뼈 쪽으로 들이쉬면서 각 척추뼈 사이의 팽창과 탄성을 경험해 본다. 그런 다음, 여러분의 몸이 완전하게 일자로 펴질 때까지 위쪽 다리를 쭉 뻗는다.

위에서 아래쪽 으로 굽힘하기

등뼈 밑에서 어떻게 굽힘되는지를 여러분이 알게 되었으니, 여러분은 등뼈 위쪽의 가동성과 의식을 증가시키므로써 척추의 움직임을 더 발전시킬 수 있다. 목뼈 상단의 만곡을 해제하기 위해 먼저 머리를 부드럽게 끄떡임으로써 목뼈의 만곡을 해제해 보자(그림7.12 참고). 머리가 앞쪽으로 회전할 때 이런 움직임이 어떻게 안쪽으로 굽힘을 일으키는지를 확인해 보자. 이것이 쉬워지면, 여러분은 약간 더 굽힘을 할 수 있고, 노력없이도 각 목뼈 분절이 뒤쪽으로 어떻게 열리는지를 느껴보자. 이것이 편안해지면, 허리뼈 굽힘을 장려하기 위해 무한궤도차 기법의 첫 번째 부분에서 목뼈의 굽힘과 다리의 움직임을 결합해 보자(**그림 7.13** 참고).

골다공증 여성의 예에서, 이런 부드러운 과정은 습관적으로 굽힘이 집중되는 등뼈 지점보다 위쪽과 아래쪽 레벨의 움직임 감각을 유도한다. 만약 그녀가 등뼈 굽힘을 시작하면, 그 등뼈 부위의 위쪽이나 아래쪽 레벨에서의 움직임 가능성에 집중하기 전에, 이런 감각에 대한 그녀의 인식을 이끌어내 보자. 등뼈를 그대로 유지하는 큐잉은 필요없는데, 그 이유는 그 의도가 그 영역을 고정하는 것이 아니라, 척추 전체의 움직임을 균형있도록 맞추는 것이기 때문이다. 옆으로 누운 자세에서는 하중이 거의 존재하지 않기 때문에, 그녀는 큰 힘을 들이지 않고 몸을 접고 팽창하는 방법을 안전하게 찾을 수 있다. 그녀는 굽힘이나 폄과 싸울 필요가 없음을 알게 된다; 척추가 접힐 때 각각 척추 분절을 감지한 후, 한쪽 끝에서 다른 쪽 끝까지 탄성 밴드처럼 길게 늘어뜨린다. 우리의 목적은 뇌가 더 많은 운동 선택을 발견하고, 척추에 안전하고 편안한 가동성의 경험을 제공하는 것이다.

등뼈의 우세 굽힘은 젊은층에서 유행한다. 이것은 때때로 지속적인 구부정한 자세와 관련된다; 그러나 등뼈의 우세 굽힘은 무거운 하중 훈련을 통해 갈비우리의 앞쪽 부분을 아래로 고정시킨 위쪽 복부 근육의 단축을 가진 매우 튼튼한 사람에게서도 나타날 수 있고, 또는 허리뼈 굽힘을 방지하는 과활동성 허리뼈 세움근을 가진 사람에게서도 나타날 수 있다.

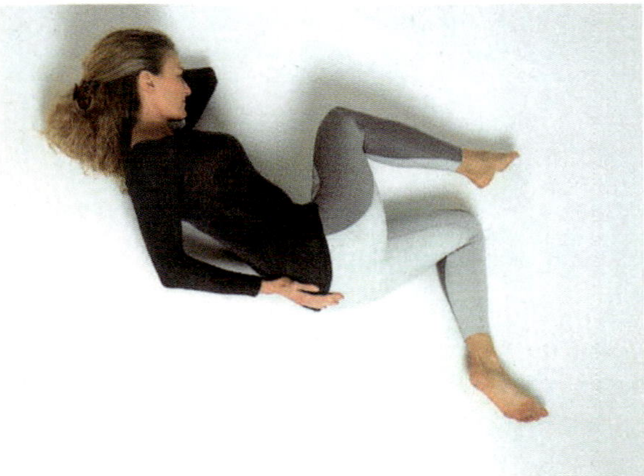

그림 7.12
척추 만곡을 반전시키기 위해, 위쪽 목뼈에 대한 머리를 부드럽게 끄떡임을 시작한다.

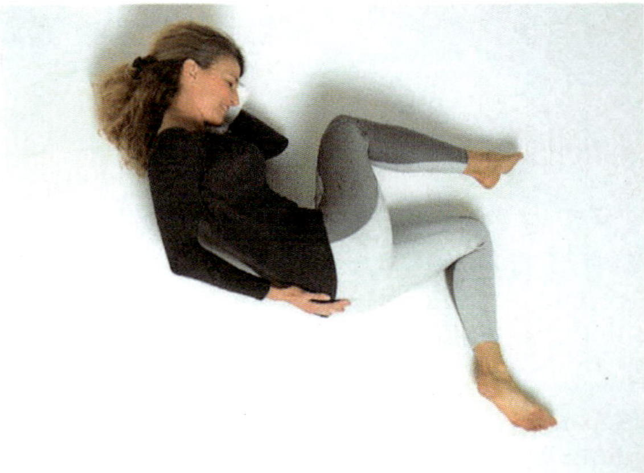

그림 7.13
위에서 아래쪽으로, 그리고 아래에서 위쪽으로 척추를 굽힘한다.

여러분의 큐잉을 수정함으로써, 여러분은 척추, 골반 및 엉덩관절 등의 움직임을 구별하는 방법을 통해 이들 사람이 자신들의 가동성을 균형잡도록 돕기 위해 친숙한 운동을 사용할 수 있다. 척추의 가동성을 장려하기 위해 "cat tilt(고양이 경사)"를 빈번하게 사용한다; 그러나, 척추의 상향 아치를 위한 큐잉은 등뼈 굽힘을 선호하는 사람들을 자극하여 실제로 허리뼈를 관여시키지 않고, 어깨를 통해 이미 굽힘된 등뼈에 강한 압박을 가할 것이다. 이것은 단순히 그들의 뇌가 이 시점에서 어떻게 연결되어 있는가이다 - 그들은 굽힘이 쉽게 일어나는 척추 부위를 굽힘한다. 만약 우리의 초점을 꼬리뼈로부터 움직임이 시작하는 것으로 이동시키면, 허리골반 영역이 관여되고, 이것은 아래에서 위쪽으로 척추를 가동시키고 엉덩관절, 골반 및 척추 사이의 움직임 관계를 일깨워준다. 운동 강좌에서, 이것은 그들의 신체에 대한 이해와 의식을 향상시키기 위해 비교를 사용함으로써 참가자들에게 2가지 큐잉 사이의 구분을 확인할 수 있는 기회를 준다.

그들이 척추를 굽힘할 때 허리뼈를 여는 것이 어렵다는 것을 여러분은 알게 되었을 것이다. 여러분은 등 중간 부위의 과도한 굽힘을 알게 되거나, 또는 허리뼈 앞굽음을 해제할 의지가 없음을 알게 될 것이다. 이 사람은 척추에 비해 골반의 움직임을 조금 더 필요로 하는 사람이다.

움직임 탐구

스트링 오브 펄즈 브릿지 (String of Pearls Bridge)

이것은 새로운 개념으로 종종 오해된다. 이 기법의 목적은 골반과 허리뼈 사이의 관계를 해제하는 것과 허리가 편안한 굽힘을 경험하도록 하는 것이다. 그러므로 우리는 척추의 중립위에서 이루어지는 전통적인 교각운동과는 달리, 척추의 중립위에서 운동하는 것을 목표로 삼지 않는다. 스트링 오브 펄스 기법은 6장(엉치뼈 흔들기 참고)에서 설명된 굽힘 경험을 더 깊게 만들고, 또 뒤쪽 엉덩관절 근육과 골반 움직임 사이의 연결을 만드는 것이다.

엉치뼈 흔들기(sacral rock)로 시작하자. 이때 기억해야 할 것은 목덜미의 긴장을 해제하기 위해 타월을 접어서 여러분의 머리를 지지하는 것이다(그림7.14 참고). 여러분이 엉치뼈 위에서 구르기를 할 때, 꼬리뼈 꼭지까지 이르는 모든 연결을 느껴보고, 그 다음 여러분이 할 수 있을 만큼의 적은 복부 근육의 수축을 이용하여 엉치뼈 상단 쪽으로 엉치뼈 흔들기를 반전시키자. 이 시점에서, 발바닥이 바닥에 붙어 있는 지를 느껴보자. 그리고 마치 골반이 실을 감는 바퀴처럼, 골반의

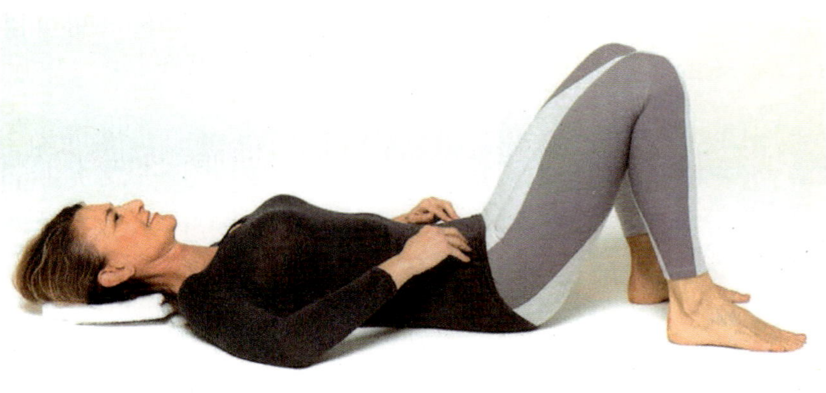

그림 7.14
스트링 오브 펄스의 시작자세

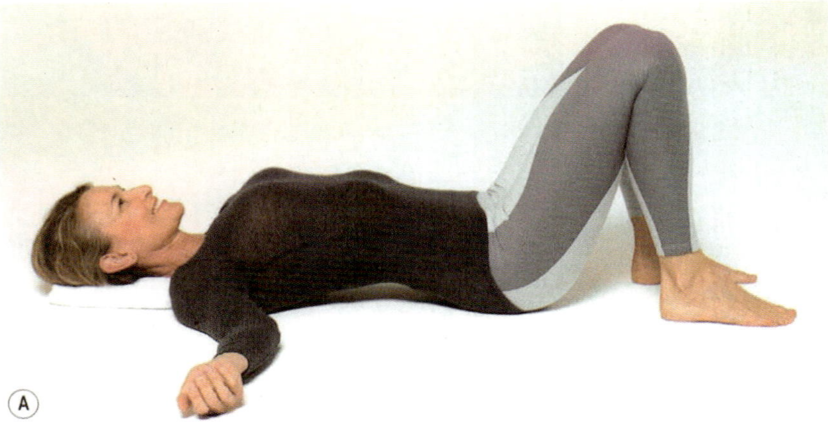

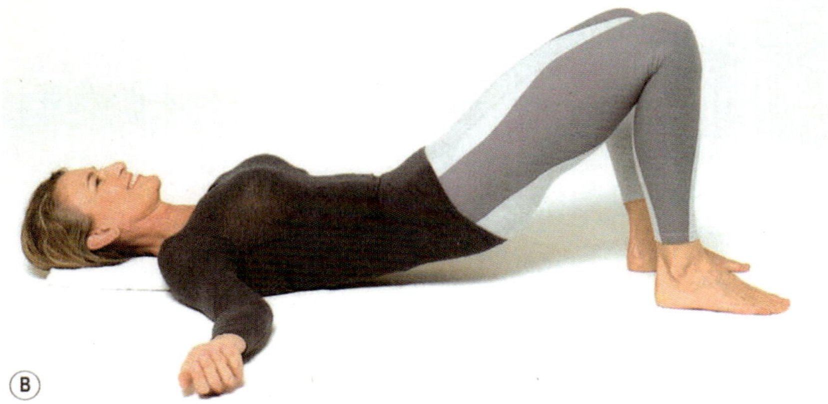

그림 7.15

A. 척추를 해제하고 이 움직임을 자유롭게 하기 위해, 엉치뼈의 꼭지 쪽으로 엉치뼈를 구르기한다.

B. 엉치뼈의 상단 쪽으로 다시 구르기를 하고, 이 움직임을 계속하여 엉덩관절 근육을 촉발하기 위해 발과 연결함으로써 골반 쪽으로 이어간다.

상단까지 계속 위쪽으로 구르기를 할 때 여러분은 그들을 통해 여러분의 연결을 약간 더 깊게 만들어 보자(여러분의 가장 낮은 척추 레벨까지). 여러분은 바닥으로부터 더 멀리 움직이지 못함을 알게 될 것이다 – 이것은 척추의 들어올림이 아니라, 척추의 이완이다(**그림 7.15** 참고).

마치 척추 쪽으로 다시 떨어지듯이, 배벽이 여전히 이완되어 있는지를 확인한다. 위쪽 복부에 손가락을 배치하고, 그 손가락을 복부 안으로 압박한다. 여러분의 손가락을 복부의 중간지점인 아래쪽으로 이동시키고, 시작자세에서 여러분의 등이 바닥에 닿을 때까지 각 손가락 지점을 아래로 압박한다.

엉덩관절에서 골반까지의 연결

선 자세에서 몸통을 앞쪽으로 굽힘하기 위해 골반이 엉덩관절에서 회전을 하지 않는다는 것을 알게 되면, 어떻게 할 것인가? 만약 골반의 움직임이 뒤넙다리근에 의해 저항을 받으면, 우리의 신체는 해결책을 찾아야 한다. 이것은 보상을 위해 허리뼈의 과도한 굽힘을 초래할 것이다; 다른 해결책으로서, 이런 링크는 무시될 수 있고, 등뼈의 과도한 굽힘으로써 제한이 나타날 수 있다(**그림 7.16** 참고). 대부분의 사람들은 단순하게 뒤넙다리근을 신장시킬 것이지만, 우리가 알고 있듯이, 고립된 근육을 표적으로 하는 것은 틀림없이 뇌에 완전한 해결책을 제공하지 못할 것이다. 이것을 통합된 중재로 만들기 위해서는, 골반–넙다리뼈 관계를 확인함

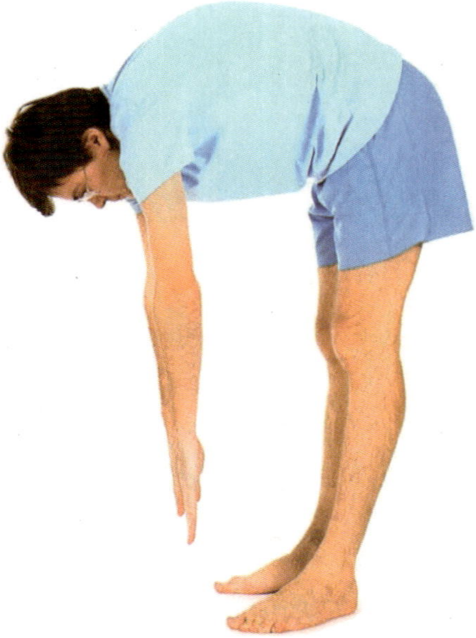

그림 7.16
단축된 뒤넙다리근은 골반의 앞쪽 돌림을 방지할 것이고, 이것에 의해 굽힘 움직임이 척추 위쪽으로 더 멀리 전달된다.

으로써 이들 뒤넙다리근을 치료해 보자. 이것은 새로운 움직임 가능성을 소개함으로써 신경계에 대한 더 많은 정보를 제공한다.

몸통 경사

골반-넙다리뼈의 관계는 많은 사람들에게 인식의 괴리이며, 그들의 관계는 종종 앞쪽 굽힘의 부족으로 좌절된다. 이런 몸통 경사 과제는 여러분의 강좌나 프로그램에서 이용될 수 있는 많은 다른 운동을 위한 기초를 제공하는 인식의 개척자(awareness builder)이다; 이것은 요가, 필라테스 및 체육관 운동과 동등하게 관련이 있다.

여러분의 대상자를 바닥위에 똑바로 앉아 있거나, 발을 바닥에 붙이고 의자에 똑바로 앉도록 하고, 대상자들에게 궁둥뼈 위에 잘 앉도록 감각 훈련을 실시한다(즉, 궁둥뼈의 앞쪽이나 뒤쪽이 아닌). 한 손을 엉치뼈 위에 편안하게 배치하도록 하고, 다른 손을 복부 앞에 배치하고 그 손가락을 두덩뼈에서 갈비뼈까지 펼쳐도록 유도한다. 새끼손가락과 엄지 밑의 피부 접촉 지점들을 확인하기 위해 여러분의 대상자에게 물어보자. 이들 두 지점은 움직임의 이런 첫 단계를 위해 동일한 거리를 유지한다(그림 7.17 참고).

머리 정수리의 한 지점을 통해 부드럽게 압박하는 것을 생각하고, 또 움직임 내내 이런 임펄스를 유지하도록 그들에게 요구하자. 이번에는, 엉덩관절에 있는 가상의 경첩관절 위로 골반과 몸통을 하나의 단일체로 만들어 앞쪽으로 경사시키도록 유도하자(그림 7.18 참고). 골반과 몸통이 움직일 때, 엉치뼈에 집중하자: 엉치뼈가 몸통과 함께 앞쪽으로 부드럽게 움직였는가? 아니면 엉치뼈를 뒤쪽에 남겨 두고 움직였는가? 만약 엉치뼈가 뒤쪽에 그대로 위치했다면, 다른 손 밑에 있는 2개의 접촉 지점에서 무슨 일이 일어났는가? 그들은 상대방 쪽으로 움직일 것인데, 그 이유는 골반이 엉덩관절 위로 움직이지 않고, 척추가 굽힘될 것이기 때문이다(그림 7.19 참고). 이것은 훌륭한 발견이다! 여러분의 습관적 움직임을 아는 것은 또다른 가능성을 열어준다. 해결책을 열기 위해 앞쪽 손이나 뒤쪽 손 밑에서 무슨 일이 일어나는 지에 집중하면서 움직임을 반복해 보자.

만약 엉치뼈가 앞쪽으로 잘 움직였다면, 대상자의 주의를 궁둥뼈에 가도록 유도하자: 그들은 앞쪽으로 구르기했다는 것을 확인할 것이다. 대상자가 시작자세로 다시 돌아오고 엉치뼈가 더욱 수직 방향으로 돌아올 때, 그들은 다시 한번 궁둥뼈 위에 위치함을 느낄 것이다.

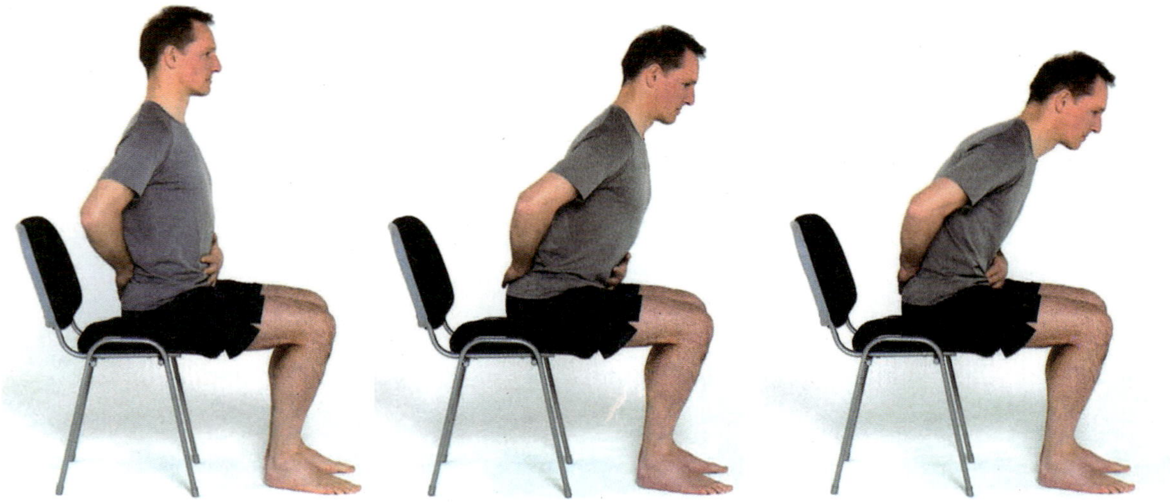

그림 7.17/그림 7.18/그림 7.19
몸통 경사의 시작자세.
굽힘된 엉덩관절 위로 몸통을 이동시킨다.
엉치뼈를 뒤쪽에 남겨두고, 몸통을 숙인다.

대상자가 이런 연결을 만들었다면, 그들은 골반이 몸통을 운반하여 몸통 경사를 쉽게 할 수 있다는 것을 깨닫기 시작할 것이다.

여러분의 대상자가 엉덩관절 위에서 골반을 움직일 수 있을 때, 여러분은 뒤넙다리근을 관여시킬 수 있다. 같은 자세에서, 왼발을 바닥의 앞쪽으로 활주시킨다. 몸통의 경사를 반복하고, 손 밑에서 엉치뼈가 앞쪽으로 활주하는 것을 느껴본다. 뒤넙다리근 신장의 한계 지점에서 멈추고, 호흡을 하면서 허벅지 뒤쪽을 길게 신장한다. 왼발을 원래 위치로 가져오고 이번에는 오른발을 앞쪽으로 활주시켜 위의 동작을 반복한다 (그림 7.20 참고).

일단 이런 움직임이 수행될 수 있다면, 최종 학습 단계이다. 나머지 굽힘 움직임을 통합하려면, 여러분의 대상자는 몸통 경사를 수행할 필요가 있고(엉치뼈 위에 손을 여전히 배치하고), 그들이 골반 움직임의 한계에 도달하면, 굽힘 움직임을 완성하기 위해 나머지 몸통 부분을 앞쪽으로 굽힘한다. 이런 동작은 한쪽 다리나 양쪽 다리 위에서 수행될 수 있다(그림 7.21 참고).

여기에서의 핵심 요점은 골반이 척추를 운반하는 방법을 배워야 한다. 만약 바닥에 앉아서 양쪽 다리를 쭉 뻗고 몸통을 앞쪽으로 굽힘하는 연습을 한다면, 엉덩이의 높이를 올려주는 지지 블록을 제공하여 뒤넙다리근에 가해지는 하중을 제거하고, 필요하다면 무릎을 약간 굽힘할 수도 있다. 초점은 궁둥뼈 위에 놓인 골반을 구르기하는데 있고, 만약 가능하다면 뒤넙다리근, 골반 및 척추 사이의 관계를 관여시키기 위해 궁둥뼈 위에서 조금 더 구르기를 한다. 우리는 뒤넙다리근의 새로운 신경근육 반응을 장려하는 다리 위에서 골반의 움직임을 허용하도록 뇌를 교육시킨다.

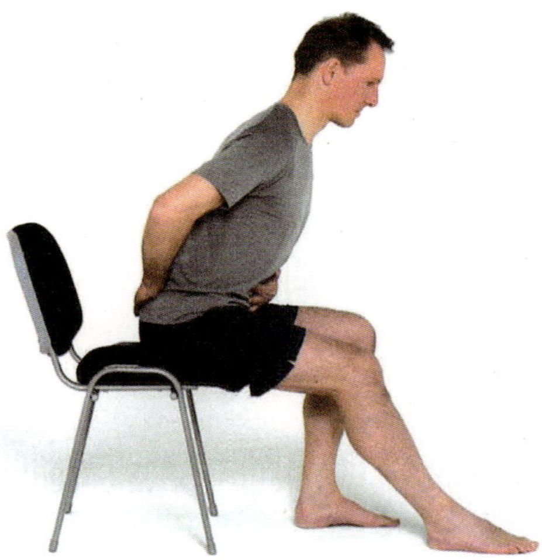

그림 7.20
뒤넙다리근의 관여

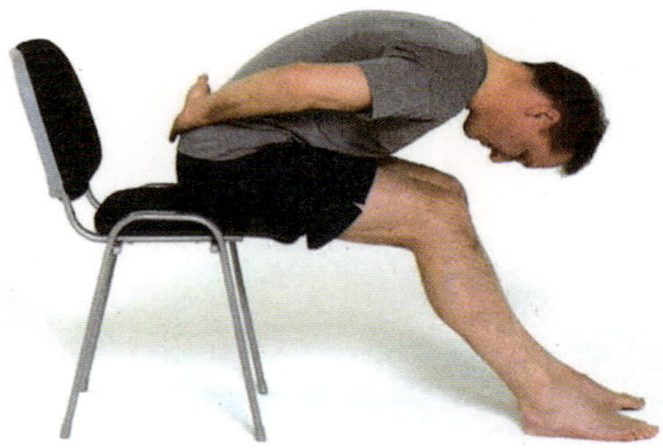

그림 7.21
통합된 굽힘 움직임의 완성

여러분은 이 과정을 볼 수 있는가? 전체 움직임을 살펴보자. 골반과 엉덩이를 포함하여 큰 가동성 영역이나 적은 가동성 영역을 확인해 보자. 운동사슬의 숨겨진 링크에서 가동성을 얻는 반면, 신경계가 새로운 움직임 관계를 배우는데 도움을 주자. 여러분의 큐잉을 수정하고, 이런 잃어버린 가능성을 시스템에 다시 도입하는 작업을 선택해 보자.

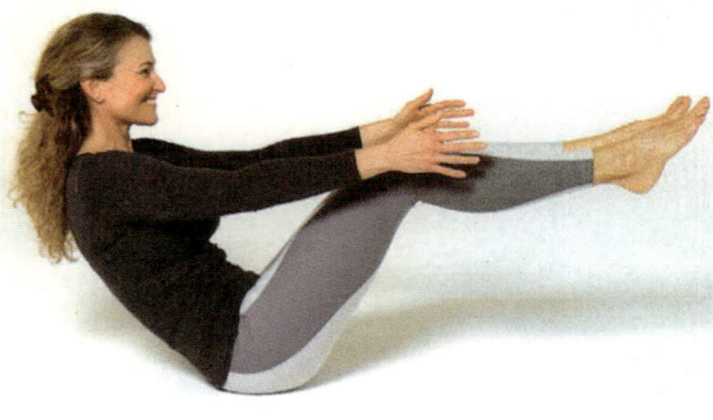

그림 7.22
하중 요구가 너무 높을 때, 대처 전략으로서 허리뼈 굽힘

함정을 피하고 복귀하자(Avoiding pitfalls and making a comeback)

운동 시설에서 굽힘 관련 문제에 기여하는 주요 요소는 4가지이다.

1. 허리뼈 굽힘은 대처 전략으로 나타날 수 있는데, 그 이유는 대상자가 갖고 있는 의식(자각), 가동성, 근력 또는 척추나 엉덩관절의 조절이 부족하기 때문이다(**그림 7.22**와 **그림 7.23** 참고).

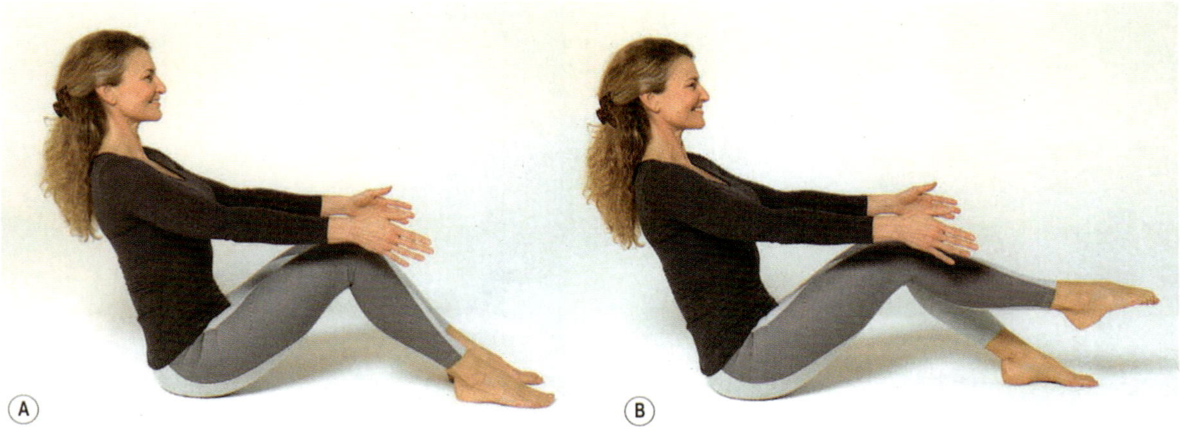

그림 7.23
허리뼈-골반 의식과 기본 조절을 설정하는 하중 줄이기

2. 뒤쪽 사슬에 있는 등과 엉덩관절의 폄근에는 원심성 조절과 근력 부족이 존재한다.
3. 부적절하게 하중 상태의 굽힘으로 점차 진행한다.
4. 더 넓은 운동사슬을 지지하지 않은 반복적인 단독 굽힘

여러분이 요가 강사, 필라테스 강사, 개인 트레이너 또는 재활 전문가이든 관계없이, 여러분은 다음 상황일 때 이들 요소를 관리할 수 있다: (1) 여러분이 보고 있는 모양과 형태에 주의를 기울일 때, (2) 필요한 경우 과제를 수정할 때, (3) 진행 계획을 세울 때.

척추 원반 손상으로 고생해 왔던 사람들은 척추의 폄을 선호하고, 어떤 대가를 치르더라도 굽힘을 피하려고 한다. 그러나 만약 원반이 치유과정의 초기 단계를 넘어서고 어느 정도의 굽힘 스트레스에 노출되지 않는다면, 정상적인 삶이 수반하는 불가피한 굽힘에 여전히 취약할 것이다. 물론, "기능적 동결(functional frozen)"이 이들 순간을 피하기 위해 노력하겠지만, 결코 정상적인 움직임을 회복하지 못하게 될 것이다. 생리적으로나 심리적으로, 굽힘에 대한 자신감의 회복이 중요하다.

일단 급성 통증 단계가 지났다면, 대상자는 자신의 통제 내에서 허리뼈의 굽힘과 자기-선택 가동범위에 친숙해질 것이다. 네발자세의 고양이 경사 운동과 옆으로 누운 자세의 무한궤도차 기법은 굽힘과 폄 사이의 가동범위를 통해 능동적인 조절 요소를 제공한다. 가동범위 보다는 용이함을 목적으로, 각 방향으로 수동적으로 움직이기 보다는 능동적으로 움직이는 것이 초기에는 그 영역을 과도하게 신장시키는 기회를 감소시킬 것이다. 일단 자신감이 생기고 척추의 굽힘에 더 익숙해지면, 부드러운 수동 움직임(누운 자세에서 통증이 없는 범위내에서 무릎을 가슴쪽으로 당기거나, Child Pose로 시작하기 전에 네발자세에서 발꿈치 쪽으로 골반을 흔드는 것과 같은)을 소개할 수 있다. 이들 자세는 개인의 내성 범위내에서 점진적으로 진행될 수 있는 작은 하중이면서 비위협적 척추 굽힘을 제공한다.

굽힘 근거 손상으로부터의 회복은 척추만의 문제가 아니다. 스쿼트 동작을 복원하면, 다리의 전반적인 가

동성과 체중 부하의 공유에 기여할 수 있도록 다리가 다시 통합된다. 비슷하게, 대상자는 뒤쪽 사슬 연결의 기본 레벨을 가지고 있고, 등 폄근, 볼기근육 및 뒤넙다리근은 선 자세의 굽힘을 위한 지지를 발달시킬 것이다.

그들의 다른 재활 활동 이외에 굽힘의 회복을 보장함으로써, 여러분은 기능적 동결의 대열에 합류하는 것을 피하고, 그들의 정상 가동성을 되찾을 수 있도록 도울 수 있다.

굽힘 자세는 두려운 것이 아니다. 그러나 우리는 우리의 대상자가 굽힘 자세에 대해 적절하게 준비되어 있는지를 확인해야 하고, 또 체계적으로 그들을 진행하기 위해 운동 선택을 수정할 준비가 되어 있는지도 확인해야 한다.

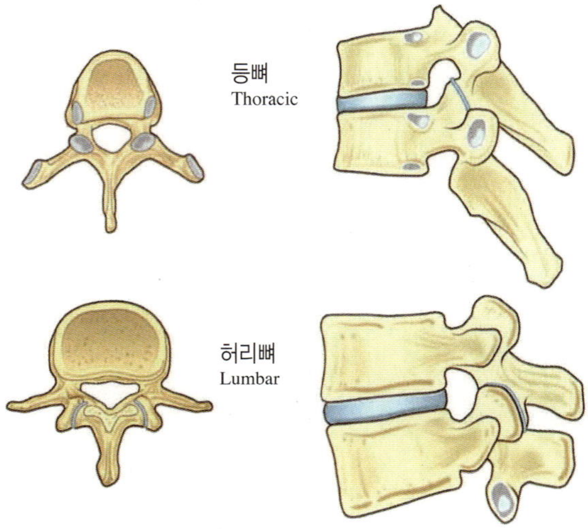

그림 7.24
목뼈, 등뼈 및 허리뼈에 있는 각 척추뼈 사이의 다양한 관절의 형태와 방향은 척추뼈의 회전 정도를 결정한다.

돌림 보존(Rotation reservations)

정상 생체역학에 대한 오해는 허리 손상 예방을 위한 항-돌림 운동에 집중을 둔다. 이것은 치료에 매우 중요한데, 그 이유는 돌림없이도 우리의 움직임이 깊게 손상될 수 있기 때문이다.

각 허리뼈 관절의 상대적인 수직 방향은 각 허리뼈에서 일어날 수 있는 돌림의 정도가 매우 적다는 것을 의미한다. 그러나 그렇게 말했듯이, 허리뼈의 돌림은 각각의 기여를 하는 여러 척추 레벨의 결합으로 일어난다. 각 관절은 그 다음 관절에 작은 가동범위를 더해 주고, 위쪽 척추로 올라간다. 등뼈 관절은 이웃한 관절면 사이에서 더 많은 활주(그러므로 더 많은 돌림을 허용하고)를 허용하고, 더욱 납작한 관절인 목뼈는 대부분의 활주를 허용한다(**그림 7.24** 참고).

엉덩관절도 중요한 기여요소인데, 그 이유는 선 자세일 때 절구관절의 돌림 가동범위가 엉덩관절에 대한 골반의 돌림 능력에 영향을 주기 때문이다. 이것은 허리뼈와 함께 골반을 움직일 수 있도록 하여 허리뼈 자체에 대한 돌림 요구를 줄여준다. 운동사슬의 한 영역이 손상될 때 문제가 발생하고, 이것은 나머지 다른 관절의 요구를 증가시킨다. 그리고 가끔 이 문제는 그들이 구조적으로 제공할 수 있는 것을 넘어선다. 예를 들어, 엉덩관절의 가동성 부족은 허리 통증과 강하게 연결된다. 만약 기능 과제가 더 많은 신체의 전체 돌림을 요구하고 엉덩관절이 제한되면, 허리뼈는 운동사슬의 다음 링크로써 자신의 돌림 범위를 사용하도록 요구받게 된다. 허리뼈가 가동범위의 한계에 도달하면, 우리의 뇌는 새로운 해결책을 찾고, 가로면에서 일어날 수 있는

가능성이 더 이상 없기 때문에, 이 움직임을 흡수할 다른 운동면을 찾는다. 이 운동면은 종종 시상면이 되며, 허리뼈의 폄을 야기시킨다. 허리뼈의 후관절이 폄/돌림의 결합운동을 할 때, 그 관절은 더 많은 스트레스를 받게 되어서 잠재적 손상에 취약해진다.

반대로 허리뼈가 폄하기 시작하면, 돌림의 가동범위가 제한된다. 애초에 움직임이 거의 없기 때문에, 움직임의 한계에 도달하는데 많은 시간이 걸리지 않는다. 이것에 의해 돌림이 해롭고 예방되어야 한다는 인상이 야기되었다.

기억해야 할 것: 효과적으로 회전하기 위해, 우리는 축을 필요로 한다.

차분하게 생각해 보자. 허리뼈 스트레스는 운동사슬에서 해결되어야 할 것이 있음을 알려주는 신호이다. 약한 영역보다는 이 영역이 종종 부적절한 하중에 의해 희생된다. 따라서 코어 수축을 통한 허리뼈의 고정은 운동사슬의 가동성을 더 많이 제거하는 역할을 한다. 문제를 해결하기 위해, 우리는 적용되는 압박을 줄여야 하는데, 이것은 나머지 운동사슬을 최적화하는 것과 관련된다. 허리뼈의 경우, 과도한 폄을 줄이기 위해 허리뼈 자물쇠를 해제한 후, 여러분은 아래쪽의 엉덩관절 가동성과 위쪽의 등뼈 가동성에 집중한다.

움직임 탐구

토탈 바디 로테이션(Total Body Rotation)은 척추 스트레스를 완화하기 위해 하체의 돌림을 장려하는 기회를 우리에게 제공한다.

양발을 엉덩관절 너비를 만큼 벌린 편안한 선 자세에서 시작한다. 이때 발은 지면에 자연스럽게 접촉되어야 한다. 여러분의 발이 지면에 어떻게 놓여있는지 느껴보자. 발의 가쪽면이나 안쪽면 밑에서 압박을 느끼는가? 아니면, 발바닥 전체에 체중이 고르게 부하되고 있는 것을 느끼는가?

헬륨 풍선이 여러분의 몸을 끌어올리듯이, 여러분의 몸을 위로 올린 후 편안한 한계점까지 여러분의 몸을 왼쪽으로 돌린다. 여러분이 얼마나 더 돌림할 수 있는지를 확인하고, 더 이상 돌림을 시도하지 않는다. 이번에는 원래 자세로 돌아온 후, 몸을 오른쪽으로 돌림할 때 여러분의 눈과 머리도 함께 돌림한다. 그리고 여러분이 얼마나 돌림할 수 있는지를 확인한다(**그림 7.25** 참고).

이번에는 몸을 돌림할 때 발 밑에서 어떤 일이 일어나는지를 확인해 보자. 오른쪽으로 돌림할 때, 여러분은 오른발의 경우에는 발의 가쪽면으로 압력이 가해지

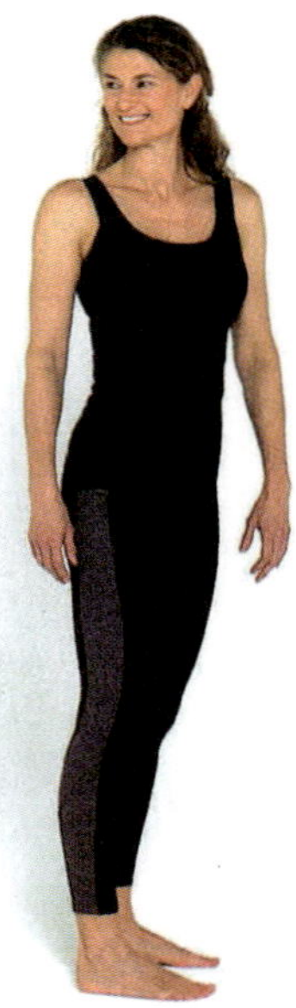

그림 7.25
돌림 가동범위 검사

고, 또 왼발의 경우에는 발의 안쪽면에 압력이 가해지는 것을 알 수 있다. 이것은 이상적일 수 있지만, 여러분은 여러분의 것이 반대로 일어날 수 있음도 알게 될 것이다. 만약 이런 경우라면, 운동의 다음 부분이 자연스러운 움직임을 재부팅하는 데 도움이 된다.

여러분은 편안한 오른쪽 돌림 자세에서 멈춘 후, 오른손을 오른쪽 허벅지 위에 놓는다. 편안하게 할 수 있는 범위를 넘어서서 움직임에 힘을 가하지 않고, 발의 가쪽면에서 안쪽면 쪽으로 오른발의 압력을 부드럽게 이동시킨다(**그림 7.26** 참고). 시간적 여유를 갖고, 발바닥의 압력이 발 두덩(foot ball)과 안쪽 발꿈치 쪽으로 이동할 때 발바닥의 움직임을 섬세하게 느껴보자. 반대 동작으로 움직임을 시작할 때, 허벅지가 발을 따라 얼마나 회전하는지를 느껴보자. 이 움직임을 뒤쪽과 앞쪽으로 천천히 반복하고, 발의 압력에 반응하는 허벅지(엉덩관절)를 느껴보자. 여러분은 발과 엉덩관절 간의 대화를 시작한다.

일단 여러분이 이들 움직임을 탐구했다면, 여러분의 체중을 오른발의 가쪽면으로 이동한 후 멈춘다. 이번에는 왼쪽 엉덩관절을 움직일 것이다.

왼손을 왼쪽 허벅지에 대고, 다리의 긴장을 없앤다. 여러분의 몸이 여전히 오른쪽으로 회전되어 있으면, 여러분의 대부분은 왼발의 안쪽면에 더 많은 압력이 가해지는 것을 느낄 것이다(**그림 7.27** 참고). 움직임에 힘을 가하지 않고, 발바닥을 가로질러 왼발의 안쪽면에서 가쪽면으로 이동하는 것에 집중한다. 그리고 다리 전체를 이완시켜 발의 움직임을 따라가도록 한다. 이것이 차단된 느낌이 들면, 잠시 멈춘 후 호흡을 하고, 만약 가동범위가 더 일어나면 움직임을 계속한다. 그렇지 않다면, 발의 압력을 안쪽면쪽으로 다시 가져간다. 이것을 여러 번 반복한다. 시작자세로 되돌아간다. 오른쪽 돌림을 다시 체크하고, 발의 압력을 확인한다. 이제 왼쪽으로 돌기가 더 쉬울지도 모른다.

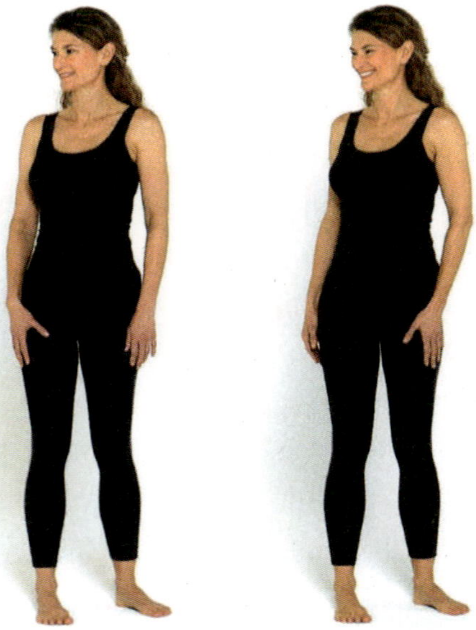

그림 7.26/7.27
발 압력의 변화에 반응하는 오른쪽 허벅지의 돌림을 느껴보자.
발 압력의 변화에 반응하는 왼쪽 허벅지의 돌림을 느껴보자.

그 과정을 왼쪽으로 반복한다.

끝으로, 각 방향의 돌림을 다시 검사한다. 대부분의 사람들은 돌림이 더 많이 그리고 쉽게 일어남을 알게 된다. 이렇게 되는 이유는 그들의 첫 번째 돌림이 척추만에서 일어나기 때문이다. 토탈 바디 로테이션(Total Body Rotation) 후, 발, 다리, 엉덩관절 및 골반이 전체 운동사슬에 걸쳐 움직임 균형에 관여한다는 것을 알 수 있다.

이 과정은 엉덩관절의 회전성 제한을 해결하고, 여러분의 긴장을 완화시킨다. 만약 여러분이 선 자세에서 체중을 발바닥의 가쪽면에 싣는 것에 익숙하다면, 긴장을 풀고 발바닥 전체가 지면에 놓이도록 한다.

사람들은 돌림이 예기치 않게 일어날 때, 그 돌림을 두려워한다. 예를 들어, 슈퍼맨 동작과 네발자세에서 이루어지는 간단한 운동을 수행할 경우, 한쪽 다리를 뒤로 뻗을 때 골반과 척추 수퍼맨처럼 간단한 네발 운동을 수행하는 경우, 한쪽 다리가 뒤로 확장 될 때 골반과 척추가 돌림할 수 있다(**그림 7.28** 참고). 이런 돌림은 다리를 시상면 상으로 움직이지 못한다는 것을 여러분께 알려주는 신호이다. 이제 여러분은 그 이유를 확인할 수 있다.

이런 몸통 돌림이 증상이기 때문에, 복부를 수축하여 돌림을 억제하려는 시도는 실제 문제를 해결하지 못한다. 그 대신, 문제가 뻗은 쪽 다리 때문인지 아니면 지지하고 있는 다리 때문인지를 확인해 보자. 뻗은 다리 쪽 골반이 위로 움직이면, 그 원인은 다리를 곧게 뻗을 때 그 다리를 가쪽돌림시키는 경우가 많다. 그러므로 여러분의 큐잉은 대상자가 엉덩관절 폄근을 보다 효율적으로 사용하는지를 확인하기 위해 바닥 위에서 일직선을 그리는 가상 레이저 빔(무릎뼈에 위치하는)에 초점을 맞추도록 지시한다(**그림 7.29** 참고).

다른 현상으로는, 다리를 뻗은 쪽 골반이 떨어지는 것이다(**그림 7.30** 참고). 만약 지지하는 쪽 다리의 가쪽 엉덩관절 근육이 반대쪽 다리를 굽힐 때 일정한 길이를 유지하지 못하면, 그 쪽 골반이 아래로 떨어지고, 심지어 그쪽 엉덩관절이 지지하는 무릎을 가쪽으로 움직일 수도 있다.

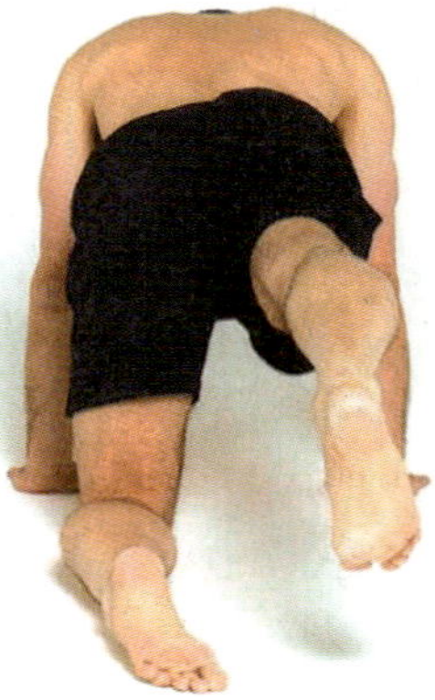

그림 7.29
다리를 뻗을 때 무릎뼈에 위치하는 가상의 레이저빔을 상상해 본다.

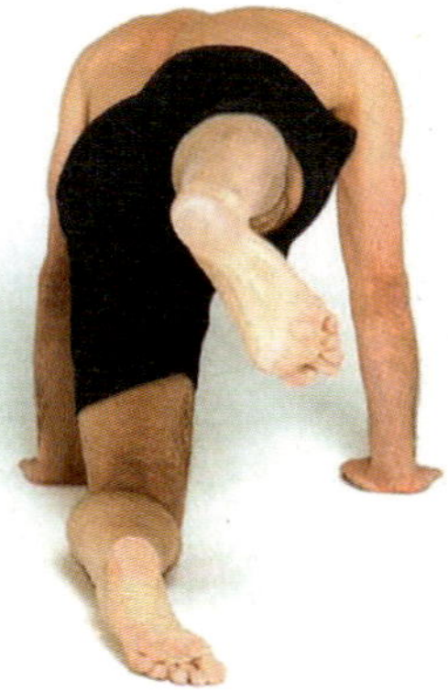

그림 7.28
슈퍼맨 동작 시 들어올린 다리의 가쪽돌림에 의해 몸통이 돌림된다.

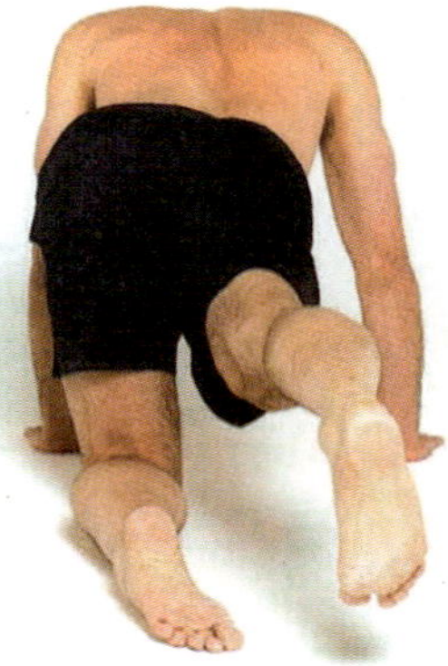

그림 7.30
지지쪽 다리를 조절하지 못할 때도 몸통 돌림이 일어난다.

이런 경우, 여러분은 엉덩관절과 골반 사이의 돌림 관계를 유지하기 위해 무릎 위에 엉덩관절이 위치하는지에 초점을 맞출 것이다. 이것을 달성하기 위해, 대상자는 높은 노력의 근수축을 하기보다는 낮은 수준의 협응 패턴으로 골반과 몸통에 부착하는 근육들을 무의식적으로 동원할 것이다. 강조해야 할 점은 항–움직임 브레이싱이기보다는 움직임 조절이다.

돌림을 병적으로 비조절된 움직임으로 관찰하지 않고, 돌림이 여러분에게 말해 주는 것을 찾아보자. 만약 돌림이 그 과제에서 여러분이 보고싶어 하는 것이 아니라면, 여러분이 원하는 것이 무엇인지를 여러분 자신에게 물어보자. 만약 가로면이 적절하지 않다면, 대상자는 어느 운동면에서 움직여야 하는가?

원하지 않는 것에 맞서 싸우기 보다는, 원하는 것을 회복시키는 것에 중점을 둔다.

엉치엉덩관절 스트레스

비록 엉치엉덩관절(SIJ)이 취약한 관절로 인식되지만, 구조적으로는 엉치엉덩관절은 예외적으로 안정적이며, 실제로 우리가 나이를 먹을수록 이 관절의 안정성은 더 좋아진다. 시간의 경과에 따라, 엉치뼈과 엉덩뼈 사이의 뼈 표면은 마치 손가락으로 깍지를 끼듯이 점차 일련의 고랑과 능선으로 발전하여 더 큰 안정성을 일으키고, 또 힘 전달을 위한 뼈 표면을 증가시킨다.

엉치엉덩관절(SIJ)을 조금씩 변화시켜 불가분의 동반자 관계를 형성하는 오랫동안 삶아온 노부부를 생각해 보자. 이것은 형태 폐쇄(form closure)로 불린다. SIJ는 넓은 인대, 광범위한 근막, 그리고 큰볼기근과 같이 SIJ를 가로지르는 근육에 의한 부가적인 압박 보강 등에 의해 지지를 받는다. 이런 능동 압박은 힘 폐쇄(force closure)로 불린다.

광범위한 지지에도 불구하고, 엉치엉덩관절 통증으로 고생하는 사람은 관절이 불안정하고 취약하다고 느낄 것이다. 힘 폐쇄의 문제는 골반 주위의 근육 활동 균형과 관련되고, 큰볼기근과 같은, 근육의 활성화를 해결함으로써 개선될 수 있지만, 상대적 가동성도 한 몫을 한다. 만약 위쪽이나 아래쪽에 있는 이웃 신체 영역이 제한되면, 엉치엉덩관절에서 스트레스가 증폭될 수 있다. 등뼈나 엉덩관절의 돌림 제한이 회전 스트레칭을 할 때 엉치엉덩관절 스트레스를 유발할 수 있고, 그래서 이것은 척추 비틀림과 같은 움직임을 수행하기 전에 이들 영역의 가동성 운동을 통합하는 것이 중요하다.

신체는 기능적 움직임의 용이성과 효율성을 위해 돌림을 필요로 한다. 항–움직임 큐잉으로 돌림을 피하기보다는, 여러분은 협응적이고 통합적인 방식으로 작동하도록 그 시스템을 가르칠 수 있다.

만약 돌림이 제한되거나 심지어 통증이 발생하면, 여러분이 그 문제를 해결하는데 도움이 되는 체크 리스트는 다음과 같다:

1. 대상자가 CLA를 가지고 있는가? 펴된 척추의 돌림은 척추 스트레스를 증가시킬 것이고, 허리뼈 자물쇠와 뒤쪽 갈비뼈 자물쇠를 해제할 것이고, 머리 쪽으로 전체 척추를 길게 늘일 것이다(척추 비틀림과 같은 누운 자세에서도).

2. 운동의 하중이 단순히 너무 높기 때문에, 그들이 CLA를 잃어버렸는가? 지렛대를 줄이거나 기저면을 증가시키는 것과 같은 간단한 수정을 고려해 보자.

3. 위쪽과 아래쪽 영역이 가동성의 공유에 기여하고 있는지를 확인하셨는가? 허리뼈가 압박을 받고 있을 때, 전체 돌림에 대한 등뼈와 엉덩관절의 기여를 향상시키기 위해 그들의 가동성을 증가시켜 보자.

4. 만약 돌림이 포즈나 운동 시의 특징이 되어서는 안된다면, 움직임 방향에 대한 보다 명확한 이미지를 전달할 필요가 있는가?

5. 만약 원치 않는 동작이 나타나면, 지지하는 신체 부위(예, 골반과 다리)에 있는 견고한 접지 이미지를 전달해야 하는가? 이들 골반과 다리는 척추가 자유롭고 쉽게 팽창하고 비틀리도록 만들 것이다.

폄 불안

자연스러운 움직임은 움직임 전문가들에게 가장 큰 혼란을 야기했으며, 특히, 댄스와 요가에서 수행하는 뒤쪽 굽힘을 고려했을 때 그러했다.

어쨌든 우리는 이것이 해롭다는 믿음으로 지나친 뒤쪽 굽힘을 막기 위해 일하는 업계의 한 쪽과 점점 더 지나친 뒤쪽 굽힘을 추구하는 업계의 또다른 측면 사이에 갇히게 되었다. 우리가 가장 먼저 확립해야 할 것은 척추의 폄이 위험하지 않다는 것이다. 돌림과 마찬가지로, 폄이 척추 전반에 걸쳐 고르게 분포되지 않고, 한 영역에서 폄이 심하게 일어나거나 폄이 부적절하게 나타날 때 문제가 발생한다. 4장의 예제인 발레 댄서와 같이, 뻣뻣한 영역이 있을 때, 그 힘은 운동사슬의 더 가동적인 지점 쪽으로 향할 것이다.

운동 강사로서의 어려움은 척추를 통해 균등하게 폄이 일어나는지를 확인하는 것이다. 여러분의 전문성이 향상되면, 여러분은 척추를 과도한 움직임 영역과 고정된 움직임 영역의 관점에서 보기 시작할 것이다. **그림 7.31**은 척추 전역에 걸쳐 상당히 균등한 움직임 분포를 보여주고 있다. **그림 7.32**에서 등뼈나 허리뼈에서 척추의 폄 부족이 일어나는지를 확인해 보자. 목과 등허리이음부에서 폄 움직임이 증폭되는 만곡이기 보다는 눈에 띄는 경첩이 존재한다. **그림 7.33**에서는 척추의 폄이 거의 일어나지 않고 있으며, 허리뼈의 가장 낮은 레벨이 가장 큰 하중을 받고 있다. 모든 운동면에서 등뼈의 가동성과 인지에 대한 향상은 이들 양쪽 사례에서 우선사항이 될 것이다.

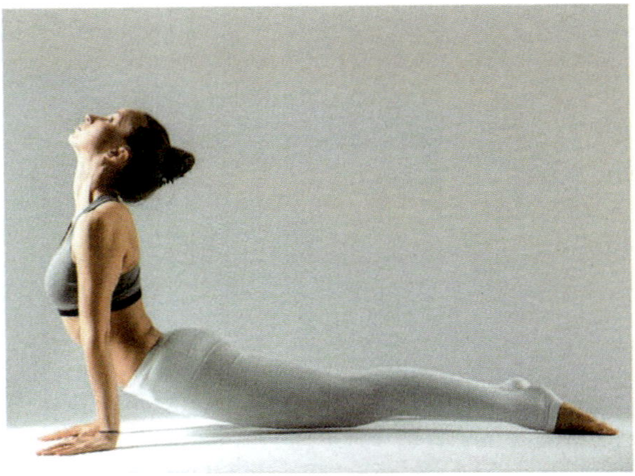

그림 7.31
척추 전역에서 움직임이 고르게 일어난다.

선 자세에서 폄 자세를 취할 때, 운동사슬의 더 많은 부분이 이용될 수 있고, 발에 가해지는 체중 분포가 한 요소가 되기 때문에, 훨씬 더 많은 전략을 볼 수 있다.

그림 7.34에서, 상체는 골반에 비해 앞쪽으로 이동하여 엉덩관절이 폄을 할 수 없게 된다. 이것은 정상적인 자세 습관으로 뒤쪽 갈비뼈 자물쇠를 가진 사람에게서 흔하게 일어나는데, 그 이유는 그들이 이미 약간 상방으로 돌림된 갈비우리를 가지고 있기 때문이다. 심지어 그들이 폄을 시작하기 전에도 그들의 등허리이음부가 폄된다. 만약 예를 들어, 허리로부터 들어올리거나 또는 복장뼈를 하늘쪽으로 향하게 하도록 하는 것과 같이, 그들이 상체에 집중하도록 하는 큐잉을 받게 되면, 그들은 최대 범위까지 폄한 자세에서 한 영역의 움직임을 더 얻기 위해 자신의 갈비우리를 앞쪽으로 이동시킬 것이다. 상체에만 집중하는 큐잉은 하체와의 단절을 증폭시키기도 하고, 골반과 엉덩관절이 "뒤쪽에 남겨진 것"처럼 보인다.

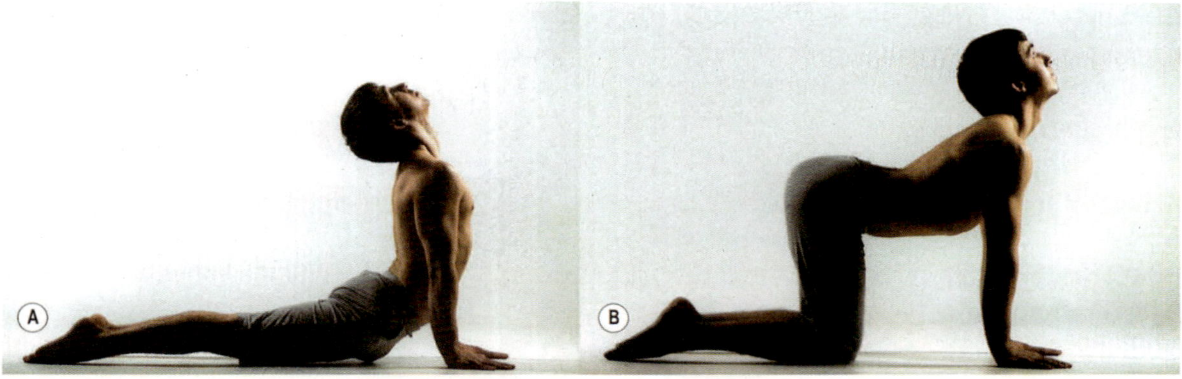

그림 7.32
폄이 목과 등허리이음부에서 두드러진다.

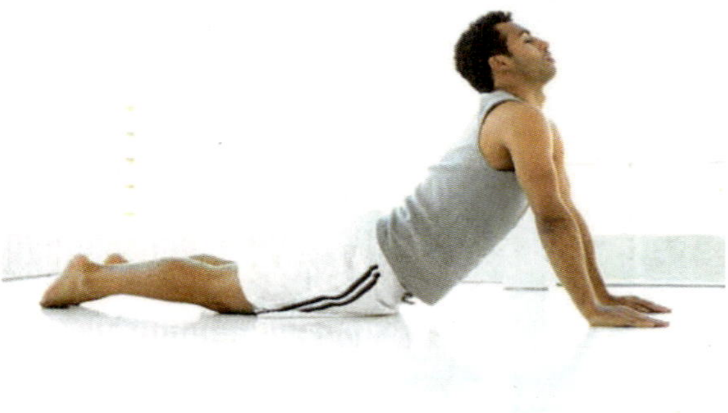

그림 7.33
나쁜 척추 가동성 때문에 폄이 아래쪽 허리뼈에서 두드러진다.

만약 어떤 큐잉이 원하는 반응을 만들어낸다면, 이것이 나쁜 큐잉이라는 것을 반드시 의미하지 않는다. 이것은 단순히 대상자의 개별 구조물과 습관이 다른 집중을 요구한다는 것이다.

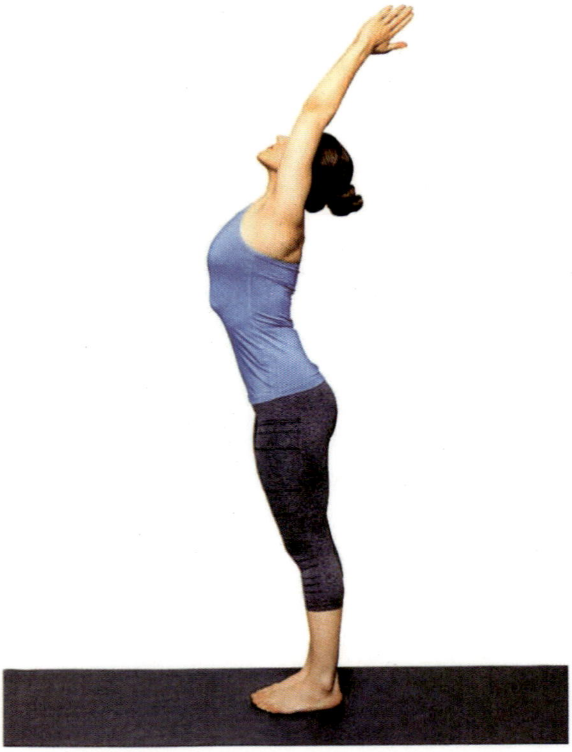

그림 7.34
폄이 아래쪽 등뼈에서 집중적으로 일어난다.

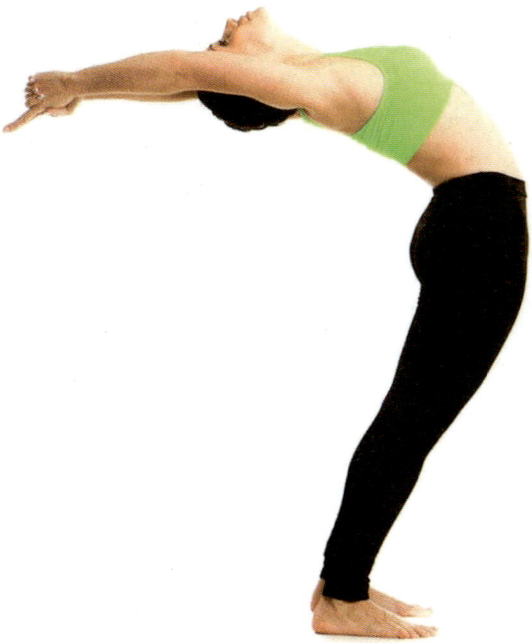

그림 7.35
폄이 낮은 레벨의 허리뼈와 엉덩관절에서 집중적으로 일어난다.

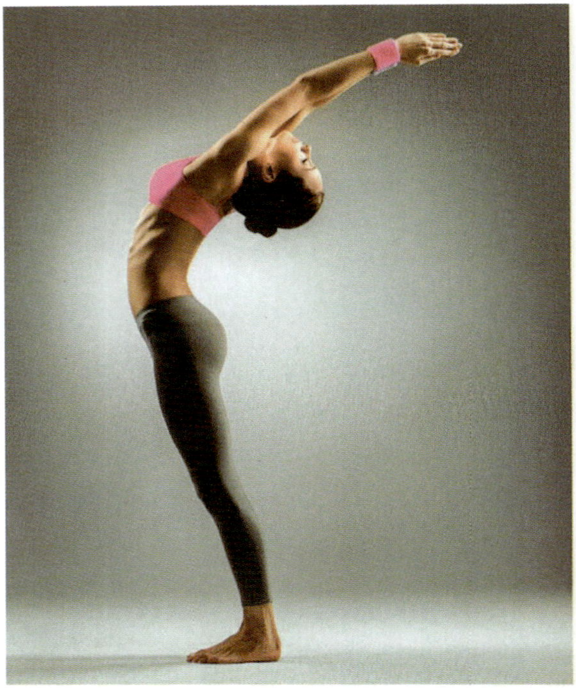

그림 7.36
척추 전역에 걸쳐 폄이 보다 균등하게 일어난다.

또 다른 일반적인 전략은 척추의 폄 부족을 보완하기 위해 엉덩관절의 폄을 증가시키고 골반을 앞쪽으로 이동시키는 것이다. 이것은 낮은 레벨의 허리뼈에 가해지는 스트레스를 증폭시킨다. 허리뼈 위쪽의 척추 폄 만곡이 상대적으로 적게 일어나는지를 확인해 보자(**그림** 7.35 참고).

우리는 **그림 7.36**에서 체중을 앞쪽으로 이동시키지 않음에도 불구하고, 척추 전역에서 움직임이 일어나는 보다 균형잡힌 척추의 폄을 볼 수 있다. 그러나 엉덩관절은 완전히 폄하지 않았다.

또 다른 우리의 큐잉은 무엇인가? 인식을 발쪽으로 가져가는 것을 고려해 보자. 골반을 앞쪽으로 이동시키는 사람들을 위해, 움직임 내내 발의 중심 쪽에 체중을 유지하라는 큐잉을 해 보자. 만약 대상자가 다리를 뒤쪽에 유지하고 갈비우리만의 움직임을 수행하는 것처럼 보인다면, 그들에게 몸통을 발로부터 위쪽으로 끌어올리도록 유도하고, 손가락을 통해 뻗어나가도록 유도한다. 이것은 체중 배치에 대한 인식을 향상시킬 뿐만 아니라, 엉덩관절과 골반을 포함하여 폄 움직임을 협응시킬 것이다. 또한 이것은 국소적인 과하중의 위험을 감소시키는데, 그 이유는 근막 지지가 다리에서 몸통을 통해 모든 방향으로 펼쳐지기 때문이다.

반복이나 과도한 하중을 통해 고립된 신체 분절에 힘을 집중하는 것은 구조적 스트레스를 야기할 수 있다. 문제가 되는 움직임 방향을 피하기 보다는, 전체 운동사슬에 걸쳐 가동성과 하중 분포를 고르게 해 보자. 이것을 하기 위해, 우리는 척추를 지나 모든 나선 움직임에 큰 영향을 주는 엉덩관절과 다리를 고려해 볼 필요가 있다.

능동 엉덩관절 폄의 효과

굽힘과 돌림과 마찬가지로, 운동사슬에서 폄이 증가된 영역을 찾는 것은 운동 강사인 여러분이 체중을 당기지 않는 영역을 찾는데 도움을 준다. 예를 들어, 다리가 몸 뒤로 들어올려지는 엉덩관절 폄 움직임에서, 엉덩관절은 먼저 움직임을 수행하는 폄 가동범위를 가져야 하고, 그 다음에는 엉덩관절을 일자로 만들 수 있는 충분한 볼기 근육의 근력을 가져야 한다. 만약 이들 기준 중 어느 하나가 누락되면, 대상자는 다리 들기를 달성하기 위해 그들에게 남겨진 유일한 일을 할 것이고, 그것은 허리 폄을 더 열심히 하고, 더 많이 하는 것이다. 이것은 코어 안정화의 부족이 아니지만, 다리를 들어올리는 목적을 달성하기 위한 다른 해결책을 제공하는 신체의 또 다른 사례이다.

세 가지 요소가 있는데, 이들은 보다 효율적인 엉덩관절 폄에 디딤돌을 제공하고, 또 전반적인 움직임을 좋게 만들 수 있다. 첫 번째 요소는 가동성이다. 여러분은 이용할 수 있는 엉덩관절의 폄 가동범위를 얻기 위해 엉덩관절의 앞쪽 부분을 열고 엉덩관절 굽힘근을 길게 신장하는 움직임을 제일 먼저 도입할 것이다. 두 번째 요소는 볼기 근육의 단축된 안쪽 범위까지 수축하는 방법을 배우는 것이다. 어떤 사람의 경우, 이것이 하중이 엉덩관절에서 더 쉽게 감지되는 교각 자세와 같은 자세에서 더 쉬울 것이다. 마지막으로, 우리가 4장에서 공부했듯이, 골반에서 다리로 내려가는 임펄스(충동)은 다리를 위쪽으로 들어올린다고 생각하기보다는, 보다 효율적으로 운동사슬을 통해 힘을 분산시킬 것이다.

척추에 영양을 공급하자

우리는 이들 마지막 2개의 장에서 척추의 특정 영역에 대한 인식 향상을 살펴보았고, 다른 사람들이 스트레스를 덜 경험할 수 있도록 어떻게 움직여야 하는지를 일부 영역들이 기억하는데 도움을 준다.

이제 우리는 이런 잠재력을 움직임 안에 통합시킬 필요가 있고, 각 척추 영역은 이웃한 척추뼈와 함께 좋은 움직임을 일으키는 방법을 배울 필요가 있다.

우리는 연속체로서 굽힘과 폄 사이에서 활주할 것이고, 척추가 자유롭게 벌림되는 방법을 배울 때 미세한 체액이 척추를 통해 흐른다고 상상해 보자.

움직임 탐구

Spinal elasticizer

이상적으로, 우리는 척추의 각 분절이 제대로 움직이기를 바란다. 만약 척추가 완전히 통합된 기능적 구조물로서 작동하려면, 어느 한 분절의 움직임이 다른 분절을 순차적으로 반응시켜야 한다.

궁둥뼈에 체중이 놓이는지를 인지하면서 의자 위에 반듯하게 앉는다. 궁둥뼈의 뒤쪽을 천천히 의자에서 떨어지도록 만들고, 엉치뼈가 척추를 아래쪽으로 끌어내리기 시작하여 먼저 허리뼈를 굽힘시키고 그 다음 등뼈를 굽힘시킨다. 머리가 가슴쪽으로 내려가고 전체 등이 열릴 때까지, 여러분의 척추를 굽힘해 보자(**그림 7.37**

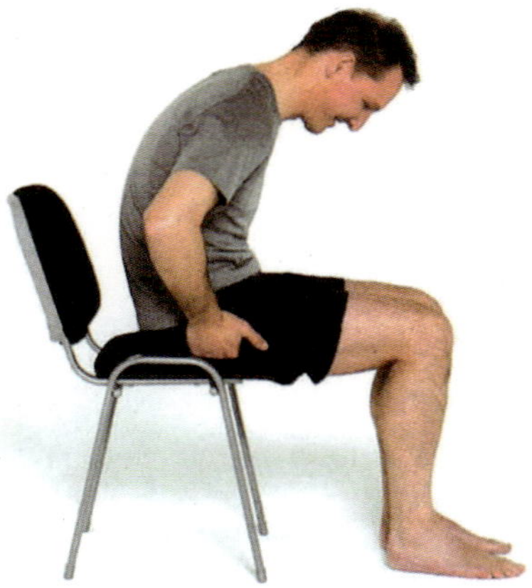

그림 7.37
Spinal elasticizer는 몸통의 뒤쪽으로 넓게 벌린다.

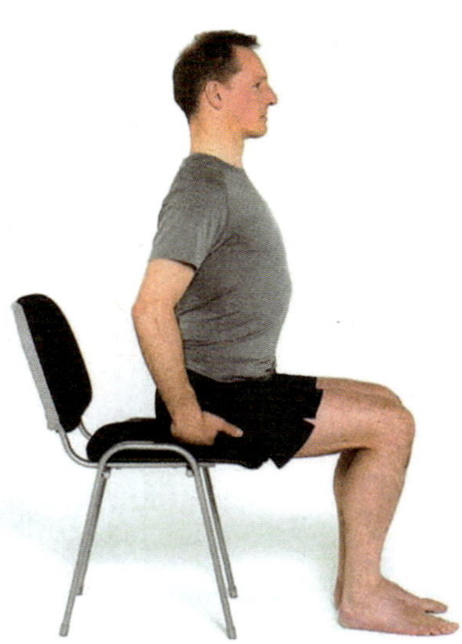

그림 7.38
Spinal elasticizer는 몸통의 앞쪽을 넓게 벌린다.

참고).

여러분의 인지를 궁둥뼈 쪽으로 가져가 보자. 골반이 앞쪽으로 기울어지도록 롤-업과 롤-오버를 하고, 마치 양치류의 잎이 벌어지듯이, 여러분의 몸통 앞쪽 부분이 얼마나 점진적으로 열리는지를 느껴보자. 여러분이 움직임의 상단에 도달하면, 여러분의 척추 전체는 펴될 것이고, 등의 점진적인 열림을 시작하기 위해 궁둥뼈의 뒤쪽으로 다시 굴러 준비를 한다 (**그림 7.38** 참고).

이것과 전통적인 골반경사의 차이점을 느껴보자. 전통적인 골반경사는 허리뼈의 자세를 바꾸지만, 척추의 움직임을 차단시킨다. 정적 자세라고 생각하기보다는, 각 척추 분절이 위쪽과 아래쪽에 있는 구조물과 함께 얼마나 효율적으로 역할할 수 있는지에 초점을 맞추어 보자.

운동 수업에서 우리가 여행을 강조할 때 가동성에 대한 안전하고 즐거운 탐구를 발견할 수 있다. 한 자세에서 다른 자세로, 한 포즈에서 다른 포즈로, 그로 인해서 한 운동에서 다른 운동으로 이동하는 것 대신에, 우리는 지점들 사이에서 연속적이고 연결된 진행을 단절하는데, 이것은 미세한 조절을 발달시키고, 고유수용성 감각을 향상시키고, 또 움직임 자체에 대한 큰 인지를 제공한다.

척추 조절은 가만히 척추를 유지하는 것이 아니라, 우리가 움직일 때 모든 것이 자기 역할을 하고 있음을 확인하는 것으로 밝혀졌다. 우리가 척추에 대한 이야기에 팔다리를 적용할 때, 우리는 몸통 조절에 관한 한 더 많은 것을 탐구해야 한다.

파워 포인트

- 우리의 척추는 잘 움직이도록 설계되어 있다: 우리는 척추의 움직임을 막는 것이 아니라, 더 잘 움직이도록 돕는 것을 목표로 한다.
- CLA는 신체 중심의 움직임을 평가하기 위한 간단한 기준점을 제공한다.
- CLA의 과제가 일직선이 될 때와 구부러지고 휘어져야 때를 이해하기 위해, 우리는 우리의 몸을 훈련시킬 필요가 있다.
- 효율적으로 움직임을 지원하지 못하는 운동면에서 CLA의 꼬임 및 붕괴는 반드시 조절의 주요 소실 때문만은 아니다. 그들은 운동사슬의 어딘가에 있는 움직임 제한에 대한 신체 해결책일 수 있다.
- 이런 보상성 효과가 최소화되도록 하려면, 이웃한 관절과 근육의 가동성을 복원하고 유지하는 것이 필수적이다. 전체 척추를 위해, 엉덩관절과 어깨의 가동성이 핵심이다. 허리뼈와 엉치엉덩관절을 위해서는, 등뼈의 가동성이 매우 중요하다.

쉽게 조절하기 8
Control through ease

폭풍우에 휘어지는 버드나무는 폭풍우에 저항하는 참나무보다 더 오래 살 수 있다.

Sir Walter Scott, The Pirate

우리가 힘을 생성하고 관리하기 위해 다양한 신체 중심의 전략들과 신체 중심의 자세에 영향을 줄 수 있는 요소들을 명확하게 이해하면, 우리는 코어(또는 중심 영역)에 관한 몇 가지 오해를 잠재울 수 있다.

우리는 우리의 몸통에 가해지는 힘들을 관리하고, 이겨내고, 또 지지할 필요가 있다. 이들 힘 중의 일부는 하중을 들거나, 군중들과 부딪히거나, 또는 목줄을 통해 강아지를 조절하고자 할 때 외적으로 적용된다. 다른 힘은 우리의 팔다리에서 일어난다. 월드 클래스의 단거리 선수가 발을 내디딜 때마다 자신의 몸통 쪽으로 발생하는 힘을 상상해 보자. 우리는 중심 조절이 필요하다는 것을 쉽게 이해할 수 있고, 스포츠 수행에서부터 아동의 협응에 이르는 연구까지 정상적인 움직임에서의 몸통 안정화 역할이 확인되고 지지되어 왔다.[1–3] 그러나 허리 통증에 대한 안정성 훈련의 효과에 대한 납득할 수 없는 데이터는 이것을 해결하는 방법의 관련성에 의문을 제기했다.[4,5] 이것은 놀라운 결과가 아니다: 이들 연구의 대부분은 "척추 중립위"를 유지하기 위해 특정의 핵심 근육을 해결하는 프로그램에 초점을 맞추었지만, 1장에서 공부했듯이, 우리는 기능적 움직임에서 전체적으로 안정화되기 위해 다양한 움직임의 결합과 다중 통합 시스템(심리적 반응과 정서적 반응을 포함해서)을 필요로 한다.

> 노력없이 발생하는 조절은 "깊은 안정화 근육"의 의식적인 활성화로부터 발생하는 것이 아니라, 신체가 공간 속에 어디에 있는지, 신체 분절들의 상대적 위치, 그리고 많은 옵션의 메뉴에서 과제에 가장 적합한 신경근육 반응을 선택하는 방법 등을 깊이 이해하는 것으로부터 발생한다.

이것을 이루기 위해, 우리의 척추가 어떻게 움직이는지를 느낄 수 있어야 하며, 이것은 인지를 요구한다. 우리는 고유수용성 감각을 요구하는 척추의 위치를 느낄 수 있어야 한다. 우리는 다양한 전략을 필요로 하는데, 그 이유는 척추의 선택을 제한하는 습관을 밝혀내고 해결해야 하기 때문이다. 우리는 이것이 움직임 임펄스에 반응하도록 가르치고, 하중을 견뎌내고, 토크를 생성하고, 힘을 전달할 수 있도록 진행한다. 이 과정은 중추 신경계의 깊은 곳에서 시작하여 근육으로 전달된다.

지금까지, 우리는 안뜰계를 포함한 반사를 고려해 왔고, 안뜰계는 공간 속에서 우리 신체의 방향뿐만 아니라, 머리와 신체의 관계를 감지하는데 도움을 주었다. 우리는 이완된 반응성 토대를 만들기 위해 우리의 자세 자물쇠를 사용해 왔다. 또한 우리는 운동사슬에서 이웃한 분절들 사이의 상대적 움직임에 대한 인식을 발달시키기 시작했다.

만약 우리가 서로 이웃한 분절의 움직임을 감지하는 방법을 이해한다면, 또한 우리는 그들을 어떻게 그리고 언제 함께 유지해야 하는지에 대한 감각도 배워야 한다.

관계를 변화시키자

많은 안정화 훈련은 팔다리 움직임에 반응하는 척추의 움직임을 막는 데 할애된다. 작은 하중의 일상적인 정상 움직임의 경우, 이것은 불필요한 싸움을 일으킨다. 움직임과 싸움을 하기보다는, 신체 분절 사이의 명확한 관계를 배우는 경우가 종종 더 많다. 핵심은 뇌가 움직임 과제를 어떻게 인지하는지를 이해하는 것이다.

간단한 움직임 검사는 여러분께 이것에 대한 몇 가지 통찰력을 제공할 수 있다. 예를 들어, 우리는 날마다 옷을 입거나 선반에서 커피잔을 꺼낼 때처럼 팔을 어느 정도 들어올려야 한다. 이런 자연스런 움직임을 하려면, 뇌가 우리의 몸을 어떻게 배열해야 하는가? 우리는 대상자의 움직임 전략을 관찰하기 위해 간단한 검사인 양팔 들어올리기를 사용할 수 있다.

움직임 검사

양팔 들어올리기

편안한 서기 자세에서, 여러분의 대상자에게 양팔을 천장 쪽으로 자연스럽게 들어올리도록 요구한다. 천장을 가르킴으로써, 여러분은 움직임 임펄스의 방향을 제공해 왔다. 흥미로운 것은 그들의 뇌가 그 움직임 임펄스를 어떻게 읽는지 보는 것이다.

이것은 발에서부터 몸통을 통해 위로 진행하고, 손가락으로 전달되는 움직임이다. 이상적인 방법으로서 여러분은 무게중심을 발의 중심에 유지하면서, 팔이 위로 스트레칭되어 몸통을 끌어올리는 것을 보게 될 것이다. 복부는 움직임 자극에 반응하여 자동적으로 안쪽으로 당겨지고, 골반은 수평으로 유지된다. 갈비뼈가 팔을 따라 전신적으로 길게 늘어질 때, 그들 갈비뼈 사이가 약간 벌어진다.

등뼈는 미세하게 펴하고, 어깨뼈는 위팔뼈머리와 봉우리돌기 사이의 공간(어깨관절의 지붕인 뼈의 활)을 만들기 위해 위쪽으로 돌림함으로써 움직임 임펄스를 계속 이어간다. 위팔뼈와 봉우리 사이의 공간은 팔을 들어올릴 때, 어깨 상단의 민감한 구조물이 찝히는 것

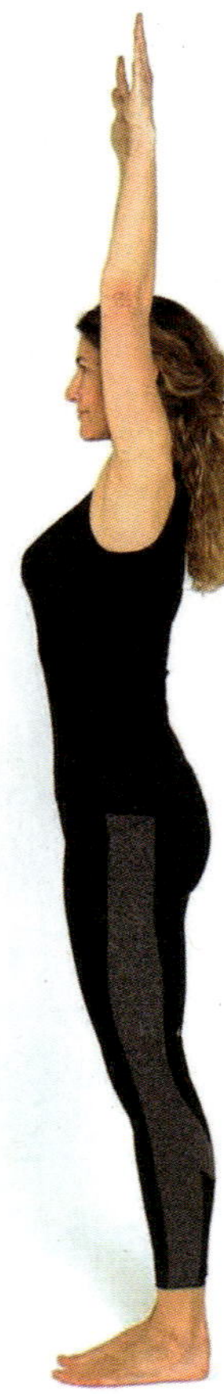

그림 8.1
양팔 들어올리기

을 보호해 준다. 이것은 힘 관리의 심포니이다(**그림 8.1** 참고).

그러나 여러분은 덜 조화로운 그림을 관찰할 수 있다. 잘 연결된 새로운 움직임 대신에, 기능적 척추 자물쇠가 나타날 수 있으며, 이것은 다른 많은 방법에서 중심 조절의 소실이 있음을 제공한다. 예:

1. 골반이 앞쪽으로 경사져서 허리뼈 만곡을 더 깊게 만든다(**그림 8.2A** 참고).
2. 체중이 발의 앞쪽으로 이동하여 골반이 앞쪽으로 당겨질 때, 허리뼈 만곡이 더욱 깊어진다(**그림 8.2B** 참고).
3. 뒤쪽 갈비뼈 자물쇠가 갈비뼈를 아래쪽으로 고정할 때, 무게중심을 발의 중심에 그대로 유지하지만, 갈비우리의 앞쪽 부분을 위쪽으로 돌림시킨다(**그림 8.2C** 참고).
4. 복부는 수동적으로 전방 돌출된다 (**그림 8.2D** 참고).

이것은 고치기 쉬운가? 대개 배벽을 정적으로 수축하는 방법이나 갈비뼈와 골반 사이의 간격을 일정하게 유지함으로써 가까워지는 몸통의 앞쪽 부분을 의식적으로 유지하는 방법을 사람들에게 가르쳐 준다. 그러나 이것은 항-움직임 접근법이다 – 몸통의 앞쪽 부분에

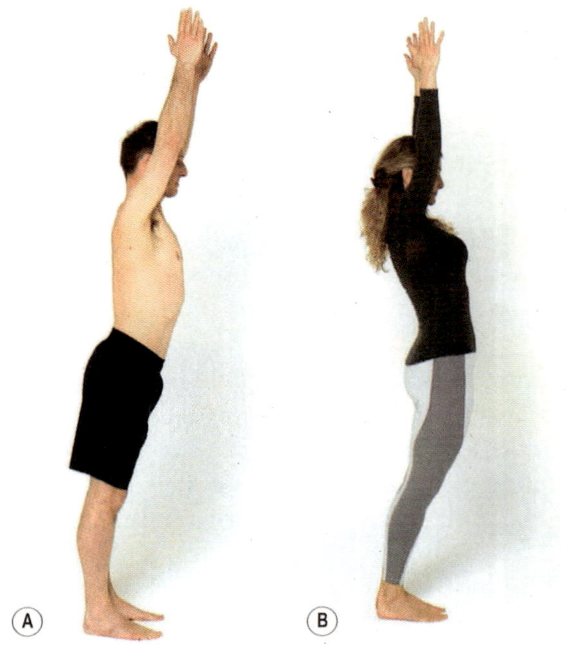

그림 8.2
양팔 들어올리기
A. 골반이 앞쪽으로 경사진다.
B. 골반이 앞쪽으로 활주한다.

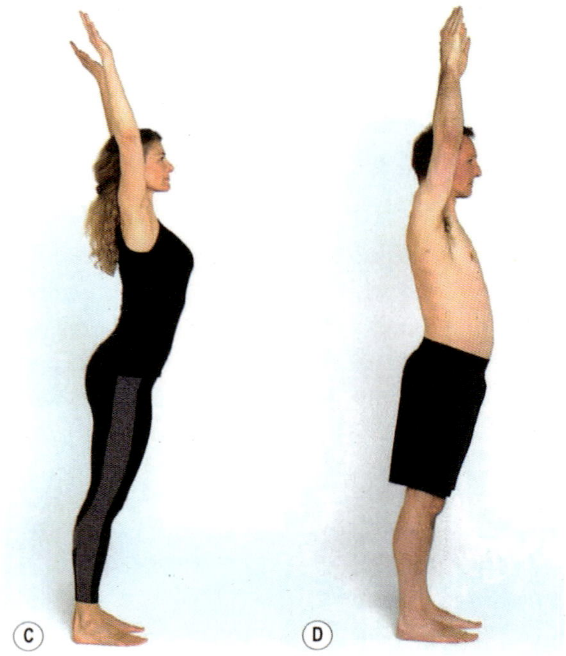

그림 8.2
C. 체중이 발의 중심에 위치하고, 갈비우리가 위쪽으로 당겨지고, 뒤쪽 갈비뼈 자물쇠가 발생한다.
D. 수동으로 복부를 앞으로 내민다.

새로운 고정점을 만들어, 뒤쪽 자물쇠를 앞쪽 자물쇠로 교체하는 것이다. 이런 큐잉은 정상 움직임을 방해하는데, 그 이유는 팔, 몸통 및 다리 사이의 동적 근막 연결을 설정하는 자연스런 몸통의 신장을 방해하기 때문이다. 올림픽 자유형 수영선수들을 생각해 보자: 그들은 일직선의 화살처럼 그들의 CLA를 유지하지만, 그들의 팔이 온몸의 힘에 접근할 수 있도록 스트로크할 때마다 그레이하운드 모양으로 몸을 매끄럽게 신장할 수 있다.

탄성 움직임을 할 때, 몸통을 통한 신장은 각 팔다리와 전신의 강력한 잠재력을 연결하는 근막 긴장을 일으킨다.

손목시계에 있는 많은 작은 톱니바퀴들을 생각해 보자. 톱니바퀴의 움직임이 차단된 한 영역은 나머지 모든 영역에 영향을 줄 것이다. 생체역학적으로, 복부 근육을 정적으로 수축하는 것이나 의식적으로 갈비뼈의 앞쪽 부분을 아래로 고정시키는 것은 어깨에 스트레스를 가할 것이다. 허리뼈가 정적으로 고정될 때, 신체는 다른 곳의 움직임 손실을 위해 보상작용해야 한다. 등뼈에 대한 요구의 증가는 등뼈의 가동성에 따라 조정될 수 있다. 그 다음의 톱니바퀴는 어깨뼈이며, 어깨뼈는 많은 움직임이 제공될 때, 종종 더 큰 범위의 벌림(척추에서 멀어지는)이나 올림(위쪽으로 이동)의 형태로 나타난다. 오목위팔관절의 이런 역학적 변화는 어깨 물렁조직의 긴장과 압력을 변화시킬 수 있다.

허리를 위한 코어 안정화 프로그램을 시작한 후 얼마 되지 않아 2차성 어깨 통증이 발생한 사람들을 많이 만난다는 것은 그리 놀라운 일이 아니다. 운동사슬의 다른 곳으로 문제를 전이시키지 않고, 이들 기능적 척추 자물쇠를 어떻게 해결해야 하는가?

우리의 뇌가 양팔 들어올리기 움직임을 어떻게 인지하고 있는지를 고려해 보자. 만약 어깨높이로 손을 여러분의 앞쪽으로 들어올릴 수 있다면, 팔 움직임의 전반적인 감각은 위쪽으로 올라간다. 그러나 일단 여러분의 손이 어깨 높이를 지나고 계속 올라간다면, 이 움직임은 몸통에 대한 팔의 후방 움직임으로써 감지될 수 있다. 만약 뇌가 움직임 임펄스가 후방이라는 것을 인지하면, 중력중심을 앞쪽으로 이동시켜 그 자체를 자연스럽게 상쇄시킨다. 이것은 척추를 폄시킨다.

만약 이것이 일어난다면, 이 움직임과 싸울 필요가 없다. 뇌는 어깨 굽힘, 몸통 신장 및 동적 균형 사이의 새로운 관계를 배울 필요가 있다. 먼저 팔꿈치를 굽힘하고 손을 어깨높이에 배치하여 손가락 끝을 위쪽 방향으로 움직여 몸통을 끌어당긴다(**그림 8.3** 참고). 여러분은 앞쪽/뒤쪽의 동적 움직임을 하지 않으므로써 이 과제를 단순화시킨다. 이것은 몸통이 팔을 더 쉽게 따라갈 수 있게 해 주며, 자물쇠를 유발하지 않고 어떻게 신장되는지를 배운다. 이런 학습을 강조하기 위해, 팔이 머리 위에 도달했을 때 몸통의 앞쪽 부분과 뒤쪽 부분이 비슷한 길이를 유지하는지 대상자에게 물어본다. 원래의 팔 들어올리기 움직임과 수정된 움직임 사이의 몸통 형태를 비교해 보는데, 그 이유는 이런 비교가 변화를 더 뚜렷하게 만들기 때문이다. 그들은 양팔 들어올리기의 정상적인 습관이 몸통의 앞쪽 부분을 신장하고 뒤쪽 부분을 단축시키고 있음을 확인할 수 있을 것이다. 그들이 그런 차이점을 느낄 수 있도록 수정된 움직임으로 되돌아온다.

확인되어야 할 다른 관계가 존재할 수 있다. 만약 골반이 앞으로 이동하면, 체중이 발의 앞쪽으로 이동한다. 대상자의 인식을 이런 감각으로 끌어낸다. 그 대신, 체중을 발의 중심에 유지한다면, 무슨 일이 일어나는가? 그들은 몸통의 중심을 통해 위로 올라간 후, 손가락끝 쪽으로 전달되는 감각을 끌어낼 수 있는가?

아마도 더 쉬운 큐잉이 존재한다: 만약 팔을 들어올릴 때 골반이 앞쪽으로 움직인다면, 팔은 마치 골반의

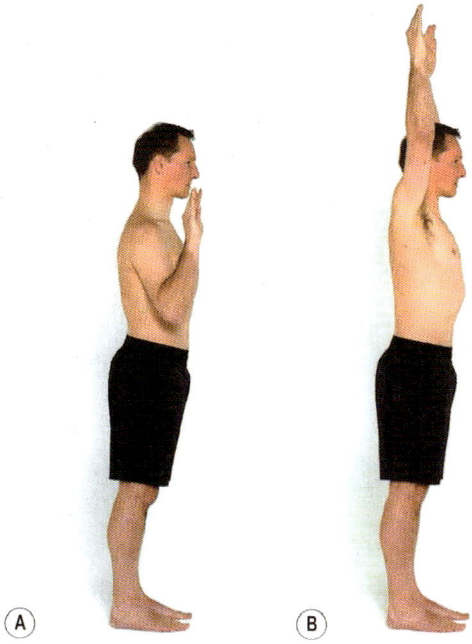

그림 8.3
움직임 임펄스의 방향을 바꾼다. A. 양손을 어깨높이로 하고 선 자세를 취한다. B. 양팔을 위로 신장한다.

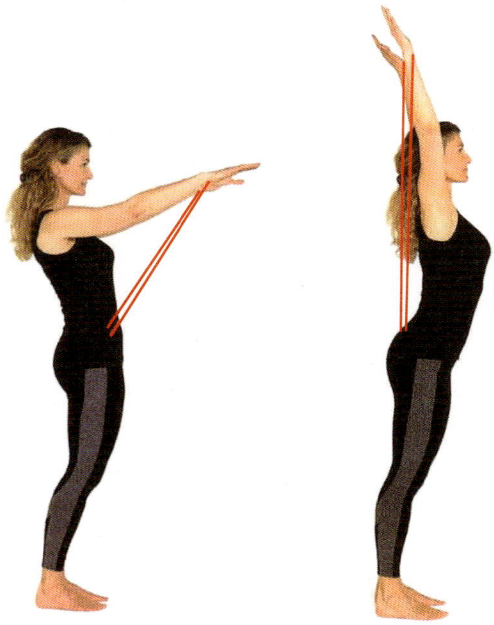

그림 8.4/그림 8.5
양팔에 의해 골반이 앞쪽으로 끌어당겨지는 느낌.
양팔에 의해 엉치뼈가 위쪽으로 끌어당겨지는 느낌.

앞쪽과 팔 사이에 묶인 줄처럼 행동한다(**그림 8.4** 참고). 묶인 부분을 자르면, 양 팔이 하늘 위로 올라갈 때 골반은 그래도 남겨질 것이다.

만약 척추가 폄 자물쇠 안에 잡혀 있는 줄처럼 보인다면, 대상자에게 손등을 엉치뼈에 올려놓도록 주문하고, 다른 팔을 들어올리거나 묶인 것처럼 팔을 따라 위로 올라갈 때 그 줄이 제자리에 유지되는지를 물어본다(**그림 8.5** 참고). 팔을 들어올릴 때 엉치뼈만 그대로 유지시키면 무슨일 일어날 것인가? 엉치뼈와 팔 사이에 있는 상상의 줄이 팔을 엉치뼈로부터 멀리 움직일 수 있는 탄성의 줄이 된다.

엉치뼈를 뒤쪽에 남겨둘 때(유지시킬 때), 여러분은 지면과 연결되어 있고, 또 어깨 근육뿐만 아니라, 발로부터 위쪽으로 팔을 들어올리는 전체 신체의 하나라는 경험에 주목하자. 이런 감각을 복부와 함께 제자리에 갈비우리를 유지하는 전통적인 큐잉과 비교해 보자. 여러분이 복부 근육을 정적으로 수축할 때, 여러분의 인식이 어깨까지 어떻게 올라가는지를 확인해 보자: 여러분은 그 제한을 느낄 수 있는가? 뒤쪽에 남겨진 엉치뼈 쪽으로 돌아간다: 팔이 쉽게 들어올리는 것을 느낄 수 있는가?

여러분의 팔을 들어올리는 임펄스는 발에서부터 시작된다.

만약 여러분 자신을 위해 이들 경험을 비교한다면, 여러분은 작은 하중 움직임을 할 때 척추의 폄 반응과 싸울 필요가 없음을 깨닫게 될 것이다. 그 대신, 우리는 다른 방법으로 움직임을 이해하기 위해 시스템을 재교육시킨다. 같은 원리가 팔의 다른 움직임에도 적용될 수 있다.

추가 인정: 6장에 있는 그레이하운드 핸드 슬라이드를 기억하는가? 사람들이 선 자세에서 몸통과 팔을 분리하려고 노력할 때, 이런 단순화된 지지성 자세가 그 관계를 풀 수 있는 열쇠가 될 수 있다.

때때로 동적 안정성으로 가는 가장 빠른 길은 무언가를 남겨두는 방법을 아는 것이다.

팔다리의 통합

양팔 들어올리기는 몸 전체에 탄성 움직임을 촉진함으로써 연결을 희생시키지 않고 우리의 팔다리를 분리하여 자유롭게 움직일 수 있다. 이것은 엉덩관절 문제, 어깨 문제 및 허리 등문제로 고생하는 많은 사람들을 위한 좋은 순간인데, 그 이유는 종종 그들이 신체 한 부위를 고정하고 다른 신체 부위와의 연결을 끊는 방법으로 훈련해 왔기 때문이다.

그레이하운드 핸드 슬라이드로 팔과 몸통을 연결하고, 또 그레이하운드 힐 슬라이드로 다리와 몸통을 연결하는 방법을 알아본 후, 우리는 팔다리와 몸통을 결합함으로써 전신에 걸쳐 있는 링크를 점진적으로 확장할 수 있다.

움직임 탐구

Hot Toffee (뜨거운 토피)

엉치뼈 지지 자세에서 시작한 후, 쭉 뻗는 쪽 발로부터 멀어지도록 손을 이동시킨다. 움직임의 끝지점에서 자연스럽게 발꿈치로 전환될 때까지 바닥을 따라 발바닥을 활주시킨다. 이 움직임 감각은 몸통이 바닥을 따라 녹아서, 여러분의 손가락에 의해 당겨지는 따뜻한 토피 조각처럼, 그것이 중간 지점에서 길고 좁게 느껴질 때까지 부드럽게 신장시키자(**그림 8.6** 참고). 복부가 어떻게 그레이하운드 자세로 바뀌는지를 확인하자. 일단 움직임이 신장의 끝지점에 도달하면, 팔과 다리가 다시 팽하고 소리를 낼 때, 몸통에서 길고 좁아지는 느낌을 유지하자. 만약 몸통과 엉치뼈의 그 자세가 유지되면, 효율적인 허리골반 안정화 패턴이 유발되고,

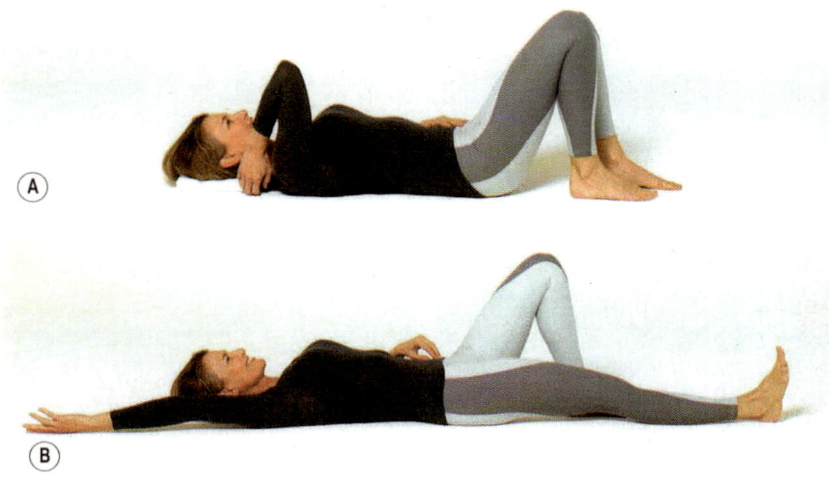

그림 8.6
연결된 몸통 늘이기

엉덩관절과 어깨가 깨끗하고 쉽게 움직일 수 있다.

자유롭게 움직이는 엉덩관절(Hip freedom)

우리는 이미 CLA를 유지하기 위해 엉덩관절의 자유로운 움직임이 필요하다는 것을 배웠다. 우리는 종종 엉덩관절의 제한된 움직임으로 인해 척추가 굽힘, 폄 및 돌림되는 것을 볼 수 있으며, 이것은 척추 안정성 훈련과 결합된 다양한 스트레칭 기법과 이완 요법 등으로 해결된다. 만약 엉덩관절 움직임과 관련된 활성 패턴이 습관적으로 불필요한 긴장을 유도한다면, 이것은 끝이 없는 악순환의 과정일 수 있다. 엉덩관절의 가동성 회복은 중요하지만, 이것을 고수하기 위해서는 움직임 통합으로 뒷받침될 필요가 있다.

무언가를 남겨둔다는 개념은 6장에서 그레이하운드 힐 슬라이드를 살펴본 우리에게 친숙하다. 그레이하운드 힐 슬라이드는 넙다리뼈, 골반 및 척추를 단일체로서 움직이게 하면서 능동적으로 엉덩관절 굽힘근을 신장시키는 방법이다. 다리가 바닥을 따라 활주할 때, 골반은 넙다리뼈에 붙어 있듯이, 앞쪽으로 회전하여 척추를 폄시킨다. 1차 문제는 척추를 잡아당기는 허리근이 과도하게 관련될 수 있거나, 엉덩뼈를 직접 당기는 넙다리곧은근이나 엉덩근이 과도하게 관련될 수 있다. 그러나 각 경우의 움직임 결과는 동일하게 나타난다. 등척성 수축 방법을 배운 근육들은 원심성이나 구심성으로 수축하는 방법을 기억할 필요가 있다. 이것은 분리(dissociation)의 문제이다.

근육 보다는 움직임을 생각해 보자. 이 움직임은 변화된 결과를 보여준다. 뇌가 근육을 사용하는 다른 방법을 제시하지 않은 한, 근육의 이완은 지속적인 효과를 갖지 못할 것이다.

골반을 고정하고 넙다리뼈를 골반으로부터 멀어지도록 움직이는 것은 뇌가 엉덩관절의 분리가 어떻게 일어나는지를 이해하는데 도움을 준다. 이것은 이런 하중 레벨에서 엉덩관절의 폄/굽힘 움직임을 지지하기 위해 상대적으로 낮은 수준의 몸통 근육 활성화가 필요하다는 것을 보여준다. 우리가 요구되는 것 이상으로 사용하지 않을 때, 우리의 효율성은 향상되고 우리에게 더 높은 레벨의 활동을 추구할 수 있는 더 큰 잠재력을 제공한다.

우리는 엉덩관절의 모음근을 상쇄시키고, 또 엉덩관절의 타이트한 울혈 감각을 줄이기 위해 동일한 기법을 사용할 수 있다.

움직임 탐구

Hip Opener (힙 오프너/엉덩관절 벌리기)

무릎을 세우고 누운 자세를 취하고, 필요하다면 타월을 접어서 머리 밑에 배치한다. 그리고 균형잡힌 엉치뼈 지지 자세를 찾기 위해 엉치뼈 흔들기를 시도한다. 호흡을 하면서 여러분의 가슴이나 배의 긴장을 이완시킨다. 이것이 여러분의 기준점이다: 여러분은 바닥 위에 엉치뼈를 올려놓게 될 것이다.

왼손을 엉덩뼈의 바로 안쪽인 복부의 앞쪽에 배치한다. 왼손이 여러분의 앵커 지점이다. 오른쪽 손가락끝을 오른쪽 허벅지 안쪽을 따라 팔꿈치를 거의 뻗으면서 무릎 쪽으로 활주한다. 양쪽 손 사이에 가상의 연결선이 있다고 상상하자(**그림 8.7** 참고).

왼손이 있는 곳에, 낚싯대를 든 작은 어부가 바위 위에 서 있다고 상상해 보자. 그는 낚시줄을 던졌고, 낚시바늘은 정확히 여러분이 터치하는 지점인 허벅지의 안쪽에 부착되었다. 이제 그는 엉덩관절을 열면서 여러분의 오른쪽 무릎이 그로부터 멀어질 수 있도록 낚시줄을 부드럽게 나아가도록 할 것이다(**그림 8.8** 참고). 엉덩관절에서 공간 감각을 즐기고, 작은 어부가 여러분의 무릎을 다시 뒤로 끌어오도록 해 보자.

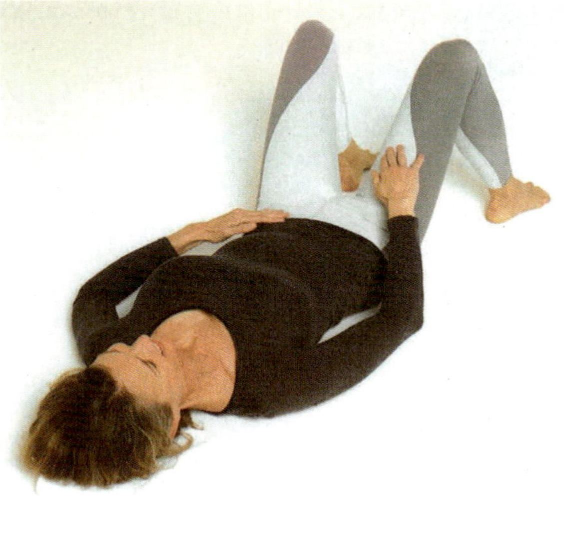

그림 8.7
힙 오프너의 시작자세

만약 처음에 그 어부가 다리를 따라가기를 원한다면, 여러분은 오른손을 왼손로부터 멀리 움직여 그들 사이에 공간이 만들어지는 것을 목표로 한다. 여러분은 너무 많은 근력이나 유연성을 필요로 하지 않는다: 여러분의 뇌는 골반을 그대로 남겨두고, 허벅지 안쪽 근육의 긴장을 풀어줌으로써 허벅지를 움직일 수 있음을 이해할 필요가 있다. 그렇게 함으로써, 엉덩관절 모음근은 가동범위가 고정되는 등척성 수축보다는, 원심성 수축이나 구심성 수축을 할 수 있음을 기억한다.

때때로 우리는 엉덩관절의 열림에 대한 다양한 생각을 뇌에 제공할 필요가 있다. 여러분의 손가락끝을 허벅지의 안쪽에서 가쪽으로 움직인다. 여러분은 엉덩관절을 열기 위해 손가락끝 쪽으로 움직이는 생각에 반응한다는 것을 발견할 것이다(**그림 8.9**와 **8.10**) 움직임을 가장 쉽게 느끼게 하는 옵션을 선택한다.

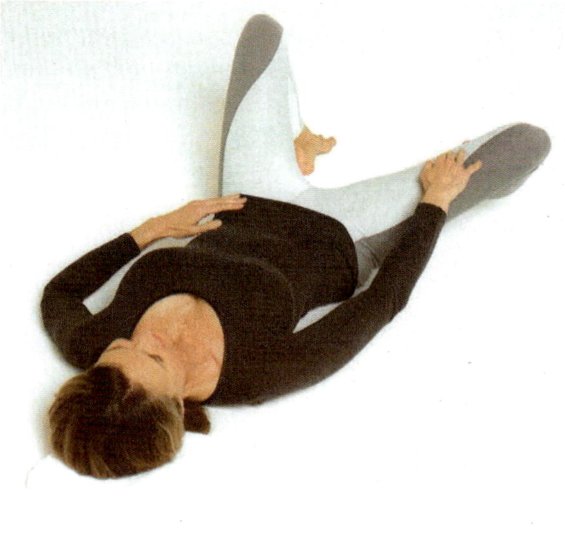

그림 8.8
벌림된 엉덩관절 자세

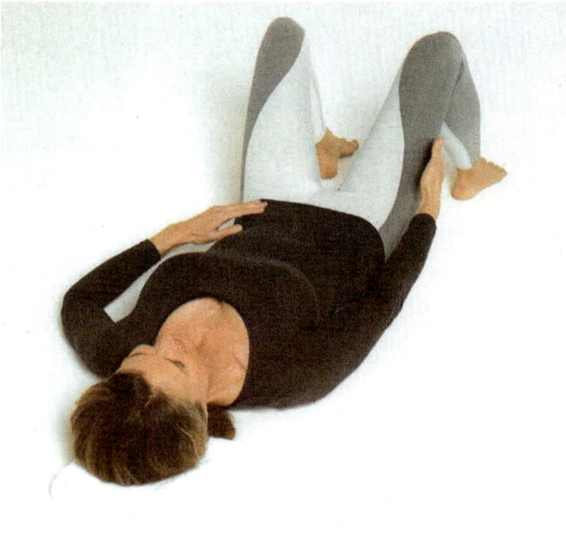

그림 8.9
허벅지 가쪽면의 손 배치

이것은 우리가 2장에서 처음 접했던 기능적 흐릿함을 명확하게 정리하는 또 다른 예이다. 엉덩관절을 벌리는 것이 어렵다면, 뇌는 단일 움직임 단위로서 골반과 허벅지를 고려할 것이다. 우리는 이것이 두 개의 뚜렷한 신체 부위를 가지고 있음을 이해하기를 원한다. 이것은 우리에게 더 많은 움직임 옵션과 더 큰 엉덩관절 가동성을 제공한다.

만약 이것을 이해하지 못한다면, 우리는 골반을 제자리에 유지하는데 필요한 것보다 훨씬 더 많은 몸통 근육 활동의 조절을 위해 싸워야 한다. 신체 부위들이 함께 움직일 때, 긴장의 증가로 원치 않는 움직임과 싸우기보다는 기능적 흐릿함을 명확히 하는 것을 생각하자.

힙 오프너를 할 때, 우리는 움직임 내내 바닥 위에 편안히 놓인 몸통과 골반에 집중했다. 우리가 알지 못하는 사이에, 우리의 뇌는 우리가 인지적으로 생성할 수 있는 것보다 훨씬 더 미묘한 근육 패턴으로 근육을 안정시키기 위해 얼마나 많은 근육 활동이 필요한지를 계산했다. 우리가 완화하고자 하는 제약의식을 높일 것이다. 더 이상의 노력은 헛된 것이고, 우리가 완화하고자 하는 제한의 감각을 더 증가시킬 것이다.

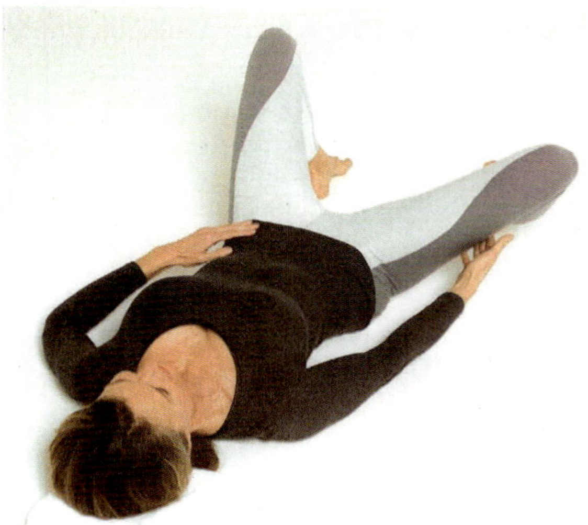

그림 8.10
엉덩관절이 열리도록 손을 적극적으로 움직인다.

추가 인정: 만약 여러분이 이런 연결을 만들었다면, 그레이하운드 핸드 슬라이드와 반대쪽의 힙 오프너를 결합하는 것이 어떨까? 기억할 것은 몸통이 엉치뼈 지지의 중심에 놓이도록 하고, 또 움직임 임펄스에 반응하여 배벽이 자연스럽게 척추 쪽으로 떨어질 수 있도록 하자. 여러분의 몸이 열린 후 다시 시작자세로 돌아갈 때, 여러분의 상체와 하체 사이에 있는 근막 연결의 대각선 움직임을 느껴보자.

> 질 높은 움직임을 개발하려면, 최소한의 노력으로 가장 자유로운 움직임을 달성하는 솔루션을 사용하자.

근육이 아니라, 움직임에 집중하자

이 시점에서는, 움직임을 가르치는 기술은 최선의 효과를 위해 사람의 의도를 지시하는 능력에 좌우되는 것이 분명해져야 한다. 이것은 특정 근육의 활성화에 대한 집중이 더 나은 움직임을 위한 길이 아닐 수도 있음을 의미한다.

예를 들어, 엉덩관절이 타이트한 많은 사람들은 앞쪽 엉덩관절이나 사타구니의 통증을 경험한다. 이것은 앞쪽 근막 사슬의 불균형이 엉덩관절 굽힘근과 배근육 사이의 싸움처럼 느껴진다. 그러나 우리는 더 멀리 볼 필요가 있다. 엉덩관절을 굽힐 때, 움직임이 기계적이고 효율적이기 위해 관절 내의 차축을 필요로 한다. 엉덩관절 내에서 이런 안정된 운동축은 테니스 공을 쥔 손처럼, 절구 안에서 넙다리뼈를 안정화시키는 작고 깊은 근육에 의해 유지된다(**그림 8.11** 참고). 그러나 엉덩관절 주변의 근육 작용이 불균형하면, 엉덩관절의 역

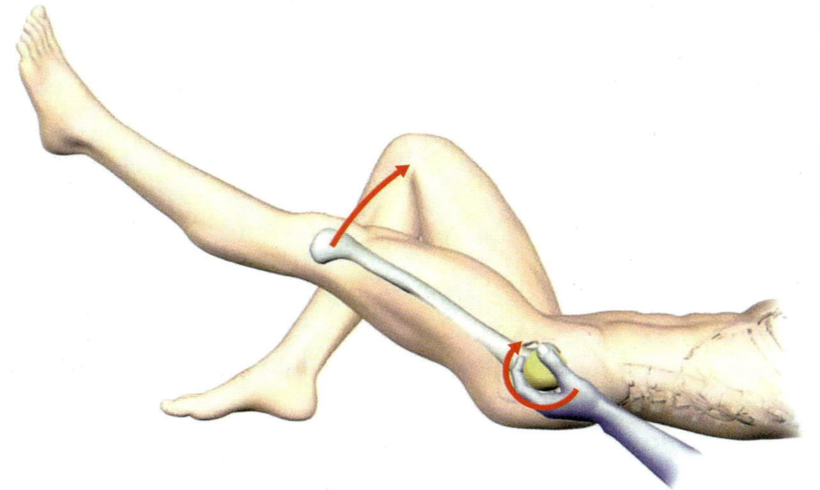

그림 8.11
깊은 엉덩관절 돌림근은 넙다리뼈머리를 절구 안에 고정시키는 안정된 운동축을 생성한다.

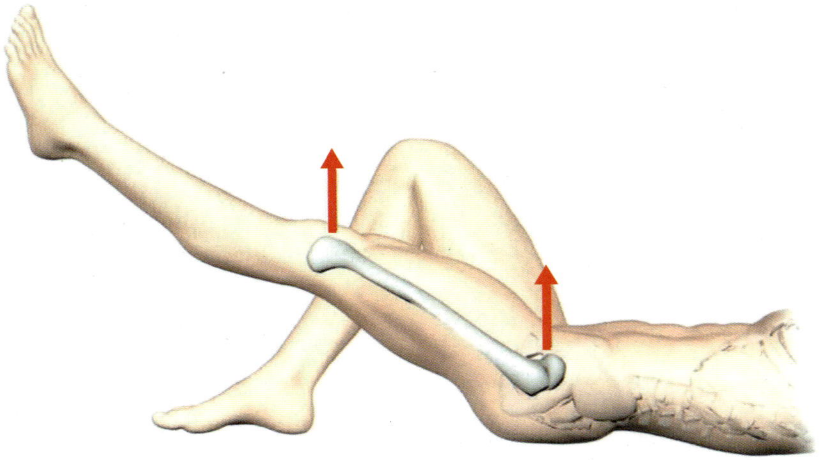

그림 8.12
깊은 엉덩관절 근육의 기능장애는 안정된 축의 소실을 초래할 수 있고, 엉덩관절이 굽힘할 때 엉덩관절의 굽힘근이 넙다리뼈머리에 작용하는 앞쪽 당김의 힘을 발휘하게 만든다.

학이 손상될 수 있다.

이런 역학적 문제는 엉덩관절의 안팎에서 발생할 수 있다. 엉덩관절 굽힘근에 의해 발생한 당김이 엉덩관절의 안쪽 더 깊은 곳에서 이것을 안정화시키는 넙다리뼈머리에 작용하는 근육의 반대 당김과 균형을 이루지 못할 때, 역학적 문제가 내적으로 발생할 수 있다(**그림 8.12** 참고). 또 다른 방법으로서, 무릎을 들어올려고 할 때 허리네모근이 엉덩관절을 올림하는 것과 같은, 더 큰 외적 전략 때문에 운동축이 소실될 수 있다(**그림 8.13** 참고).

이들 경우에는, 움직임을 위한 안정된 차축이 소실되고, 움직임의 효율성이 손상된다. 효율성을 잃으면, 우리는 일을 끝내기 위해 근육의 노력을 증가시켜야 한다. 이런 경우, 일반적인 보상작용은 다리를 들어올리

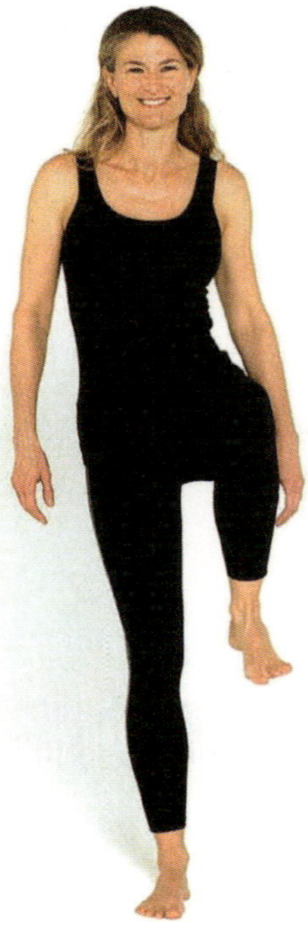

그림 8.13

엉덩관절이 굽힘을 할 때 골반이 위쪽으로 올라가면(pelvic hitching), 깊은 운동축이 소실된다.

는데 필요한 엉덩관절 굽힘근의 활성을 증가시키는 것이다. 보상작용이 발생할 때, 능동적인 엉덩관절 굽힘은 대개 엉덩관절의 앞쪽에서 울혈을 발생하고, 몇몇 경우에는 앞쪽 엉덩관절과 사타구니의 통증을 일으킨다. 엉덩관절을 굽힘할 때 의식적으로 엉덩관절 굽힘근의 과도한 활동을 줄이려고 시도하면, 의도성 충돌을 일으키고, 또 그렇게 하기가 매우 어려워진다. 앞쪽 엉덩관절의 활동을 상쇄시키는 의식적인 볼기근육의 활동 증가만이 엉덩관절 주변의 얕은층 근육의 긴장을 증가시킨다.

움직임 탐구

다리 들어올리기

누운 자세에서 한쪽 다리는 무릎을 세우고, 다른쪽 다리는 쭉 뻗는다. 필요하다면, 타월을 접어서 위쪽 자물쇠를 풀어주고, 엉치뼈 지지점을 찾는다.

쭉 뻗은 쪽 다리를 바닥으로부터 들어올리지만, 여러분은 비교를 위해 2가지 큐잉을 사용할 것이다. 첫 번째는 발목을 굽힘한 후 발가락을 여러분쪽으로 당긴다(**그림 8.14** 참고). 이것이 어떻게 다리 앞쪽 부위의 단축 감각을 유발하는지 느껴본다. 신체(복부에서 넙다리네갈래근을 거쳐 발까지)의 앞쪽 부위에 집중하면서, 다리를 들어올린다(**그림 8.15** 참고). 다리의 어느 부위에서 많은 작용이 일어나는지를 느껴본다. 이런 큐잉은 종종 다리의 무거운 느낌과 엉덩관절의 앞쪽에서 하중의 느낌을 일으키는데, 그 이유는 더 많은 스트레스가 민감해진 엉덩관절 굽힘근에 적용되기 때문이다.

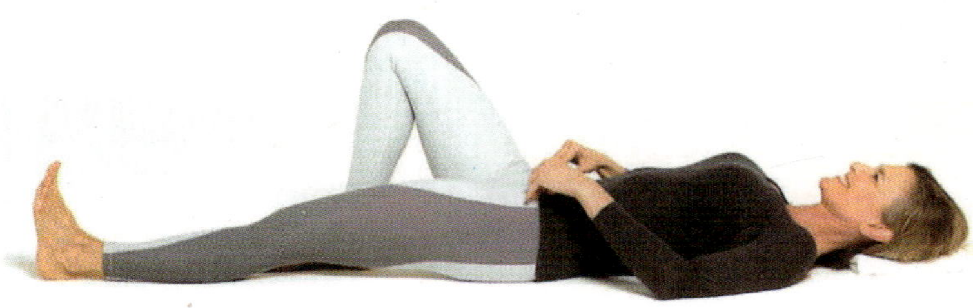

그림 8.14

다리 들어올리기의 시작자세

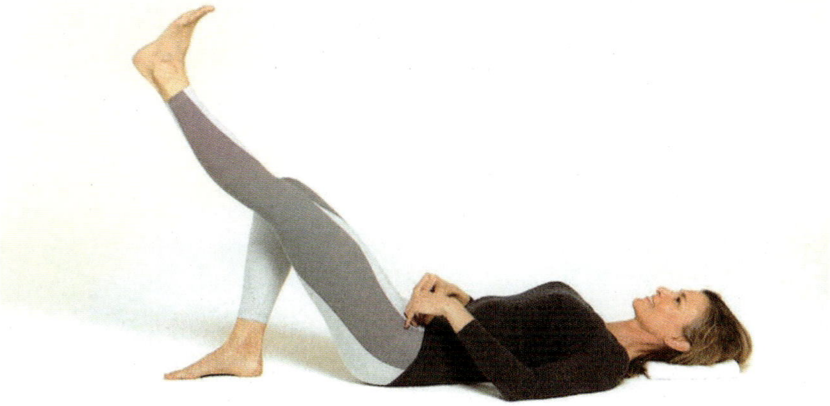

그림 8.15
신체 앞쪽면의 긴장과 단축

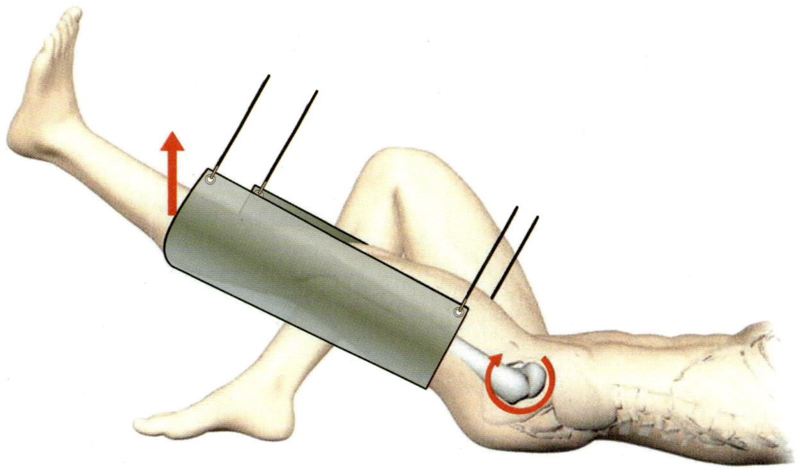

그림 8.16
다리 들어올리기

양쪽 무릎을 세우고 누운 자세에서, 위의 동작을 다시 한번 시도한다. 이번에는 다리를 곧게 펼 때 다리의 뒤쪽면에 집중한다 – 발바닥 밑까지 탄성 물질을 신장한다고 생각해 보자. 발목이 다리를 쭉 뻗은 끝지점에서 발등굽힘하더라도, 다리의 앞쪽면과 뒤쪽면 사이에서 긴장의 균형이 이루어지고, 엉덩관절 주변의 근육이 이완한다.

마치 다리가 슬링에 의해 지지되듯이, 다리를 위쪽으로 움직이는 것이 어떤 것인지를 느껴보자(**그림 8.16** 참고). 여러분은 다리를 들어올리기 위해 여러분의 초점을 이동시킨다. 다리는 여전히 위쪽으로 움직이지만, 넙다리뼈머리는 예전처럼 앞쪽으로 당겨지지 않고, 절구 안에서 뒤쪽에 위치하며 회전할 것이다. 다리를 들어올리는 의도는 다리를 움직이는 경험으로 전이된다.

움직임 중재를 바꾸어줌으로써, 우리는 최소한의 노력으로 깔끔한 엉덩관절 움직임과 향상된 역학을 유도할 수 있다.

여기서 우리는 무릎을 위쪽으로 향하게 하고 다리를 평행하게 들어올리고 있는데, 이것은 발목의 발등굽힘과 엉덩관절의 중립위를 요구한다. 그러나 만약 여러분이 춤을 춘다면, 이 움직임에 대한 다른 질문을 가질 수 있다: 만약 내가 발가락을 뾰족하게 하고 엉덩관절을 가쪽돌림하면서 다리를 들어올릴 수 있는가?

원리는 동일하다. 동일한 자세인 무릎을 세우고 누운 자세에서 시작한다. 여러분이 엉덩관절이 폄과 가쪽돌림되도록 활주할 때, 다리가 곧게 펴질 때까지 발가락의 움직임을 유도하고, 허벅지의 안쪽을 꽉 조이기보다는 허벅지의 바깥면을 들어 올린다(다리가 슬링에 의해 지지되듯이). 엉덩관절의 압박은 훨씬 적어지고, 깔끔한 움직임을 위해 넙다리뼈머리가 지면쪽으로 내려간다.

앉기 자세는 어떠한가?

엉덩관절의 축은 힘이 들지 않고 일어나는 엉덩관절 굽힘의 핵심이다.

움직임 탐구

의자의 가장자리에 앉고, 궁둥뼈를 통해 여러분의 체중을 전달한다. 여러분은 2가지 큐잉으로 실험을 할 것이다.

첫 번째는 단순히 바닥으로부터 한 발을 들어올리는 것이다. 이것은 한쪽 궁둥뼈에 가해지는 체중을 해제할 것이고, 그쪽 몸통을 단축시킨다(**그림 8.17** 참고).

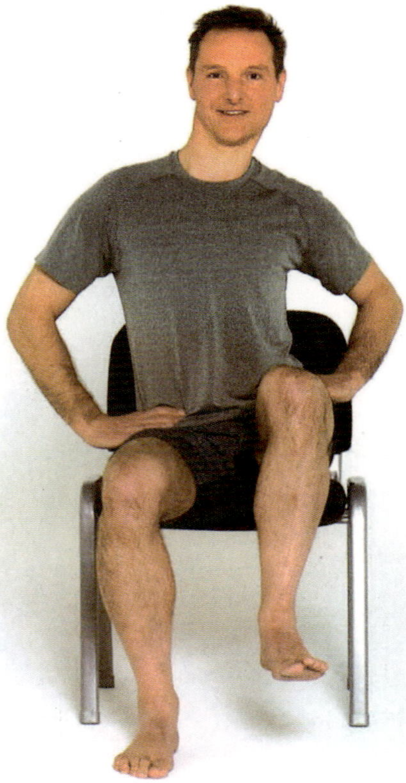

그림 8.17
힙 힛칭(Hip hitching)은 효율적인 엉덩관절 굽힘을 방해한는다.

이것이 발생하면, 엉덩관절의 축이 소실되어 허리와 엉덩관절 주변의 긴장이 증가된다(여러분은 허리네모근과 넙다리근곧은근의 활성이 동시에 높아지는 것을 보게 될 것이다).

두 번째 큐잉은 양쪽 궁둥뼈를 의자 위에 위치시키는 것이다. 양쪽 궁둥뼈는 움직임 동안 의자의 좌석과 연결될 것이다. 이런 연결을 유지하는 동안, 풍선이 여러분의 무릎뼈에 붙어 있다고 상상해 보자. 풍선이 무릎을 들어올릴 것이고, 무릎은 넙다리뼈에 의해 생성된 지렛대의 끝지점이다. 지렛대의 맨 끝지점에 초점을 두

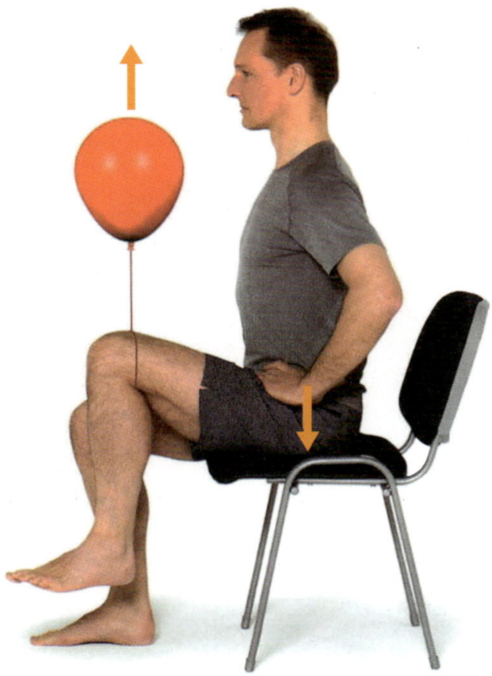

그림 8.18
궁둥뼈를 좌석에 연결시키고, 무릎을 위로 들어올리는 동안 이런 연결을 유지하자.

면, 엉덩관절이 좌석 위에 유지되어 운동축을 안정화시키고 앞쪽 엉덩관절의 긴장을 최소화시킨다(**그림 8.18** 참고).

관점을 바꾸면, 움직임의 결과를 변화시킬 수 있다.

신체 분절의 위치를 알자

신체 부위의 분리와 연관성을 모두 배워야 한다는 것은 모순처럼 보일 수 있다: 확실한 것은 우리가 적어도 이들 능력 중 하나는 가져야 한다는 것이다.

그렇지 않다. 높은 톤의 갑옷 전략으로 스스로를 유지하는 사람들, 자물쇠에 의존해 자세조절을 하는 사람들, 그리고 심지어 낮은 자세 톤을 가진 사람들 모두는 그들의 팔다리와 신체 분절을 자유롭게 움직이고 또 신체 분절 사이의 효율적으로 통제된 연결을 보여주기 위해 고군분투한다. 5장에서 논의한 바와 같이, 높은 톤과 낮은 톤의 프레젠테이션에서 나타나는 문제는 동일하다: 그들은 그들 스스로를 제대로 알 수 없다.

신체 분절 사이의 위치 관계를 아는 이런 능력은 고유수용성 감각이라고 불린다. 감소된 고유수용성의 효과는 나쁜 조절로 잘못 인식되고, 결국에는 이것을 안정성 훈련이나 근력 훈련으로 해결한다.

그러나 이것의 기능적 전환이 인식없이 수행되면, 제한이 일어날 수 있다. 이것은 높은 근육 소음이나 외적 피드백(예: 바닥으로부터)에 의존하여 대상자가 신체 부위들의 상대적인 위치를 알 수 있도록 한다. 또한 일상생활의 다양한 조건에 대한 전이가능한 해결책을 제공하지 못한다.

우리가 5장에서 언급한 했던 찰싹 때리기, 문지르기, 흔들기에서 오는 감각 입력의 빠른 증가는 여러 신체 부위의 위치를 뇌가 알 수 있도록 하는 좋은 출발점이다. 그런 다음 여러분은 보다 직접적인 고유수용성 과제를 추가할 수 있다.

고유수용성 훈련을 할 때, 여러분은 사람에게 척추의 위치를 유지하도록 가르치는 것이 아니라, 척추의 형태를 감지하도록 가르쳐야 한다. 여러분은 간단한 이미지를 사용할 수 있다: 척추가 화살표 모양인가 아니면 바나나 모양인가? 심지어 어린이도 그들 안에서 이것을 식별할 수 있고, 그들을 달성하는 방법에 대한 특별한 코칭이나 또는 코어 안정화 훈련 없이도 쉽게 이들 모양 사이를 이동할 수 있다. 그들이 척추의 형태를 느낄 수 있게 하는 것은 근력이 아니라, 고유수용성 감각이다.

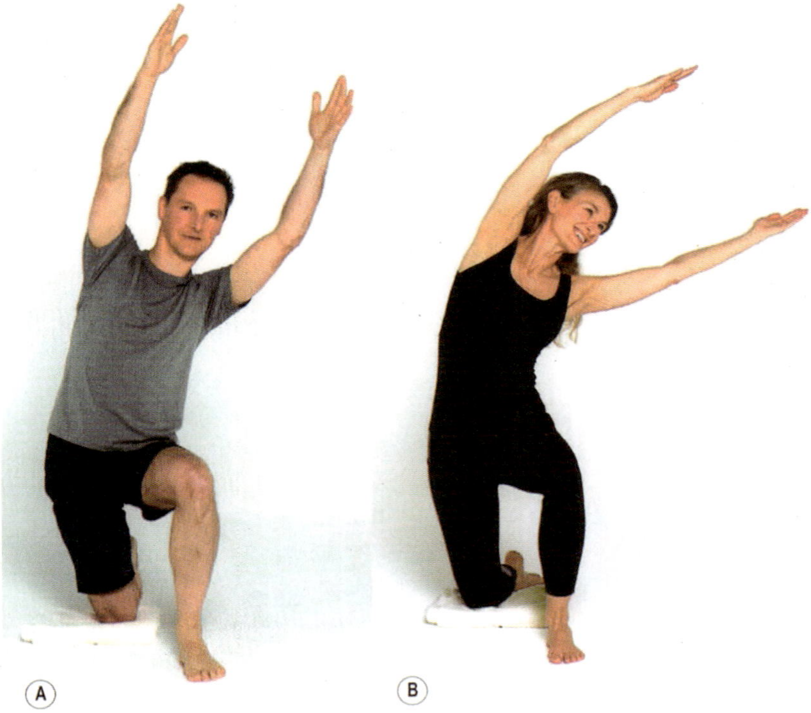

그림 8.19

A. 척추의 만곡이 납작해지고 골반이 변위된 채로 위쪽으로 뻗는다.

B. 우아한 척추 만곡을 그리면서 위쪽과 가쪽으로 뻗는다.

옆굽힘을 할 때, 척추가 우아한 무지개 형태를 가지는지 아니면, 길에 있는 꺾인 나무막대 모양인가? 만약 척추가 이마면에서 막히면, 골반은 반대 방향으로 변위되는 반응을 한다. 골반이 불안정하게 보일 수 있지만, 이것은 척추를 상쇄시키려는 작용이다(**그림 8.19A** 참고).

골반을 위쪽과 바깥쪽으로 내밀어 신체가 부드러운 만곡을 그리도록 하면, 꺾인 부위를 다듬는데 도움을 줄 수 있다. 중요한 것은 가동범위가 아니라, 여러분의 움직이는 형태의 질이다. 흥미롭게도, 이마면에서 발생한 꺾임을 다듬을 수 있다면, 여러분은 척추와 골반을 다시 연결하여 전체 운동사슬을 더 안정되게 통제할 수 있다(**그림 8.19B** 참고).

등급(grade)을 만들자

쉽고 효율적으로 우리 자신을 움직이려면, 우리는 과도한 근육 수축으로 감각 소음을 만들지 않고도, 우리 스스로 느낄 수 있어야 한다. 이런 능력은 근육 활동의 사용을 최적화하게 만들어 에너지와 노력을 낭비하지 않게 해 준다.

예를 들어, 만약 여러분이 똑바로 선 자세에서 손을 어깨높이로 벽에 짚고 있으면, 척추 자세를 유지하는 복부 근육의 활동이 다소 감소될 수 있는데, 그 이유는 중력이 몸을 통해 직선으로 떨어지기 때문이다. 그 다음, 여러분이 몸통을 벽 쪽으로 가져가기 위해 팔꿈치를 굽힌다면, 중력이 점차 더 큰 각도로 척추에 작용할 것이다. 그런 다음, 여러분의 뇌는 복부 활동이 얼마나 점진적으로 증가할 것인가를 계산해야 하고, 그 결과 여러분의 CLA를 유지하는 동안 이것이 여러분의 척추 형태를 조절할 수 있는 것이다. 이것은 여러분이 최대 몸통 경사에 도달할 때 근육의 활동을 등급화할 것이고, 또 여러분의 몸을 다시 수직 방향으로 가져갈 때 근육의 활동을 등급화할 것이다. 여러분의 몸은 차를 타고 내리는 것에서부터 슈퍼마켓의 카트를 미는 것까지, 많은 일상 생활을 통해 하루에 여러 번씩 근육 활동을 수행하고 있다.

이런 능력은 움직임 수행에서 기본적인 것이지만, 많은 사람들은 몸통의 고유수용성 감각이 부족한 편이다. 허리 통증 환자들은 척추가 어디에 있는지를 지속적으로 감지하는데 어려움을 보이는 경향이 있지만, 전통적인 훈련 프로그램은 이런 섬세한 고유수용성 감각의 질을 종종 무시한다. 움직임 내내 지속적인 수축을 유지할 수 있도록 대상자들에게 배벽의 사전 수축(등척성 수축)을 가르쳐 주는 것이 더 쉽다. 이것이 특정 운동 동안 CLA를 유지할 수 있지만, 일상생활로 전이하는 고유수용성 감각과 깊은 자동 조절을 항상 발달시키는 것은 아니다. 이것을 위해, 우리는 필요 이상으로 사용하지 않으면서, 유연하고 적응할 수 있는 척추 움직임이 가능하도록 몸통 근육 활동을 조절할 수 있어야 한다.

높은 수준의 훈련을 받은 운동선수들도 큰 힘을 발휘할 때 손상이나 운동수행의 문제로 고생하는 것은 일반적인 사실이지만, 높은 근육 긴장으로부터의 추가 피드백 없이 신체 분절 관계에 대한 감각도 없는 것이 일반적이다. 그들은 움직임 과제와 상관없이 동일한 안정화 전략을 구사할 수 있도록 훈련해 왔듯이 모든 상황을 높은 하중의 과제처럼 여긴다. 그들은 직선의 고속도로이든 또는 구불구불한 산악 도로이든 상관없이 전속력으로 달리는 페라리 같은 존재이다.

월드-클래스 경주 자동차 드라이버는 강력한 자동차를 최대한 활용하기 위해, 정교하게 다루어야 한다는 것을 알고 있다. 우리의 몸도 이와 같아야 한다.

신체 중심의 고유수용성을 해결하기에 앞서, 우리는 기준점이 될 신체 정렬에 대한 감각을 필요로 한다. 5장과 6장의 자세 과제는 이런 기초를 확립시키고, 편안한 서기 자세는 최소한의 근육 작용을 요구한다. 그러나 몸통 근육의 활동 수준은 과제와 신체에 떨어지는 중력의 각도에 따라 달라질 수 있다. 중요한 것은 여러분이 어떤 일을 하든 간에 이것을 쉽게 보이도록 만드는 것이다. 화살표 형태의 척추를 유지하거나, 몸통의 앞쪽면과 뒤쪽면의 길이를 균등하게 유지하기 위해 여러분은 얼마의 근육을 사용하는가?

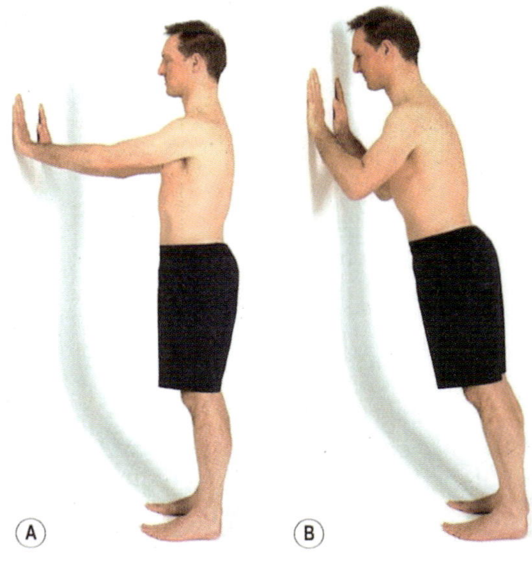

그림 8.20
월 프레스(Wall Press).
A. 신체를 수직으로 한 시작자세.
B. 신체를 앞쪽으로 기울인 끝자세.

다음 과제는 작은 하중의 고유수용성 과제이며, 나는 신체 중심에 대한 인지와 조절을 위한 간단한 검사로 이것을 종종 사용한다. 비록 이것이 더 깊은 감각 관계를 요구하지만, 이것은 최소한의 근력을 요구하고, 다양한 교육 기술을 위한 좋은 연습이다.

움직임 검사

Wall Press(월 프레스)

여러분의 대상자에게 양 손을 어깨 높이로 벽에 배치하고, 똑바른 수직의 자세를 취하도록 주문한다(**그림 8.20A** 참고). 그가 이 자세에서 CLA를 찾을 수 있다면, 우리는 중력에 대해 CLA의 관계를 바꿀 때 그가 이것을 유지할 수 있는지를 보게 될 것이다. 팔꿈치를 굽힘하고 몸통을 벽쪽으로 가져갈 때, 몸통이 앞으로 기울어져도 이런 신체관계를 유지하는데 어려움이 없어야 한다(**그림 8.20B** 참고). 그럼에도 불구하고, 심지어 훈련을 받은 운동선수들도 CLA를 다양한 방법으로 소실하는 경우가 매우 흔하다. 예를 들어, 다음과 같다:

- 배벽을 억제하는 위쪽 자물쇠로 즉각 이동한다 (**그림 8.21A** 참고).
- 골반으로 움직여 척추를 폄한다 (**그림 8.21B** 참고).
- 골반을 그대로 유지시키고, 엉덩관절이나 등을 굽힘한다(**그림 8.21C** 참고).
- 벽쪽으로 향하며 CLA를 잘 관리하지만, 골반을 그대로 유지시킨 채 상체를 들어올린다(**그림 8.21D** 참고).

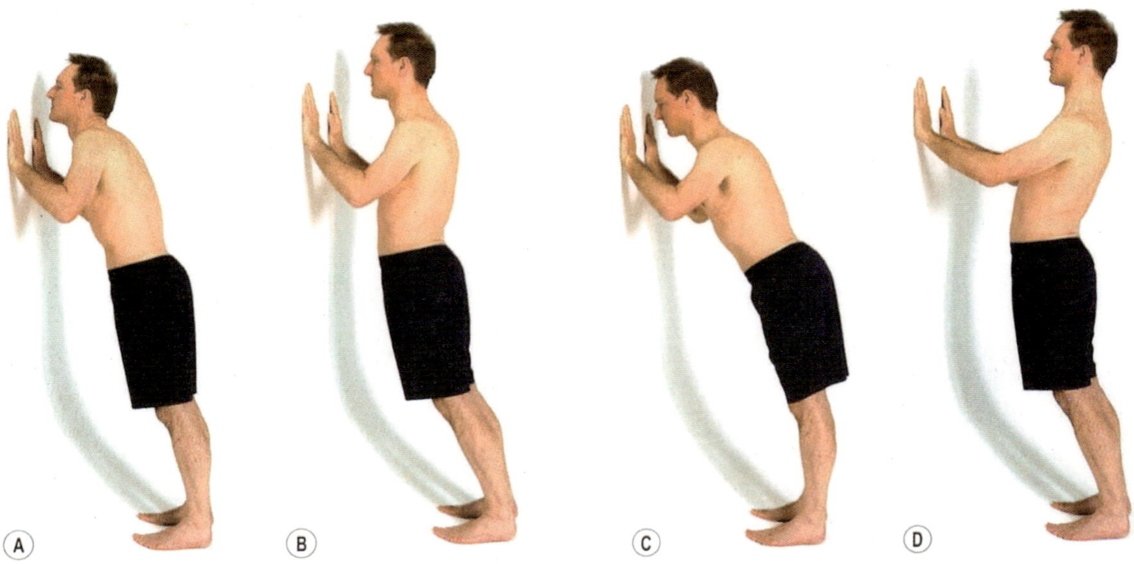

그림 8.21
A. 위쪽 자물쇠를 압박한다.
B. 골반을 움직인다.

그림 8.21 (계속)
C. 골반을 그대로 유지하고, 몸통을 벽쪽으로 이동시킨다.
D. 골반을 그대로 유지하고, 상체를 들어올린다.

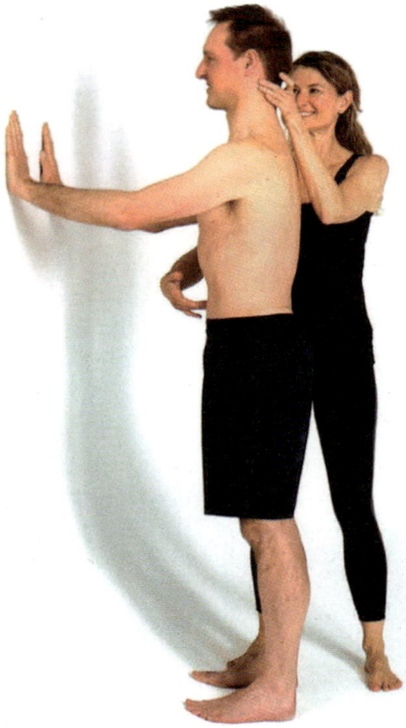

그림 8.22
위쪽 자물쇠를 해제하고 신체 앞쪽 부위의 인지를 증가시킨다.

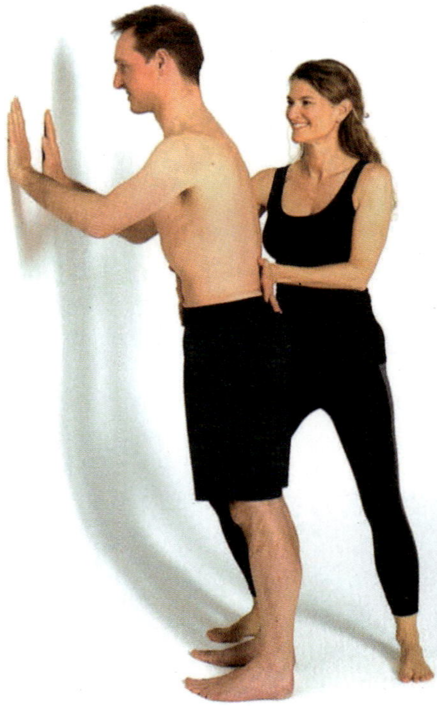

그림 8.23
브레이크 지점을 펼친다.

복부 근육의 사전 설정을 가르치고 싶은 유혹이 너무 강하지 않는가? 이것은 이 과제에 대한 CLA를 향상시킬 수 있지만, 심층 조절의 특징을 가르치지 않는 것이 대처 전략이다.

우리의 다른 옵션은 무엇인가? 만약 시작자세가 불량하고 여러분의 큐잉이 작동하지 않으면, 시작자세로 몸을 들어올릴 때 팔과 골반이 "함께 묶이지" 않았는지 점검해 보자(**그림 8.4** 참고). 깜짝 놀랄 만큼 많은 사람에 있어서, 이것이 열쇠이다.

그 다음에는 위쪽 자물쇠를 관리해 보자. 위쪽 자물쇠는 반사 효과 때문에 만능 자물쇠이기 때문에, 이것은 여러분이 원하는 모든 것일 수 있다. 여러분의 가운데손가락과 엄지로 머리뼈 바로 밑부분인 위쪽 자물쇠를 감싸고, 약간의 위쪽 임펄스를 적용한다. 그리고 나서, 대상자의 허락이 있다면, 배꼽 바로 아래인 복부에 여러분의 손가락끝을 가볍게 올려놓는다(**그림 8.22** 참고). 손을 제자리에 잘 유지시키고, 벽쪽으로 그들의 움직임을 따른다. 만약 복부 근육이 적절하게 등급화되면, 그들이 벽쪽으로 접근할 때 손가락밑의 복부는 앞쪽으로 돌출되지 않고 견고해질 것이고, 그들이 벽으로부터 멀어질 때는 복부가 점차적으로 부드러워질 것이다.

만약 여러분이 복부의 돌출이나 위쪽 상체쪽으로 골반의 앞쪽 활주를 느낀다면, 여러분의 손끝을 복부를 대고 느낄 수 있는 압력에 대상자의 의식을 불러내어 보자. 여러분은 그들이 나머지 신체 부위보다 배를 먼저 벽에 가져가려고 한다는 것을 알 수 있는가? 또는 엉덩이를 이 자세로 유지하려 할 것이다: 그들의 가슴이 움직임을 주도하고 있음을 확인할 수 있을까?

몸통의 앞쪽면과 뒤쪽면에 손을 배치하고 손을 크게 벌리면, 여러분은 상체와 하체를 분리하는 "브레이크 지점"으로 의식을 가져간다(**그림 8.23** 참고). 그들에게 벽쪽으로 그들 자신을 움직일 수 있는 새로운 방법을 찾을 수 있는지, 그리고 자신을 멀리 할 수 있는지를 물어보자. 신체 부위의 관계를 찾고자 할 때 새로운 활성화 전략이 등장하지만, 특별한 수축을 교육받지 않았기 때문에, 복부는 그들의 활동을 적절하게 등급화하는 방법을 배울 수 있다.

일단 대상자가 이것을 느낄 수 있다면, 여러분은 대상자에게 독자적인 지지의 감각을 제공하기 위해 구두 큐잉 중의 하나(예, 풍선이나 화살표)를 사용할 수 있다.

대상자가 플랭크나 프레스-업을 수행할 수 없다면, 월 프레스를 체크해 보자. 그들이 작은 하중에서도 CLA를 유지할 수 없다면, 이것은 근력강화의 문제이기보다는, 고유수용성 감각의 문제일 수 있다.

일단 상대적 신체 분절의 고유수용성 인지가 설정되고 대상자가 그들의 근육 반응을 등급화할 수 있으면, 하중을 점진적으로 증가할 수 있다. 예를 들어, 여러분이 신체에 대한 중력 각도를 변화함으로써 하중을 조정

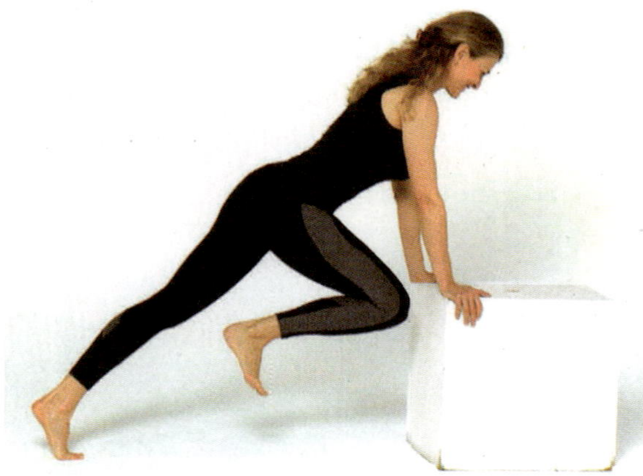

그림 8.24
무릎 드라이브. 인식이 설정되면 하중을 증가시킨다.

할 수 있다. 대상자의 근력에 따라, 여러분은 큰 각도의 중력과 짧은 지렛대(예를 들어, 무릎을 꿇고 프레스-업한다)를 선택하거나 또는 벤치위에서 수행되는 무릎 드라이브처럼, 작은 각도의 중력과 긴 지렛대를 선택할 수 있다(**그림 8.24** 참고). 일단 고유수용성 감각을 설정했다면, 여러분은 CLA 조절을 발달시킬 수 있는 많은 선택을 가질 수 있다.

전체 움직임을 억제하자

근육 활성화의 등급에 대한 이런 문제는 몸통뿐만 아니라 팔다리에서도 볼 수 있다. 어떤 사람은 강하게 보일 수도 있지만, 만약 그들이 낮은 수준의 근육 활동을 감지할 수 없다면, 그들은 이 작용을 감지하기 위해 필요이상으로 강하고 빠르게 수축해야 한다. 이것은 너무 많거나 너무 빠른 경우이다. 이것은 팔다리를 가동범위의 끝지점까지 빠르게 이동시키는데 효과적이지만, 팔다리의 관절들이 잘 협응된 중간 범위[G]의 각 변화를 만들 때 조절 문제를 야기할 수 있다. 보행은 이것의 한

예이다: 우리의 충격 흡수 시스템에 관여하는 무릎을 위해, 발을 내디딜 때마다 수용성 스프링을 만드는 부드럽고 빠른 굽힘과 폄을 달성하기 위해 무릎을 훌륭하게 조정해야 한다. 넙다리네갈래근의 너무 심한 긴장은 작지만 중요한 움직임을 손상시킬 것이고, 이것은 무릎 하중을 증가시키고 나머지 운동사슬에도 영향을 줄 것이다.

여러분이 움직이는 사람을 관찰할 때, 그들의 움직임의 시작과 끝이 있는 것처럼 보이지만, 이들 두 지점 사이를 연결하는 과정은 없는 것 같다. 그들의 움직임을 점들을 연결하는 아동의 그림 게임으로 표현하자면, 점들을 부드럽고 연속적으로 연결하지 못하고, 펜이 대부분의 점을 놓친 것처럼 보일 것이다.

주요 큐잉: 처음부터 끝까지 여러분의 움직임에서 모든 점들을 연결할 수 있는가? 몇 개의 점을 누락시켰는지를 말해 줄 수 있는가?

이들 사람은 과제를 빠르게 수행하는 것을 좋아하는데, 특히 과제가 작은 하중과 큰 조절과 관련되어 있을 때 더욱 그러하다. 만약 여러분이 그들에게 그렇게 강하게 밀어붙이지 말라고 주문하면, 그들은 여러분을 이해하지 못할 것이다 - 그들은 자신의 힘을 알지 못한다. 핵심은 완전히 다른 자극(속도)으로 그들의 출력을 방해하는 것이다.

주요 큐잉: 이 움직임을 얼마나 느리게 수행할 수 있는가? 여러분은 시작자세로 얼마나 천천히 돌아갈 수 있는가?

내가 근력강화 훈련을 좋아하지 않는다고 생각하는 한, 그 어떤 것도 진실에서 멀어질 수 없다. 근력은 잠재력을 증가시킨다. 당면한 문제는 부적절한 긴장인데, 우리가 이미 보았듯이 이것은 파워를 제한하고 조절된 움직임을 제거하는 방식으로는 움직임을 손상시킬 수 있다. 기교없이 너무 강한 힘은 대부분 좋지 못한 결과를 초래한다.

그러나 신경근육의 깊은 연결이 이루어지면, 유연함과 조절된 움직임을 희생하지도 않고 우리의 움직임에서 파워와 조절을 향상시킬 수 있도록 근력 과제를 진행할 수 있다.

파워 포인트

- 우리의 목적이 보다 효율적인 기능 움직임을 육성하는 것이고, 만약 잘못되면 안정성을 강직성으로 만들 수 있다.
- 고유수용성 감각, 분리 및 움직임 감각의 통합없는, 코어 근력강화는 적절한 심층 조절을 이끌어내지 못한다.
- 몸통 조절의 명백한 손실은 뇌가 그 움직임을 어떻게 인지하는 것보다 복부를 활성화시키는 우리의 능력과 덜 관련될 수 있다.
- 어깨와 엉덩관절의 자유로운 움직임은 중심 조절에 필수적이다. 이것은 단순히 복부 근육을 활성화시키기보다 근막사슬의 긴장을 균형있게 맞추는 것을 요구한다.
- "무엇을 그대로 유지한다는 것"은 근육이 더 쉽게 늘어날 수 있는 앵커를 만든다.
- 종종 고유수용성 감각은 신체의 위치보다는 신체의 형태를 위한 큐잉에 의해 더 효율적으로 발달될 수 있다.
- 더 많은 것이 항상 더 좋은 것은 아니다: 우리는 효율성을 위해 최소한의 노력으로 최대의 결과를 찾아본다.

견고한 토대 만들기 9
Base notes

여러분의 구조물이 더 높을수록, 그 구조물의 토대는 더 깊어야 한다.

St Augustine

똑바로 서기의 진화는 어떤 다른 생명체도 얻을 수 없는 물리적인 지평을 우리에게 열어주었다. 사람이 다른 생명체처럼 강하고, 빠르고, 민첩하지 않지만, 비교할 수 없는 다양한 움직임과 이 움직임을 물에서 산으로 그리고 눈에 이르기까지 다양한 환경에 적응시킬 수 있는 능력을 가지고 있다.

상체를 지탱하고 운반하는 강하고 안정적이면서, 가동성이 좋은 하체가 없었다면, 이것 중의 어떤 것도 가능하지 않았을 것이다. 그러나 하체의 근본 역할에도 불구하고, 이런 안전하고 반응성이 뛰어난 하단 영역의 플랫폼은 현대 생활에서 이해하기 어려울 수 있다. 많은 사람들이 하체의 자유로운 움직임을 갈망하지만, 약함과 타이트함이라는 두 가지 감각 사이에 갇히게 된다. 무릎과 발의 통증과 뻣뻣한 아킬레스힘줄에서부터 사타구니와 뒤넙다리근의 통증까지, 우리의 몸은 하체에 하중을 싣는 것으로 우리의 문제를 분명하게 전달한다. 우리는 머리를 흔들고, 중력과 시간의 흐름을 비난하면서, 이것을 "마모"라고 이름을 붙인다.

이것은 필연적인 것인가?

힘

나머지 신체 부위와 마찬가지로, 힘의 공유(분산)는 건강하고 다재다능한 하체 움직임을 유지하는 열쇠이다. 발목, 무릎 및 엉덩관절의 움직임을 협응할 때, 우리는 큰 표면적 위에 하중을 분산시켜, 관절이 견뎌야 하는 압박을 줄여 준다.

한 영역이 다른 영역보다 덜 움직일 때, 이것을 어떻게 조정해야 할지에 대해 나머지 신체 부위들이 협상을 한다. 다행스럽게도, 이들 전략의 일부가 다른 전략보다 더 강력하고 지속가능할 수 있지만, 우리는 적응의 달인이며, 제한을 둘러싸고 있는 많은 방법을 찾을 수 있다. 만약 전략이 효율적이면 몸으로 잘 견디겠지만, 그렇지 않으면 높은 반복하중을 견디기에 적합하지 않는 구조물 쪽으로 압박이 가해질 수도 있다. 이것은 신체가 힘을 관리하는 방법에 악영향을 미칠 수 있고, 그들 신체 구조물로부터 발생하는 증상을 일으킬 수 있다. 예를 들어, 바닥에 앉은 자세에서 엉덩관절을 가쪽돌림을 할 수 없다면, 돌림 스트레스는 운동사슬의 다음 링크인 무릎으로 전달된다. 통증이 무릎에서 발생하지만, 범인은 엉덩관절이다.

움직임을 관찰할 때, 우리는 이런 힘 관리의 협상을 인지하고 있다 – 운동사슬에 걸친 상대적 움직임, 협응 및 조절 등. 그럼에도 불구하고, 많은 피트니스와 재활훈련 분야에서는, 손상과 기술 성과에 대한 집중이 특정 영역의 근력강화 훈련 쪽으로 향하고 있다.

위대한 볼기 근육

골반과 다리의 기능에 대해 이야기할 때, 가장 중요한 논의는 볼기 근육이다. 모든 하지 문제는 몇몇 측면에서 "약한 볼기 근육"의 원인으로 보이며, 볼기 근육의 강화는 만병통치로서 추앙받았다. 그러나 볼기 근육은 코어만큼이나 많은 신화와 잘못된 사고의 대상이며, 그들을 해결하기 위한 대중적인 기법에 투자하는 노력에도 불구하고, 많은 문제들이 고질적으로 지속되고 있다.

볼기 근육과 재활에 관한 과학 문헌을 보면, 어떤 운동이 볼기 근육 활성화를 가장 많이 일으키는지를 확인하는 데 사고의 흐름이 압도적이라는 사실을 깨닫는 데는 그렇게 오래 걸리지 않는다. 추측할 수 있는 것은 더 많은 것이 더 낫다는 것이다. 겉보기에는 이것이 합리적인 생각인 것 같지만, 볼기 근육을 기능적으로 볼 때, 그들은 최대 수준의 활성화로 거의 작용하는다. 그래서 여러분이 움직임에 영향을 주길 원한다면, 근력 말고, 다른 것이 필요하다. 예를 들어, 보행 시, 실제 큰볼기근의 활성화 수준은 상대적으로 낮고, 이것이 중요하지 않다는 것이 아니다: 큰볼기근 활성화의 타이밍이 다리를 내디딜 때 힘 관리에 기여하는 핵심이다.

> 적절한 시기에 적절한 신체 부위를 적절한 장소에 두는 것은 볼기 근육을 활성화시키는데 매우 중요하다.

이들 대부분의 연구에서, 가장 높은 수준의 볼기 근육 활성화는 양쪽 볼기 근육이 가장 짧은 위치에서 작용했을 때 일어났다. 이로 인해 사실상 모든 하지 문제에 양쪽 엉덩관절의 폄을 강조하는 운동이 권장되고 있다. 강한 볼기 근육의 압착은 좋은 느낌이고, 잠재력을 쌓는데 도움을 줄 수 있지만, 이것이 반드시 기능적 움직임으로 전이되는 것은 아니다. 우리는 일상생활에서 양쪽 엉덩관절의 완전한 폄을 일으키는 큰볼기근의 최대 수축을 거의 하지 않는다.

그러나 우리는 다양한 엉덩관절 자세와 엉덩관절 근육의 길이를 통해 최대하 근수축을 사용하고, 바닥에 놓인 무거운 하중을 들어올릴 때처럼 엉덩관절을 굽힐 때 종종 아주 높은 수준의 큰볼기근 수축을 사용한다. 근력은 유용하게 쓰이겠지만, 다양한 자세에서 훈련되어야 한다.[2]

물론 근력이 반드시 파워로 해석되는 것은 아니다. 신체적으로 매우 강한 사람들이 반드시 가장 파워를 가지는 것은 아니다. 파워는 근력에 기반을 두고 있지만, 실제로는 그 잠재력을 발휘하기 위해 운동사슬 전역에 걸쳐 속도, 협응 및 타이밍을 필요로 한다. 이것은 볼기 근육 활성화에서도 매우 중요하다. 우리가 아무리 꽉 쥐고, 쥐어짜고, 밀어붙이더라도, 엉덩관절 근육들이 자발적으로 기능 움직임에 관여하는지 아니면 이탈하는지를 결정하는 것은 우리의 움직임과 자세 전략이다.

앞의 장들에서 강조되었듯이, 하체 근육 패턴은 의식적인 근육 활성화보다는 연결과 의도를 통해 나올 것이다. 여러분이 동원할 수 있는 모든 부드러움, 용이성과 정교성을 가지고 움직임 임펄스의 방향에 집중해 보자. 명확한 의도와 감각 인식은 여러분의 잠재력을 최대한 활용할 수 있도록 해줄 것이다.

> 파워와 조절된 움직임은 효율성을 필요로 한다. 긴장은 에너지를 소모하고, 움직임의 유연성을 방해한다. 이 과제를 수행하기 위해, 근육 활동을 적절하게 사용하고 있는지를 확인하는 것을 목표로 잡자.

볼기 근육의 뚜렷한 생체역학적 이점에도 불구하고, 우리는 그 일을 완수하기 위해 뒤넙다리근이나 모음근과 같은 다른 옵션을 쉽게 사용한다.

따라서 우리의 목표는 단순히 약한 근육을 강화시키는 것이 아니라, 뇌가 가장 효과적인 선택을 하는데 필요한 조건을 설정하는 것이다 – 즉, 전체 하단 영역 단위를 통해 균형잡히고 효율적인 협응 반응을 만드는 것이다.

기능에 맞추자(Fit for function)

정상 움직임에서 볼기 근육의 역할을 이해하는 편리한 방법은 기능적 힘 관리를 고려하는 것이고, 이것은 몸통과 마찬가지로 하단 영역과 관련된다. 몇 가지 기본 개념은 볼기 근육으로부터 기대할 수 있는 다양한 요구를 우리가 인식하도록 돕는 것이다.

첫 번째, 우리는 하체가 편측으로 작용하는지 아니면 양측으로 작용하고 있는지를 고려해야 한다. 의자에 앉을 때, 양쪽 다리를 통해 내려가기 때문에 이것은 양측성 활동이다. 계단을 오를 때, 우리는 한쪽 다리와 반대쪽 다리를 번갈아 가면서 올라간다. 이것은 각 다리의 편측 활동이다. 우리가 이것을 고려해야 하는 이유는 그들이 완전히 다른 신경근육 패턴을 보이기 때문이다.

우리는 근육이 원심성으로 수축하는지, 아니면 구심성으로 수축하는지를 생각해야 한다. 우리가 속도와 관절의 굽힘 범위를 조절할 때, 이 근육은 어부가 낚시줄을 던질 때처럼 길어지면서 ***원심성***으로 수축한다. 이 관절을 쭉 펼 때는 ***구심성***으로 수축하고, 근육이 짧아져서 힘을 발생한다. 근육이 작용을 하지만, 근육의 길이가 변하지 않고 관절 움직임이 없을 경우, 이 근육은 ***등척성***으로 수축하고 있는 것이다.[G]

끝으로, 근육이 수축할 때 근육의 길이가 중요하다. 예를 들어, 완전 쭈그려 앉기처럼 볼기 근육이 가장 길어질 때, 이 볼기 근육은 ***가쪽 범위***[G]에서 작용한다고 말할 수 있다. 예를 들어, 교각 운동에서처럼 볼기 근육이 가장 짧아질 때, 근육의 길이는 안쪽 범위에 있다고 여겨진다. 이 근육은 대개 양쪽 극단 범위 사이인 중간범위에서 가장 큰 힘을 발휘할 것이다.

여러분이 더 유연해지려고 노력할 때, 긴 근육이 더 강한 근육이 아님을 항상 기억해야 한다: 유연성의 모든 이득을 위해, 새로운 범위에서 근력을 발달시킬 필요가 있다.

> 잠시 시간을 내어 프로그램을 성찰하고 이런 기능적 관점에서 프로그램 내의 균형을 분석해 보자.

이런 지식을 갖추고 있다면, 우리는 하단 영역이 수행해야 하는 다양한 기능과 이것이 우리의 프로그램을 형성하는데 어떤 도움을 주는지를 알 수 있다. 하단 영역에서의 기능적 힘 관리는 다음과 같이 구성된다.

1. **수직의 힘 관리**, 이것은 시상면(굽힘/폄의 운동면)의 균형을 유지하면서 무게중심을 부드럽게 위 아래로 움직이는 능력이며, 다양한 깊이와 속도로 이루어진다. 이것은 몸을 아래로 내릴 때 엉덩관절과 무릎관절의 폄근이 길어지는 원심성 수축과 다시 몸을 위로 올릴 때 일어나는 구심성 수축과 관련된다. 우리의 몸을 더 깊게 내릴수록, 엉덩관절의 폄근이 가쪽 범위(즉, 그들이 가장 길어지는) 쪽으로 더 많이 움직인다. 1차 엉덩관절 폄근은 큰볼기근이며, 뒤넙다리근과 큰모음근과 파트너십을 형성한다(**그림 9.1** 참고).

2. **지지**는 한쪽 다리로 체중을 수용하는 것이다. 또한 이것도 볼기 근육과 관련되고, 신경근육 패턴에서 더 큰 엉덩관절 벌림근의 기여를 포함한다. 큰볼기근이 여전히 관련하고 있지만, 이제는 중간볼기근과 작은볼기근이 넙다리근막긴장근과 함께 주요 역할을 한다.[3] 효율적인 지지는 자세에 민감하고, 가장 큰 효율성을 얻기 위해서는, 몸통을 발 위에 잘 배치할 필요가 있다(**그림 9.2** 참고).

3. **추진**은 보행, 달리기 및 점프 동안 관성을 극복하는 임펄스이고, 전신을 공간 속에서 움직이는 것이다. 엉덩관절 폄근은 발 위에서 몸을 동적으로 추진시키기 위해 ***안쪽 범위*** 쪽으로 강력하게 구심성

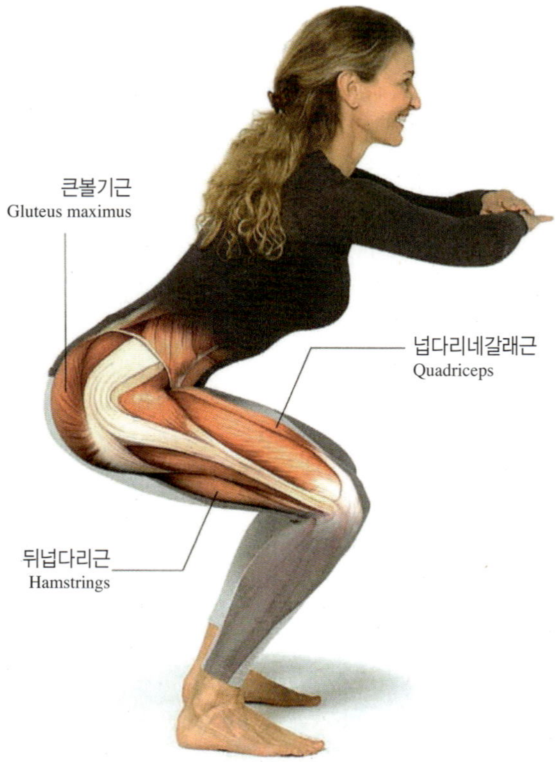

그림 9.1
수직 힘 관리를 위해 큰볼기근이 가쪽 범위 쪽으로 원심성 수축을 하고 있다.

수축을 한다(**그림** 9.3 참고).

4. **운동량 조절**은 감속이나 방향 전환에 필요하다. 신체 움직임의 운동량을 효율적으로 조절하기 위해, 우리는 다리 관절 쪽으로 에너지를 아래로 밀어주고, 다리 근육 안에 모으고, 또 새로운 방향으로 에너지를 풀어주므로써 초기 움직임 방향의 에너지를 바꾼다. 이것은 작용근의 비밀 중의 하나이다: 빠르게 재활용하는 형태처럼 그것을 잡고 재사용함으로써 에너지를 흐르게 한다. 그들은 움직임을 차단하고 다음 움직임을 위해 더 많은 에너지를

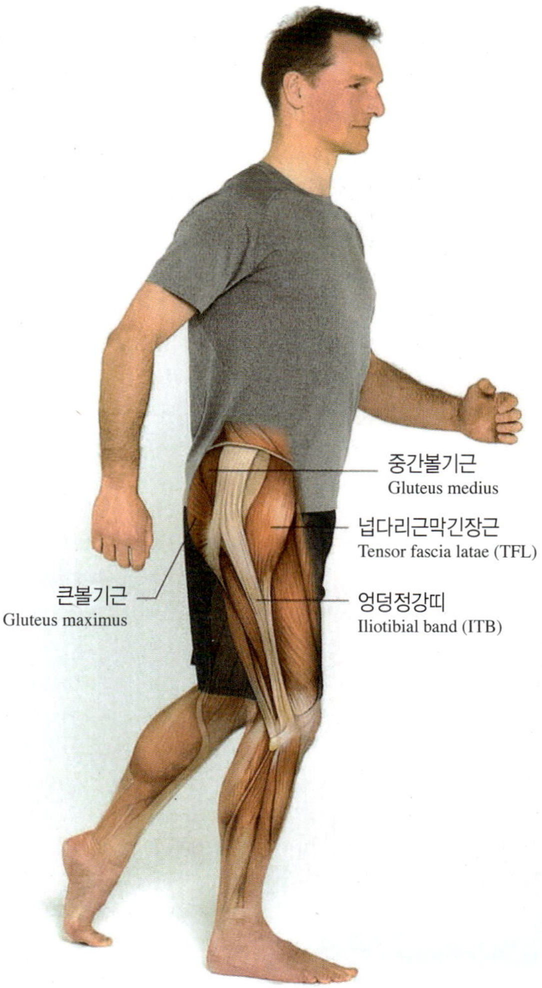

그림 9.2
지지를 위해 한쪽 다리로 체중을 수용한다.

재생성하기보다는, 빠른 재활용의 형태처럼 에너지를 포착하고 재사용함으로써 에너지의 흐름을 유지한다(**그림** 9.4 참고).

5. **균형**은 감각 입력을 통합하고, 우리 몸의 전반에 걸쳐 신경근육 반응을 조정한 결과이다. 균형은 자세 평형뿐만 아니라 힘의 생산과 흡수를 위해 적절

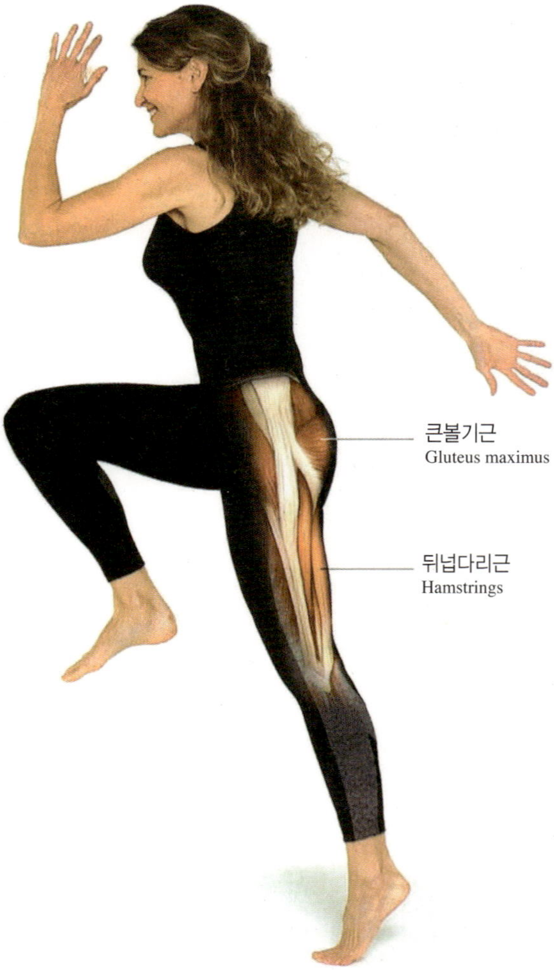

그림 9.3
추진을 위해 엉덩관절 폄근이 구심성으로 수축한다.

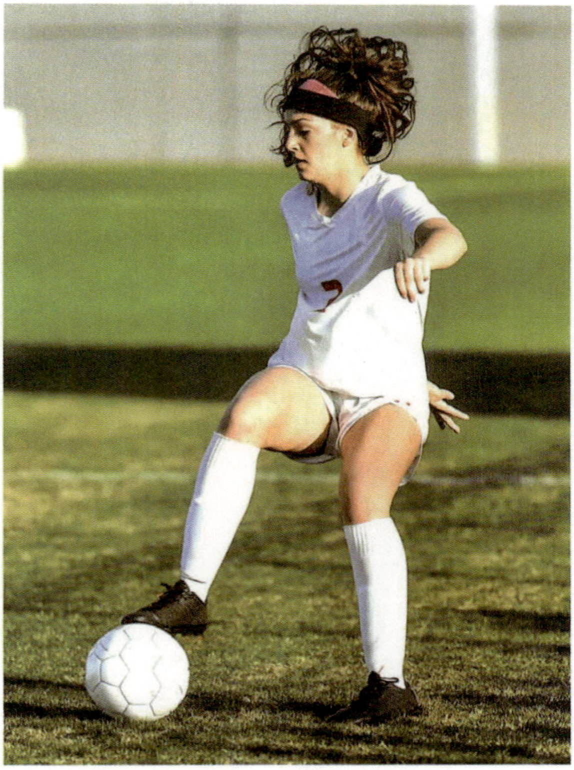

그림 9.4
운동량 조절을 위해 하체의 힘을 포착하고 방향을 바꾼다.

하게 전달될 수 있도록 하중이 가해지는 신체 부위에 대한 순간적인 감각을 달성하는 데도 중요하다(**그림 9.5** 참고).

6. **투사**(Projection)는 골반에 대한 다리의 자유로운 열린 사슬의 움직임이다. 예를 들어, 공을 차거나 팔다리를 움직여 춤으로 표현할 때이다. 움직임 임펄스는 발의 방향 쪽으로 골반으로부터 "투사"된다. 팔다리는 움직임 내내 가속과 감속에 따라 구심성 작용과 원심성 작용 사이에서 부드럽고 때로는 빠르게 그들의 역할을 전환해야 한다(**그림 9.6** 참고).

이들 각각의 힘 관리 조건은 볼기 근육을 포함하지만, 근육 길이, 속도 및 수축 유형의 측면에서 다른 요구 사항을 가진다. 그들 중 어느 것(단순히 운동에 대한 긴장과 저항을 유발하는)도 꽉 쥐거나 쥐어 짜는데 유용하지 않다(단순히 긴장과 움직임에 대한 저항을 만드는). 하단 영역의 항-움직임 큐잉은 중간 영역의 큐잉보다 정상 기능에 더 이상 도움이 되지 않는다.

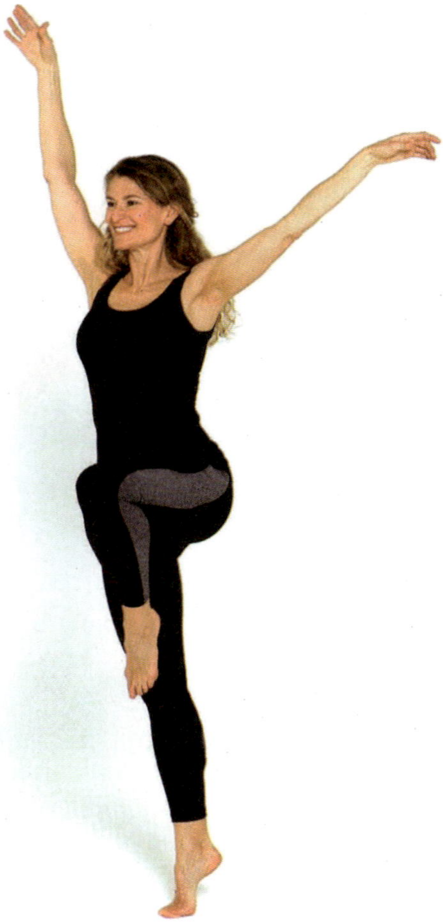

그림 9.5
기저면 위에서 무게중심을 조절한다.

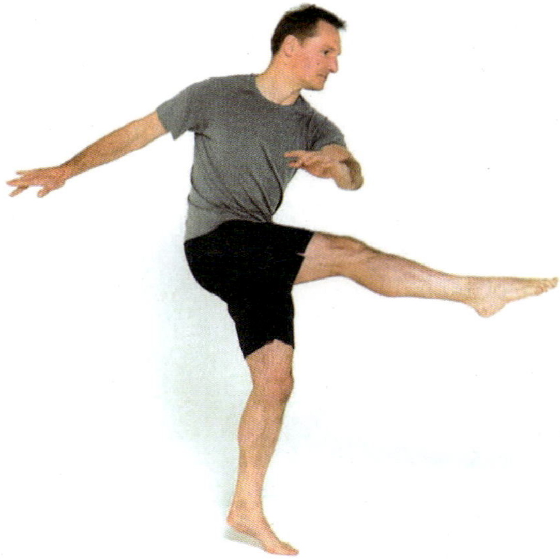

그림 9.6
신체로부터 힘을 발산한다.

이들 모든 기능적 역할을 고려할 때, 안쪽 범위에서 일어나는 양쪽 볼기 근육의 최대 구심성 수축만이 움직임의 향상을 위해 제한된 해결책을 제공하는 이유를 보는 것은 어렵지 않다. 다행히도, 우리는 이런 지식을 사용하여 프로그램의 균형을 맞추고, 근육뿐만 아니라, 전체 운동사슬에서 그들의 위치와 함께 작용할 수 있다.

전체 그림으로 시작하자

여러분의 뇌가 다양한 활동에서 이들 볼기 근육을 자동으로 사용하도록 장려하기 위해, 우리는 그들의 관여를 유도하는 자세적 관계, 해부학적 관계, 그리고 움직임의 관계를 통합해야 한다. 많은 사람들은 볼기 근육을 강화하는 의미있는 시간을 보내지만, 수행과 증상은 변하지 않는다. 이것은 약증의 문제가 아니라, 접근성과 연결성의 문제이다.

우리는 더 넓게 볼 필요가 있다. 왜 이들 볼기 근육이 그렇게 불리한가?

중력

볼기 근육이 적절하게 기능을 하기 위해서는, 우리가 어떻게 자신을 움직여야 하는지가 중요하다. 만약 뒤가쪽 골반 주변의 근육 단면적을 생각해 보면, 이 근육들은 파워와 하중 부하를 위해 설계된 것이 매우 분명하다. 그러나 정상적인 고요한 서기 자세에서는, 신체 구조가 균형을 유지한다면 볼기 근육의 활성은 크게 높지 않을 것이다. 신체가 상대적으로 휴식을 취하는 동안에 커다란 근육의 강한 수축을 유지하려는 에너지 투자는 그 효율성에 대한 우리의 진화적 추진과 모순될 것이다. 대신, 볼기 근육들은 가만히 서 있는 동안, 우리가 자연스럽게 만드는 작은 움직임에 반응하여 변동하는 낮은 수준의 활동을 보여준다. 우리가 엉덩관절에 대해 자연스럽고 미묘한 좌우 하중/비하중 전략을 이용하기 때문에, 이런 변동은 자세 안정성을 유지하기 위해 왼쪽과 오른쪽 사이에서 실룩거린다.[5,6]

이제는 편안하고 똑바로 서 있는 좋은 자세가 타이트한 볼기 근육을 수반한다는 오래된 통념에서 벗어나야 할 때이다. 이런 양상은 정상 기능을 반영하지 못하고, 실제로 엉덩관절 통증과 허리 통증과 관련된다. 종종 양측 볼기 근육의 수축은 자세 조절이나 골반 안정성의 부족을 의미하고, 이로 인해 정상 호흡 기전이 방해를 받고 다른 생체역학적 문제가 발생한다.

골반과 하체의 근육은 몸통의 근육 만큼 중력선에 민감하게 반응한다. 5장에서 언급했듯이, 우리는 신체를 통과하는 중력선과 관련하여 우리 자신을 감지하지 못하면, 우리의 체중은 이런 중력선의 앞, 뒤 또는 좌우로 이동할 수 있다. 이럴 때마다, 효과적으로 몸을 견디려고 노력하면서 근육의 노력과 관절 스트레스를 최소화하기 위해 우리의 기회를 해결해 나간다.

우리는 앞쪽, 뒤쪽 또는 가쪽 골반경사에 반응하는 몸통 근육의 활성과 척추 형태에 적응하면서, 몸통이 골반 자세에 반응한다는 것을 이미 알고 있다. 우리는 "골반이 몸통을 운반한다"는 것을 이해한다. 역으로, 척추를 위치시키는 방식이 골반 근육의 활동에도 영향을 미치기 때문에, 이것은 양방향 대화이다.[8,9] CLA는 볼기 근육의 자동 활성화에 대해 지대한 영향을 미친다.

관계를 확장하자

전통적인 자세 큐잉은 신체 분절이 수직 쌓기를 이룰 때까지 수평으로 뒤쪽이나 앞쪽으로 활주시키는 역할을 해 왔다. 만약 신체 분절(머리, 갈비우리 및 골반)을 맞물려 있는 톱니바퀴들로 본다면, 우리는 서로 다른 관계들이 나타나는 것을 볼 수 있다. 톱니바퀴는 회전 방향을 바꾸는 경향이 있기 때문에, 우리가 톱니바퀴 하나를 돌리면 척추가 정상적인 통합 방향으로 움직일 수 있을 때 그 위와 아래에 있는 톱니바퀴들은 반대 방향으로 회전할 것이다(**그림 9.7** 참고).

우리가 6장에서 확인했던 뒤쪽 갈비뼈 자물쇠는 앞쪽의 갈비뼈를 들어올리기 위해 뒤쪽으로 회전하는 톱니바퀴가 끼여있는 모습으로 상상될 수 있다.

머리에 해당하는 톱니바퀴는 "머리를 위로 유지함"으로써 대상자가 이것을 무시하지 않는 한, 앞쪽으로 역회전하면서 턱을 아래로 떨어뜨린다. 아래쪽에 있는 골반에 해당하는 톱니바퀴도 앞쪽으로 회전하면서, 체중이 발 위에서 앞쪽으로 이동할 때 골반을 앞쪽 경사시키는 역할을 한다. 배벽은 길어지고, 반대로 척주세움근과 엉덩관절 굽힘근은 단축되는데, 그 이유는 중력에 대항해 대상자가 똑바른 자세를 유지하기 때문이다. 이런 조합은 볼기 근육의 활성화에 영향을 줄 수 있다.[10]

갈비우리의 앞쪽 부분이 떨어지도록 갈비뼈에 해당하는 톱니바퀴가 앞쪽으로 회전할 때, 골반과 머리는 반대 방향인 뒤쪽으로 회전하기 시작할 것이다. 체중은 발꿈치쪽인 뒤쪽으로 활주한다. 중요한 것은 이것이 정상적인 움직임 반응임을 아는 것이다; 이것에 저항하거나 조절하는 노력은 필요하지 않다.

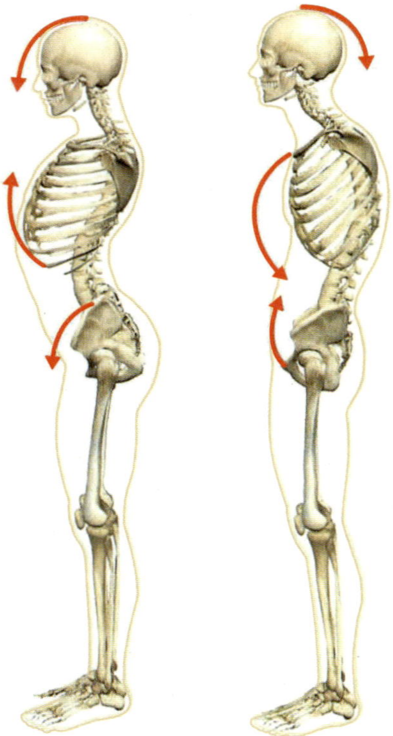

그림 9.7
맞물리는 톱니바퀴는 다음 바퀴에 영향을 준다.

움직임 탐구

갈비우리에 양 손을 배치하고 정면을 바라보고 있다면, 갈비우리를 앞쪽이나 뒤쪽으로 회전해 보고, 만약 여러분이 이것을 제한하지 않는다면 전체 척추가 위쪽과 아래쪽에서 어떻게 반응하는지를 느껴보자. 각 척추분절이 다음 분절과 유연하게 연결된다면, 발에서 머리까지 모든 것이 반응할 것이다. 발 밑의 압력 변화를 확인해 보자. 그런 다음, 여러분의 의식을 골반 쪽으로 이동시킨다. 만약 여러분이 반응을 느끼지 못하면, 반응을 느끼기 위해 여러분이 놓을 수 있는 것이 있는지를 확인해 보자. 골반으로 여러분의 손을 이동시키고, 그 대신 톱니바퀴를 앞쪽과 뒤쪽으로 회전시키자. 골반보다 위에 있는 갈비뼈에 해당되는 톱니바퀴와 머리에 해당하는 톱니바퀴가 어떻게 반응하는지를 확인하자. 그 후, 6장에서 설명한 수평 균형 자세에서 여러분의 갈비우리를 부유시키자.

때때로 갈비뼈가 앞쪽으로 내려앉아 복부를 압박할 수 있는데, 이것은 ***앞쪽 갈비뼈 자물쇠***를 발생시킨다. 이것을 느끼기 위해, 엄지를 아래쪽 갈비뼈에 대고 나머지 손가락을 위쪽 복부 위에 배치한다; 이번에는 엄지를 손가락 쪽으로 내린다(**그림 9.8** 참고). 뒤쪽 갈비뼈 자물쇠와 마찬가지로, 앞쪽 갈비뼈 자물쇠도 볼기근육의 기능에 영향을 미친다. 앞쪽 갈비뼈 자물쇠는 중력에 의한 수동적인 붕괴로 발생할 수도 있고, 또 남성 모델의 수영복 촬영 시 복부 근육을 잘 보여주는 약간 뒤굽음 자세에서 보듯이, 위쪽 복부 근육의 과도한 수축에 의해서도 발생할 수도 있다.

아래쪽 갈비뼈의 고정에 대한 일반적인 반응은 엉덩관절의 앞쪽 이동이다. 여러분은 여러분 자신을 위해 엉덩관절의 앞쪽 이동을 시도할 수 있다. 편안하게 똑바로 선 자세에서 한 손을 중간 갈비뼈의 바닥에 배치하고, 다른 손의 손가락을 엉덩관절의 측면(큰뼈돌기)에 배치한다(**그림 9.9** 참고). 여러분의 갈비우리를 앞쪽으로 붕괴시키고, 손가락 밑에 있던 골반이 얼마나 앞쪽으로 활주하는지를 느껴보자(**그림 9.9B** 참고). 엉덩관절은 수동으로 폄되고, 체중이 발꿈치 위로 떨어지고, 볼기 근육은 비활성화된다. 볼기 근육이 아무리 훌륭해도, 이 자세에서는 볼기 근육은 골반의 뒤쪽 부분에 매달려 있을 뿐이다. 이것은 정상 반응인데, 그 이유는 여러분의 체중이 이미 젖힘된 엉덩관절 위로 떨어지기 때문에 엉덩관절 폄근이 더 이상 작용하지 않는다.

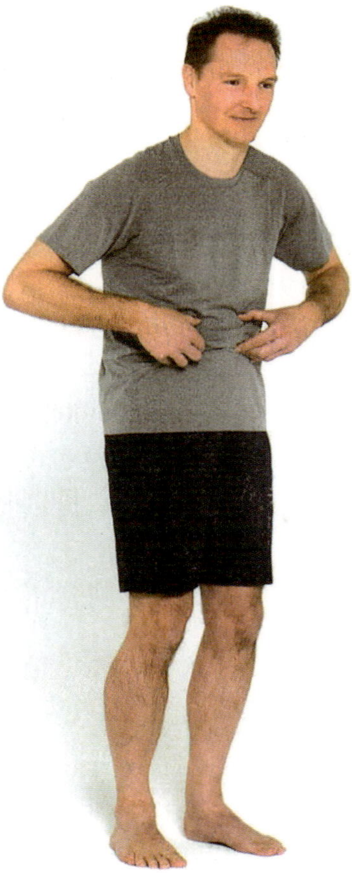

그림 9.8
앞쪽 자물쇠를 느껴본다.

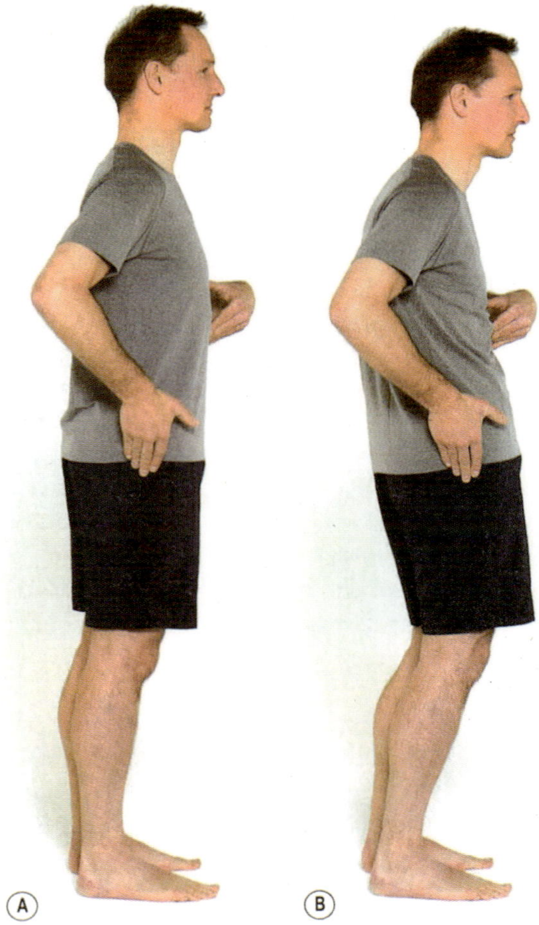

그림 9.9
엉덩관절 정렬 탐구. A. 시작자세. B. 갈비뼈가 앞쪽으로 압박할 때, 엉덩관절이 앞쪽으로 활주한다.

> 체중이 발꿈치로 이동되면, 앞쪽 갈비뼈 자물쇠가 있는지를 체크한다.

만약 여러분이 앞쪽 갈비뼈 자물쇠에 반응하여 볼기 근육이 수축하고 있는 것을 느낀다면, 보상 움직임이 이루어지고 있는 것이다. 이것을 수행할 때 이완된 사람들은 스웨이백(swayback)을 취하는데, 그 이유는 골반이 앞쪽으로 이동하여 아래쪽 척추의 폄이 증가되기 때문이다. 보상작용을 하는 사람들은 약간의 골반 뒤쪽 경사로 허리뼈의 폄을 막고 일자등(flatback) 자세를 만든다. 이들 둘 모두 문제가 되는데, 그 이유는 효율적인 기능 운동에 꼭 필요한 볼기 근육의 이완된 준비 상태를 막기 때문이다.

보상되지 않는 반응을 느끼기 위해서는, 여러분의 다리와 발을 이완하고, 완전히 힘을 빼서 갈비우리의 앞쪽 부분을 감압한다. 골반이 앞쪽으로 이동하는지를 느껴본다. 갈비우리가 올라간 똑바른 자세로 다시 몸을 재팽창시켜려 할 때, 골반은 다시 원래 위치로 돌아갈 것이다. 움직일 준비가 되면, 엉덩관절은 볼기 근육을 흥분시킬 최적 자세에 놓이게 된다.

여러분이 이것을 찾는 방법을 알게 되면, 여러분은 어디에서나 갈비뼈와 엉덩관절의 관계를 볼 수 있을 것이다: 엉덩관절을 앞쪽으로 누른 단축된 몸통의 앞쪽 부분과, 관련된 납작한 볼기 부분. 만약 이것이 하루 종일 이루어지는 여러분의 정상적인 자세라면, 볼기 근육이 이런 자세에서 제대로 작동할 수 없기 때문에 볼기 근육이 얼마나 작동하는지는 중요하지 않다.

이것은 흥미로운 자세인데, 그 이유는 이것이 광범위한 의사소통의 가능성과 관련되기 때문이다. 체육관의 웨이트 룸에서, 여러분은 **능동** 갈비뼈 자물쇠의 긴장된 위쪽 복부 근육을 자주 보게 될 것이고, 이런 상태는 행동, 자신감 및 건들지 말라는 능력을 보여주기 위한 계산된 행위이다.

이것은 특정 운동 강좌에서 뒤쪽 갈비뼈 자물쇠를 풀기 위해 갈비뼈를 아래로 접도록 지시를 받았던 참가자들에게서도 볼 수 있다. 일반적으로 이것의 효과는 골반을 뒤쪽 경사시키기 위해 골반을 아래로 집어넣거나 두덩뼈를 위로 끌어올리라는 지시를 받았을 때 크게 증가된다. 이런 설정에서, 이것은 조절과 견제와 연관되며, 항-움직임 자세를 만든다.

수동의 앞쪽 갈비뼈 자물쇠는 매우 다른 메시지를 전달한다. 이것은 자세로서 긍정적으로 사용될 때 비위협적인 인상을 주거나, 태평스러운 태도를 보인다. 그러나, 이 자세는 더 빈번하게도 낮은 자존감, 복종 또는 압도감과 관련된다.

앞쪽 갈비뼈 자물쇠를 발견할 때, 이 자세의 뒷면에 있는 메시지는 무엇인가? 변화를 원한다면, 여러분이 시작해야 할 곳이 종종 바로 여기이다.

단순 열쇠

앞에서 언급한 바와 같이, 수동의 앞쪽 갈비뼈 자물쇠는 낮은 톤 때문이거나 몸-정서적 반응 때문에 대개 "스위치-오프(switch-off)"되거나 감압되는 문제이다. 이미지를 통한 긍정적 뇌 관련성에 접근하는 것; 문지르기, 찰싹 때리기, 흔들기 등으로 전역 신체 감각을 증가시키는 것; 발을 통한 양성지지 반사를 증가하는 것, 그리고 5장에서 다룬 헬륨 풍선과 같은 부유시키는 큐잉 등이 모두 열쇠로서 가능하다.

수동과 능동의 앞쪽 갈비뼈 자물쇠는 직접적인 열림 큐잉에 반응할 수 있다. 먼저, 신체 앞쪽에서 갈비뼈가 복부에 연결되는 영역을 느끼자. 그들에게 열 수 있는 무언가로 이 영역을 채우는 것을 상상하도록 주문한다. 이것은 다양한 반응을 보일 수 있다. 어떤 사람에게는, 앞쪽에서 압축된 종이 랜튼(갈비우리)이 압축된 영역이 팽창되도록 하는 데 필요한 통찰력을 제공한다(**그림 9.10** 참고). 그들은 랜튼을 매달기 전에 앞쪽에서 뒤쪽으로, 그리고 좌우로 압축을 이동할 수 있고, 각 레벨은 위쪽 레벨로부터 느슨하게 떨어진다.

6장의 거대한 대리석 이미지도 유용할 수 있고, 갈비우리를 자유롭게 매달린 종으로 생각할 수 있다.

몇몇 대상자의 경우, 갈비뼈 자물쇠를 굳게 다물고 있는 입으로 표현했고, 하품이나 미소를 짓는 것이 자물쇠를 해제하는 것으로 생각했다(또한 그들 얼굴의 미소도). 각 사람들의 연상은 전적으로 그들 자신에 달려 있다. 가능하다면, 그들은 자신의 신경 데이터 뱅크를 이용해 해결책을 찾는 것이 종종 큐잉을 받는 것

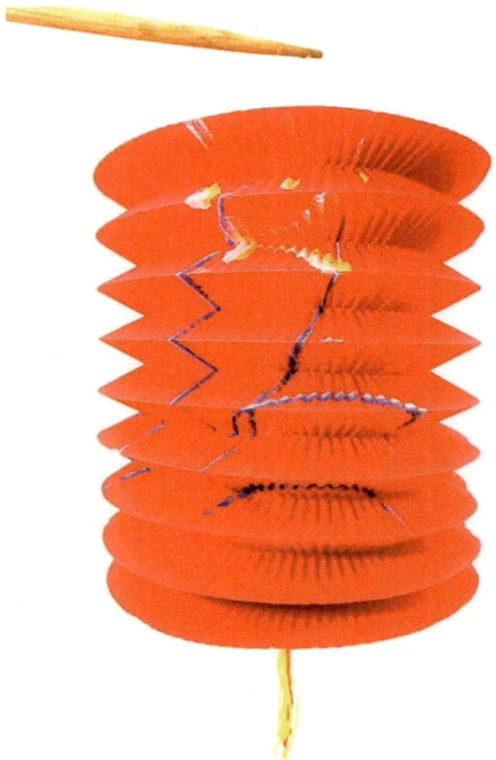

그림 9.10
갈비우리를 의미하는 종이 랜튼이 자유롭게 매달려 있다.

보다 훨씬 강력하다.

실생활 연구

나의 대상자는 활발한 야외 활동가였는데, 6년 전에 노를 젓다가 바위에 부딪혀 골반을 다쳤다. 그녀는 그 이후로 엉덩관절 통증을 겪었고, 부지런히 운동을 했음에도 불구하고, 또 건강관리 전문가에 의해 이것이 문제의 근원이라고 반복적으로 들었음에도 볼기 근육을 활성화시키지 못하는 것에 대해 괴로워 했다.

그녀는 매우 강한 앞쪽 갈비뼈 자물쇠를 보였고, 그 결과로 그녀는 엉덩관절이 앞쪽으로 밀린 채 골반을 뒤쪽 경사시키고 앉았다. 이런 골반의 자세는 자연스럽게 볼기 근육의 비활성화를 일으킬 수 있다. 무엇을 해도, 그녀는 볼기 근육과의 연결을 얻을 수 없었다. 내가 그녀에게 갈비뼈 자물쇠를 무엇으로 열 수 있느냐고 물었을 때, 그녀는 해바라기를 보던 자신을 보고 매우 놀랐다. 그러나, 그녀가 크고 넓은 해바라기를 상상했을 때, 갈비우리의 앞쪽 부분이 이완되어 다시 위로 부유되었고, 엉덩관절이 다시 뒤쪽으로 활주되고, 또 그녀가 걸었을 때 볼기 근육이 매우 잘 활성화되었다. 이 해바라기는 발과 엉덩관절 폄근 사이의 능동 연결로서 그녀가 다시 산을 걸어 올라갈 수 있게 하는 열쇠로 밝혀졌다.

중력 아래에서 몸을 균형있게 운반하는 것은
볼기 근육이 기능할 수 있는 자세에 놓이게 한다.

엉덩관절의 체중부하(Ball bearings)

장기간의 엉덩관절 건강과 기능을 위해, 우리는 엉덩관절의 절구 관절면에 하중을 이상적으로 분산하는 방식으로 체중을 지탱할 필요가 있다. 우리 모두는 정확하게 동일한 방식으로 체중부하를 하지 못한다; 사람들이 체중부하를 할 때 척추-골반-엉덩관절 관계에 상당한 변화가 있다. 바람직한 그들의 자세 해결책은 넙다리뼈머리(ball)를 절구의 중심에 배치하는 것이고, 골반이 넙다리뼈머리의 상단에 수직 힘을 가하는 것이다. 이런 하중은 뼈잔기둥으로 불리는 미세한 기둥의 형성에 의해 더욱 분산되며, 이런 뼈잔기둥은 뼈에 가해지는 스트레스를 줄이기 위해 넙다리뼈목 내에서 형성된다.

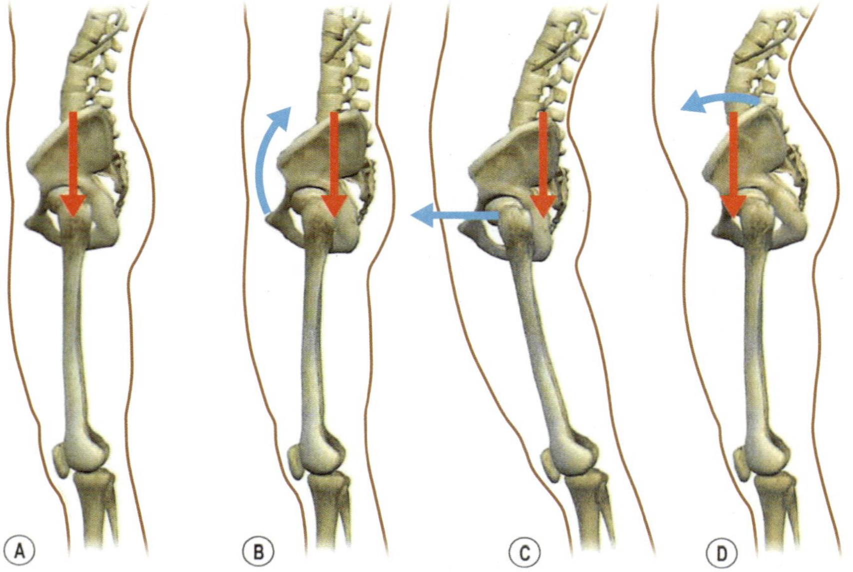

그림 9.11
A. 골반 경사의 중립위: 중력선은 넙다리뼈머리 위에 균등한 체중부하가 이루어지도록 엉덩관절의 지지성 구조물을 통해 전달된다. B. 골반의 뒤쪽 경사: 중력선이 뒤쪽으로 떨어져서 엉덩관절의 뒤쪽 부위에 가해지는 하중을 증폭시킨다. C. 앞쪽 갈비뼈 자물쇠/스웨이백: 골반이 앞쪽으로 이동한다. 중력선은 엉덩관절의 뒤쪽으로 떨어져서 골반을 앞쪽으로 밀고, 엉덩관절의 앞쪽 구조물에 압박을 증가시킨다. D. 골반의 앞쪽 경사: 중력은 엉덩관절의 앞쪽 부분으로 떨어져서, 엉덩관절 구조물에 대해 체중을 앞쪽으로 이동 시킨다.

뒤쪽 갈비뼈 자물쇠가 골반을 앞쪽 경사시킬 때, 골반은 체중을 앞쪽으로 이동시키고, 중력선은 엉덩관절의 중심보다 약간 앞쪽으로 떨어진다. 체중부하 관절면보다 약간 더 큰 관절면을 얻으려면, 넙다리뼈가 보상작용으로 안쪽돌림되어야 할 것이다. 엉덩관절의 안쪽돌림은 이런 보상작용을 발 쪽으로 전달할 수 있으며, 결국에는 엎침이 증가된 자세로 전환될 것이다.

앞쪽 갈비뼈 자물쇠의 영향에 골반이 앞쪽으로 활주하면, 우리 몸의 수직 하중은 엉덩관절보다 약간 뒤쪽으로 떨어지고, 엉덩관절 구조물에 대한 압박을 변화시킨다. 더 큰 스트레스를 받는 동안, 이런 자세와 볼기근육 억제의 결합 효과에 의해 엉덩관절은 상대적으로 덜 지지를 받게 된다(**그림 9.11** 참고).

이것을 만들어내는 텅빈 느낌은 대상자으로 하여금 보상작용을 하도록 볼기 근육을 능동적으로 타이트하게 만들 수 있다. 때때로 이것은 엉치엉덩관절의 힘 폐쇄(force closure)를 유지하기 위해 몸에 의해 이루어지는 자동 조정이다. 때때로 이것은 훈련된 반응이기도 하고, 즐거운 느낌인데, 그 이유는 골반 안에 엉덩관절을 효율적으로 잠금시켜 강한 안정감을 느끼게 하기 때문이다. 불행하게도, 안정감은 효과적인 움직임과 정상의 자세 기능의 대가로 이루어진다. 호흡이 엉덩관절의 가동성을 필요로 한다는 것을 기억하자.

여러분의 골반을 엉덩이 위에 위치한 우산으로 생각하고, 허벅지를 우산대로 생각하고, 또 발을 손잡이로 생각하자. 중력이 폭우처럼 쏟아져 내리지만, 우산이 폭우를 잘 받쳐주어 엉덩관절은 안전하고 비에 젖지 않는다고 생각해 보자.

엉덩관절의 중심

우리가 체중을 부하(닫힌 사슬)하든 다리를 자유롭게 움직이든(열린 사슬) 간에, 넙다리뼈머리는 움직임에 대한 축을 생성하기 위해 절구 안에서 안정된 자세를 취해야 한다(8장 참고). 흔들리는 진자나 또는 시계바늘처럼 생각해 보자 – 이것들은 고정점을 기준으로 움직인다.

엉덩관절의 가장 작고 깊은 근육은 이런 안정된 중심점을 만드는 역할을 한다. 만약 몸통과 골반의 자세가 볼기 근육을 활성화시키기 어려운 자세로 놓이게 되면, 엉덩관절의 내적 안정성이 손상되고, 통증이 발생할 수 있다. 볼기 근육의 강화 운동이 종종 처방되지만, 이것은 문제의 근원인 볼기 근육의 깊은층 근육을 활성화시키지 못하고, 얕은층 근육만 대개 훈련시킨다.

볼기 근육을 2가지 역할을 하는 팀으로 생각해 보자: 팀의 일부는 넙다리뼈머리를 안정화시키는 역할을 하고, 나머지 일부는 넙다리뼈를 움직이는 역할을 한다. 이것은 근육의 협응된 파트너십이다.

근육 층을 고려해 보면, 이들 근육의 가장 얕은 층 근육은 큰 힘을 내는 큰볼기근과 넙다리근막긴장근이고, 이들 둘 다는 엉덩정강띠(ITB)에 대한 지지성 장력을 증가시킨다. 중간층 근육은 중간볼기근과 궁둥구멍근이고, 가장 깊은층 근육은 작은볼기근이다.[11] 작은볼기근은 관절주머니에 직접 부착하여 "깊은 6개 근육"으로

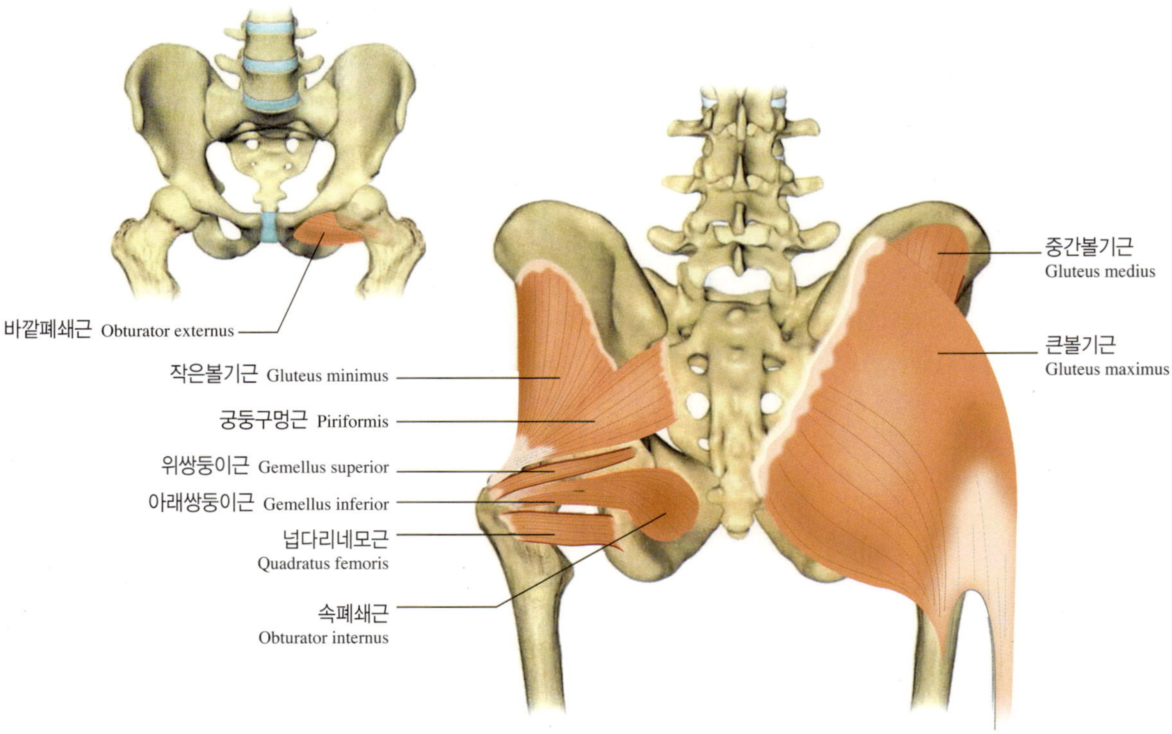

그림 9.12
골반의 근육층

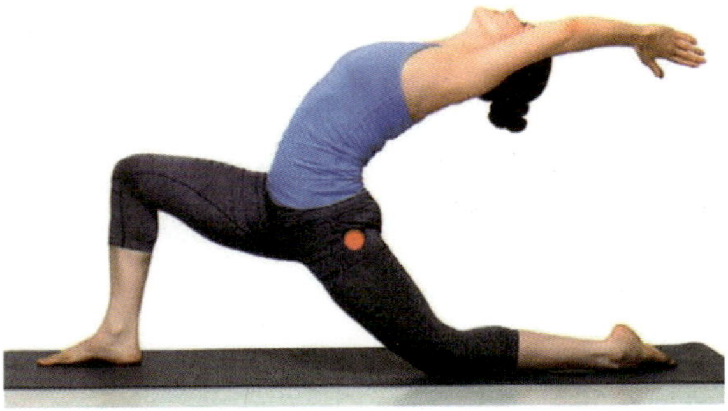

그림 9.13
척추 전반에 걸쳐 움직임이 분산된 엉덩관절의 중심

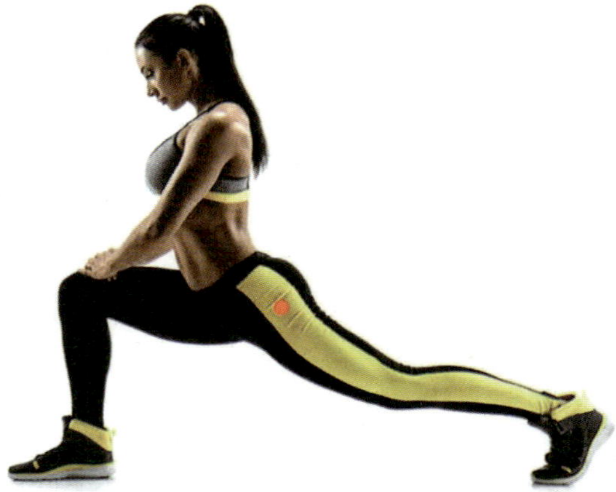

그림 9.14
약간의 무릎 굽힘과 몸통의 앞쪽 경사로 엉덩관절의 스트레스를 피하는 엉덩관절의 중심

불리는 근육들과 함께 넙다리뼈머리를 절구 안에 안정화시킨다. 여기에서 6개 근육은 궁둥구멍근, 위쌍둥이근, 속폐쇄근, 아래쌍둥이근, 바깥폐쇄근, 넙다리네모근 등이다(**그림 9.12** 참고).

이런 관계를 균형 맞추는 방법은 자각(인식)과 인체에 대한 중력의 관리를 통해 이루어진다.

신체 분절 사이에 있는 톱니바퀴와 같은 상호작용은 골반 위치를 변화시키려는 시도를 할 수 있고, 만약 톱니바퀴가 독립적으로 수행될 때는 억지스럽고 어색한 느낌이 든다. 척추 자물쇠를 인식하고 다루는 것은 엉덩관절과 발을 통해 떨어지는 중력을 탐구하기 위해 골반에 대한 더 많은 움직임 가능성을 방출한다.

깊은 엉덩관절 폄 자세를 위한 고려사항

넙다리뼈머리의 안정성 문제는 요가 전문가와 타이트한 엉덩관절 앞쪽 부분을 신장시키고자 하는 모든 사람이 갖는 걱정거리이다.

그림 9.13과 **그림 9.14**에서 보여지는 것과 같은 자세에서, 건강한 엉덩관절의 폄은 넙다리뼈머리를 중심에 유지시키는데, 그 이유는 손목시계의 바늘이 7시 쪽으로 이동하듯이, 넙다리뼈 몸통이 넙다리뼈머리 밑으로 쉽게 돌아오기 때문이다. 넙다리뼈 몸통과 앞쪽 골반뼈의 지점(ASIS)이 부드럽게 벌어진다.

넙다리뼈가 골반으로부터 이완되지 않으면, 넙다리뼈가 골반을 앞쪽경사시킬 것이다. 이들 두 뼈 사이에 분리가 없을 때, 근육이 늘어나지 않아 신장의 느낌이 없기 때문에, 사람들은 신장의 감각을 찾기 위해 더 심한 포즈로 이동한다. 만약 골반-엉덩관절 관계가 열리지 않는다면, 부가적인 움직임이 다른 곳에서 나와야 한다. 가장 가능성이 높은 2개의 다른 곳은 더 깊게 폄되도록 가라앉은 허리뼈와 앞쪽으로 이동되는 넙다리뼈머리이다(**그림 9.15** 참고). 이것은 엉덩이에 효과적이지도 않고 건강하지도 않다.

이 문제를 해결하기 위해, 우리는 엄청난 자세를 목표로 하기보다는, 각 사람의 신체에 실제로 이용될 수 있는 가동범위에 초점을 맞출 필요가 있다.

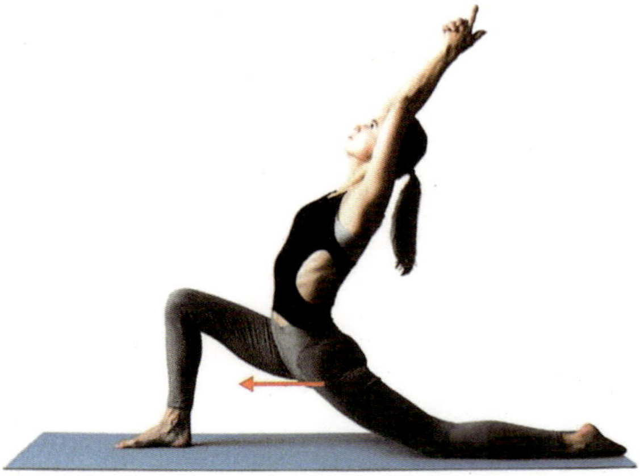

그림 9.15
넙다리뼈머리가 앞쪽으로 쏠려서 척추의 나쁜 움직임을 보상한다.

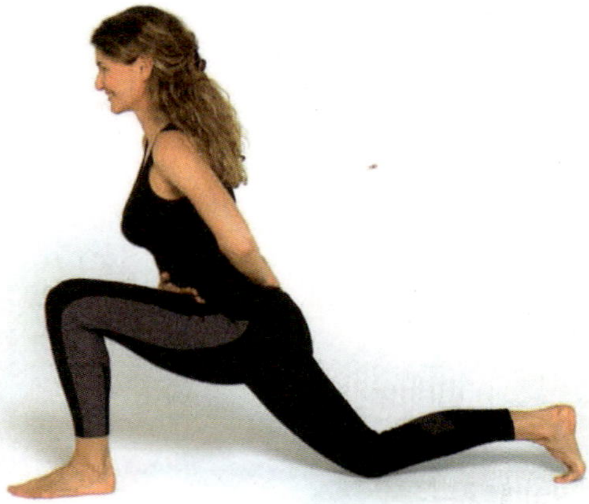

그림 9.17
엉덩관절을 통해 온몸을 이동한다.

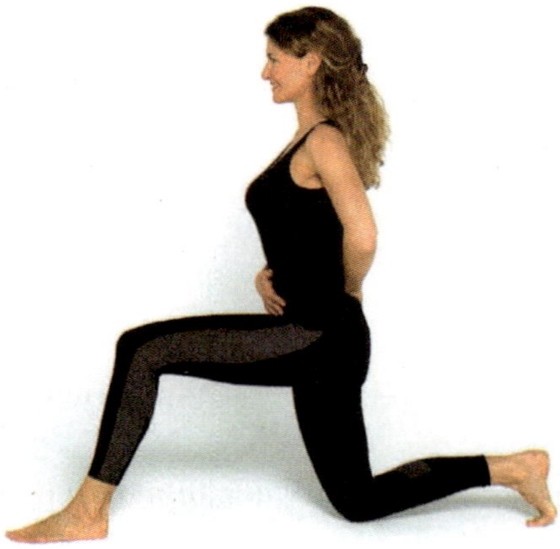

그림 9.16
몸의 앞쪽 부분과 뒤쪽 부분의 비슷한 길이를 찾는다.

움직임 탐구

긴장을 풀고 몸통의 앞쪽과 뒤쪽에 각각 손을 배치한다. 형태를 느끼고, 몸통의 앞쪽과 뒤쪽 부위가 비슷한 길이가 되도록 스스로를 조절할 수 있는지를 본다(**그림 9.16** 참고). 처음에는 여러분의 복부 근육과 볼기 근육으로 "골반의 중립화"할 필요가 없는데, 그 이유는 골반의 중립화가 여러분의 움직임을 방해할 수 있기 때문이다. 몸의 앞쪽 부분이 몸 밖으로 휘어지고 몸의 뒤쪽 부분이 몸 안으로 휘어져 있는지, 또는 반대 현상이 일어나는지를 확인해 보고, 다시 균형을 맞추어 보자. 이제 여러분은 하나의 단일체처럼 온몸을 엉덩관절과 함께 움직일 것이다(**그림 9.17**참고). 이번에는 몸통이 앞쪽으로 기울어지지만 여전히 동일한 형태를 유지하는지 확인해 보자. 호흡을 하고, 여러분의 엉덩관절이 어떻게 스스로 열림되는지를 느껴야 하지만 뒤쪽 엉덩관절이 앞쪽으로 이동되어서는 안된다.

여러분의 이해를 깊게 만들기 위해서는 비교 방법을 사용하는 것이 유용하다. 이런 자세를 취할 때 몸통을 수직 자세로 만들어 여러분의 엉덩이를 바닥쪽으로 내릴 때 무슨 일이 일어나는지를 느껴본다. 엉덩관절의 앞쪽 부위가 더 많은 스트레스를 받지만, 신장에 대한 감각이 줄어드는 경향이 있다. 이것은 엄청난 것처럼 느껴지지만 효율적이지 못하다. 엉덩관절의 제한을 가

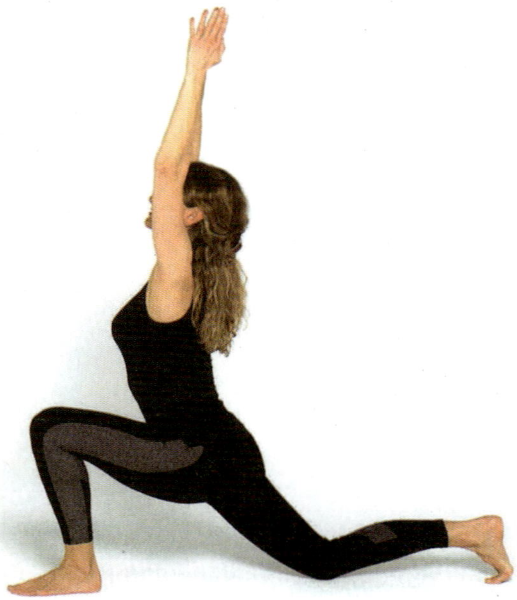

그림 9.18
앞쪽사슬을 길게 늘인다.

진 많은 사람들을 위해, 중심화 접근법은 스트레스를 많이 받는 직립 자세보다 더 큰 열림 감각을 얻을 수 있을 것이다.

엉덩관절의 중심화 기법을 사용하여 진행하려면, 엉덩관절과 골반의 자세를 유지하고 손가락끝을 쭉 뻗는다. 즉, 척추를 부드럽게 위쪽으로 신장하고, 척추 전체에 걸쳐 폄의 균형을 잡고, 또 지지하는 무릎에서 손가락끝까지 몸의 앞쪽 부분이 길게 늘이는 것을 촉진한다(**그림 9.18** 참고).

엉덩이는 일반적으로 인식되는 것보다 넓은 신체의 영향을 훨씬 더 많이 받는다. 눈에 보이는 분리된 신체 부위 사이의 기능적 상호작용에 대한 지식을 갖추었다면, 이제 우리는 중력과 지면과의 관계에 대한 다음 단계를 탐구해야 할 것이다.

파워 포인트

- 볼기 근육 강화에 대한 일반적인 초점은 반드시 향상된 기능으로 이어지지 않는다.
- 우리의 엉덩관절 근육은 다양한 가동범위와 길이에서 많은 기능적 역할을 수행하고, 우리의 움직임 훈련은 이것을 반영해야 한다.
- 근력강화 훈련은 중력선 위로 근육을 가져오는데 충분하지 못한다: 우리의 전신 캐리지(global body carriage)는 큰 영향력을 가진다.
- 엉덩관절 자체의 힘을 관리하기 위해, 우리는 골반을 엉덩관절 바로 위에 배치하고, 움직일 때 엉덩관절의 중심을 유지해야 함을 기억해야 한다.

상승과 하강:수직 방향 숙달하기 10
Ups and downs: mastering the vertica

비행은 땅에서부터 시작된다. 땅이 넓을수록 더 높이 날 수 있다.

J.R. Rim

가느다란 나뭇가지에 앉아있는 작은 원숭이를 보고 있다고 상상해 보자. 원숭이가 떨어진 열매를 찾기 위해 떨어진 나뭇잎 위로 뛰어내릴 때 착지의 충격을 흡수하기 위해 다리 관절을 빠르고 부드럽게 접는 것을 여러분은 확인할 수 있다.

덤불 속을 들여다보면, 작은 살쾡이가 먹이를 잡기 위해 자세를 취하고 있음을 볼 수 있다. 도약하기 전에, 먼저 스프링을 미리 장착(preloading) 하듯이 관절을 압축하여 부드러운 털의 잔물결 속에서 발사할 준비를 하고 있음을 보게 될 것이다. 갑작스러운 움직임은 근처에 있는 거대한 왜가리에 피해를 준다. 왜가리는 먼저 자신의 몸을 발 쪽으로 당긴 다음, 날개로 공기를 잡기 위해 커다란 잭-인-박스처럼 자신을 풀어준다.

개구리에서부터 홍학까지, 힘의 흡수와 움직임을 위해 이런 기전을 공유한다. 이것은 관절의 굽힘/폄 운동면인 시상면에서 일어나는 움직임이며, 우리 자신을 탄력적으로 만들고, 하중을 효율적으로 관리할 수 있게 해준다. 이런 기능적 힘 관리의 특징은 ***수직 힘 관리***[1]로 불린다.

수직의 힘 관리는 중력과 지면반발력 사이의 협상이다. 의자에 앉거나 의자에서 일어날 때, 우리가 달리기를 하거나 물체를 집어들기 위해 쭈그려 앉거나 또는 높이뛰기를 할 때, 우리는 수직의 힘을 관리한다.

본질적으로, 이것은 우리가 무게중심을 얼마나 효율적으로 하강하고 상승할 수 있는가에 대한 것이다.

수직 힘 관리는 3가지 요소를 포함하고 있다:

1. 하단 영역과 중간 영역 사이의 출입구를 해제한다.
2. 무게중심을 하강하거나 상승한다.
3. 충격을 흡수한다.

이들 각 범주에서, 발목, 무릎 및 엉덩관절이 전체 움직임에 기여하도록 타이밍을 맞추고 협응될 때 수직 힘 관리가 가장 효과적이다. 예를 들어, 엉덩관절이 적절하게 굽힘되지 않으면, 여전히 동일한 전체 힘이 관리되어야 하기 때문에, 더 많은 움직임 요구가 무릎과 발목에 가해지게 된다. 만약 발목이 뻣뻣하거나 종아리가 유연하지 않으면, 여러분의 무릎관절이 대부분의 하중을 받게 된다. 이들 상황에서는 무릎관절이 흔하게 문제시 된다. 무릎을 이완하기 위해서는, 새로운 구성으로 움직임을 강화하는 것과 함께, 발목과 엉덩관절의 굽힘을 더 효과적으로 하는 것이 관건이다. 힘의 공유가 다리와 골반의 건강과 수행을 유지하는 열쇠이다.

모든 사람이 힘을 관리할 수 있어야 하기 때문에, 3중 관절의 굽힘이 꼭 필요하다는 것을 쉽게 알 수 있다. 이 이야기에는 눈에 보이는 것 이상의 무언가가 있다.

문을 열자

강력한 전신 움직임을 만들기 위해, 우리는 하단 영역과 상단 영역 사이에 에너지를 전달해야 한다는 것을 알고 있다. 많은 사람들은 그들의 다리에서 생성되는 에너지 잠재력에 절대로 접근하지 못하는데, 그 이유는

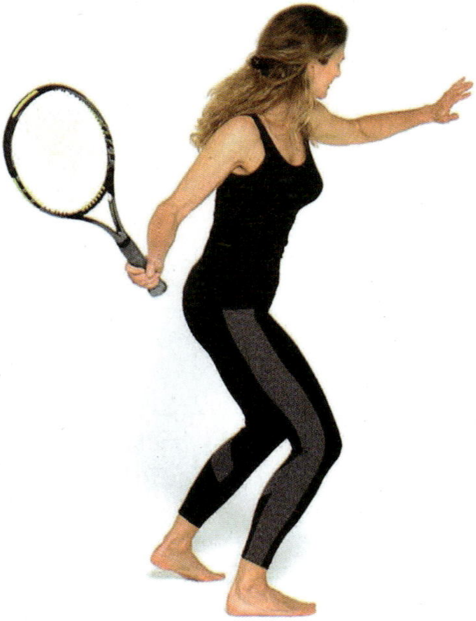

그림 10.1
테니스 샷을 위해 다리에서 몸통으로 힘이 전달되도록 엉덩이 부분의 문을 연다.

그 에너지가 엉덩이 부분에서 막혀 몸통으로 전달되지 않기 때문이다.

작지만 강력한 움직임인 수직 힙 릴리즈(VHR)는 하단 영역과 중간 영역 사이의 출입구를 해제하는 열쇠이다.[2–4] 수직 힙 릴리즈는 강력한 다리의 힘이 엉덩관절을 통해 위쪽으로 몸통까지 전달될 때 발생되는 에너지를 담당한다. 거기서부터, 골반에 대한 몸통의 돌림이 이 힘을 상체까지 전달할 수 있다. 테니스 서브를 하든지, 마라톤을 하든지, 또는 공을 던지든지(또는 펀치를 하든지)간에, 하체에서 상체로의 이런 에너지 전달이 파워를 생성하는 기전이다. 권투선수와 댄서에서 스쿼시 선수와 달리기 선수까지, 또는 관절성형술을 받은 환자, 허리통증 환자 그리고 무릎 문제 환자까지, 이것은 나의 대상자에게 새로운 가능성을 열어주는 작은 움직임이다(**그림 10.1** 참고).

움직임 탐구

수직 힙 릴리즈(VHR, vertical Hip Release)

VHR를 수행하기 위해, 선 자세에서 체중이 발바닥 위에 고르게 분포되는지를 느껴보자. 여러분의 머리 정수리에 하나의 줄을 매단다고 생각해 보자. 한 손을 복장뼈에 배치하고, 복장뼈를 약간씩 조정하여 정면을 바라보는 수직 자세가 되도록 만든다. 반대쪽 손을 엉치뼈에 배치하여 여러분의 꼬리뼈가 지면 쪽을 향하고 있다고 상상해 본다(**그림 10.2** 참고).

이번에는 여러분의 머리에 매달린 줄이 느슨해지는 것처럼, 여러분의 발을 지면에 잘 부착하고 엉덩관절과 무릎관절을 약간 굽힘하여 여러분의 몸통이 저항없이 아래로 내려가는 것을 상상해 본다. 이것은 골반으로부터 엉덩관절을 해제하기 위한 작은 하방 움직임일 뿐이다(**그림 10.3** 참고). 수직으로 내려가고 있다고 생각할 때, 꼬리뼈의 끝이 앞쪽으로 향하길 원하는가 아니면, 뒤쪽으로 향하길 원하는가? 엉치뼈의 아래쪽 부위가 앞쪽으로 당겨질 때, 여러분은 엉덩관절보다 무릎관절을 더 많이 굽힘하여 무릎관절에 가해지는 압박을 강조한다.(**그림 10.4** 참고). 엉치뼈의 아래쪽 부분이 뒤쪽으로 올라갈 때는, 넙다리네갈래근이 볼기 근육보다 더 많이 작용하여 다리의 앞쪽 부분에 가해지는 하중을 증가시킨다(**그림 10.5** 참고).

이상적인 것은 다리의 관절이 굽힘해도 여러분의 엉치뼈 각도가 변하지 않아야 하는데, 그 이유는 골반 자체가 척추에 비해 움직임이 거의 일어나지 않기 때문이다. 여전히 여러분의 꼬리뼈는 지면 쪽으로 향하고 있을 것이다. 여러분의 전체 몸통은 발쪽으로 약간 떨어지고, 엉덩관절을 잘 해제하여 하체 전역에 고르게 하중을 분산할 것이다. 이 움직임은 매우 적은 노력으로 여러분이 쉽게 들락날락할 수 있을 정도로 긴장감이

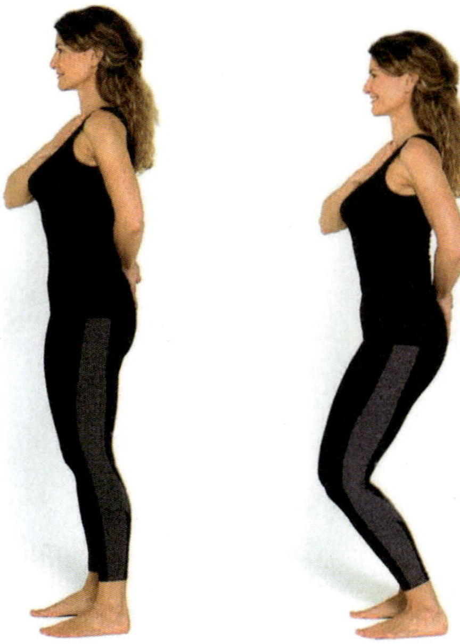

그림 10.2 / 10.3
수직 힙 릴리즈의 시작자세.
수직 힙 릴리즈의 끝자세.

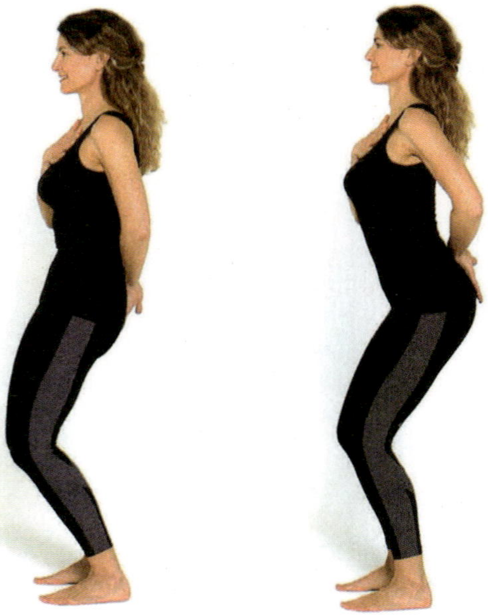

그림 10.4 / 10.5
엉치뼈가 아래로 당겨진 수직 힙 릴리즈: 엉덩관절을 굽힘하지 않는다.
엉치뼈가 들려진 수직 힙 릴리즈: 허리뼈가 폄된다.

없어야 한다.

이것은 아주 작은 움직임이고 자물쇠 해제 동작인데, 마치 쉬워야 할 것처럼 들린다. 그러나 깊은 습관을 드러내기 때문에, 많은 사람들이 그렇지 않다. VHR은 미니 스쿼트 동작이 아니다: 이것은 특별한 목적을 가진 완전히 다른 움직임이지만, 사람들은 깊은 스쿼트를 할 때처럼 동일한 뇌 지도(brain map)를 사용할 수도 있다. 일부 사람들은 그들의 엉덩이를 뒤로 빼서 몸통을 약간 앞쪽으로 기울이고, 발목의 경직성 탓으로 돌린다(그렇지 않는 경우는, 요구되는 가동범위가 너무 작기 때문이다). 또 다른 방식으로, 사람들은 엉덩관절을 굽힘하지 않고 무릎을 주로 굽힘하는데, 이것에 의해 몸통이 뒤로 기울여진다.

내가 특정 근육을 꽉 짜고, 단단히 잡고, 또는 심지어 인지하는 것에 대해 언급한 적이 없음을 확인해 보자. 이것은 힘 전달의 문을 여는 작고, 노력없이도 이루어지는 움직임 열쇠이다. 이런 작은 움직임은 엉덩관절과 무릎관절의 균형잡힌 낮은 수준의 근육 활동을 요구한다; 볼기 근육에 대해 능동적으로 생각한다면, 이것은 엉덩관절의 굽힘을 방해하는 경향이 있다. VHR은 긴장을 풀어 더 많은 움직임의 자유를 일으킨다. 이것을 바로 잡아보고, 다른 많은 것들이 제자리를 찾게 되는데, 그 이유는 엉덩이가 움직이는 것을 배우면, 다리 전체가 이것을 배우기 때문이다.

움직임 탐구

탄성 펄스 (Elastic Pulses)

여러분의 호흡과 근육 긴장을 풀어주고, 이제 머리 정수리에 매달린 탄성 밴드 끝의 무게처럼 율동적이고 쉽게 바운딩하는 VHR 움직임을 수행해 보자. 일단 여러분의 몸통이 수직을 이룬다면, 바운딩되는 것을 그대로 놔두는데 에너지가 거의 소비되지 않을 것이다. 발목, 무릎, 엉덩관절 등이 일제히 부드럽게 움직이는 것을 느껴보자. 여러분은 여러분의 스프링을 찾았을 수 있다.

움직임 강좌에서, VHR은 매우 많은 선 자세 운동의 효율성을 증가시킨다. VHR은 태극권이나 춤을 출 때 각 발 위에 신체를 균형있게 배치하는 것을 돕는다. 회전 움직임 시 골반에 대해 어깨를 움직일 때 VHR은 회전운동을 쉽게 할 수 있도록 허용한다. VHR은 등을 이완시켜 지지쪽 엉덩관절 쪽으로 떨어지고, 파워를 효율적으로 생성하는데 매우 필요한 다리의 3중 관절 파트너십을 발화시킨다. 이것은 균형을 빠르게 되찾고, 감소된 긴장으로 그렇게 하는 우리의 능력을 향상시킨다.

일단 VHR이 협응 패턴으로 통합되면, 이것은 보행 시 충격흡수 스프링의 요소가 된다. 또한 이것은 근육이 작용하도록 준비하기 위해 3개의 다리 관절이 굽힘하여 몸을 운반하는 특정 방향의 빠른 움직임을 위해 신체를 준비시킨다. 몸통의 수직을 쉽게 유지하는 이런 능력은 심지어 보행 속도에서도 더 좋은 균형을 지지하기 때문에, 모든 연령대의 사람에게도 적합하다. 이것은 효율적인 움직임을 위해 매우 중요하기 때문에 모든 사람들이 이것을 사용한다고 생각하지만 그렇지 않고, 실제로 현대의 훈련 기법과 오래된 자세 습관은 이것을 놀라울 정도로 드물게 만든다.

VHR은 작지만 매우 의미있고, 신체 전반에 걸쳐 향상된 힘 관리의 열쇠가 될 수 있다.

잭-인-더 박스 (The jack-in-the-box)

무게중심을 상승하고 하강하는 능력은 정상 움직임의 기본이다. 정상적인 움직임의 환경에서, 본질로 돌아가서, 우리는 고층 건물의 엘리베이터처럼 쉽게 공간에서 수직 자세를 조정하면서 무게 중심을 부드럽고 깨끗하게 균형있게 떨어뜨릴 수 있어야 한다. 우리는 의자에 앉거나, 상자를 들어올리거나, 점프후 착지하거나, 또는 빠른 움직임 속도에서 방향을 바꾸려 할 때도 무게중심을 변화시켜야 한다. 간단하죠?

이것은 그렇지 않은 것으로 밝혀졌고, 이것은 많은 사람들에게 있어서 기능적인 문제일 뿐만 아니라 낮은 자존감의 원천이다. 일상 업무에서 흔하게 일어날 수 있는 기본적인 동작인, 쭈그려 앉기 동작에 대한 우리의 생각은 체육관에서의 바벨 들기를 쉽게 떠올릴 것이고, 또 많은 곤란한 상황, 규칙 및 오해의 대상이 된다. 그럼에도 불구하고, 우리가 신화의 일부를 버리고 각 신체의 잠재력을 드러내기 위해 점진적으로 노력한다면, 몸을 위아래로 움직일 때 우리의 체중을 자연스럽게 관리하는 것이 가능해진다.

자연스런 스쿼트를 위한 움직임 의도는 뒤/앞의 움직임보다는 위/아래의 움직임이다. 여러분 자신을 잭-인 더 박스 안에 들어가는 인형이라고 생각해 보자. 만약 여러분이 엉덩이를 너무 뒤로 뺀다면, 여러분은 그 상자 안에 들어가지 못할 것이다. 엉덩이를 뒤로 빼지 않고 무릎을 너무 앞쪽으로 내밀어도 똑같은 문제가 발생할 것이다. 만약 거인이 여러분의 머리를 아래로 부

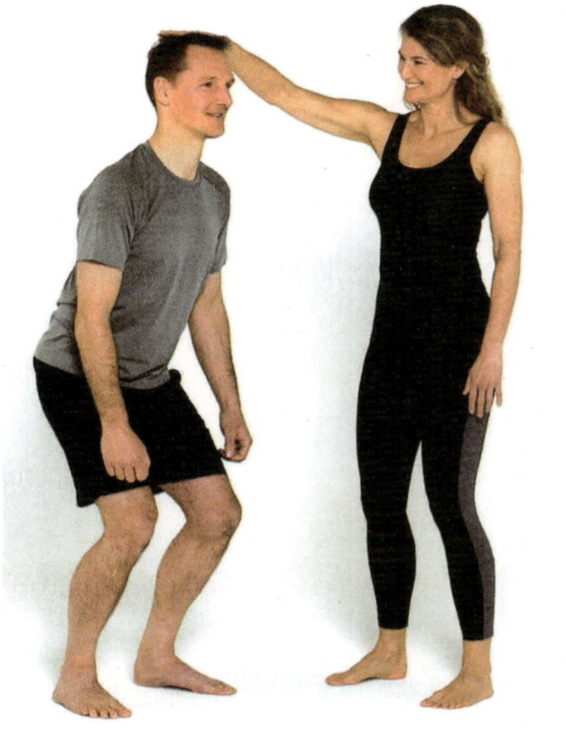

그림 10.6
"잭 인 더 박스": 신체 분절을 접는다.

드럽게 누른다고 생각하면, 여러분의 몸이 상자 안으로 들어갈 때 여러분의 몸통, 엉덩관절, 무릎관절 및 발목이 지그재그 형태로 접히게 되어 그 상자 안에 잘 들어갈 수 있다. 비록 여러분의 관절이 앞뒤로 움직이는 것처럼 보이지만, 움직임의 의도는 아래 방향이다(**그림 10.6** 참고).

이것은 우리의 하체가 가장 강력하게 작용하는 시상면상에서 우리를 가장 효율적으로 만드는 방향이다. 이것은 충격흡수와 민첩성의 방향인데, 그 이유는 우리가 엉덩관절, 무릎, 발목을 굽힐 때 그 힘을 저장함으로써 하방 에너지를 효율적으로 재사용하도록 허용하고, 그 다음, 우리가 관절을 폄할 때 잭-인 더 박스와 같이 우리의 몸을 앞쪽, 가쪽 또는 위쪽으로 방출시킨다.

또한 중심 균형점도 신체 스트레스를 감소시킨다 - 엉덩관절과 무릎 사이의 움직임을 동등하게 하는 것은 우리의 몸을 아래로 낮출 때 그들 관절이 하중을 공유한다는 것을 의미한다.

만약 이것이 불가능한 것으로 보이면, 이 움직임을 여는데 도움을 줄 수 있는 몇가지 열쇠가 존재한다.

긴장을 없애자

하나의 열쇠는 시작자세이다. 사람들은 종종 긴장된 상태에서 이런 움직임을 수행하고, 3가지 영역이 우세하다.

첫 번째 영역은 머리와 목이다. 위쪽 자물쇠를 해제하면 머리가 몸통 바로 위에서 균형을 유지할 수 있다. 이것은 즉각적으로 엉덩관절과 무릎관절의 움직임을 보다 자유롭게 회복시킬 수 있다.

두 번째 영역은 엉덩관절이다. 여러분이 엉덩이가 앞쪽으로 잠금되고 긴장된 볼기 근육으로 시작하면, 뇌는 골반과 엉덩관절의 분리 움직임을 어떻게 시작하는지 결정하기 어려워진다. 이런 문제를 피하기 위해, 발-엉덩이의 소통에 접근하기 위해 지면에 놓인 발바닥을 느껴 보고, 그 다음 골반이 엉덩이 위에 위치할 수 있도록 궁둥뼈 사이에 약간의 공간을 만든다고 상상해 보자. 이것은 엉덩이를 풀고, 움직임 가능성을 연다. 또한 이것은 골반바닥의 과도한 긴장을 풀어야 한다는 것을 여러분에게 상기시킨다.

세 번째 영역은 위쪽 등이다. 움직임을 시작하기 전에, 여러분의 상체를 이완시켜 마치 전조등을 정면으로 비추되듯이 복장뼈를 수직 자세로 만든다. 복장뼈의 초기 각도는 움직임의 시작부터 전체 운동사슬에 걸쳐 발생하는 일을 유도한다. 운동사슬에 대한 반응은 사람에 따라 다르게 나타나지만, 여기서는 몇 가지 흔한 예를

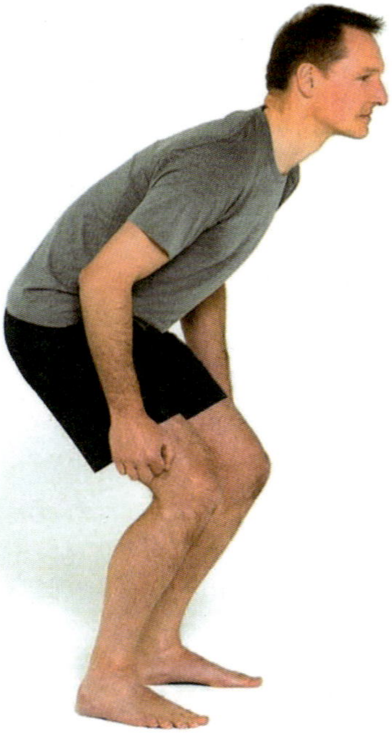

그림 10.7
움직임을 시작할 때 복장뼈를 아래쪽으로 하고 쭈그려 앉는 것은 척추의 굽힘을 이끌어낸다.

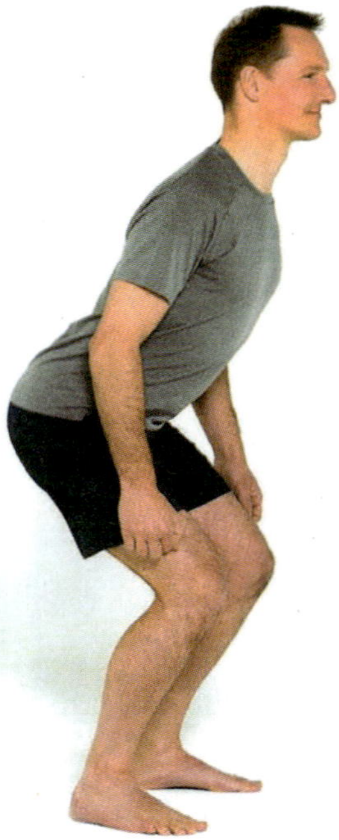

그림 10.8
움직임을 시작할 때 복장뼈를 정면으로 하고 쭈그려 앉는 것은 척추의 폄을 이끌어낸다.

제시하고자 한다.

앞쪽 갈비뼈 자물쇠(몸의 앞부분과 부딪힘)에 의한 복장뼈의 하방 경사(몸통의 앞쪽 부분이 무너진다)는 종종 척추 굽힘 반응을 일으켜 움직임이 진행할 때 엉덩관절이 굽힘하는 것을 방해한다(**그림 10.7** 참고). 그러나, 몸통의 앞쪽 경사에 의한 복장뼈의 하방 경사는 위와 반대되는 효과를 가져 엉덩관절을 뒤쪽으로 밀어낸다.

뒤쪽 갈비뼈 자물쇠에서 볼 수 있듯이, 복장뼈의 상방 경사도 2가지 효과를 가질 수 있다. 어떤 사람의 경우에는, 이것은 몸통의 앞쪽면을 단단하게 당겨 엉덩관절의 굽힘을 차단시킨다. 더 일반적으로, 이것은 움직임을 시작할 때 척추 폄의 증가를 촉발할 것이고, 이것에 의해 골반이 뒤쪽으로 밀리게 되어 무릎에 가해지는 압박이 증가하고 편향된 하중이 뒤넙다리근과 척추세움근에 가해진다(**그림 10.8** 참고).

긴장을 제거하고 여러분의 복장뼈가 수직으로 매달릴 수 있도록 갈비우리를 거대한 대리석 주변을 몇 번씩 구르기를 해 본다. 우리는 편안한 시작자세에서 이루어지는 자연스런 쭈그려 앉기를 더욱 탐구할 필요가 있다.

무릎의 나사홈 기전

여러분은 가장 쉽게 다리의 조절과 근력에 접근하는

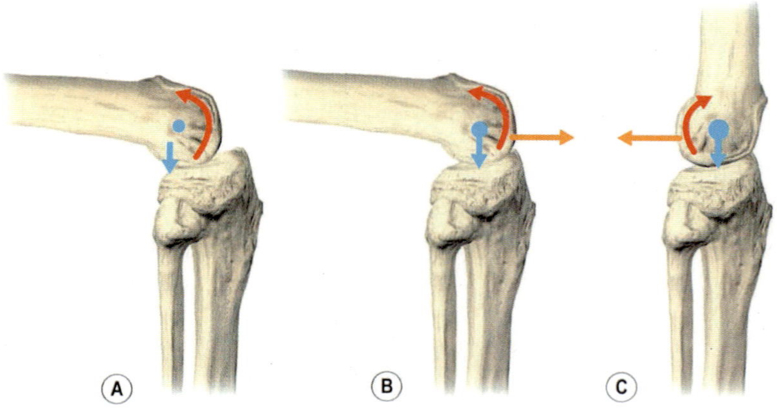

그림 10.9

무릎 굽힘과 폄의 생체역학. A. 선 자세에서 무릎을 굽힘할 때, 넙다리뼈는 정강뼈 위에서 뒤쪽으로 활주하기 시작하지만, 이것은 압력중심을 뒤쪽으로 이동시킨다. B. 이것을 중화시키기 위해, 넙다리뼈융기는 뒤쪽으로 구르기할 때 앞쪽으로 활주한다. C. 무릎을 폄할 때, 역작용이 일어나서 넙다리뼈가 앞쪽으로 구르기를 하고, 뒤쪽으로 활주한다.

방법을 이해하고, 또 균형점의 변화에 반응하여 작은 적응을 할 수 있는 방법을 이해함으로써 수직 자세를 익히는데 많은 도움이 된다.

5장에서, 우리는 양성 지지 반응, 지면과 발바닥사이의 신경학적 연결, 그리고 다리와 엉덩관절 근육의 효율적인 항중력 작용을 공부했다. 예를 들어, 쪼그려 앉거나 의자에 앉을 때처럼 우리의 무게중심을 내릴 때 운동사슬을 통해 하중을 효율적으로 이동하고 지지하는 것을 보장하기 위해, 자연스런 무릎의 생체역학은 위와 같은 신경학적 반응과 통합한다.

우리가 흔히 무릎관절을 단순한 경첩으로 생각하지만, 우리의 몸은 생각 보다 훨씬 정교하다. 쪼그려 앉기를 하기 위해 무릎을 굽힘할 때, 넙다리뼈융기는 정강뼈 위에서 뒤쪽으로 구르기를 하여 굽힘을 일으킨다. 그러나, 무릎을 더 굽힘할 때 넙다리뼈융기가 계속 구르기를 한다면, 두 뼈 사이의 압박 중심은 하중을 안전하고 효율적으로 지지하기 위해 뒤쪽으로 훨씬 더 이동할 것이다(**그림 10.9A** 참고). 이것을 중화하기 위해, 넙다리뼈융기는 정강뼈에 대해 앞쪽으로 활주하여 두 관절면 사이의 압력 중심을 더욱 중심쪽에 유지시킨다(**그림 10.9B** 참고). 반대로 무릎을 폄할 때는 위의 동작이 역으로 일어난다(**그림 10.9C** 참고).[5]

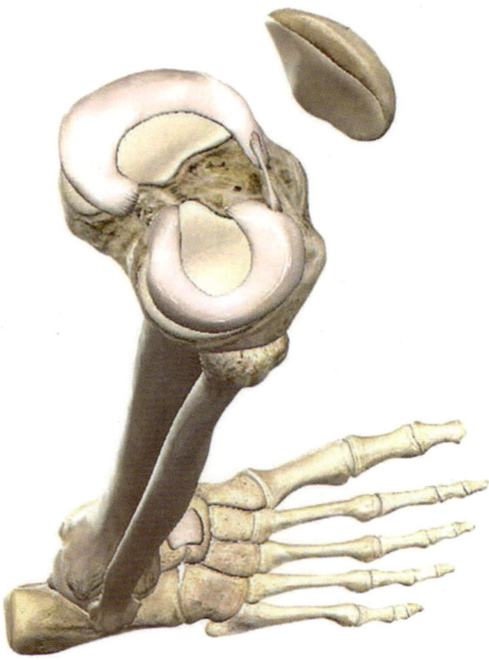

그림 10.10

오른쪽 다리의 반달판을 위에서 아래 방향으로 보고 있다. 안쪽반달판이 가쪽반달판보다 얼마나 더 큰지를 확인해 보자.

그러나 이것만이 무릎의 굽힘에 대한 이야기의 끝은 아니다. 정강뼈 상단에 놓여 있는 반지 형태의 연골인 반달판은 압력을 분산시키고, 마찰을 줄이고, 또 넙다리뼈융기를 효과적으로 오목하게 만들어 무릎의 안정성을 증가시키는 놀라운 해결책이다. 그러나 양쪽 반달판은 크기가 같지 않다: 안쪽반달판이 가쪽반달판보다 더 크다(**그림 10.10** 참고). 가쪽반월판이 더 작기 때문에, 가쪽넙다리뼈융기가 반달판의 가쪽 테두리에 스트레스를 일으키기 전에 앞쪽으로 활주할 수 있는 더 짧은 거리를 가질 것이다. 무릎을 굽힘하면 할수록, 더 많은 압박이 반달판에 가해질 것이다. 이런 방식으로, 반달판에 가해지는 반복 스트레스가 무릎 통증의 잠재적인 원인이 된다.

그러나, 우리의 몸은 그것보다 훨씬 더 스마트하다. 우리가 무릎을 굽힘할 때 정강뼈와 넙다리뼈 사이에 회전을 일으켜, 반달판 위에 넙다리뼈융기의 상대적 중심을 유지할 수 있다. 무릎을 굽힘할 때, 넙다리뼈는 안쪽으로 회전하고, 상대적으로 정강뼈는 안쪽으로 회전하게 된다. 이것은 넙다리뼈가 가쪽으로 활주할 때 더 작은 가쪽반달판이 가쪽넙다리뼈융기와의 관계를 유지하도록 만든다. 우리가 무릎을 폄할 때는 반대 현상이 일어난다: 즉, 넙다리뼈는 안쪽돌림하고, 정강뼈는 가쪽돌림한다. 각 경우, 넙다리뼈는 반달판에 과도한 스트레슬 주지 않고 계속 활주할 수 있는데, 그 이유는 정강뼈와 넙다리뼈 사이의 상대적 돌림이 넙다리뼈 밑에서 반달판을 더욱 오목하게 만들기 때문이다. 이것은 매우 놀라운 공학적 관계이다.

그러나 만약 체중이 발의 가쪽면이나 안쪽면에 우세하게 떨어지면, 이런 공학적 관계가 손상을 받을 수 있다. 만약 쭈그려 앉을 때 발의 안쪽면에 체중이 가해지면, 넙다리뼈는 안쪽돌림될 것이고, 무릎을 굽힘할 때 가쪽돌림이 일어나지 않도록 만들 것이다.

체중이 발의 가쪽면 쪽으로 우세하게 실리는 경향이 있으면, 여러분은 가쪽돌림된 엉덩관절을 가진 많은 사람 중의 한 사람이 될 것이다. 이런 경우가 점점 더 많아진다: 일반적으로 이들 사람은 자세 큐잉으로서 "중립"의 골반 위치를 얻기 위해 두덩뼈를 위로 끌어올리거나 볼기 근육을 강하게 수축하도록 교육을 받게 될 것이다. 이들 자세 큐잉은 엉덩관절을 중력선보다 앞쪽으로 이동시키거나 엉덩관절을 가쪽돌림하도록 한다.

움직임 탐구

여러분 자신을 위해 그것을 시도해 보자: 한 손을 두덩뼈 위에 배치하고, 다른 손을 엉치뼈에 배치한 후, 골반이 뒤쪽경사되도록 골반의 앞쪽 부분을 위쪽으로 끌어올린다. 체중이 발의 가쪽면으로 어떻게 이동하는지를 느낄 수 있는가?

만약 여러분의 넙다리뼈가 이미 가쪽돌림되어 있다면, 쭈그려 앉기를 시작할 때 넙다리뼈가 더 가쪽돌림할 곳이 없는데, 그 이유는 이미 넙다리뼈의 가쪽돌림을 완전히 다 썼기 때문이다. 정상적인 역학에 대한 이런 장벽 때문에 무릎관절을 적절하게 굽힘할 수 없거나, 정강뼈와 넙다리뼈 사이의 회전이 부족하다면, 엉덩관절과 무릎관절 모두는 다른 해결책을 찾아야 한다.

어떤 사람들은 다리를 굽힘할 수 없으면 척추를 굽힘한다. 또 다른 사람들은 엉덩관절을 뒤쪽으로 밀어서, 체중을 발꿈치 쪽으로 이동시키고 또 심지어 발의 가쪽면으로도 더 많은 체중을 이동시킨다. 이들 움직임은 기능부전이 아니다: 뇌는 문제를 해결하는 다른 전략을 제공함으로써 무릎에 가해지는 스트레스를 완화시키는 시도를 할 것이다. 그러나 그들 움직임은 효율적인 기능 움직임을 위한 지속적인 해결책이 아니다. 왜냐하면, 그들 움직임이 효율적인 수직 힘 관리로 이어지지 않고, 빈번하게 다른 신체 구조물로 압박을 전환하기 때문이다.

그럼 이것을 어떻게 처리하는가?

비록 이것이 직관에 반하는 것처럼 보이지만, 엉덩관절과 정강넙다리관절의 회전 가동성을 회복하면, 자연스런 쭈그려 앉기를 수행할 때 도움이 될 수 있다. 우리의 눈은 쭈그려 앉기 동작이 시상면 운동이라고 말하지만, 이것은 관절의 움직임을 부드럽게 만드는 작고 미세한 가로면 움직임이다.

여러분이 발의 가쪽면으로 서 있것이나 평발 상태를 유지하고 서 있는 것을 발견하게 되면, 우리는 시상면에서 쭈그려 앉기를 하는데 필요한 정상의 회전 움직임을 엉덩관절과 무릎관절이 수행할 수 있는지를 확인할 필요가 있다. 여러분은 이들 두 요소를 어떻게 해결하는지를 이미 알고 있다.

리스닝 풋(5장 참고)은 자연스런 쭈그려 앉기 동작에 필요한 정강넙다리관절의 회전을 회복하는데 도움이 되고, 보다 효율적으로 압박하기 위해 발 전체를 지면 위에 배치하는데 도움이 된다.

토탈 바디 로테이션 기법(7장 참고)은 엉덩관절의 회전 가동성을 해결하고, 엉덩관절과 발 사이의 대화를 시작한다. 또한 이것은 여러분이 엉덩관절 근육의 긴장을 인지하는데 도움을 준다. 만약 여러분이 체중을 발의 가쪽면에 실고 서 있는 자세에 익숙하다면, 발바닥 전체를 지면에 붙이고 몇 가지 토탈 바디 로테이션을 연습한 후 재평가해 본다.

엉덩관절과 무릎관절이 준비되었다면, 다음 고려사항은 균형점이다.

균형을 잡자

쭈그려 앉기를 할 때 자연스런 습관으로 체중이 뒤쪽으로 이동하면, 결국 여러분의 체중이 발꿈치 쪽으로 이동하게 될 것이다. 여러분의 몸은 뒤쪽으로 넘어지는 것을 막기 위해 발목의 앞쪽에 있는 근육을 활성화시킬 것이다. 이들 근육의 강한 수축에 의해 발생된 뻣뻣함은 발목에 제한의 느낌을 줄 것이고, 장벽이 뻣뻣한 발목이라는 믿음을 발생하는데, 그 이유는 발목이 경험하는 가장 강한 감각이 있는 곳이기 때문이다. 움직임의 잠김을 해제하는 것이 균형을 관리하는 방법이다.

약간의 외적 지지는 움직임 동안 균형점이 어디에 있는지를 찾는데 도움을 줄 수 있다. 누군가 이것을 경험하도록 도움을 주기 위해, 그들 앞에 서서 그들의 손을 잡아보자. 발을 바닥에 넓게 벌리고, 발바닥의 전체 면적이 균일한 균형을 이루도록 유도해 보자. 바닥쪽으로 내려 앉지 않도록 주문함으로써 그들의 쭈그려 앉기로부터 그들을 이완시키자. 여러분이 기억하겠지만(2장의 "판도 바꾸기"참고), 이것은 탐구의 기회이다. 만약 그들이 체중을 발꿈치 쪽으로 이동시킨다면, 잠시 멈추고, 그들이 다시 체중을 발바닥 전체 위에서 앞쪽으로 가져가도록 유도해 보자. 그들은 종종 자신들이 할 수 있는지를 믿지 못하지만, 그들이 이것을 하면 곧 바로 더 큰 가동범위로 보상을 받게 된다. 그런 다음 이 과정을 반복할 수 있다.

일단 누군가가 자신에게 선택권이 있음을 인식하기 시작했다면, 여러분은 발바닥의 중심 감각을 찾도록 격려하면서 발의 과도한 안쪽이나 가쪽 구르기에 대한 그들의 집중을 끌어내길 원할 것이다. 발의 중심에서 위로 압박하는 시도를 하고, 과도하게 엎침된 자세나 뒤침된 자세를 다시 비교해 보고, 또 다리 전역에 걸쳐 있는 근육 연결 안에서 차이점을 느껴본다.

대상자가 꼼짝을 하지 못하고 움직임의 초기 때 척추

를 굽힘한다면, 그들은 6장에서 나의 대상자가 했던 것처럼, 골반바닥 안으로 숨을 들이쉬어 "꼬리를 풀어주는" 것이 유용함을 알게 될 것이다.

학습의 이 시점에서는 신체 각도에 대한 자세한 내용으로 뇌에 과부하시킬 필요는 없다. 처음부터 균형점을 감지하고 조절하는 방법을 배우는 것만으로도 충분하다. 우리는 교정으로 그들을 얽매이게 하거나, 조절 큐잉으로 구속할 필요는 없다; 그들은 균형을 유지하면서 자신의 몸을 내리는 자신만의 방법을 수행하기 위해 단지 얼마의 시간과 지지를 필요로 한다. 우리가 그들의 관습적인 투쟁을 덜어줄 때, 그들은 자신의 습관적인 긴장을 이완시킬 수 있고, 이것은 더 많은 가동성을 이용할 수 있게 해 준다.

이 자세에서 일어서기 위해서는, 대상자에게 발을 통해 효과적으로 압박할 수 있는 자세를 찾도록 주문해 보자. 강력하고 추진력있는 다리의 폄을 위해 발 위에서 자세를 취하는 것은 중요한 감각 발견이다. 중심화된 발로 압박을 할 때, 그들은 마치 줄에 의해 위쪽으로 가볍게 당겨지듯이, 위쪽 임펄스를 따를 수 있다.

수직으로 올라가는 것이 점프이든, 상자를 들어올리든, 또는 의자에서 일어서든 간에, 발의 중심을 통한 누르기의 원리는 동일하다.

자연스런 쭈그려 앉기는 사람의 손상, 움직임 습관 및 믿음의 역사를 보여주는 증거이다. 쭈그려 앉기는 이것을 쉽게 할 수 없는 사람들을 위한 전개 과정이어서 탐구를 장려해야 한다.

자연스런 쭈그려 앉기를 더 쉽게 하는 3가지 요점:

1. 균형점
2. 정강뼈와 엉덩관절에서의 회전
3. 골반바닥의 탄성(6장 참고)

근육 작용의 명확성

볼기 근육 중에서 가장 큰 근육인 큰볼기근의 해부학을 살펴보면, 여러분은 엉덩뼈 뒤쪽 부분의 위쪽 테두리를 가로지르는 부착점을 볼 수 있을 것이다(**그림 9.12** 참고). 큰볼기근은 엉치뼈에서도 시작하기 때문에 엉치엉덩관절을 통과한 후에 착지점에 도달한다. 또한 큰볼기근은 꼬리뼈에서 시작하는 부착점 갈래도 가진다. 큰볼기근의 섬유는 광범위한 부착점까지 주로 사선 방향으로 주행하고, 일부 섬유는 넙다리뼈의 볼기거친면까지 약간 수직 방향으로 주행하고, 가쪽에 위치한 다른 일부 섬유는 엉덩정강띠(ITB)의 넙다리근막 안으로 착지한다. 이런 근육 섬유의 방향 때문에 중요한 것은 큰볼기근이 2가지 작용을 한다는 것이다: 엉덩관절의 폄과 엉덩관절의 가쪽돌림. 큰볼기근을 훈련할 때, 여러분이 해결해야 할 큰볼기근의 작용이 무엇인지를 아는 것이 중요하다. 대부분의 사람들은 이것을 생각하지 않는다: 그들은 가장 강한 수축만 얻으려고 한다 – 즉, 대부분의 사람들은 큰볼기근의 안쪽 범위의 수축에만 만족하고, 또 안쪽 범위의 수축이 더 나은 기능으로 전이될 것이라고 믿고 있다.

그러나 이것은 종종 큰볼기근의 폄과 가쪽돌림 사이의 불균형을 초래한다. 여러분은 이 사람들을 알아볼 수 있다: 엉덩관절을 폄하려고 시도할 때마다, 그들의 허벅지가 가쪽돌림된다. 누운 자세에서 엉덩이를 들어올리는 교각 운동을 할 때, 그들의 양쪽 무릎이 벌어지게 된다. 그들은 네발자세를 취한 자세에서, 다리를 들어올리는 쪽의 골반을 위쪽으로 들어올리지 않고는 그 다리를 폄할 수 없을 것이다.

그들은 무릎을 가쪽으로 향하면서 선 자세를 취한다. 그들 신발의 굽은 가쪽면이 많이 마모될 것이고, 보행의 밀기 단계 때 그들의 발이 가쪽으로 회전하게 된다.

움직임 내내 양쪽 궁둥뼈 사이의 공간을 유지시키려는 큐잉은 발바닥을 지면에 잘 접촉하는데 도움을 줄 것이고, 또 정확한 엉덩관절의 폄을 장려하는 데도 도움을 줄 것이다.

이들 사람이 무릎을 정면으로 유지하면서 쭈그려 앉을 때, 종종 큰 스트레스가 그들의 무릎에서 발생할 것이고, 또 의식적인 큰볼기근의 수축으로 인해 넙다리뼈가 가쪽돌림될 것이다. 이것은 쭈그려 앉기를 시작하기도 전에, 무릎을 비틀리게 만들 것이고, 정상적인 무릎 기능에 필요한 자연스런 정강넙다리관절의 회전을 방해할 것이다.

무릎의 회전성 스트레스를 완화하기 위해서는, 먼저 토털 바디 로테이션(7장 참고)으로 워밍-업을 하여 엉덩관절의 가쪽돌림을 완화시켜야 한다. 그러면, 발바닥이 지면에 잘 접촉될 것이다. 그런 다음, 쭈그려 앉기 동작을 할 때 발바닥 중심의 압박 감각을 넓게 유지한다.

때때로 이런 이슈는 엉덩관절의 실제 구조적 문제일 수 있다. 엉덩관절 절구의 방향과 신체 비율이 사람마다 크게 다를 수 있고, 이것은 엉덩관절을 더 크게 굽힘을 할 때 각도를 나타낼 것이다. 쭈그려 앉을 때 회전성 스트레스가 무릎관절에서 발생했다면, 그 해결책은 넙다리뼈와 정강뼈가 움직임 내내 동일한 궤적으로 따를 수 있도록 여러분의 발을 약간 가쪽으로 회전시켜 주는 것이다.

정강뼈를 기울이자

여러분은 "스쿼트(쭈그려 앉기)"를 할 때, 정강뼈가 수직을 이루어야 한다는 소리를 흔히 듣게 될 것이다. 정강뼈가 수직을 이루어야 한다는 말이 나온 이유는 이해할 만 하다. 만약 여러분의 스쿼트가 엉덩관절의 역할이 감소되거나 지연되어 무릎의 역할이 우세하게 되면, 여러분의 무릎이 앞쪽으로 이동하여 정강뼈가 앞쪽으로 기울어지게 된다. 그러나 여러분의 무릎이 발가락의 끝을 벗어나지 않고, 온몸이 아래로 내려가야 한다.

스쿼트 시 무릎의 앞쪽 이동을 조절하기 위해, 종종 사람들에게 정강뼈를 수직으로 유지하도록 지시하지만, 그렇게 하기 위해서는 엉덩이를 뒤쪽으로 이동시켜야 한다. 물론, 이것은 균형점을 뒤로 이동시키는 것이다. 우리가 알고 있듯이, 이것은 기능적으로 유용하지 않는데, 그 이유는 힘 생산을 위한 다리 근육을 준비시키는데 있어서 중력중심이 효율적으로 아래로 떨어지지 않기 때문이다. 이것은 우리가 어떤 방향으로든 쉽고 탄력적으로 움직일 수 있게 해주는 자연스런 스쿼트가 아니고, 적응성 핵심 움직임이 아니다.

중력중심이 아래로 내려간다는 것은 잭-인-더 박스 안으로 내려 앉는 것을 의미하고, 이것은 정강뼈, 넙다리뼈 및 몸통이 지그재그 형태로 접힌다는 것이다. 정강뼈의 각도는 엉덩관절이 무엇을 하고 있는지를 여러분에게 알려주고 있을 뿐이다. 무릎이 발보다 더 앞쪽으로 이동하면 정강뼈의 기울어짐이 더 커지게 되고, 여러분은 균형을 잡기 위해 엉덩관절을 더 많이 굽힘하고 엉덩이를 아래로 내려야 할 것이다. 여러분은 발바닥에 체중을 균등하게 분배하면서 스쿼트를 해야 할 것이다.

런지나 전사 자세와 같은 비대칭적 자세에서의 하방

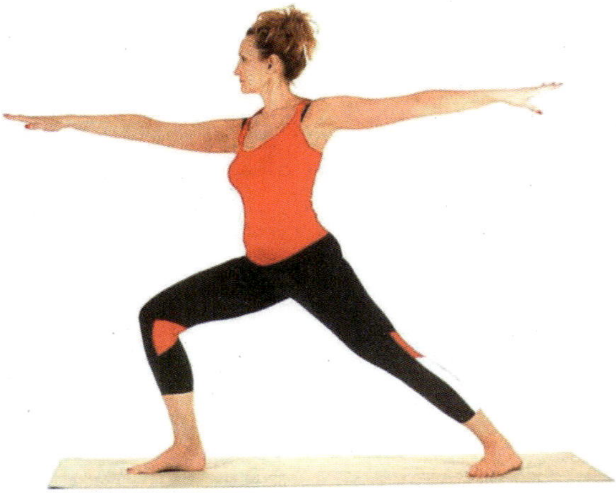

그림 10.11
앞쪽 무릎 쪽으로 기울여서 무릎 스트레스를 증가시킨다.

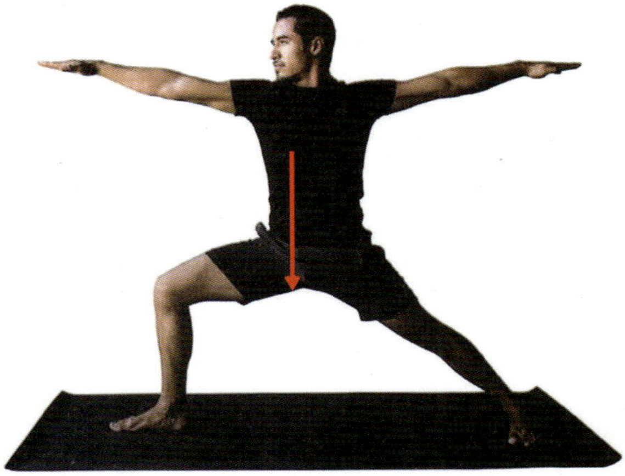

그림 10.12
엉덩이와 무릎 사이에서 하중을 분산한다.

임펄스는 엉덩관절과 무릎관절 사이의 힘을 공유하는 열쇠이다. 이런 경우에서 정강뼈의 과도한 기울어짐은 여러분이 효율적으로 엉덩관절을 이용하지 못함을 의미하고(**그림 10.11** 참고), 그래서 움직임 임펄스는 하방보다 전방으로 하게 되는 것이다. 런지를 할 때, 아래로 내려가는 동작을 장려하기 위해 여러분의 손가락을 엉덩관절의 앞쪽에 있는 주름 안에 넣어보고, 둔부를 다른 손으로 감싸 잡아보자. 하방 방향을 찾을 때, 여러분의 정강뼈는 더욱 똑바른 자세를 유지할 것이다. 전사 자세를 할 때, 여러분은 넓은 스탠스를 취하고, 무릎을 앞쪽으로 이동시키기보다는 엉덩이를 아래로 내려앉는 듯한 자세를 취해야 할 것이다(**그림 10.12** 참고).

무릎 앞쪽의 스트레스를 완화하기 위해서, 체중을 엉덩이까지 내려야 한다.

풀어주자

'스쿼트'라는 용어는 많은 사람들에게 체육관과 관련된 그림을 떠올리게 하고, 스쿼트에 대해 생각을 시작하자마자 과도한 긴장감으로 자신을 차단한다. 무거운 무게를 이동하는 것만이 전부가 아니기 때문에, 이제는 체육관으로부터 스쿼트를 떼어낼 시간이고, 또 자연스럽고, 유연하고, 완전한 인간의 움직임으로써 스쿼트를 되찾을 때이다. 스쿼트는 지면 가까이로 가는 것 뿐이다. 이제는 우리 자신을 그곳으로 보내야 할 때이다.

어떤 사람의 둔부 밑에 막대봉(dowel rod)을 활주한 후 바닥쪽으로 이것을 누르게 함으로써 강조점을 바꾼다. 이것은 뇌가 움직일 수 있는 긍정적인 방향을 제공하고, 조절을 위해 움직임을 차단하는 노력에서 이것을 해방시켜 준다. 이것은 놀라운 결과를 가져올 수 있다. 자각(awareness)이 사람에게서 떠오른다: 사람들이 아래쪽으로 움직이려는 초기의 생각에도 불구하고, 그들은 가속페달과 제동 페달을 동시에 밟는 것과 같이, 사실 자신의 긴장으로 이 움직임에 저항했었다. 그들은 제동 페달에서 발을 떼면, 중력이 이런 움직임에서 실제로 그들의 친구임을 깨닫는다.

중력이 일을 하도록 하자.

그러나 더 멀리 가보자. 스쿼트를 잊자 – 그냥 부드럽게 떨어지자. 마치 근육이 물로 변했듯이, 엉덩이를 통해 여러분의 몸을 아래로 하강하자. 만약 여러분이 균형을 잃어버리면, 뇌는 이것을 등록하고 이것에 적응하기 시작할 것이다. 근육의 다양한 결합이 흔들거리게 된다. 이것은 완벽하다. 여러분은 자동적으로 스탠스를 약간 벌리게 되는 여러분 자신을 발견하게 될 것이다. 이것은 좋은 현상이다. 발바닥과 연결한 후 긴장을 풀어주고, 여러분의 몸이 아래로 내려가는 방법을 찾도록 허용한다.

이것은 많은 사람들, 특히 넙다리네갈래근으로 수직 움직임을 조절하는 사람들에게 매우 유용했다. 이것은 무릎 앞쪽의 압박을 완화하고, 예를 들어, 스쿼시와 같은 민첩한 스포츠에서 다리 장력의 균형은 런지의 스피드에 대한 직접적인 수행 효과를 가진다. 핸드 브레이크의 해제는 탄성을 유도한다.

근육의 이너 스프링

여러분이 무게중심을 하강하고 상승시키는 방법을 배웠다면, 이제는 근육이 탄력적으로 움직이는 방법을 가르칠 시간이다. 이것은 다리 근육의 힘이 균형을 맞추고 있다는 것을 의미하고, 또 그들 근육간의 수축 협응과 근육내의 수축 협응을 가르치는 것을 의미한다.

우선, 우리는 움직임을 단순하게 유지할 것이고, 근육에 집중한다.

탄성 펄스

탄성을 얻기 위해, 다리 근육은 파워와 충격흡수에 필요한 협응 작용인, 원심성 수축과 구심성 수축을 빠르게 수행해야 한다. 또한 이것은 근육이 과도한 긴장을 이완하는 방법을 배워야 함을 의미하기 때문에, 이런 운동은 가능하면 쉽게 그것을 만드는 의도로 수행될 것이다.

여러분이 자연스런 스쿼트로 하강할 때, 엘리베이터가 각 층을 지나가고 있다고 상상해 보자. 움직임을 짧은 범위로 멈추고, 다음 층으로 계속 내려가기 전에 가볍게 2–3번씩 위아래로 바운딩해 보자. 3개의 층은 3개의 깊이와 근육 길이로 운동해 왔음을 의미할 것이고, 신경근육 학습을 위한 많은 기회를 제공해 준다. 여러분이 상승할 때도, 3개 층에서 다시 멈춘다.

엉덩관절이 이런 작은 범위의 굽힘 속도에 종종 익숙하지 않기 때문에, 이런 과제를 할 때 넙다리네갈래근에 강조점을 쉽게 두게 된다. "하강하는 동작"으로 바운딩하는 것에 집중하면, 엉덩관절의 촉진에 도움이 되고, 또 볼기 근육의 역할을 배우는 데도 도움이 된다.

슈퍼 개구리

슈퍼 개구리는 다리의 힘을 발산하는 놀라운 동작이다. 일단 적절한 비율과 타이밍으로 관절을 굽힘하는 방법을 배웠다면, 우리를 추진시키는 폭발적인 힘에 접근할 수 있는 능력을 얻게 된다.

이것은 쉽고 재미있을 수 있다. 엉덩관절과 무릎관절을 굽힘하고 손가락을 바닥에 댄 개구리 자세를 취한다 (**그림 10.13** 참고). 이때 발꿈치가 바닥에 닿을 필요는 없다. 머리 정수리에 부착된 번지점프 줄이 팽팽해져 있고 여러분이 지면으로부터 떨어지기를 기다리고 있다고 상상해 보자. 이제 슈퍼 개구리처럼 바닥으로부터

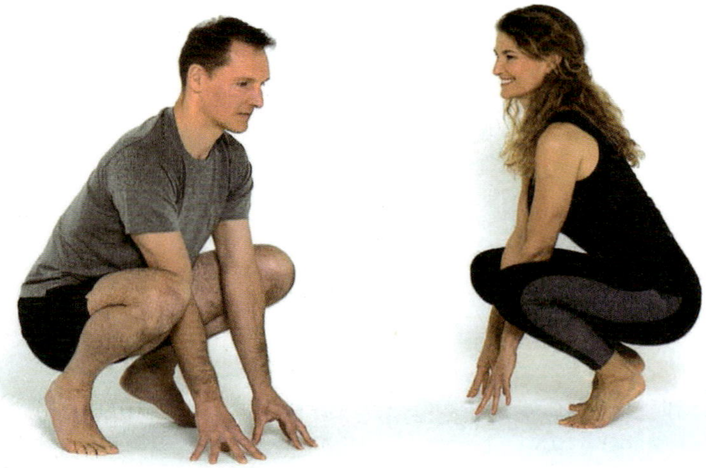

그림 10.13
슈퍼 개구리: 웅크린 자세로 시작한다.

뛰어오를 때, 여러분은 하늘까지 높이 날아올라 보자 (**그림 10.14** 참고).

어리석은 소리처럼 들리는가? 충분히 진지하지 않는가? 이제 뛰어올라 여러분의 동물적인 자아를 느낄 때다. 이런 기법을 사용하면, 나는 자신을 어떻게 사용해야 할지 몰랐던 사람들이 강한 다리의 힘을 갑자기 발휘하는 것을 보게 된다. 그들은 도약뿐만 아니라 다시 개구리 자세로 돌아갈 때 그들 관절의 빠른 협응으로부터도 이익을 얻는다. 나는 머리 자세로 실험을 했다 – 대상자들은 아래를 내려다보는 것은 종아리와 무릎만 사용하는 것이고, 반면 정면을 바라보는 것은 엉덩이를 사용하고 있음을 배운다. 그들은 어깨가 아닌, 발에서 추진력이 나온다는 것을 배울 때 명확해진다. 얼굴이 붉어지고 미소가 떠오르는 것을 보게 된다.

그리고 이것은 최상의 결과이다.

지면 위에 사뿐히 안착하자

지면 위의 안착 개념을 고려하지 않고는, 토의를 마무리할 수 없다. 이 용어는 널리 사용되지만 실제로는 쉽게 이해되지 않는다. 우리는 어떤 사람이 잘 안착할 때 어떻게 보이는지를 알고 있지만, 이것이 항상 쉽게 달성되는 것은 아니다.

지면 안착의 토대는 이제 여러분 발가락의 지면 파악력에 있다. 먼저, 지면 위의 발을 느끼기 위해, 4장에서 배웠던 영역들을 다시 생각해 보자. 위아래로 쌓여 있는 3개의 실린더라고 생각해자. 여러분의 상단 영역을 중간 영역 위에 배치해 보고, 이들 영역들이 연결될 때 부드러운 클릭을 상상해 보자. 여러분의 발이 지면 안으로 어떻게 가라앉는지를 느껴보자. 여러분의 손으로 복장뼈를 체크해 보자. 만약 복장뼈가 위쪽이나 아래쪽으로 기울어지면, 단순히 전방을 비추게 된다.
복장뼈 자세의 변화가 발을 통해 연결 감각을 어떻게 변화시키는지를 느껴보자.

여러분은 이미 리스닝 풋을 연습했기 때문에, 발바닥이 지면에 어떻게 적응하는지를 알고 있다. 여러분은 아래쪽으로 누르거나 무겁게 되도록 노력할 필요가 없다. 이것은 여러분을 수동 하중으로 만들 뿐이고, 지면 위의 안착은 활기차게 스스로 지지될 것이다. 두 장의 종이를 서로 겹쳐 놓은 것처럼, 발바닥과 지면이 만나

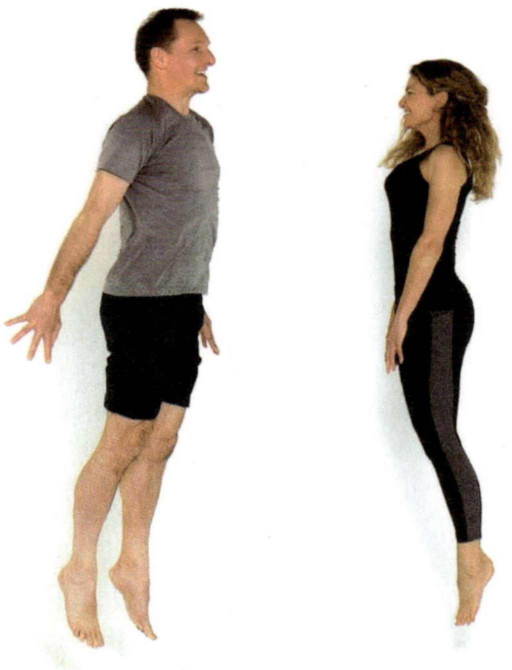

그림 10.14
슈퍼 개구리: 하체 에너지를 방출한다.

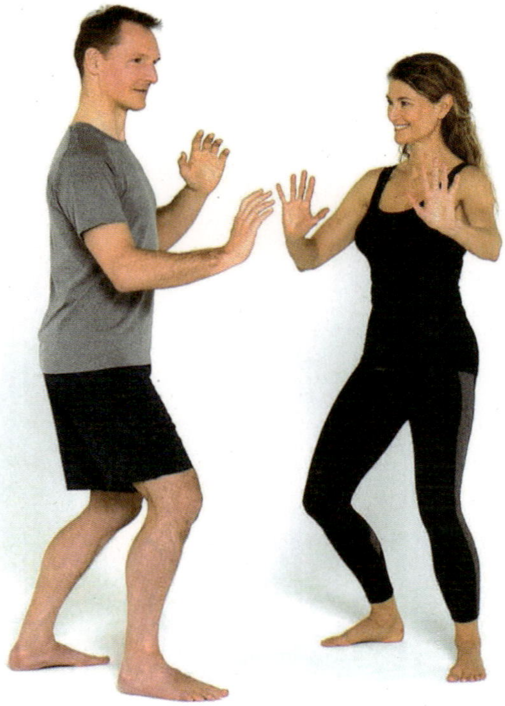

그림 10.15
활기차게 자가 지지를 하면서 지면 위에 여러분 자신을 위치하도록 하자.

는 것을 인지해 보자.

VHR로 움직이고, 균형 있게 무게중심을 아래로 하강시키는 방법이 지면과 소통하는 열쇠임을 느껴보자. 합기도에서부터, 태극권, 댄스 또는 요가를 생각해 보자. 그러나 만약 여러분이 골반을 앞쪽이나 뒤쪽으로 밀지 않고 수직으로 하강할 수 없다면, 여러분은 지면 위에 제대로 안착하지 못할 것이다(**그림 10.15** 참고).

마지막으로, "아래쪽으로"를 "지면에 붙어 있다"라고 생각할 필요는 없다. 열쇠는 앞의 몇몇 장에서 공부했던 여러분의 자세에서 수직의 현수 감각을 경험하는 것이고, 또 중심선을 통해 체중이 지면으로 내려앉는 것을 허용하는 것이다. 예를 들어, 발레 무용수가 엥 포인트(en pointe) 동작을 할 때도 발은 여전히 지면에 붙어 있을 것이다. 이런 멋진 자세는 실제로 발가락과 머리 사이의 외부 팽창이고, 또 몸을 통해 위쪽으로 신장하기 때문에, 발까지 아래로 주행하는 임펄스이기도 하다.

지금부터, 우리는 지면에 안착되는 느낌(sense of being grounded)을 구하고 찾을 것이다.

파워 포인트

- 무게중심을 아래로 하강시키는 능력은 볼기 근육보다 더 많은 영향을 미친다. 우리의 척추 자세, 엉덩관절 자세, 그리고 균형점 모두 우리의 움직임 능력에 상당히 큰 영향을 미친다.
- 작은 움직임은 큰 움직임을 쉽게 만든다.
- 엉덩관절의 역할을 찾으면, 무릎으로부터 오는 압력을 완화시킨다.
- 스쿼트와 관련된 지시와 연관성을 통해 우리는 우리의 몸을 부드럽고 균형 있게 하강과 상승하는 자연스런 방법을 찾을 수 있다.
- 이런 스킬은 강력한 다리의 움직임과 민첩성을 위한 우리의 가능성을 열 뿐만 아니라, 우리의 일상 과제를 쉽게 관리할 수 있도록 만든다.

11 한발 서기
A leg to stand on

중력은 떨쳐내기 힘든 습관이다.

Terry Pratchett, Small Gods

두 발은 우리에게 많은 움직임 옵션을 선물로 주었고, 우리는 양 다리를 교대로 사용하여, 걷고, 달리고, 건너뛰고, 도약하고, 또 춤을 출 수 있다.

이것은 JEMS에서 우리가 지지(support)라고 부르는 기능적 힘 관리 특징인, 한쪽 다리에 가해지는 하중을 독립적으로 수용하고 관리하는 전문가가 되어야 함을 의미한다. ***지지***(support)는 발이 지면에 닿아 있을 때 각 발 위에 있는 골반의 부력 운반체이다 – 지지는 우리가 체중을 수용하고 추진하는 일을 관리할 때, 다리 전체에 걸쳐 안정된 연결 느낌을 제공한다.

우리가 수직 하강의 중력과 수직 상승의 지면반발력 밀기 사이에서 협상을 하면서 살고 있음을 알지만, 이번에는 한발 서기에 대해 공부할 것이다. 가장 직접적인 힘의 라인이 우리의 신체 구조물에 가장 효율적일 것이다. 만약 여러분이 골반에서 한쪽 다리를 통해 쏟아지는 폭포수를 상상한다면, 그 물은 여러분의 발 쪽으로 곧게 떨어질 것이다. 만약 여러분이 무릎을 안쪽이나 바깥쪽으로 움직이면, 폭포수의 방향이 꺾여서 물이 흘러가야 할 거리가 길어지는 현상이 발생할 것이고, 굽힘이 발생한 지점에서 압력점이 발생할 것이다. 힘도 우리의 다리에서 똑같은 방식으로 작용한다.

그러나 지지(support)를 얻기 위해서는, 새로운 도전에 직면해야 한다. 만약 한발을 지면으로부터 들어올리면, 우리는 어떻게든 한 개의 버팀목으로 골반을 지탱할 필요가 있다. 우리는 부가적인 신경근육 해결책을 필요로 한다.

발

우리가 중력에 대항하려면, 먼저 지면에서 올라오는 "상승" 임펄스를 필요로 한다: 체중부하에 반응하는 다리와 골반에서의 반사 항중력 반응을 촉발하는 발바닥과의 소통이 요구된다.

발로부터의 이런 소통은 안뜰과 시각의 정보처리와 결합하여, 볼기 근육의 활성화를 포함한 전신 자세 조절 반응을 자극한다.[1] 이런 링크는 과거의 발목 손상이 손상이 해결된 후에도 좌우 볼기 근육의 활성화를 지연시켜 엉덩관절의 폄 패턴을 변화시킬 수 있을 만큼 매우 중요하다.[2]

발의 자연스런 반응은 여러분이 경험하고 있는 자세 조절의 요구 수준에 맞게 발의 활동을 보정하는 것이다.[3] 한발 서기를 할 때, 여러분은 발 내재근의 활동을 느낄 수 있다. 발은 고정된 높은 수준의 근육 활성화에 의해 기능적으로 경직되어서는 안된다: 경직된 발은 한발 서기에서 균형을 잡는 섬세한 조정을 할 수 없다. 지면과 소통하지 못하는 경직된 발은 여러분에게 어떤 정보도 제공하지 못한다.

다행스럽게도, 우리는 지면에 발바닥을 붙이고, 감각 변별을 향상시키고, 또 발의 긴장을 완화하여 이런 정확한 정보를 이용할 수 있는 리스닝 풋(5장 참고)을 이미 다루었다. 적절한 볼기 근육의 관여로 자연스럽고 자동적인 엉덩관절의 조절을 원한다면, 리스닝 풋은 필수적이다.

엉덩관절 조절에 접근하는 중요한 열쇠는 반응적이고 연결된 발이다. 발바닥을 자극하는 뾰족한 볼 마사지와 정강넙다리관절의 회전을 자극하는 리스닝 풋 운동은 단순하지만, 지지를 촉진하는 효율적인 열쇠이다.

골반 파트너 (중간볼기근과 네모허리근)

놀랄 것도 없이, 발 위에 골반을 안정시키는 데 관여하는 근육들은 많다.

중간볼기근은 엉덩뼈의 위쪽과 가쪽면에서 시작하여 큰뼈돌기의 가쪽면에 부착되고, 엉덩관절의 벌림근과 돌림근으로써 이상적인 지렛대를 제공한다. 한발 서기를 할 때, 중간볼기근의 작용은 반대쪽 허리네모근과 파트너십을 이루어 골반을 허벅지 위에 수평으로 유지하는 것이다(**그림 11.11** 참고).

중간볼기근이 제대로 작용하지 않으면, 골반이 지탱하는 다리쪽으로 치우치게 되거나, 반대쪽으로 떨어지게 되어 CLA를 옆굽힘시킨다(**그림 11.2** 참고). 이것은 Trendelenberg 징후로도 알려져 있고, 이것에 의해 근육 활동이 중간볼기근에서 뒤넙다리근, 긴모음근 및 가쪽넓은근으로 이동하게 된다(**그림 11.13** 참고).[4] Trendelenberg 징후는 넙다리뼈를 모음시켜 엉덩이와 허벅지의 가쪽면으로 긴장을 증가시킨다. 특히 이것은 가쪽 엉덩이에 스트레스를 가할 수 있고, 또 큰뼈돌기와 이것을 덮고 있는 물렁조직 사이를 윤활시키고 쿠션작용하는 작은 윤활주머니의 통증성 염증(뼈돌기윤활주머니

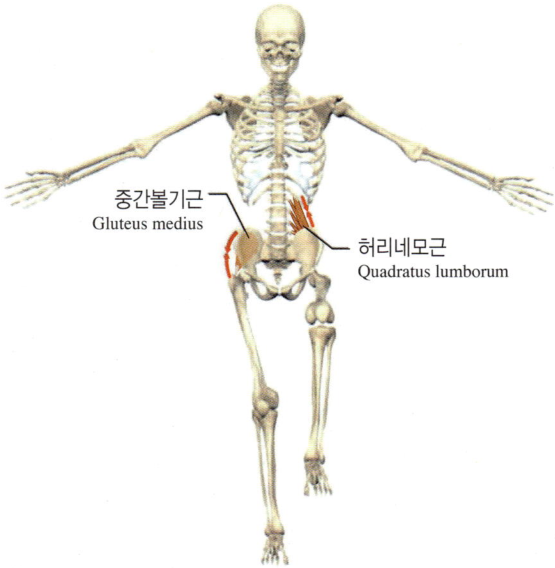

그림 11.1
지지하는 다리쪽의 골반 자세를 유지하기 위해 허리네모근과 중간볼기근이 쌍으로 작용한다.

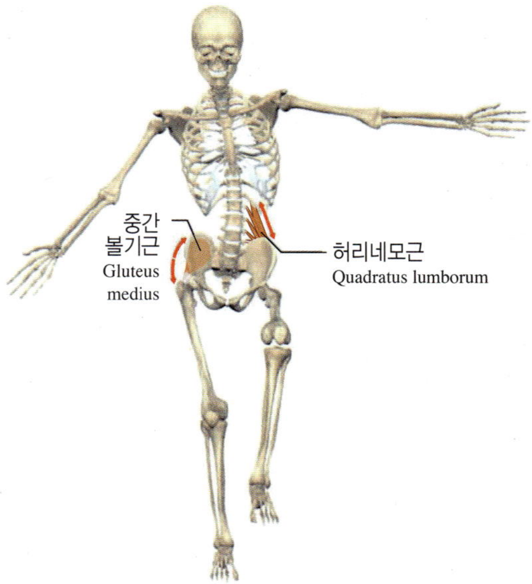

그림 11.2
중간볼기근과 허리네모근이 길어지고, 엉덩정강띠에 장력이 가해진다. 긴모음근과 가쪽넙다리네갈래근이 중간볼기근과 허리네모근의 활동을 증가시킨다.

염)과 "스냅핑 힙"과 같은 증상과도 연관될 수 있다.[5] 모음된 넙다리뼈 자세도 엉덩정강띠(ITB)에 스트레스를 가하고, ITB는 신장된 상태에서 증가된 하중을 견뎌야 한다. ITB의 만성 긴장은 달리기 선수들이 주로 겪는 무릎 가쪽에 위치한 부착점에서 증상을 유발할 수 있다.

한편, 허리네모근은 골반의 아래쪽 당김과 반대되는 작용을 한다. 만약 신장된 상태에서 과도하게 작용하면 허리네모근은 타이트해지고 민감해질 수 있고, 이렇게 되면 허리네모근은 만성적으로 과활동하게 된다. 이런 일이 발생하면, 허리네모근에 대한 직접적인 치료는 단기간의 완화에 그친다.

우리의 뇌는 그 다리에 효과적으로 체중을 실어야 한다는 것을 알고 있으며, 항상 그렇듯이 골반 파트너(중간볼기근과 허리네모근)에게 힘이 부족하면 한 개 이상의 해결책이 존재한다. 때때로는 골반을 하강시키지 않고(**그림 11.3** 참고), 입각기 다리쪽으로 몸통을 기울이는 방법을 선택하기도 한다. 이것은 반대쪽 골반을 들어올린다. 이것이 보상성 Trendelenberg 징후이다(**그림 11.4** 참고).

한발 서기를 할 때 중간볼기근이 가장 많이 고려되고 있지만, 큰볼기근의 역할은 간과되는 경향이 있다. 큰볼기근의 가쪽 부착점이 넙다리근막긴장근에 부착되어 있기 때문에, 큰볼기근도 골반을 넙다리뼈 위에 안정화시키는데 도움을 주고, 엉덩관절과 무릎관절을 모두 지지하기 위해 다리의 가쪽면에 강한 근막 띠를 고정시킨다. 큰볼기근은 가쪽돌림근으로써 한발 서기를 할 때 과도해질 수 있는 엉덩관절의 안쪽돌림을 막는다. 이런 현상은 발목과 발에서 일어나는 과도한 엎침을 막아준다.

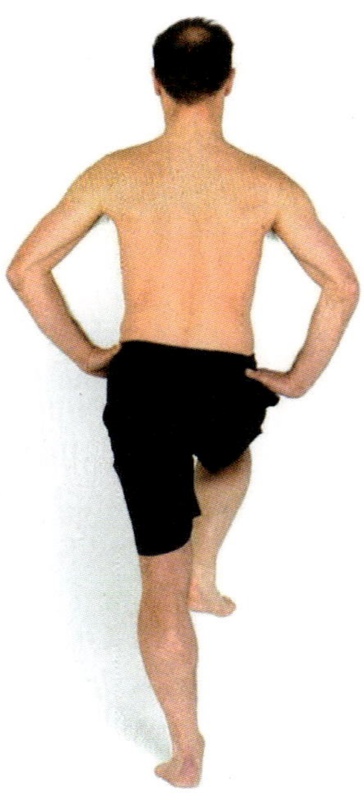

그림 11.3
Trendelenberg 징후

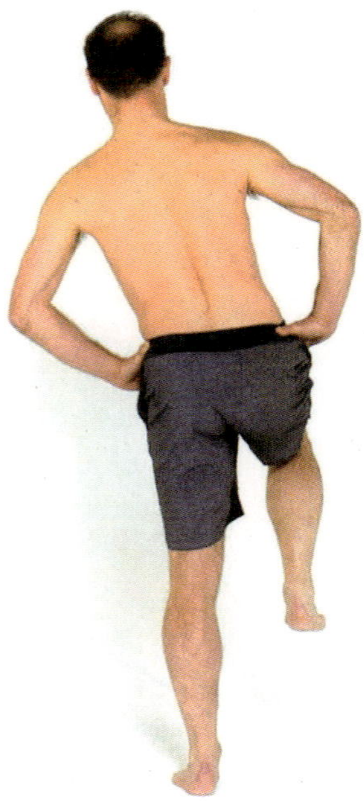

그림 11.4
보상성 Trendelenberg 징후

이용 가능한 많은 일반 운동을 사용함으로써 볼기 근육의 근력을 향상시켜야 하지만, 한발 서기를 할 때 볼기 근육을 압착(squeeze)해서는 안된다. 볼기 근육의 압착은 기분좋게 강하게 느껴질 수 있지만, 정상적인 동적 기능과는 관련성이 거의 없다. 그 대신, 한발 서기로 움직일 때, 지지하는 발의 족압을 중심화시키는데 집중하고, 그런 다음, 그 발 위로 각각의 신체분절들을 수직으로 정렬하는데 집중한다(5장 참고). 만약 엉덩관절 근육의 작용이 약간 더 필요하다고 느껴지면, 발로 지면을 부드럽게 압박하도록 대상자에게 큐잉을 제공한다. 볼기 근육의 압착 대신에 신체 배치로 작용을 한다면, 뇌는 관절 가동성과 동적 균형을 희생하지 않으면서 이것이 필요로 하는 낮은 레벨의 근육 파트너십을 찾을 수 있다.

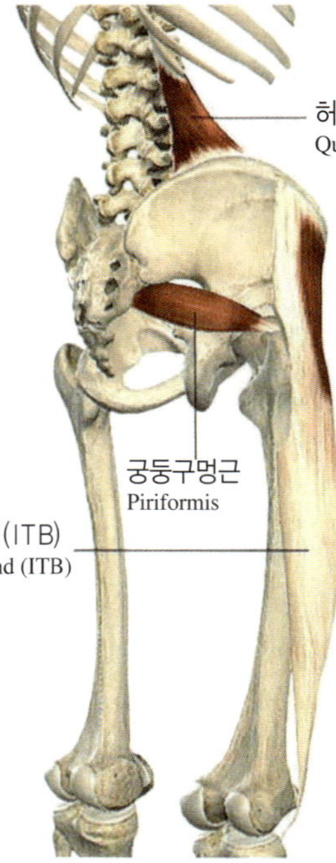

그림 11.5
궁둥구멍근과 넙다리근막긴장근

중간볼기근과 큰볼기근이 골반-넙다리뼈 관계에서 적절한 조절을 제공하지 못할 때, 우리는 또다른 가능성을 가진다. 예를 들어, 궁둥구멍근이 특정 각도에서 벌림하는 역할을 가질 수 있다. 넙다리근막긴장근도 골반을 지탱하는 쪽 엉덩관절 위에서 고정시키는 엉덩관절의 벌림근이다. 넙다리근막긴장근의 지지 작용은 ITB를 통해 허벅지의 가쪽면을 따라 무릎 가쪽면까지 계속 이어질 것이다(**그림 11.5** 참고). 비록 궁둥구멍근과 넙다리근막긴장근이 모두 벌림근의 기능을 제공한다 할지라도, 만약 그들이 의도된 것보다 더 중요한 역할을 하도록 요구된다면 더욱 자극적일 수 있다. ITB와 궁둥구멍근은 하체에서 폼롤러와 주먹으로 가장 많이 이완되는 구조물이지만, 이들은 기능부전의 1차 원인보다는 불균형된 근육 협응에 의해 더 많이 희생될 가능성이 높다.

더 먼쪽에 위치한 구조물

많은 골반 근육이 안정화 긴장의 균형을 유지하는 근막망(텐서그리티[G]로 알려진)에 관여한다. 뇌는 움직임 동안 근육들이 그들의 역할을 바꿀 때 다른 근육에 대항해 그 근육의 당김을 보정하고, 골반에서 발생하는 긴장을 균형 맞추기 위해 번개처럼 빠르게 계산한다. 만약 어느 한 근육군이 활동하지 않으면 다른 근육군이 과도하게 활동하거나 불편해 질수 있기 때문에, 뇌는 그런 결손을 보완할 수 있는 다른 대안을 찾을 것이다.

큰볼기근은 광범위한 골반 인대의 망을 포함하는 근막망 안으로 잘 연결되어 있고, 척주세움근과 뭇갈래근을 둘러싸는 근막과도 연결되고, 또 위로는 등허리근막까지 연결된다. 4장에서 언급되었듯이, 넓은등근도 등

허리근막에 부착되어 있고, 한쪽의 큰볼기근과 반대쪽의 넓은등근 사이에 있는 뒤쪽 사선 근막 슬링으로 불리는 대각선 패턴을 형성하여 해부학적으로나 기능적으로 골반과 어깨를 연결하고 있다. 아래쪽에 있는 뒤넙다리근도 치밀한 골반 인대들과 섞여 있는 엉치결절인대를 통해 긴장을 제공함으로써 골반의 안정성에 기여할 수 있다. 큰볼기근이 작용하지 않으면, 넓은등근, 뒤넙다리근 및 척주세움근 등이 그 격차를 메꾸기 위해 관여하게 될 것이다(**그림 4.12** 참고).

골반의 안쪽 안정성을 살펴보면, 엉치엉덩관절은 골반바닥근, 깊은 배근육, 엉덩관절 근육 등을 포함하는 많은 근육들의 작용으로부터 도움을 받는다. 엉치엉덩관절에 펼쳐져 있는 근육들은 관절면을 안정시키기 위해 함께 수축하여 힘 폐쇄의 안정화 기전을 생성한다. 7장에서 언급한 바와 같이, 이런 힘 폐쇄는 관절면의 구조적 형태 폐쇄와 그들을 결합하는 강한 인대를 강화한다. 큰볼기근과 궁둥구멍근도 엉치엉덩관절을 가로질러 힘 폐쇄를 통해 엉치엉덩관절을 지지할 수 있다.

만약 한 근육이 엉치엉덩관절의 힘 폐쇄로 제 역할을 하지 않으면, 다른 근육이 골반의 온전성을 유지하기 위해 부가적인 책임을 지게 될 것이다. 예를 들어, 큰볼기근이 적절하게 작용하지 않으면, 궁둥구멍근이 힘 폐쇄를 강화시키는 후보 근육이 된다. 궁둥구멍근이 큰볼기근에 비해 작다는 점에서, 이런 작용의 불균등은 이것을 자극할 가능성이 높고 둔부의 깊은 곳에 통증과 타이트함을 일으킬 것이다. 강한 물렁조직 이완술과 신장기법으로 이것을 굴복시키기보다는, 엉치엉덩관절(SIJ)을 지지하는 그것의 효과를 이해함으로써 시작한다. 이완하고 길게 신장하기 위해 부드럽게 수행할 필요가 있고, 스트레스를 완화하는 열쇠는 이것이 왜 이런 식으로 작용하는지를 확인하는 것이다. 궁둥구멍근이 척추로 인한 자극에 의해 병적으로 영향을 받을 수도 있지만, 대부분의 경우는 중요한 기능적 요소를 가지고 있다. 이것은 사람이 한발 서기를 하기 위해 자신을 어떻게 이용하고 있는지로부터 일어난다는 것을 의미한다.

움직임 검사

지지(support): 빠른 체크

이들 관련 근육들 중 어느 근육이 타이트하거나 통증을 일으키면, 여러분은 이면의 기능적 요소가 있는지를 찾기 위해 빠르고 쉬운 움직임 체크를 수행할 수 있다.

대상자에게 양발을 엉덩이 너비보다 좁게 하고 서고, 또 과도한 긴장이 없도록 양 팔을 옆으로 벌리도록 주문한다. 이런 팔의 자세는 몸통 자세의 변화를 관찰하는데 도움을 줄 수 있다. 그들의 과제는 간단하게 한쪽 무릎을 들어올리는 것이다. 양쪽 팔은 수평으로 유지되어야 하고, CLA는 정면과 측면에서 볼 때 모두 수직을 수직해야 한다(**그림 11.6** 참고).

지지가 안정되지 않으면, 여러 가지 일이 발생할 수 있다. 먼저, 지탱된 다리의 엉덩이가 측면으로 이동하게 되는데, 이것은 골반이 떨어져서 Trendelenberg 자세를 취하게 된다(**그림 11.7** 참고).

> 사람에게 엉덩이 측면에 손을 배치하도록 주문하고, 먼저 가쪽 움직임을 확인한 후, 그 다음 다른 가능성이 있는지를 알아본다. 가끔 문제는 볼기 근육의 약증이 아니라, 습관적으로 하나의 옵션을 선택하는 뇌이다.

사실 골반은 3개의 운동면에서 반응할 수 있다. 양쪽 엉덩관절의 앞쪽면을 자동차의 전조등이라고 상상해 보자: 양쪽 엉덩관절은 정면으로 향해야 하고 또 수평을 유지해야 한다. 만약 전조등이 들어올리는 무릎 쪽

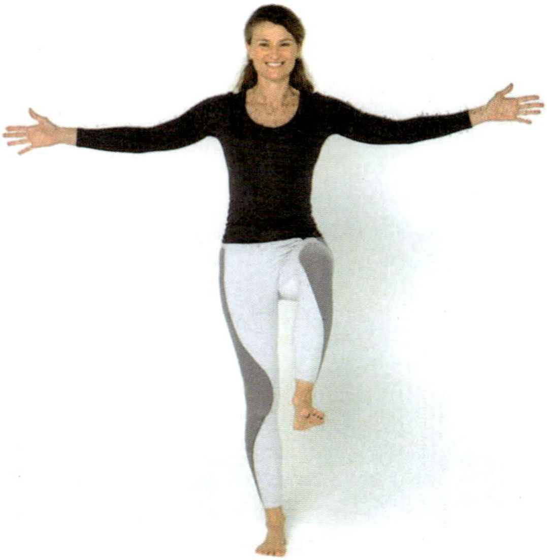

그림 11.6
선 자세에서 무릎 들어올리기

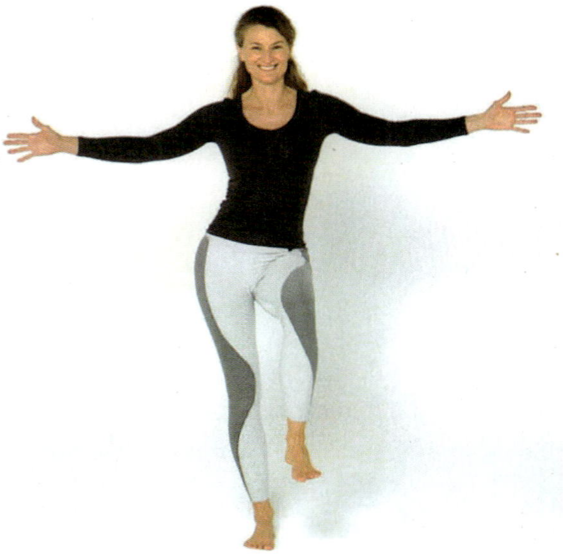

그림 11.7
지지의 상실: 골반이 옆으로 이동한다.

으로 돌아가는 것을 여러분이 본다면, 이것은 골반의 가로면(돌림) 움직임을 조절할 수 없음을 의미한다. 전조등이 측면으로 기울어지면 이마면 움직임의 조절에 문제가 있음을 의미한다. 전조등은 바닥쪽으로 기울어져 척추를 폄으로 당기는데, 이것은 이 상황을 관리하기 위해 신체가 시상면을 사용하려는 징후이다.

전조등에 대한 사람의 인지를 생각해 보자: 이것은 뇌가 다양한 신경근육 전략을 세우는데 필요한 모든 있다.

지지 문제의 징후는 몸통에서도 나타날 수 있다. 사람의 신체는 지탱하는 다리쪽으로 경사질 수 있고, 여러분은 양쪽 팔이 더 이상을 수평을 이루지 못하는 것을 보게 될 것이다. 대상자는 다른 방법으로서 골반의 지지를 증가시키기 위해 뒤쪽 사선 근막 슬링을 통해 넓은등근으로 접근할 수 있다. 이것은 들어올린 다리쪽의 팔을 약간 아래로 내릴 것이다(**그림 11.8** 참고). 또한 사람은 자신의 몸통을 뒤로 기울이거나 앞쪽으로 숙일 수도 있다(**그림 11.9** 참고).

이들 경우에서, 대상자는 자신의 CLA를 찾는데 도움을 필요로 한다. 우리의 자세 시각화는 풍선으로 수직감이나 짧아진 신체 측면을 길게 하는 "긴 귀"의 이미지를 얻는데 도움이 될 수 있다(5장 참고).

만약 여러분이 이들 징후 중 어떤 것을 보게 되면, 관련 근육의 단축과 민감성이 체중부하하는 다리의 부적절한 지지 반응과 연결될 가능성이 높다. 신장 기법과

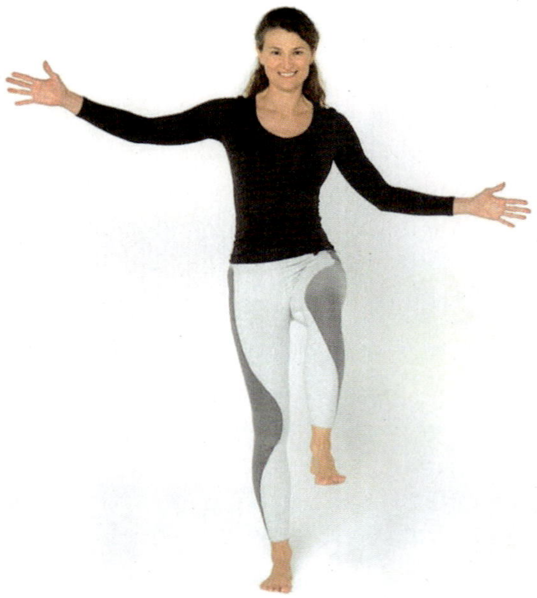

그림 11.8
넓은등근이 오른쪽 골반을 보조할 때 왼쪽의 팔이 아래로 떨어지고, 또 왼쪽의 몸통이 단축된다.

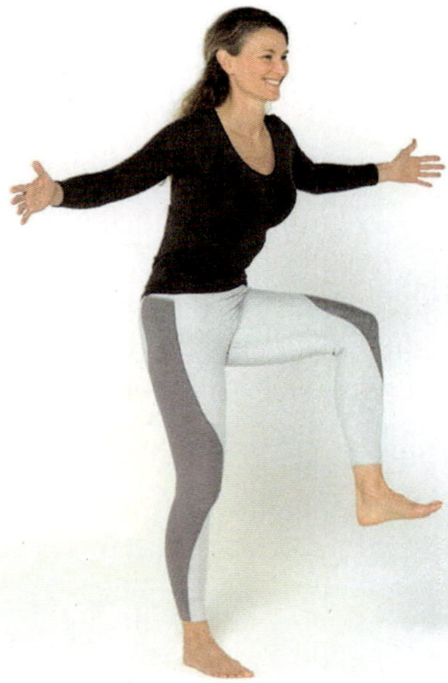

그림 11.9
몸통 접기

물렁조직 치료와 같은 것을 통해 증상을 완화하는데 소요되는 시간과 5장과 9장에서 다루었던 리스닝 풋과 신체 분절 쌓기로 시작하여 기능적 문제를 해결하는데 걸리는 시간의 균형을 맞춘다.

요약하면, 넓은등근, 뒤넙다리근, 궁둥구멍근, 허리네모근 및 척주세움근 등의 영구적인 단축은 골반을 안정시키는데 그들의 역할이 증가되고 있음을 의미한다. 만약 빠른 지지 체크에서 문제가 나타나면, 그들을 신장하거나 이완하는 것은 일시적으로 좋게 느껴질 수 있지만, 문제가 재발하는 것을 막지는 못한다.

이 근육들의 수동 가동성을 해결했다면, 활동 과제를 통해 이런 새로운 가능성을 통합해야 한다. 이것은 뇌가 근막 긴장의 변화에 반응하고 새로운 조건에 동화시킬 수 있도록 한다. 아래쪽에 있는
하늘과 땅(Heaven and Earth)의 기법은 균형 시스템, 골반 안정장치(협응 그룹으로서), CLA 및 근막 연결 등의 이런 목적에 이상적인 기법이다.

움직임 탐구

하늘과 땅(Heaven and Earth)

이것은 전통 동양 운동에 뿌리를 두고 있고, 신체에 동적 팽창 감각을 소개한다.

시작하기 전에, 발바닥의 감각을 깨우기 위해 리스닝 풋을 조금 수행해 본다. 리스닝 풋은 다리를 통해 "위쪽"임펄스를 자극할 것이다. 만약 여러분이 척추 자물쇠를 먼저 해제했다면, 이런 움직임은 더욱 효과적일 것이다.

손바닥으로 하늘을 누른다. 이때 손가락을 여러분 뒤쪽으로 뻗도록 하면서 손목을 굽힌다. 다른 손의 손바닥으로는 땅을 누르고, 손가락을 앞쪽으로 뻗는다.

양손을 모아 팔꿈치를 쭉 펴면서 힘껏 민다. 만약 팔꿈치가 과가동적이라면, 팔을 통과하는 빛을 상상하고, 강한 임펄스를 찾기 위해 여러분의 손바닥을 통해 이것을 따라간다. 일단 여러분의 팔을 관여시켰다면, 한발 서기하는 다리를 선택하고, 그 발목 위에 여러분의 몸을 쌓는다. 체중부하하는 다리의 발을 통해 지면을 누르면서, 다리의 뒤쪽 부분을 쭉 뻗고 골반을 들어올려 엉덩이 위에 올려놓는다. 반대쪽 무릎을 들어올리고, 여러분은 계속 압박하면서 몸을 통해 완전히 신장되는 느낌을 멈춘다(**그림 11.10** 참고).

만약 흔들리거나 불안정을 느낀다면, 여러분은 몸을 안쪽으로 수축하고, 무릎, 엉덩이 및 복부를 조이고, 또는 몸통의 측면을 단축할 필요성을 느낄 것이다. 압박은 불안정하고, 비효율적이고, 방어적인 자세이다. 그렇지 않다면,'강해지기 위해 오래 갈 것'을 감히 해 본다. 뇌가 몸의 균형을 잡는 방법을 알아낼 때까지 발과 손을 통해 양방향의 누르기를 유지한다.

팔의 자세를 유지하고, 이제는 다리를 바꿔서 다른쪽 무릎을 들어 올린다. 이것은 균형과 통합의 새로운 협응인 다른 신경근육 패턴을 포함한다(**그림 11.11** 참고)

이것은 모든 연령대의 대상자들이 좋아하는 과제인데, 그 이유는 이것이 좋은 느낌 뿐만 아니라,

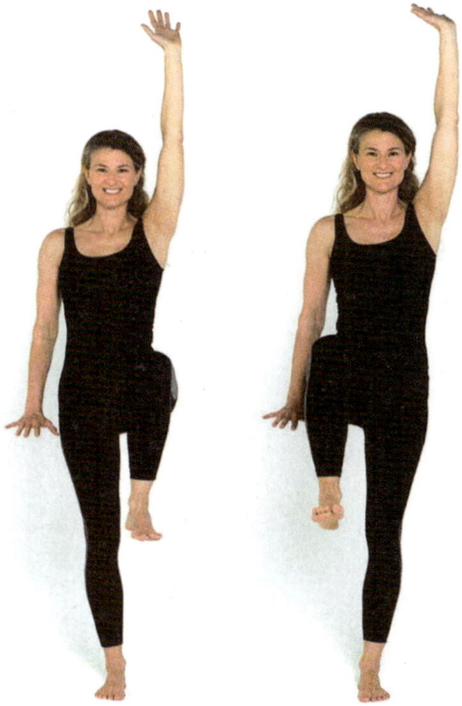

그림 11.10 / 11.11
하늘-땅 자세 1
하늘-땅 자세 2

균형, 연결 감각 및 빠른 안정성을 향상시키기 때문이다. 압박의 활동적인 근육 과제는 근막 조직을 당기는 것이고, 근막 조직은 움직임에 의해 팽팽하게 당겨진다. 이런 결합은 신체 분절들이 서로에 대해 어디에 위치하는지 등의 감각을 향상시키기 위해 광범위한 고유수용성 피드백을 제공한다. 이 움직임은 한발 서기 지지와 관련된 협력을 해결하고, 이런 한발 서기는 하중을 수용하는 엉덩관절의 벌림근과 돌림근과 관련되며 그들의 과도한 긴장을 완화하는 보상성 근육(뒤넙다리근과 넓은등근과 같은)을 허용한다.

대상자가 나무 자세(Tree Pose)나 한발 균형 잡기 자세를 취하는데 어려움을 가지고 있다면, 먼저 작은 하늘-땅 기법 이 그들의 가능성을 열 수 있다.

움직임 도중의 지지

지지(support)는 서기 자세만을 위한 것이 아니다: 우리는 많은 다양한 엉덩관절의 각도와 과제에서도 지지를 필요로 한다.

발 내딛기

한발 서기와 발 내딛기는 완전히 다른 차원이다. 여러분이 충분히 강한 엉덩관절 근육을 가질 수 있지만, 여러분의 발이 지면에 닿을 때 실제로 그들을 사용할 수 있도록 발을 제때 바꾸지 않으면, 이 결과는 마치 약증을 가진 것과 동일하다.

이상적으로 어떤 일이 일어나는지 살펴보자. 마치 트레이 위에 몸통을 운반하듯이 골반이 균형을 잡고 여러분의 몸을 움직이면서 한발을 앞으로 내디뎌 보자. 여러분의 몸은 양성 지지 반응을 준비하기 위해 빠른 계산을 하고, 엉덩관절과 무릎관절의 근육을 일깨운다. 보행의 하중 단계 이전에 여러분의 체중이 다리 위로 이동하기 시작할 때, 엉덩관절과 무릎관절은 일자로 펴되고 체중이 발 위로 떨어진다. 다리 전체는 발과 엉덩관절 사이의 공간을 견고하게 채우는 닫힌 체계로 작용하고, 지면반발력과 중력을 포함하기 위해 여러분을 허용한다.

이제 무슨 일이 일어나는지를 고려해 보자. 여러분은 발을 앞으로 내딛지만, 여러분의 몸통은 앞쪽, 뒤쪽 또는 심지어 가쪽으로 기울어진다. 이미 기술했듯이, 이것은 엉덩관절 근육의 활성화 능력에 영향을 미친다. 엉덩관절과 무릎관절이 체중의 빠른 적응을 준비하기 위해 굽힘과 폄 사이의 작은 과도기적인 움직임을 만들지 않기 때문에, 그 힘은 다른 길을 찾는다. 다음 걸음을 유도하는데 도움을 주는 힘을 긍정적으로 모으고 재설정하는 것 대신에, 우리는 엉덩관절을 지나 이것을 위쪽으로 활주시켜 골반의 Trendelenberg 효과를 발생시킨다. 우리는 다른 방법으로 골반을 옆으로 이동시켜 다리 위로 움직일 때 엉덩이가 가쪽으로 돌출되는데, 이것은 지지의 닫힌 체계가 약해져 있음을 의미한다.

우리는 각 다리의 닫힌 압박 시스템을 만들기 위해 몸을 훈련시킬 필요가 있다. 이것을 하기 위해, 우리는 '숲속 사냥'으로 불리는 기법을 사용할 것이다. 이 기법은 아동의 균형, 안정성 및 자세조절을 훈련시키기 위해 아동과 함께 내가 개발한 간단한 버전의 이름에서 명명되었다. 그들의 과제는 가상의 큰 사슴에 살금살금 다가가는 것이었지만, 여러분은 한쪽 다리만 자세히 관찰하면 된다.

움직임 탐구

숲속 사냥

엉덩이와 무릎이 부드럽게 튕겨지도록 VHR 안에 몸을 맡긴다. 먼저 골반을 지지할 수 있도록 몸통을 균형있게 운반할 필요가 있다. 피드백을 위해 한손은 가슴에 배치하고, 다른 손은 아랫배 위에 배치한다. 정면을 바라보고, 한쪽 발끝치를 여러분보다 약간 앞쪽에 배치한다(**그림 11.12** 참고). 수직 균형을 잡고 몸통을 운반하면서, 여러분의 체중을 앞쪽 발로 이동시킨다. 움직임 내내 위쪽 손(가슴 부위)은 아래쪽 손(배 위)과 수직 일직선되게 배치해야 한다(**그림 11.13** 참고).

다음, 발에서 무슨 일이 일어나는지를 알아보자. 부드러운 스프링과 같은 자세에서 시작하고, 다시 발꿈치

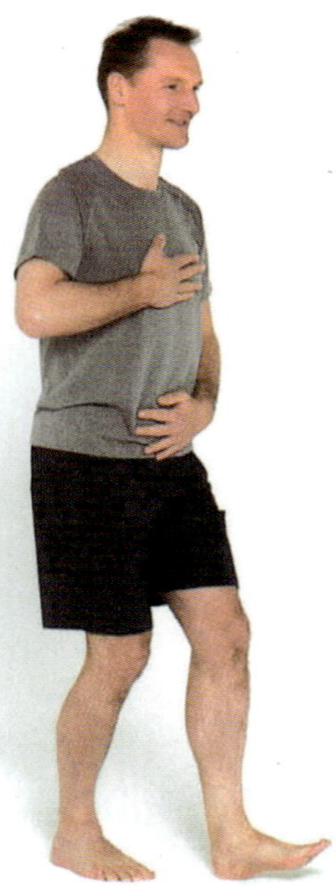

그림 11.12 / 11.13
숲속 사냥의 시작자세
숲속 사냥의 끝 자세

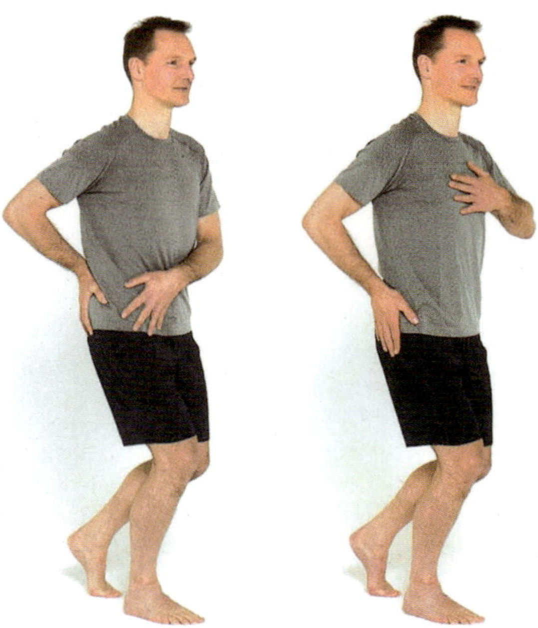

그림 11.14 / 11.15
골반 위의 손 배치
몸통을 발 위로 이동할 때 엉덩이에 초점을 맞춘다.

를 여러분의 앞쪽으로 약간 내딛는다. 여러분의 몸을 그 발 위로 앞쪽으로 이동시키고, 과도한 긴장을 확인하고 발바닥이 지면 위에 펼쳐지는 것을 느끼기 위해 긴장을 이완시킨다. 엉덩관절과 무릎관절을 약간 굽힘으로써 여러분의 발에 약간의 압박을 가하고, 필요에 따라 자신을 조정하여 발 전체의 감각과 연결한다. 시작자세를 위해 발을 다시 뒤쪽으로 내딛는다.

이제는, 골반을 확인할 시간이다. 시작자세를 취하고, 양손을 골반 측면에 배치하고 손가락을 벌려 최대한 감싼다. 이들 손은 골반이 다리 위에 안정되어 있는지를 여러분에게 말할 것이고, 또는 지면반발력이 위쪽, 뒤쪽 또는 측면으로 향하는지를 말해 줄 것이다 (**그림 11.14** 참고).

앞쪽 발 위로 몸을 이동시킬 때, 손 밑에서 무슨 일이 일어나는지를 확인해 보자. 손 밑에서 골반이 수평을 이루는지 아니면, 위쪽으로 밀고 있는지?

다시 시작하자. 그러나 여러분이 체중을 수용할 때 엉덩관절과 무릎관절이 부드러워지는지에 초점을 맞추어야 한다. 앞쪽 발에 체중을 완전히 실을 때 시상면에서 초기 하중의 일부를 흡수함으로써, 우리는 이마면을 조절하기 위해 엉덩관절 벌림근이 활성화할 때 벌림근에 대한 요구를 감소시킨다. 엉덩관절 폄근은 엉덩관절 벌림근과 함께 지지에 대한 책임을 공유하여 골반이 발 위에 고요하게 부유할 수 있도록 한다.

여러분이 그 다리 위로 발을 내디딜 때 작은 VHR이 볼기 근육을 흥분시키는 열쇠임이 판명되었다. 이것은 타이밍과 신체 운반을 통합함으로써 그 가능성을 기능으로 전환시키는 열쇠이다.

이번에는 손바닥을 엉덩이의 측면에 배치하고 손가락을 아래로 향하게 한다. 여러분이 그 다리를 앞쪽으로 내디딜 때, 골반의 뼈가 여러분과 함께 단순히 앞쪽으로 움직이는지, 아니면 가쪽으로 벗어나는지를 확인해 보자. 이것이 여러분의 손을 밀어내면, 다시 시작하고, 이번에는 그 발쪽인 앞쪽으로 움직이는 것에 초점을 맞추어야 한다. 나의 대상자가 이것을 수행할 때, 그들은 움직임 의도를 뇌에 분명히 전달하고, 앞쪽 발로 체중을 이동할 때 볼기 근육과의 연결을 빠르게 확인해야 한다(**그림 11.15** 참고).

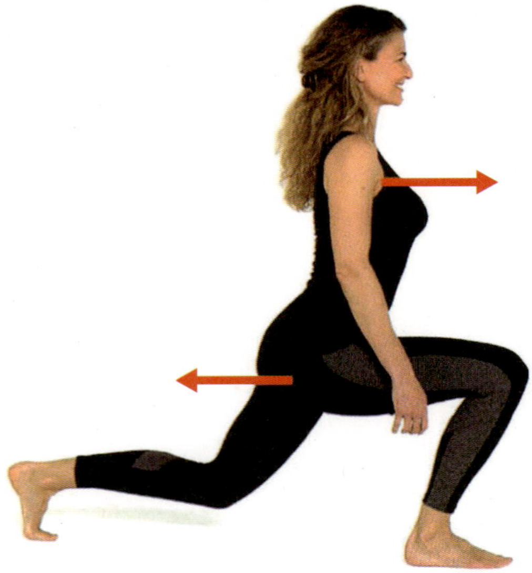

그림 11.16
붕괴된 런지: 골반이 앞쪽 경사로 이동하여 척추를 폄시키고, 엉덩이를 뒤쪽으로 이동시킨다.

작은 움직임이 큰 움직임에 영향을 미친다는 것은 아무리 강조해도 지나치지 않다. 볼기 근육의 압착과 쥐기는 셀프-캐리지, 부드러운 무릎관절과 엉덩관절을 통한 힘 수용, 그리고 명확한 움직임 방향과 같은 실제 문제에 벽지를 바르는 것일 뿐이다. 이들 요소의 결합은 체중부하에 반응하기 위해 볼기 근육의 조건을 설정한다.

깊은 자세에서 지지하기

여러분이 런지를 수행하고 있거나 요가의 전사 자세로 활주를 하고 있다면, 하중의 경험이 앞쪽 다리에 강조되어 지지 반응을 촉발해야 한다. 시상면 움직임에서 엉덩관절과 무릎관절을 조절하기 위해서는 넙다리네갈래근, 볼기 근육, 모음근 및 뒤넙다리근 사이에 활동의 균형이 있어야 한다. 여러분이 엉덩관절과 무릎관절을 굽힘하여 아래로 가라앉을 때, 이들 볼기 근육은 그 자세의 안정된 부력을 가져오기 위해 거인의 손처럼 엉덩관절의 뒤쪽 부분을 받쳐 주어야 한다. 그러나 이 자세를 깊게 움직일 때, 많은 사람들은 골반을 앞쪽경사하여 궁둥뼈를 뒤쪽으로 내밀고 허리뼈를 폄할 것이다(**그림 11.16** 참고). 이런 자세는 볼기 근육을 활성화시키지 못하고, 뒤넙다리근 부착점에 압박을 가하여 엉덩이 하중의 대부분을 뒤넙다리근으로 이동시킨다. 이것은 통증의 흔한 원인이다.

뒤넙다리근 부착점의 통증으로 고생하는 사람들은 깊은 자세로 몸을 하강할 때 골반이 앞쪽경사 되는지를 확인한다.

여러분의 복장뼈 자세가 엉덩이에 어떤 영향을 주는지를 기억하는가? 이것은 전사 자세와 런지를 취할 때 영향을 주는 또다른 핵심 영역이다. "가슴을 펴시오"나 "가슴을 들어올리시오"라는 큐잉은 사람에게 위쪽 등 부분을 과도하게 펴하도록 만들 수 있다. 그들이 이런 자세로 움직일 때, 그들의 복장뼈가 점차 위쪽으로 들리게 되어 몸통의 앞부분은 늘어나고 뒷부분은 단축된다. 엉덩이가 중력의 낙하 지점보다 뒤쪽으로 활주하게 되고, 골반은 몸통을 운반할 수 있는 수평 플랫폼을 더 이상 제공하지 않는다. 이런 상황에서, 뒤넙다리근은 엉덩관절을 지탱하기 위해 더 열심히 작용해야 하고, 또 노력을 공유하는 볼기 근육의 뚜렷한 기여가 없다면, 넙다리네갈래근도 큰 하중을 받게 된다. 이것은 앞쪽 무릎 통증을 가진 사람들에게 더 어려운 자세를 만들 수 있다.

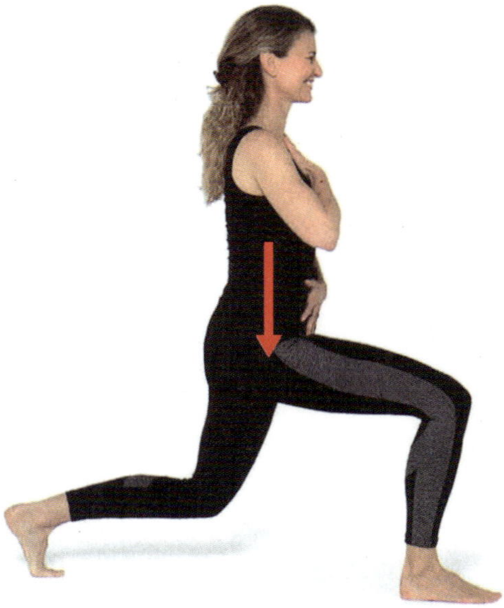

그림 11.17
몸통과 골반의 관계에 대한 인식

움직임 탐구

이것을 조사하기 위해, 런지나 전사 자세의 시작자세로 여러분의 발을 배치해 보자. 한 손은 복장뼈 위에 배치하고, 다른 손은 아랫배 위에 배치한다. 여러분이 움직이기 시작할 때, 여러분의 양손이 동일한 간격을 유지하는가 아니면 서로 멀어지는가? 여러분은 배 위의 손이 아래로 움직이는지 아니면, 복장뼈에 위치한 손이 위쪽으로 움직이는지를 알 수 있을 것이다.

다시 시작하기 위해, 시작자세로 돌아온다. 이번에는 이들 자세로 움직일 때, 양손 사이의 간격을 일정하게 유지한다. 이것은 여러분의 골반을 몸통 밑에 유지하는 것이고, 엉덩이를 지지하는 볼기 근육쪽으로 아래로 내리도록 하는 것이다. 여러분은 그 다리의 근육 변화를 느낄 수 있는가? 엉덩이가 여러분을 지지하고 있을 때, 넙다리네갈래근과 뒤넙다리근이 힘들게 작용하지 않아야 하는데, 그 이유는 그 하중이 엉덩관절과 무릎관절 사이에서 분산되기 때문이다(**그림 11.17** 참고).

엉덩이로 여러분을 지지하기 위해서는, 큰볼기근이 할 수 있는 최대 굽힘 자세가 되게 원심성 수축을 할 수 있어야 한다. 만약 이 자세에서 큰볼기근이 약하다면, 여러분의 뇌는 여러분이 계속할 수 있는 해결책을 찾을 것이고, 경우에 따라 여러분의 신체 자세를 변화시킬 것이다. 이것은 골반을 뒤쪽으로 이동하거나 측면으로 경사시키므로써 하중을 피할 수 있고, 또는 넙다리뼈를 안쪽으로 떨어지게 하여 큰모음근이 도움을 줄 수도 있다. 우리는 매우 영리한 피조물이다.

엉덩관절이 운동사슬의 커다란 연결고리고, 큰볼기근이 실질적인 근육임을 기억해야 한다. 우리가 만드는 반복적인 보상작용이 결손을 일으킬 때 뒤넙다리근, 모음근 및 무릎 등과 같은 다른 신체 구조물에 스트레스를 증가시킨다.

만약 무릎이 안쪽으로 움직이거나 골반이 가쪽으로 경사지면, 우리의 몸은 시상면에서 이마면으로 움직임을 전환할 것이다. 때때로 우리의 몸은 움직임을 다르게 수행할 수 있는 능력이 갖지만, 어떻게 수행하는지를 알기 위해서는 도움을 필요로 한다. 예를 들어, 런지를 할 때, 우리는 다른 인식 지점(awareness point)으로부터 큐잉을 받을 수 있다.

첫 번째는 익숙한 발이다. 발바닥의 압력이 안쪽 경계로 이동되었는지를 확인하고, 이런 현상은 여러분의 무릎을 안쪽으로 끌어당길 것이다. 만약 체중이 발바닥의 가쪽으로 가해지면, 반대 현상이 일어날 것이다 (여러분은 무엇을 확인해야 하는지를 안다: 리스닝 풋. 여러분은 족압의 중심화를 이루기 위해 충분한 정강넙다리관절의 돌림이 있는지를 확인할 수 있다).

그 다음은 골반이다. 여러분은 양쪽 골반의 앞쪽면이 자동차 전조등이고, 그들은 정면을 비추고 또 좌우 수평을 이루고 있음을 기억해야 한다. 만약 전조등이 측면으로 경사지거나, 지면을 향하고 있거나 또는 앞쪽 다리쪽으로 방향이 틀어져 있는 것을 확인했다면, 이것은 앞쪽 엉덩관절의 "닫힘"징후이다(즉, 골반과 넙다리뼈가 가까워진 것이다). 만약 전조등을 정면으로 비추고 엉덩이를 살짝 열어 '숨쉬게 해' 주면, 훨씬 더 쉽게 엉덩이를 위로 들어올려 볼기 근육을 활성화시킬 수 있다.

마지막은 다리 그 자체이다. 만약 앞쪽 무릎이 안쪽이나 바깥쪽으로 비틀려 있음을 발견하면, 다리를 통해 흐르는 폭포수를 다시 상상해 보자. 폭포수가 방향을 바꾸어 떨어지는지를 확인해 보고, 만약 그렇다면 폭포수가 다리 아래쪽으로 곧게 흐르도록 부드럽게 여러분 자신을 조정해 본다.

나의 일부 대상자들은 폭포수 대신에, 엉덩관절과 발 사이를 잇는 고속도로라고 생각하고, 그들이 주행할 수 있도록 가로등을 밝혀준다; 다른 대상자들은 색색의 빛줄기라고 상상한다. 우리 마음의 눈으로 움직임 경로를 보는 것은 뇌를 위해 움직임 의도를 지시하고, 그 해결책을 찾기 위해 온몸을 관여시키는 것이다.

움직임 방향에 대한 형태의 감각은 필라테스 리포머 위의 풋 워크만큼 중요하다. 만약 무릎 굽힘에서 엉덩관절 굽힘으로 초점을 맞춘다면, 우리는 다리 전체의 시상면 움직임으로 우리의 의도를 완전히 돌린다. 이런 경우, 대상자들은 단순히 그것 형태의 변화를 확인하고 필요하다면 조정함으로써 움직임의 안팎으로 색깔의 일직선을 따를 수 있다.

스프링을 추가하자

지금쯤이면 신체가 한쪽 다리로 적절하게 지지되기 위해서는 엉덩관절 벌림근 이외의 다양한 요소가 관련되어 있음이 분명하다. 숲속 사냥(Hunting in the Forest)은 엉덩이와 발 사이의 체중부하의 힘을 억제하고, 사용에 도움이 되는 작은 수직 움직임을 하기 위해 몸통의 동적 자세와 고유수용성 감각 뿐만 아니라, 다리 관절사이의 협응을 통합했다. 런지는 더 큰 엉덩관절과 무릎관절 각도에서 골반의 신경근육 조절 패턴을 유지하고, 골반의 지지 능력을 확장시킨다.

이것이 자리를 잡으면, 이제 우리는 10장에서 수행하는 강력한 엉덩관절과 무릎관절의 폄근을 훈련시켰던 펄스 능력을 추가할 수 있다. 이것은 우리가 홉핑하고, 스킵핑하고, 바운딩하기 위해 우리가 필요로 하는 한쪽 다리의 충격흡수 능력과 효율적인 동적 움직임을 발달시키는 쪽으로 우리를 움직이게 한다.

움직임 탐구

가쪽 펄스(lateral pulses)

가쪽 펄스는 수직 힙 릴리즈(VHR) 자세 또는 더 깊은 자연스런 스쿼트 자세에서 연습할 수 있다.

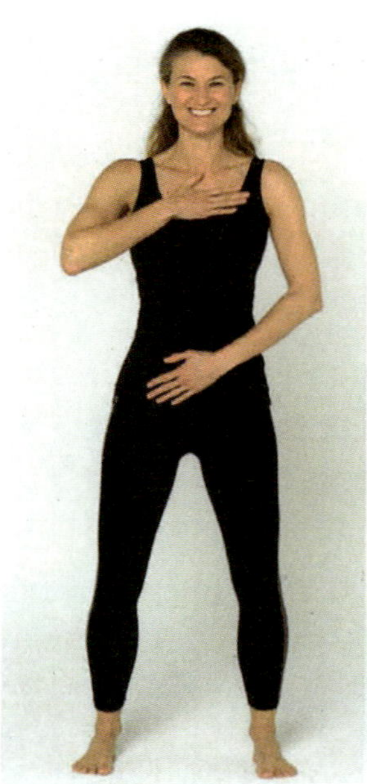

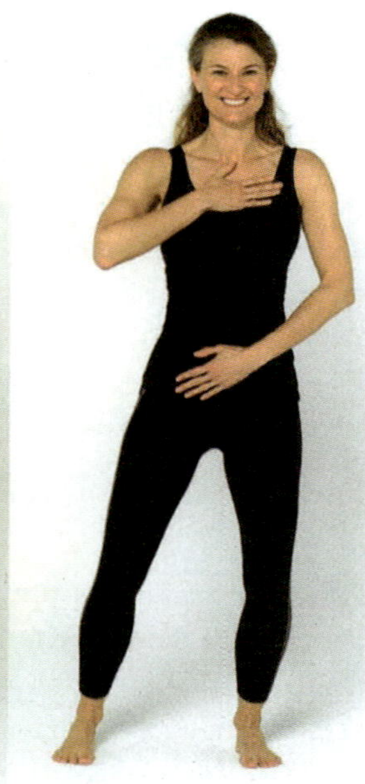

그림 11.18 / 11.19
수직 힙 릴리즈(VHR)에서의 가쪽 펄스의 시작자세
가쪽 펄스의 마무리 자세

먼저, 10장(탄성 펄스 참고)에서 여러분이 했던 것처럼, 펄스하는 방법을 상기시킨다. 이것은 볼기 근육과 넙다리네갈래근을 일깨우고, 스프링 움직임을 만들기 위해 구심성 운동과 원심성 운동 사이에서 일어나는 부드러운 순환을 어떻게 하는지를 그들에게 상기시켜 준다.

여러분의 어깨가 엉덩관절 위에 수직 일직선되게 유지하고, 여러분의 체중이 한쪽 발을 통해 직접 떨어지도록 가쪽 펄스를 실시한다. 다른 쪽 발은 여전히 지면에 놓여야 하지만, 여러분의 체중은 그 발로부터 멀리 움직여야 한다(**그림 11.18**과 **그림 11.19** 참고).

체중을 가쪽으로 이동할 때, 그쪽 엉덩관절에서 아래로 하강하는 의도를 기억하자. 그렇지 않으면, 뇌가 가쪽 움직임에 의해 산만해지고, 엉덩관절을 벗어나서 어깨가 기울어지거나 그 발을 벗어나서 엉덩관절을 펄스한다(**그림 11.20** 참고).

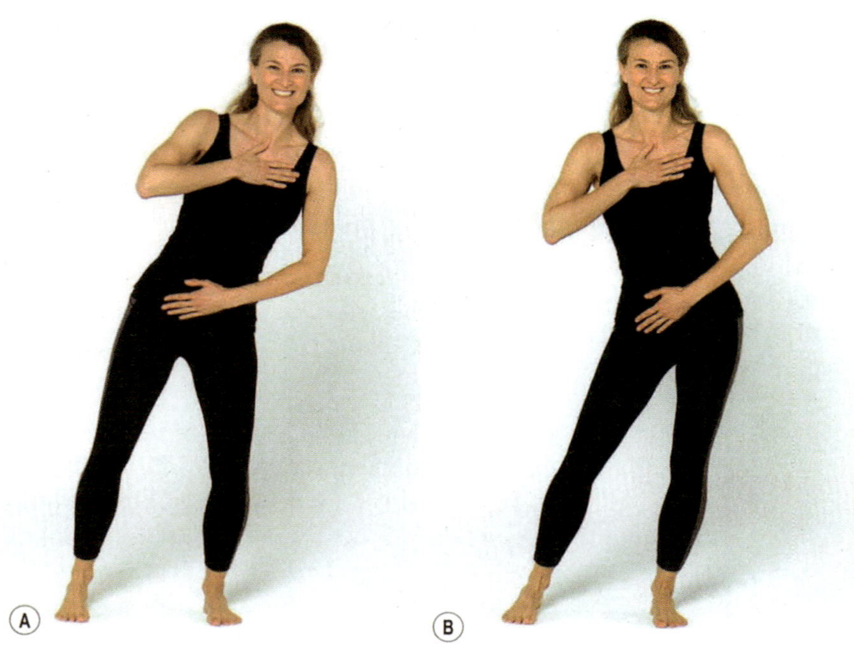

그림 11.20
엉덩이로 '앉는 것'을 잊었을 때, 여러분의 몸통이 측면으로 기울어지거나(A) 또는 측면으로 이동할 수 있다(B).

그 발 위에 정렬을 유지한 채, 점차 움직임의 깊이를 증가시키고, 내려갔다가 다시 위로 올라가는 방식으로 몇 개의 "플로어"로 나누어서 펄스를 한다. 이것은 관리 가능한 수준에서 하중을 증가하면서, 골반의 한쪽면을 통해 지지의 신경근육 패턴을 유지하기 위해 그 시스템에 도전하는 것이다.

펄스 운동은 모든 연령대의 사람에게 중요하다. 운동선수와 댄서를 위해, 펄스는 깊은 관절의 굽힘 자세에서 신경근육 타이밍과 협응을 훈련시키는 한편, 다리의 큰 관절에서 위쪽으로 탈출시키지 않고 뇌가 힘을 흡수하는 방법을 가르친다. 작은 범위의 펄스는 관절성형술 환자가 보행의 부드러움을 회복할 수 있는 중요한 운동이다: 이것은 과도한 다리 근육의 긴장을 해결해 줌으로써 달성된다.

균형

균형은 완전히 정지해 있는 조각상과는 다르다. 균형은 여러 소스로부터 들어오는 감각 정보의 흐름으로 구성된 지속적인 미세 조정이면서 번개처럼 빠른 반응에 관한 것이다.

여러분은 균형에 요구되는 많은 요소들을 이미 배치하고 있다. 5장에서 여러분은 위쪽 목, 안뜰계 및 눈 등으로부터 오는 감각 피드백을 최적화하기 위해 목 위에 놓인 머리의 자세를 다루었다. 여러분은 리스닝 풋으로 서기 위해 발을 설정했고, 또 발의 안쪽이나 가쪽으로 체중부하하고 있는지를 알게 되면, 여러분은 엉덩이가 발을 지면바닥에 놓는데 영향을 주는지를 확인하기 위해 토탈 바디 로테이션을 체크하고 싶을 것이다.

여러분은 여러분의 호흡을 검사하고, 한 부위의 과도한 움직임을 최소화하기 위해 호흡 운동을 몸통 전체로 분산시키는 방법을 배울 것이고, 또 여러분은 관절이 호흡에 의한 움직임을 흡수할 수 있도록 고착된 긴장을 이완하는 있음을 인지하고 있다.

여러분은 척추 자세에 대한 고유수용성 자각을 얻고, 골반으로 몸통을 어떻게 운반하는지를 알고 있다. 이제 여러분은 지지(support) 즉, 한발 서기를 하기 위해 이들 요소를 통합하는 능력을 알고 있다.

이런 풍부한 능력을 갖추었다면, 여러분은 균형을 더욱 발달시킬 수 있다. 이것을 위해, 우리는 간단한 3점 템플릿을 사용하여 균형을 더욱 탐구할 수 있다: 균형을 유지하자, 균형을 찾자 및 균형을 되찾자.

균형을 유지하자

이 범주는 그 주변의 조건을 변경함으로써 자세에 도전하는 것을 포함한다.

움직임 탐구

엉덩관절과 무릎관절을 부드럽게 하여 한발 서기를 한다. 사람들이 그들의 균형을 유지하려고 할 때 종종 발생하는 고정된 다리에서 발생하는 긴장을 막기 위해 다리 관절에 부드럽게 펄스를 가한다.

지면 위에 놓인 여러분의 발을 느껴 보자. 여러분의 CLA를 설정하기 위해 헬륨 풍선을 상상해 보자.

균형 유지 1

이제 여러분의 양팔을 머리 위로 들어올린다. 긴장을 푼 상태에서 한쪽 팔을 옆으로 내린 다음 다시 위로 들어올린다. 다른쪽 팔도 반복한다. 여러분은 시상면인 여러분의 앞쪽으로 팔을 내린 것과 이마면인 여러분의 측면으로 팔을 내린 것을 비교할 수 있다. 이것이 여러

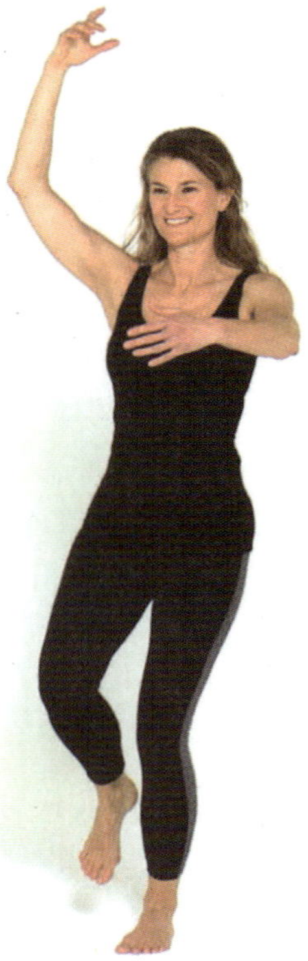

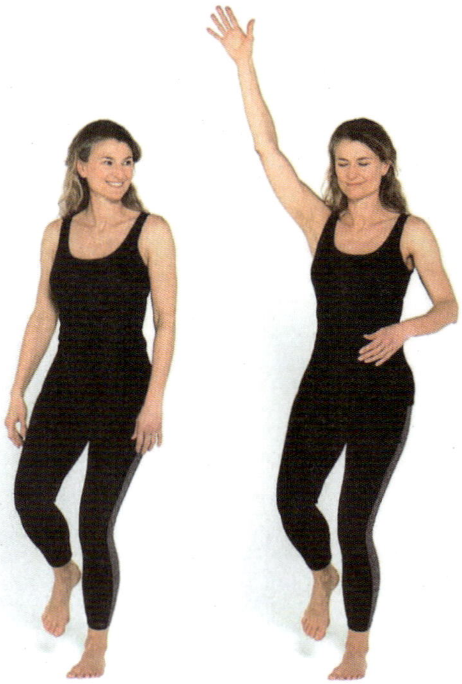

그림 11.21
팔의 움직임으로 무게중심에 도전한다.

그림 11.22 / 11.23
머리를 부드럽게 움직이면서 균형을 유지한다.
눈을 감은 채 자신감을 얻는다.

분의 무게중심을 약간 교란시키기 때문에, 여러분의 균형을 유지하기 위해 미세한 조정을 여러분께 요구할 것이다(**그림 11.21** 참고).

균형 유지 2

양팔을 옆으로 편안하게 유지하고, 머리를 움직이지 않고 천천히 눈을 좌우로, 위아래로, 그리고 대각선 방향으로 움직인다. 이번에는 실내를 둘러보기 위해 여러분의 머리를 회전시키고, 흔들림이 몸을 무해하게 움직일 수 있도록 하는 실험을 해본다. 눈과 머리의 움직임은 여러분의 위쪽 목, 눈 및 안뜰계에서 오는 피드백에 영향을 미쳐 뇌와는 다른 계산을 촉발시킨다(**그림 11.22** 참고).

균형 유지 3

다시 도전할 과제를 바꾼다. 눈을 감은 상태에서 긴장이 이완되고 이것을 경청하기 시작할 때까지 신체가 초기에 더 큰 조정에 어떻게 반응하는지를 느껴 본다. 시각이 차단되면, 뇌는 3개 채널의 피드백 통합에서 나머지 2개 채널의 통합으로 이동할 것이다: 나머지 신체에서 오는 감각 피드백과 머리 속에 있는 안뜰계(**그림 11.23** 참고).

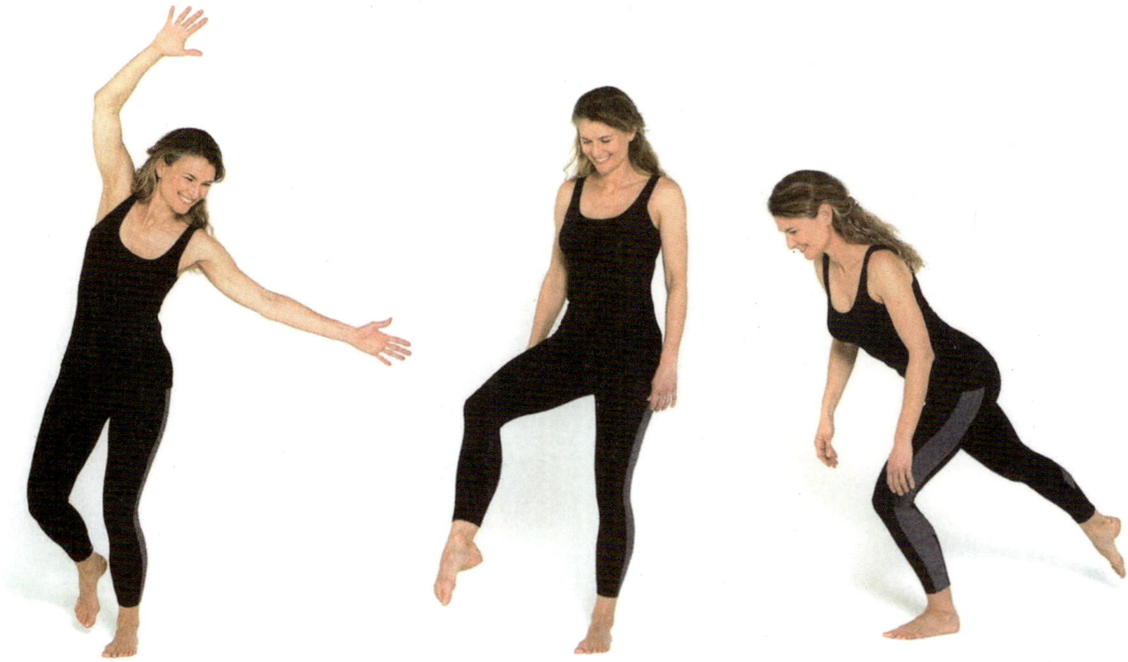

그림 11.24 / 11.25 / 11.26
상체를 이용해 균형을 찾는다.
균형에 대한 다리 움직임의 효과를 탐구한다.
균형을 위해 다리와 신체의 각도를 협응한다.

균형을 찾자

이 범주는 신체 관계를 변화시키므로써 우리의 경계를 넓히도록 만드는 것이다.

움직임 탐구

균형 찾기 1

부드러운 무릎관절과 엉덩관절로 한발 서기를 취한 상태에서, 여러분의 팔을 어느 방향으로 움직이기 시작하고, 여러분이 원하는 만큼 많은 가능성과 조합을 탐구한다. 팔을 이용해 상체를 움직인다; 즉, 상체를 회전하고, 옆굽힘하고, 안쪽으로 감아말거나, 또는 가쪽으로 상체를 확장시킨다. 때때로 부드러운 엉덩관절과 무릎관절에 대해 상기시켜 주고, 다리의 긴장을 줄이기 위해 펄스 운동을 약간 수행한다(**그림 11.24** 참고).

균형 찾기 2

이번에는 자유로운 다리로 여러분의 탐구를 확장시킨다. 먼저 공중에서 그 다리로 8자를 그리는 것을 상상하고, 그 다음 그 다리를 앞쪽과 뒤쪽으로 쭉 뻗고, 이것이 무릎에서 깊은 굽힘을 어떻게 요구하는지를 느껴 본다(**그림 11.25** 참고).

균형 찾기 3

여러분의 몸이 반응하여 앞쪽으로 기울어질 때까지 자유로운 다리를 여러분의 뒤쪽으로 쭉 뻗는다. 또다시, 팔을 움직이고, 머리를 회전하고, 어깨를 회전할 때, 일어날 수 있는 긴장을 인식하고, 더 많은 옵션을 뇌에 제공하면서 가끔식 발가락 터치를 시도해 본다 (**그림 11.26** 참고).

균형 찾기 4

지면 위에서 전신을 움직일 때 균형을 유지하면서 여러분 자신을 움직이는 능력은 우리의 정상적인 기능 움직임에 필수적이다. 이것은 클락 스텝(Clock Steps)으로 찾을 수 있다.

커다란 가상의 시계 중심에 여러분이 서 있다고 상상해 보자. 처음에는 눈을 뜨고 발을 지면으로 들어올려서 12시 방향으로 뻗는다. 이번에는 자유로운 다리를 지면으로 떼낸 상태에서 6시 방향으로 그 다리를 뒤로 뻗는다. 한 발을 지면으로부터 떼어내서 3시 방향으로 다리를 움직인 후 9시 방향으로 다리를 움직이고, 11시 방향으로 다리를 움직인 후 5시 방향으로 다리를 움직이고, 또 7시 방향으로 움직인 후 1시 방향으로 다리를 움직인다. 일단 다리를 각 스텝으로 움직일 때 여러분의 몸통을 정리할 수 있음을 알게 되면, 이번에는 눈을 감은 상태에서 위의 과정을 반복해 본다. 여러분의 시야가 차단될 때는 다른 경험을 하게 될 것이다: 이제 여러분은 정말로 여러분 자신을 감지할 필요가 있다.

균형을 되찾자

때때로 균형을 풀기 위해, 우리가 해야 할 모든 것은 균형을 통제하려는 생각을 해제하고 단순히 균형을 되찾는 것에 집중하는 것이다. 이것은 우리의 평범한 삶을 반영한다: 우리는 종종 "우리의 균형을 잡는" 능력을 필요로 한다.

움직임 탐구

이런 연습에서는 움직임이 볼품없을수록, 더 좋은 것이다. 움직임의 목적은 여러분 자신을 균형 밖으로 던지고, 여러분의 팔, 다리 및 몸을 다양한 방향으로 움직이는 것이고, 한발 서기를 할 수 있을 때 다른 쪽 다리를 만지지 않고 다양한 움직임을 협응시키는 방법을 배우는 것이다.

이것은 매우 해방적이고, 좋은 재미있는 일이다 – 우리는 완벽함을 기대하지 않을 때 더욱 이완하고, 그 압박을 제거함으로써 균형을 되찾기 위해 우리의 능력 경계로 우리를 밀어넣는 움직임의 크기와 속도에 대해 배울 기회를 더 많이 가질 것이다.

균형을 이해하기 위한 하나의 요점이 있다: 균형을 유지하려고 노력하면 할수록, 균형은 여러분을 더욱 곤란하게 만들 것이다.

파워 포인트

- 체중부하하는 다리를 통한 체중을 수용하는 능력인 지지(support)는 커다란 근육의 팀을 요구하는데, 이것은 골반내의 근육 팀뿐만 아니라, 골반의 아래위에 있는 근육 팀도 포함한다.
- 발의 감각 피드백과 골반 위의 몸통에 대한 인식은 효율적으로 활성화할 수 있는 볼기 근육을 설정한다.
- 기능적으로 관련되기 위해서는, 우리는 다양한 엉덩관절 각도와 신체 움직임에서 다양한 지지를 도입할 필요가 있다.
- 지지는 균형을 위한 열쇠중의 하나이다.
- 시각, 안뜰감각 또는 고유수용성 감각 등의 3가지 주요 시스템이 아니라, 전신이 균형에 관여해야 한다. 발에서부터 자세와 호흡에 이르기까지, 여러분은 '균형 운동'을 시작하기도 전에, 의미있는 기반을 마련할 수 있다.
- 여러분의 프로그램에서 균형을 해결하고자 할 때, 더 많은 다양성을 추가하기 위해 3점 템플릿을 고려해 본다.

우아하고 효율적인 보행 12
Elegant, effective gait

내 다리가 움직이기 시작하는 순간, 내 생각이 흐르기 시작한다고 생각된다.

Henry David Thoreau

우리가 여유롭게 달리고 있거나 우아하게 걷고 있는 사람을 볼 때, 그들의 우아한 보행이 우리의 눈을 사로잡고 우리의 주목을 끈다. 그들을 볼 때 우리의 뇌는 무의식적으로 활력, 능력 및 자신감을 갖는다.

자세와 마찬가지로, 보행도 우리에게 세상의 무언가를 말해주고 있다.

그러나 우리의 진화적 유산인 효율적인 보행은 때때로 오늘날에는 달성하기 어려울 수 있다. 우리는 필요에 의한 장소에서 주의깊게 관리되는 용량으로 운동하고 있다. 몇 시간 동안 계속해서 의자에 앉아 있으면, 우리는 자신을 어떻게 이동해야 하는지를 잊어버린다. 이곳저곳으로 우리를 단순히 이동시키는 일정한 교대적 리듬(보행)은 시간-효율적 운동을 위해 체육관으로 우리를 더 빠르게 이동시키는 자동차를 탄다.

그러나, 우리가 몇 가지 핵심 개념을 갖추고 있다면, 효율적으로나 심지어 즐겁게 지면을 나아가는데 필요한 모든 구성 요소를 가지고 있다.

밀거나, 당기거나 또는 기울이거나?

첫 번째이자 가장 시작하기 쉬운 곳은 움직임 임펄스이다. 만약 여러분이 공원 벤치에 앉아서 보행하는 사람을 본다면, 여러분은 다양한 보행 해석을 보게 될 것이다. 이런 모든 변화에도 불구하고, 그들의 보행은 대략 3개 범주에 해당한다: 밀기, 당기기 또는 기울이기.

보행 속도에서도, 미는 식의 보행은 우리의 다음 기능적 힘 관리 전략인, ***추진력***을 아름답게 보여준다. 이런 추진력은 모멘텀의 생성이고, 앞쪽, 옆쪽, 또는 심지어 위쪽으로 우리를 긍정적으로 통합하는 여러 과정의 결과이다. 미는 식의 보행을 가진 사람을 볼 때, 여러분은 계속 앞쪽으로 운반되는 전신의 감각을 얻는다. 각 걸음을 할 때마다, 그들의 무릎은 허벅지를 이끌어내어 엉덩관절 밑에서 다리를 진자처럼 움직일 것이다. 그런 다음, 그들의 종아리가 지면 위에 발을 놓기 위해 앞쪽으로 움직인다. 그들의 골반은 일정하게 앞쪽으로 전진하여 그 발을 넘어서고, 엉덩관절 폄근의 흥분을 촉진한다. 이런 사람은 지면을 견고한 토대로 하여 앞쪽으로 추진하기 위해 엉덩관절에서 발까지 다리의 뒤쪽면에 있는 근육을 사용한다.

미는 식의 보행을 가진 사람은 지면을 걸어갈 때 움직임의 중심 안에서 체중을 꾸준히 운반한다(**그림 12.1** 참고). 그들의 체중이 두 다리 사이에서 앞쪽으로 계속 움직이기 때문에 각 발을 통해 체중을 완전히 수용할 때 골반은 그 발 위에 수직 일직선으로 놓이게 된다. 이것은 효율적으로 걷는 사람은 중간입각기 때 이미 '한발 서기를 설정해야 한다는 의미이다.

그러나 당기는 식의 보행은 다른 인상을 제공한다. 어깨와 골반이 수직 일직선으로 배치되지 않을 때는 역학이 바뀔 수 있다. 스웨이백(sway back)을 가진 사람이나 앞쪽 갈비뼈 자물쇠 자세를 가진 사람은 그들의 상체를 약간 골반 뒤쪽에 배치하면서 걷는다. 그들이 발을 앞으로 내디딜 때, 그들의 중력선은 엉덩관절보다

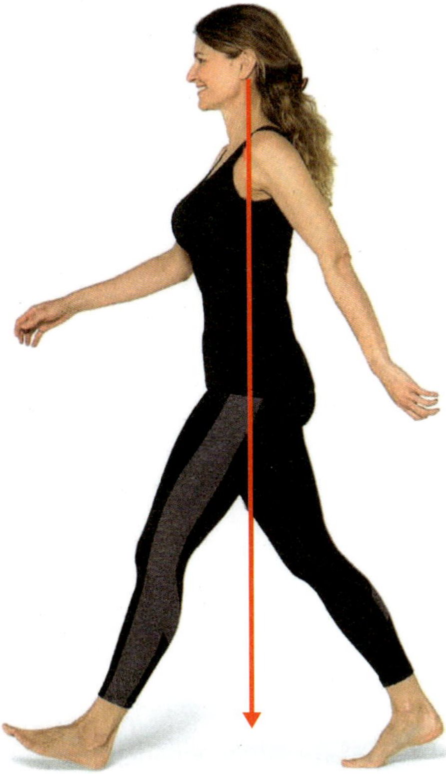

그림 12.1
미는 식의 보행: 내딛는 다리 위로 생체를 운반한다.

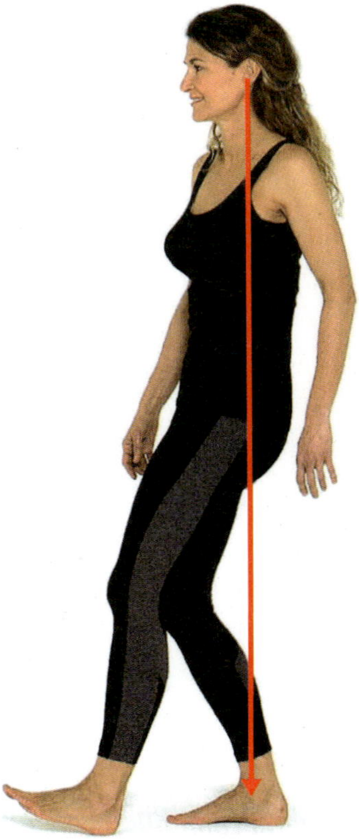

그림 12.2
당기는 식의 보행: 상체가 내딛는 다리를 천천히 따라간다.

뒤쪽으로 떨어진다. 이 사람은 보행을 할 때 다리 위에 골반을 실지 않고, 마치 상체가 다리를 따라가는 것처럼 보이는데, 그 이유는 골반이 발 까지 이동하지 않기 때문이다. 뒤넙다리근과 함께 몸을 앞쪽으로 당기기 위해 지면을 앵커처럼 사용한다. 무릎은 종종 젖힘되고, 볼기 근육과 장딴지 근육은 상대적으로 비활성화된다(**그림 12.2** 참고).

엉덩관절 건강의 관점에서 볼 때, 이것은 장기적으로 채택하기에 위험한 전략이다. 앞의 장들에서, 우리는 건강하고 잘 움직이는 엉덩관절이 어떻게 안전한 회전축을 필요한지 설명했는데, 움직임을 위한 안정한 기준점을 만들기 위해서는 넙다리뼈머리가 절구의 중간 부분에 잘 안착되어야 하는 것을 의미한다.

만약 사람이 정상 자세에서 골반을 몸통보다 약간 앞쪽으로 위치시키고 서 있는다면, 엉덩관절은 중립위가 아니라 폄된 자세를 취할 것이다. 이것은 볼기 근육을 억제하고, 엉덩관절 굽힘근을 신장시켜 덜 효율적이고 스트레스가 많은 자세로 만들 것이다.[1] 우리가 앞으로 걸을 때, 앞쪽 다리의 엉덩관절 굽힘근과 앞쪽 인대의 탄성 에너지 저장은 엉덩관절 굽힘근으로 넙다리뼈를 앞쪽으로 당기기보다는 넙다리뼈를 통과시키는데 중요한 역할을 해야 한다.[2] 그러나, 우리의 자세 때문에 습관적으로 신장된 자세로 유지되면, 이들 구조물은 에너지를 저장하지도 방출하지도 못할 것이고, 또 이런 낮은 비용의 수동 보조가 없다면, 우리는 근육의 활동증가로 보상해야 한다. 이런 기전은 과로의 결과로써 엉덩관절 굽힘근을 타이트하고 민감하게 만들 수 있다.

많은 사람들은 단기간의 증상 완화를 위해 회전목마식 엉덩관절 굽힘근의 신장과 해제 안에 갇히게 된다. 각 분절이 위아래로 일직선 된 상태에서 신체를 균형있게 운반하는 것의 학습은 증상의 원인을 해결하고 보다 효율적인 장기간의 해결책을 제공하는데 도움이 된다.

이것은 단지 잠재적인 문제가 아니다. 발을 앞으로 내디딜 때, 추진하는 다리의 엉덩관절을 폄해야 하지만, 만약 우리의 자세 때문에 그 엉덩관절이 이미 폄되어 있다면, 우리는 그 발 위로 골반을 이동시키는 다른 방법을 찾아야 할 것이다. 우리는 엉덩관절 폄(넙다리뼈 앞쪽 활주로 불리는 현상)의 전송을 생성함으로써 이것을 달성할 수 있다.[3] 여기에서 넙다리뼈의 앞쪽 활주란, 뒤넙다리근이 넙다리뼈를 뒤쪽으로 당길 때 절구 안에서 넙다리뼈머리가 앞쪽으로 이동되는 것을 말한다. 이런 상황에서는 엉덩관절의 깊은 안정화 근육들이 우리가 걸을 때 엉덩관절의 운동축을 고정시키지 못할 것이고, 그런 이유로 엉덩관절의 내부와 주변의 구조물에 가해지는 압박에서 변화가 일어날 것이다.[4,5] 이것은 특히 엉덩관절의 앞쪽 절구테두리와 같은 구조물을 자극할 수 있고, 이로 인해 압박에 대한 반응으로서 불편과 심지어 통증이 발생할 수 있다(**그림 12.3** 및 12.4 참고).

볼기 근육이 역학적으로 불리한 위치에 있으면, 뒤넙다리근이 1차 엉덩관절 폄근으로 작용한다. 그러나,

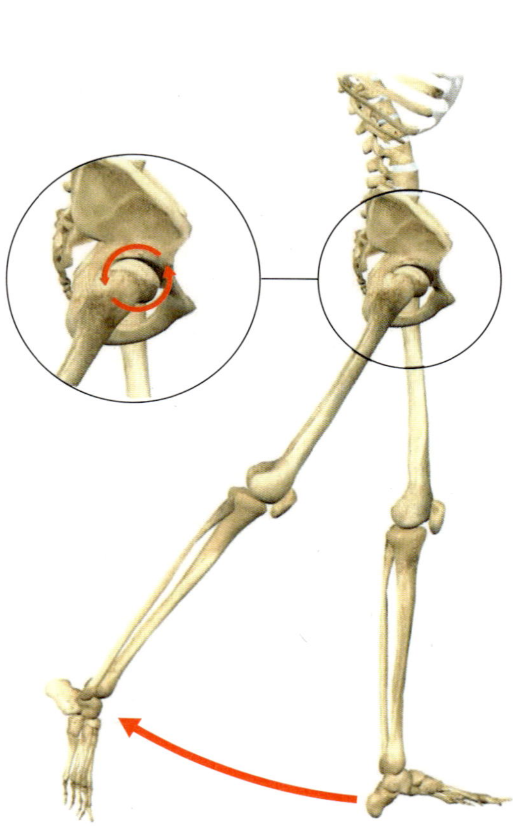

그림 12.3
온전한 회전축을 가지고 발을 내딛기

깊은 엉덩관절 근육에 의한 넙다리뼈머리의 불충분한 안정성과 함께, 뒤넙다리근의 긴 당김선과 큰 지렛대 때문에, 그들은 비체중부하된 엉덩관절에 더 큰 힘을 가하게 된다. 최상의 경우는 뒤넙다리근이 피로해지는 것이고, 최악의 경우는 통증이 엉덩관절에서 발생하는 것이다.

일부 사람들은 엉덩관절의 앞쪽 압박을 완화하기 위해 몸통을 약간 앞으로 숙이거나, 엉덩관절과 무릎관절을 굽힘함으로써 그들의 자세를 변화시킨다. 이것은 엉덩관절이 폄되는 것을 막아주고, 넙다리뼈머리에 의한 압박을 감소시켜 주지만, 엉덩관절의 굽힘근이 탄성 에너지를 저장할 수 없게 만들어 역학적 효율성을 떨어뜨

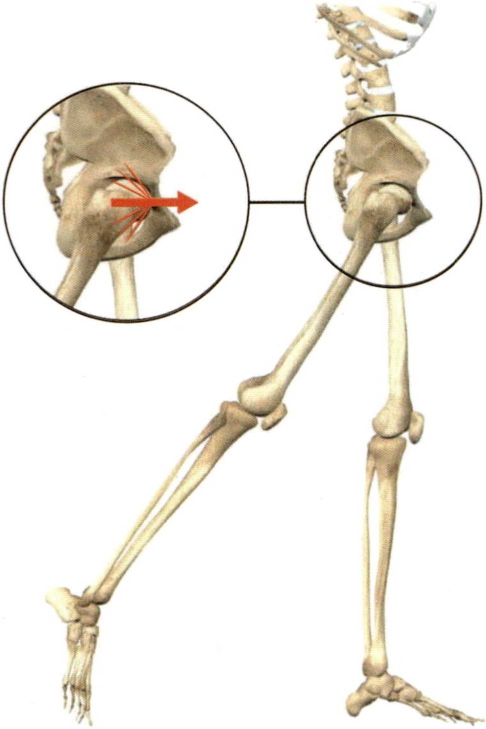

그림 12.4
넙다리뼈머리가 앞쪽으로 이동하여 엉덩관절의 앞쪽 구조물이 압박되고 있다.

린다. 볼기 근육의 약증은 종종 이런 굽힘 자세의 원인으로 지목되기도 하지만, 이것은 기능적 문제에 대한 자세성 해결책이기도 하다.

이들 모든 증상에 대한 일반적인 처방으로는, 엉덩관절 굽힘근과 뒤넙다리근의 신장 기법과 볼기 근육의 근력강화 기법이 포함된다. 그러나 이들은 드라이빙 팩터(사람의 기본 자세)에서의 변화가 있을 때만 타당하다.

당기는 식의 보행에서 미는 식의 보행으로 전환하는 것은 상대적으로 간단할 수 있다. 균형잡힌 셀프-캐리지가 추진을 위한 토대가 되기 때문에, 우리는 먼저 어깨와 골반을 다시 연결해야 한다.

이것은 발에 체중이 실리는 것에 대한 인식으로부터 시작된다. 만약 체중이 습관적으로 발꿈치쪽에 떨어지거나 발가락쪽으로 이동하면, 시작부터 상체와 하체는 그 발과 수직 일직선을 유지하지 못할 것이다. 여러분이 척추를 감압하기 위해 풍선 큐잉이나 토끼 귀의 큐잉을 제공할 수 있을 것이다(5장 참고). 6장에서 했던 것처럼, 몇 가지 상상으로 앞쪽 갈비뼈 자물쇠를 열어야 한다. 어쩌면 지나치게 직립한 사람을 이완시키는 방법으로 거대한 대리석이 열쇠가 될 수도 있다.

일단 여러분이 이것을 달성했다면, 중요한 것은 임펄스 큐잉을 제공하는 것이다. 당기는 식의 보행에서, 골반이나 복부는 가상의 끝에 의해 앞쪽으로 당겨지고, 어깨는 그대로 뒤쪽에 남아있게 될 것이다. 이것을 해결하기 위해, 여러분의 복장뼈가 먼 곳에 있는 무언가로 견인광선(tractor beam)에 의해 앞쪽으로 당겨지는 것을 상상해 보자. 만약 여러분이 그 지점까지 복장뼈를 계속 조준하고 있다면, 상체는 골반과 함께 앞쪽으로 움직이게 될 것이다.

기울어지는 식의 보행

많은 사람들은 지면 위에서 앞쪽으로 움직이기보다는, 측면으로 상체를 흔들거나 기울인다. 일단 그것을 확인할 수 있다면, 여러분은 이것의 많은 버전을 알아보게 될 것이다. 영화에서 걸음을 걸을 때마다 냉정하게 한쪽 어깨를 흔들면서 여러분 쪽으로 걸어오는 할리

우드 배우에서부터, 무릎 통증으로 인한 노인의 휘청거림에 이르기까지, 상체의 기울어짐은 여러분이 거리에서 볼 수 있는 가장 흔한 보행 패턴이다.

이런 보행 전략은 주로 이마면을 사용하지만, 사실 보행은 발에서 위쪽의 목까지 회전 현상의 연속이다. 아름답고, 효율적이고, 강력하게 보행과 달리기를 하기 위해서는, 우리는 가로면의 움직임을 제대로 파악해야 한다.

회전 해결책(Spiral solutions)

보행에 대한 이야기 중의 하나는 팔과 다리를 앞쪽과 뒤쪽으로 흔들면서 이루어지는 시상면의 활동이다. 퍼레이드에서 군인이 이렇게 움직이지만, 이것은 거의 효율적인 보행이 아니다.

회전은 우리를 앞쪽으로 추진하기 위해 우리의 몸을 통해 위쪽으로 향하는 지면반발력을 모든 회전성 에너지로 전환하는 기전을 제공한다. 각 신체 분절은 에너지 펄스가 통과할 수 있도록 문을 열기 위해 다음 신체 분절을 연이어 자극한다. 다음 분절에 대한 신체 분절의 이런 독자적 움직임의 타이밍은 우리가 탄력적으로 우리 자신을 사용할 때 그들 분절 사이의 조직을 순간적으로 신장시켜 에너지를 저장하고, 그런 다음 그 에너지를 방출한다. 회전은 우리가 지면을 위를 유연하게 걸을 수 있도록 돕는다.

발이 지면에 닿는 순간, 회전 기전은 이미 시작한다. 우리가 입각기 상태로 움직일 때, 회전이 발 내부의 작은 뼈들에서 일어나고, 그 다음에는 발과 종아리 사이에서 일어난다. 무릎관절에서도, 정강뼈와 넙다리뼈가 서로에 대해 상대적으로 회전한다. 다리 위쪽으로 이동하면, 엉덩관절이 절구 안에서 회전을 한다. 발을 내디딜 때마다, 좌우 골반이 교대로 앞쪽으로 움직이게 되고, 이때 골반이 좌우로 미세하게 회전을 한다. 척추 분절은 가슴우리가 골반에 대해 회전할 때 회전하게 되고, 끝으로 목뼈에서도 회전이 일어나고, 그 결과로 우리는 어깨를 회전함으로써 머리를 좌우로 당기지 않고 전방을 응시할 수 있도록 만든다. 이것이 바로 전신의 회전이다.

우리는 4장에서 신체 위아래로 에너지를 전달하기 위해 골반과 상체 사이에서 발생하는 반대 회전을 이용하는 기능적 힘 관리 기전(Functional Force Management mechanism)인 대각선 탄성 전략에 대해 살펴보았다. 사실 효율적인 동적 보행과 관련된 다중 근막 관계가 존재하고, 이들에 접근하는 우리의 능력은 많은 작은 구성 요소의 타이밍과 협응에 좌우된다.

흔들기

발을 내디딜 때마다 여러분의 가슴우리가 약간씩 회전을 한다면, 복장뼈에 있는 가상의 전조등이 중심선을 가로질러 어느 한쪽에서 다른쪽으로 움직이게 된다. 만약 여러분의 팔이 가슴우리에 고정되어 있다면, 여러분의 팔은 앞뒤로 움직이지 않고 중심선을 가로질러 어색하게 좌우로 흔들릴 것이다. 이것을 막기 위해 어깨는 관절 안에서 미세하게 회전해야 할 것이다. 우리의 가슴이 왼쪽으로 회전하면, 오른팔은 앞쪽으로 스윙할 때 약간 가쪽돌림해야 하고, 왼팔은 뒤쪽으로 스윙하면서 약간 안쪽돌림해야 한다. 이것은 팔이 진자처럼 움직이게 하여 보행할 때 에너지를 저축하는데 기여할 수 있게 해준다.

효율적인 보행을 위해, 여러분은 상체와 하체 사이의 반대 회전이 뒤쪽 사선 근막 슬링에서 에너지를 저장한다는 4장의 내용을 기억해야 한다. 팔을 앞쪽으로 흔들 때 어깨가 약간 가쪽돌림되도록 허용하면, 우리는 넓은등근에 약간의 스트레칭을 추가하여 이런 효과를 향상시킬 수 있다.

반대쪽의 골반과 다리가 앞쪽으로 움직일 때, 신체 뒤쪽면에서 대각선 스트레칭이 더욱 증폭되고, 근막 긴장이 골반을 지나서 내딛는 다리와 발 밑까지 작용할 때, 우리는 더 큰 에너지 저장을 얻을 수 있다.[6] 어깨에서 발까지, 상대적인 신체 자세에서의 이들 조정은 우리가 효율적으로 지면을 박차서 밀기 위해 에너지를 사용하고 재사용하는데 도움이 된다.

여러분은 일부 사람들이 보행 내내 손바닥을 뒤쪽을 향하게 하고 걷는 것을 보게 될 수 있는데, 이것은 대상자들이 자신의 어깨를 계속 안쪽돌림하고 있음을 의미한다. 그들이 보행 속도를 증가시킬 때는 골반과 가슴우리의 분절을 통해 회전하지 않고, 팔꿈치를 굽힘과 폄 함으로써 모멘텀을 일으키려고 노력한다. 이것은 그들로부터 전반적으로 탄력적인 보행 기전을 빼앗아서, 보행을 훨씬 비효율적으로 만들 것이다.

움직임 탐구

어깨의 회전 크기는 미세하고, 많은 사람들은 어깨와 가슴우리 사이의 이완과 분리의 감각을 얻는 것만으로도 충분한 차이를 만들 수 있다. 4장의 허벅지 활주 기법이 이것을 경험하는데 큰 기회를 준다. 지금까지 여러분은 골반에 대한 갈비우리의 움직임을 위해 이것을 사용해 왔고, 또 목과 위쪽 등 사이에서 일어나는 독자적인 움직임을 훈련하기 위해 이것을 사용해 왔다. 이제 여러분은 손을 앞쪽으로 활주할 때, 겨드랑이에서 열림의 감각을 느낄 수 있고, 또 허벅지를 따라 손을 뒤쪽으로 활주할 때 겨드랑이가 닫히는 것을 느낄 수 있다. 어깨관절을 더욱 이완시키기 위해, 여러분이 손을 앞쪽으로 활주할 때 어깨를 가쪽돌림할 수 있도록 손바닥을 위쪽으로 회전시키고, 또 손을 뒤쪽으로 활주시킬 때 손바닥을 아래로 돌린다.

비슷한 기전이 허벅지와 골반 사이에도 일어난다. 우리가 발을 앞쪽으로 내디딜 때, 발이 앞쪽으로 떨어지려면 이들 두 분절(허벅지와 골반) 사이에 분리가 일어나야 한다. 그렇지 않으면, 골반이 회전할 때, 여러분의 발이 중앙선을 가로질러 골반을 따라가게 될 것이다. 모래 위에서 발자국의 라인을 찍지 않고, 뱀을 연상시키는 굴곡진 선을 남기게 될 것이다.

움직임 탐구

락 더 보트(Rock the Boat/보트 흔들기)

골반 회전과 관련된 엉덩관절의 열림 감각을 경험하기 위해, 우리는 "락 더 보트"라는 기법으로 경험할 수

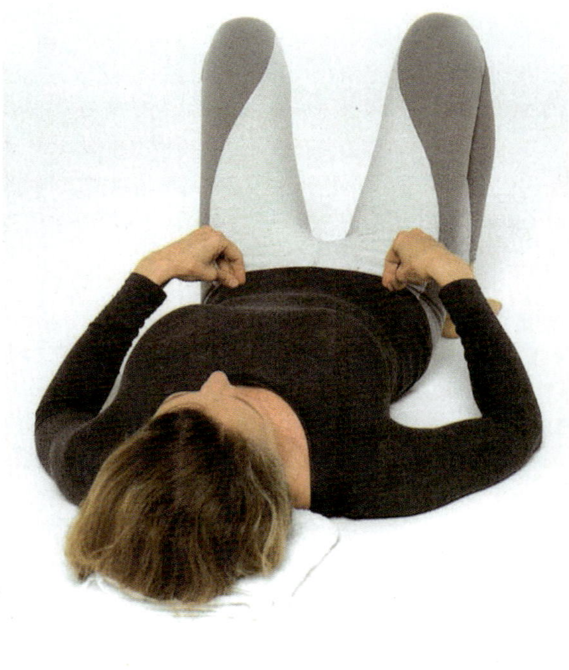

그림 12.5
이완된 중립위의 머리 자세가 필요하면, 락 더 보트(Rock the Boat)의 시작자세는 머리 밑에 타월을 접어서 배치한다.

있다. 무릎을 세우고 누운 자세를 취한다. 만약 필요하다면, 타월을 접어서 머리 밑에 배치하여 위쪽 자물쇠를 해제한다(**그림 12.5** 참고). 엉치뼈를 바닥에 붙이고, 엉치뼈 중심에 신체가 위치하는 기준점을 찾기 위해 엉치뼈 흔들기를 몇 번 부드럽게 수행해 본다. 골반의 뒤쪽면은 가상의 배 선체가 될 것이다.

이제 지면에 놓인 발바닥을 느껴보자. 한쪽 발바닥으로 지면을 누르고, 그 다음 반대쪽 발바닥으로 지면을 누른다. 발꿈치를 포함해 발바닥 전체로 압박하고 있는지에 집중해 본다. 근육이 작용하는 곳을 주목한다: 이것은 다리의 뒤쪽에 위치하는 근육일 것이다. 여러분이 교대로 번갈아 할 때, 한쪽 볼기 근육들과 연결하고 있는 자신을 찾고, 그 다음 반대쪽을 찾을 수 있다.

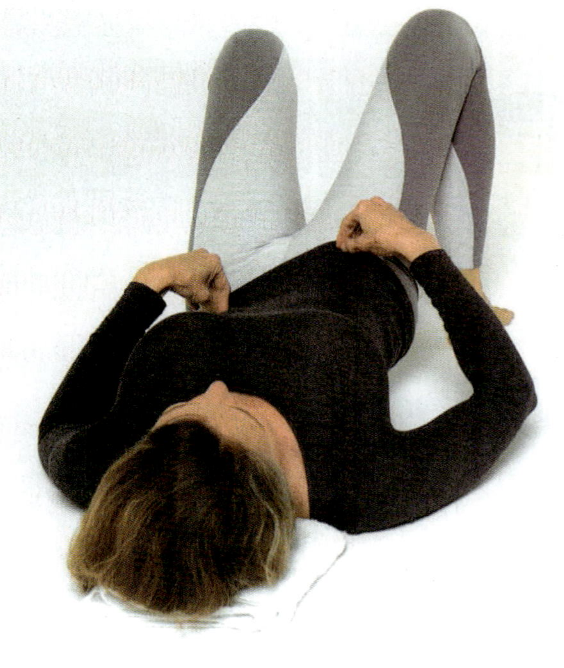

그림 12.6
오른쪽 엉덩관절을 들어올리고 골반을 왼쪽으로 기울이기 위해 오른 발로 압박을 가한다.

이번에는, 족압에 반응하여 여러분의 몸을 움직이도록 할 것이다. 오른발로 압박을 할 때, 여러분이 생성하는 족압이 다리 위쪽으로 올라가서 엉덩관절을 지나 골반 안으로 들어가도록 만들어 골반을 약간 들어올린다(**그림 12.6** 참고). 여러분은 체중이 왼쪽 골반 밑으로 굴렀음을 느낄 것이고, 오른쪽 골반을 들어올릴 때, 골반 전체는 왼쪽으로 기울어진다. 골반을 다시 바닥 위로 내려놓고, 이번에는 왼발로 지면을 압박하여 왼쪽 골반을 약간 들어올리면서 이 압박이 오른쪽 골반 안으로 어떻게 여러분의 체중을 굴릴 수 있는지를 느껴본다. 발과 골반 사이의 연결을 찾고, 또 좌우로 흔들리는 골반의 느낌을 찾아 본다.

일단 여러분이 이런 느낌을 가졌다면, 무릎관절에 주목한다. 여러분이 움직일 때 무릎은 좌우로 스윙하기 때문에, 이제는 엉덩관절의 열림과 닫힘의 경험을 추가할 시간이다. 오른발로 압박할 때, 여러분의 무릎은 천장 쪽으로 향하거나 12시 방향으로 향해야 한다. 골반이 회전을 하면, 무릎은 10시나 2시 방향으로 향할 것이고, 만약 이런 현상이 일어나면, 움직임을 멈춘 후, 허벅지 위쪽 부분과 두덩뼈 사이에 어느 정도의 공간이 생길 것 같은지를 살펴보자. 엉덩관절의 앞쪽 부분이 쉽게 열릴 때까지 한쪽으로만 몇 번 정도 실험해 본다. 그런 다음, 그쪽 허벅지로 두덩뼈를 더욱 압박하면서 그쪽 엉덩관절이 열릴 때, 반대쪽 엉덩관절이 닫히는지를 확인한다.

여러분이 좌우로 번갈아 움직일 때, 여러분은 뇌가 보행에 활용할 새로운 관계를 수립한다. 골반과 엉덩관절이 발과 관계가 있음을 알게 될 것이다. 골반 회전이 어떤 느낌인지 배우고, 이것은 효율적인 보행을 위해 우리가 필요로 하는 엉덩관절의 열림과 닫힘을 경험하는 것이다.

이제 허벅지와 골반 사이의 분리를 만들 수 있게 되었으니, 여러분은 다음 레벨의 관절 회전을 설정할 수 있다. 우리가 정상 보행에서 앞쪽으로 발을 내디딜 때, 선도하는 앞쪽 다리의 허벅지는 가쪽돌림할 것이고, 뒤따라오는 뒤쪽 다리의 허벅지는 안쪽으로 돌림할 것이다. 여러분이 체중을 다리 위로 이동할 때, 그 움직임은 다음 걸음을 위한 준비로서 반대로 움직이기 시작한다. 이런 교대 움직임은 우리가 발을 통해 앞쪽으로 부드럽게 움직이는데 도움을 주고, 미는 식의 보행을 가능하게 만든다. 만약 우리가 엉덩관절 돌림의 차단 때문에 이것을 할 수 없다면, 우리는 발의 안쪽 가장자리나 가쪽 가장자리를 따라 스케이트를 타서, 추진 에너지를 기울어지는 식의 보행으로 전환할 것이다.

우리가 10장에서 알 수 있듯이, 우리의 일부는 엉덩관절의 안쪽돌림이나 가쪽돌림을 일으키는 자세 편향성을 가지고 있으며, 이것으로 다소 고착될 수 있다. 우리의 엉덩관절은 회전 범위를 통해 움직일 수 있음을 잊게 되고, 우리가 걸을 때 큰 범위로 움직이지 않더라도, 이것은 중요하다. 다행하게도, 우리는 이미 토탈 바디 로테이션 기법을 배웠다. 이 기법은 엉덩관절을 가동시키고, 또 발에 대한 생체역학적 관계를 떠올리게 만든다.

> 우리가 차단된 가로면의 힘을 이마면으로 전환할 때, 측면으로 기울어지는 보행이 나타날 수 있다. 이것은 우리 몸통의 균형에 혼란을 야기하지만, 일부 사람은 명확한 보상작용을 통해 이것을 회피할 수 있다. 우리의 뇌는 몇몇 생체역학적인 손놀림을 선택할 수 있는데, 이것은 Trendelenberg 징후로 알려진 골반의 측면 경사를 일으키므로써 그 힘을 흡수한다. 엉덩관절 벌림근의 강화 운동은 이런 효과를 일부 상쇄할 수 있지만, 그 원인을 해결하지 못한다: 이것을 위해, 우리는 엉덩관절 돌림을 회복할 필요가 있다.

무릎과 발 사이의 많은 관절들이 보행주기 동안 회전과 반대회전을 한다. 발을 디딜 때, 정강뼈가 가쪽돌림할 때 넙다리뼈가 안쪽돌림을 시작해서 "나사집" 기전을 생성하고, 이것은 여러분을 지지하기 위해 무릎관절 속에 있는 십자인대들은 타이트하게 만들어 일시적으로 무릎관절을 잠금시킨다.[7] 이런 잠금 기전은 걸음을 걸을 때마다 체중을 이겨내는 무릎 주변 근육 작용들의 요구를 감소시킨다 – 이것은 효율성을 위한 우리 몸의 또다른 아름다운 움직임의 예이다. 그리고 나서, 여러분의 체중이 발 위를 지나갈 때, 이들 두 뼈는 무릎이 자유롭게 굽힘하고 스윙할 수 있도록 그들의 잠김을 해제한다.

5장의 리스닝 풋을 수행하면서, 정강뼈의 이런 중요한 회전을 설정해 보자. 이것은 무릎과 발목에 생체역학적 이점을 가져다 줄 것이다.

베이스로 돌아가자 (Back to the base)

엉덩관절과 무릎관절의 가동성 성분을 돌보는 것은 우리의 발에 대한 심오한 효과를 가질 수 있다. 전통적으로, 발의 역학이 다리와 몸통의 움직임을 유도하는 것으로 간주되지만, 이것은 양방향성 관계를 유지한다.

지금까지 11장에서 한발 서기를 다루었기 때문에, 우리는 체중을 수용하고 지지하는 방법을 알고 있다. 엉덩관절의 안쪽돌림이나 가쪽돌림에 대한 편향성에서 벗어나 정강뼈로 동일하게 수행한 후, 우리는 발을 내디딜 때 그 발을 지면 위에 균형있게 배치할 수 있게 되었다.

이제 우리는 발에서 무엇이 일어나는지에 집중할 수 있다. 우리가 발을 디딜 때, 작은 발 뼈들의 회전이 발의 엎침을 허용하고, 이것은 정상적인 충격 흡수 기전의 일부가 된다. 이런 일시적인 엎침은 발활을 납작하게 만들고, 발활의 강한 근막 조직을 긴장시켜 탄성 에너지를 저장한다.[8] 우리가 보행을 통해 계속 이동할 때, 우리는 발을 뒤침시키기 위해 저장된 에너지를 방출하는데, 발의 뒤침은 보행의 밀기 단계를 위해 발을 견고하게 만들어 견고한 지렛대를 형성한다.[9]

이들 내적 움직임은 감지하기에 너무 미세하지만, 우리가 인지할 수 있는 것은 이들 생체 역학이 일어나는 프레임을 만드는 전반적인 움직임의 형태와 감각이다.

이런 작은 시리즈는 우리의 균형, 전신 움직임 및 발에 대한 자각을 통합시킨다.

움직임 탐구

어깨 흔들기

손끝을 어깨 부분에 대고, 양쪽 다리가 보행 스탠스(stride stance)가 되도록 한 발을 앞쪽으로 내딛는다. 뒤쪽 발의 발꿈치가 들릴 만큼 여러분의 체중을 앞쪽 다리로 이동시킨다. 발바닥의 앞쪽, 뒤쪽, 안쪽 및 가쪽 사이에서 족압이 균등하게 분포되는지 자세를 찾아본다.

이번에는 여러분의 몸통을 통과해 내려가는 축을 상상해 보자. 여러분은 그 직선을 중심으로 가능하면 작은 근육을 사용하여 여러분의 갈비우리를 좌우로 리드미컬하게 회전시켜 본다. 처음에는 이것이 여러분을 균형을 잃게 한다는 것을 발견할 수 있다 – 이것은 불필요한 긴장을 식별할 수 있기 때문에 훌륭한 발견이다. 긴장을 풀고, 풍선을 상상하면서 발의 중심 연결을 잃지 않고 상체를 얼마나 쉽게 돌릴 수 있는지 살펴본다(**그림 12.7** 참고).

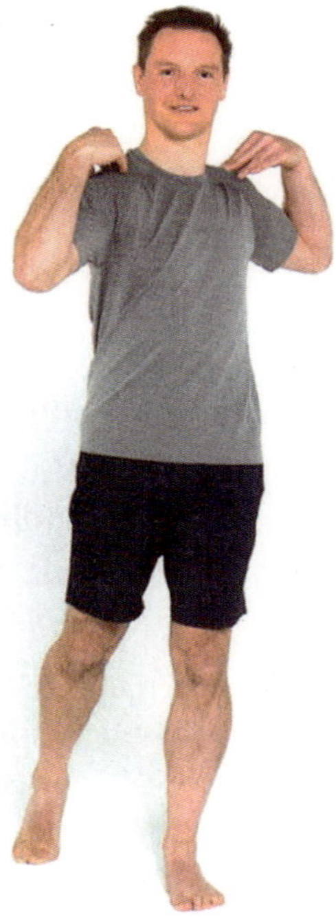

그림 12.7
어깨 흔들기

스텝 쓰로우(Step through)

두 발을 모으고 손가락끝을 어깨 부위에 대고 시작한다. 앞쪽 발쪽으로 어깨를 회전하면서 한 발을 앞쪽으로 내딛는다. 같은 발을 이용해 시작자세를 지나 한 걸음 뒤로 물러서고, 그 발로부터 어깨가 멀어지도록 어깨를 회전시킨다. 이제 움직임 요령을 터득하셨으니, 실제로 지지하고 있는 다리에 집중할 수 있다. 발바닥에 집중해 보자. 족압의 경로가 어떻게 작용하는가? 직선으로 느껴지는가, 아니면 마치 코너를 도는 것처럼 느껴지는가?(**그림 12.8**과 **그림 12.9** 참고)

실제로 발 안에서 미세한 조정이 진행되고 있지만, 우리는 발꿈치에서 발가락으로 일직선되게 움직일 수 없다. 그러나 만약 여러분이 발을 통해 직선으로 움직이고 있는지를 안다면, 여러분의 뇌와 몸은 섬세하게

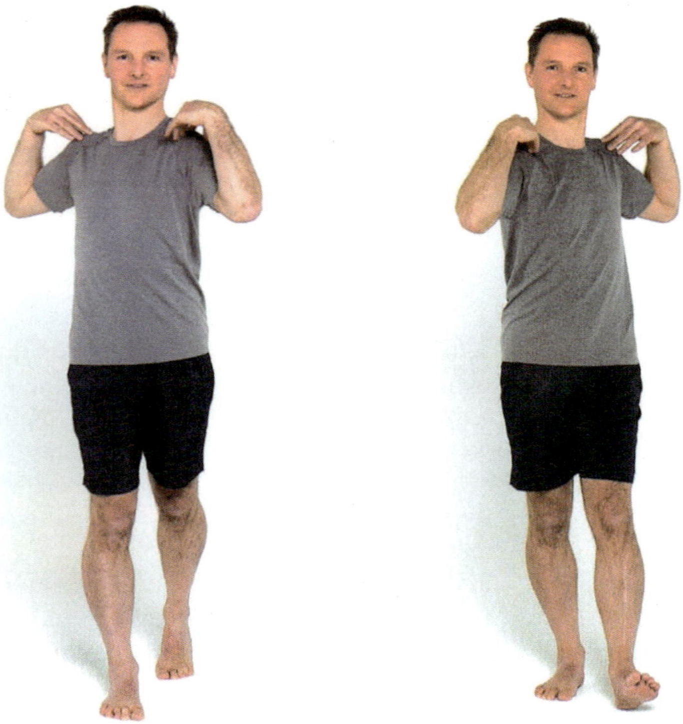

그림 12.8 / 12.9
스텝 쓰로우: 앞쪽으로 발 내딛기
스텝 쓰로우: 뒤쪽으로 발 내딛기

돌볼 수 있다.

발을 밀 때(추진할 때), 여러분은 발이 가쪽으로 회전하는 것을 확인할 수 있을 것이다. 이것은 밖굽음엄지(결국, 건막류)에 기여할 수 있는 습관인데, 그 이유는 대부분의 체중을 엄지가 받아서 가쪽으로 밀리기 때문이다.

여러분은 발의 가쪽 가장자리를 따라 발이 구르기하는 것을 확인할 수 있을 것이다. 발이 충격을 흡수하고 탄성 에너지를 저장할 기회를 얻지 못하기 때문에, 여러분은 보상할 추가적인 근육의 활동을 필요로 할 것이다. 이것은 장딴지 근육일 수 있고, 엉덩관절 굽힘근일 수 있고, 심지어 뒤넙다리근일 수도 있다.

"발을 통해 걷는 것"은 배울 가치가 있다.

펀치 워킹

이것은 상체의 회전 감각을 증폭시키고 하체를 밀어주는 느낌으로 지면 위를 유연하고 멋지게 움직이는 방법이다. 풍선, 긴 귀, 또는 꼭두각시 인형으로부터 발생하는 셀프-캐리지의 부유 감각으로 시작한다. 약간의 탐색성 펀치를 낸다 – 반대쪽 팔이 상체를 뒤쪽으로 움직일 때 그 팔은 가슴을 앞쪽으로 이끌어내서 회전시켜야 한다. 갈비우리가 자연스럽게 회전하는지를 느끼고, 또 복장뼈가 중심선의 왼쪽에서 오른쪽으로 어떻게 향하고 있는지를 확인하면서 몇 번의 펀치를 번갈아 가며 검사해 본다(**그림** 12.10 참고).

이번에는, 발을 앞쪽으로 내디디면서, 반대쪽 팔로 펀칭을 뻗는다. 앞으로 걸어갈 때 계속 번갈아가며 걷고, 각 걸음마다 중간지점에서 몸을 비튼다. 여러분의 인식을 발 쪽으로 이동시킨다: 여러분은 발꿈치에서

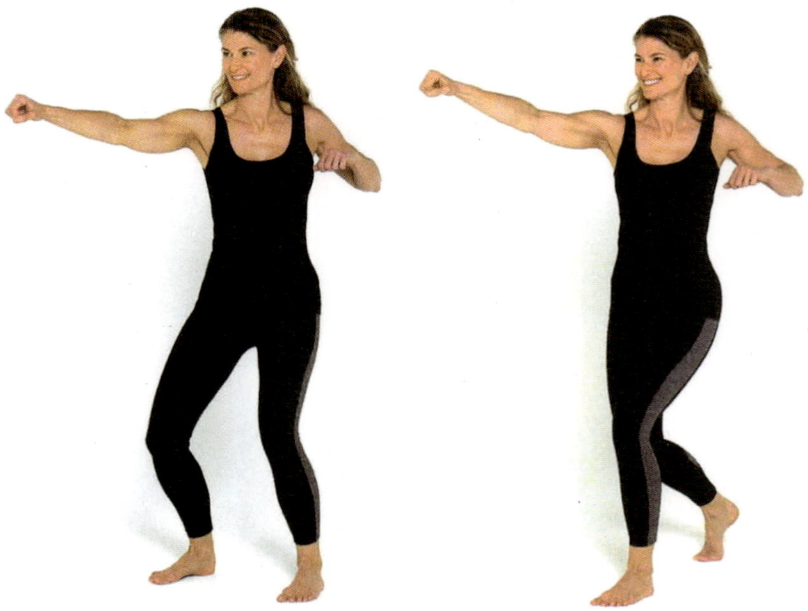

그림 12.10 / 12.11
팔이 가슴우리의 회전을 유도한다.
펀치 워킹.

발가락쪽으로 발을 통해 직선으로 활주하고 있는가 (**그림 12.11** 참고)?

다중 분절의 회전이 신체를 통과하고 힘을 가로질러 이동시켜, 넓은 면적에서 힘을 분산하고 또 보행 움직임을 만들고 연속시키는데 전신을 관여시킨다.

회전이 운동사슬의 어느 부위에서 막히면, 힘이 움직임을 멈춘다는 것을 기억해 보자. 힘이 움직임을 멈추고 특정 영역에서 축적되기 시작할 때, 그 힘들은 그들 구조물에 스트레스를 가할 수 있다. 이것은 스트레스 받은 영역을 안정화시키므로써 해결되는데, 그 이유는 이 영역이 자주 과도하게 움직이는 것처럼 보이기 때문이다. 그 대신, 움직임이 이 영역에서 증폭되는지, 그리고 그것의 공유에 무엇이 기여하지 않는지를 여러분 스스로에게 물어보자.

간단한 분석

우리가 지금까지 습득했던 개념과 스킬은 보행을 분석하기 좋은 자세로 여러분을 위치시킨다. 이번 주제는 전체 책을 소비할 것이고, 고려될 수 있는 요소들이 많이 존재한다. 그러나 이들 기본을 갖추었다면, 여러분은 주요 요소들을 이해할 수 있고, 또 위에서 설명된 기법으로 그들을 간단하고 적절하게 해결할 수 있다.

1. 항상 CLA에서 시작한다. CLA는 신체 전체에서 발생하는 가장 빠른 정보를 여러분께 제공할 것이다. 여러분이 뒤쪽이나 앞쪽에서 바라볼 때, CLA가 수직으로 이루어져 있는지, 또는 몸통이나 골반에서 이마면의 측면 움직임으로 일어나는 기울어지는 식의 보행이 나타나는지를 여러분 자신에게 물어보자. 만약 여러분이 일부 이마면 움직임이 나타나는 것을 본다면, 운동사슬의 어딘가에서 회전이 누락되었을 가능성이 있다.

측면에서 CLA를 바라본다. 상체가 하체 위에 쌓이고, 중력이 그들을 수직으로 통과하는가? 미는 식의 보행인가 아니면 당기는 식의 보행인가?

2. 그 다음에는, 어깨를 살펴보자. 끝에서 끝까지 대상자의 빗장뼈를 통과하는 굽힘될 수 없는 선을 상상해 보자. 이 선이 한 걸음을 걸을 때마다 좌우로 조금씩 번갈아가면서 선회하는가? 그들이 여러분 쪽으로 걸어올 때, 대상자의 복장뼈가 좌우로 회전하는가? 아니면 정면을 향해 그대로 유지되어 있는가? 아마 복장뼈는 한 방향으로만 돌아갈 것이다.

   팔의 스윙보다는 팔이음뼈과 가슴의 움직임에 집중한다: 일부 대상자들은 이것을 고르게 보이도록 하기 위해 어깨관절의 스윙을 증가시키므로써 실제 회전의 부족을 감추는데 능할 것이다.

   나는 종종 "얼마나 많은 회전을 볼 수 있는가?라고 스스로에게 묻는다. 이것은 우리가 움직이는 속도에 좌우된다. 우리가 빠르게 움직이면 움직일수록, 보행할 때 탄성 에너지 기전을 더 잘 이용할 수 있도록 더 많은 회전을 사용한다(**그림** 12.12 참고). 조깅에서 빠른 달리기로 속도를 증가시킬 때, 우리는 회전을 더 많이 사용한다. 그러나 만약 우리가 속도를 계속 증가시키면, 상체와 하체 사이의 힘 전달이 더 빨라져야 한다. 우리는 상체와 하체 사이의 코일을 조여서 그들 사이에서 일어나는 회전을 극적으로 감소시킨다.

3. 골반이 회전하는가? 이것은 눈으로 확인하는데 어려움이 있다. 가장 쉬운 방법은 한 번에 한쪽씩 관찰하여 골반이 그쪽 발과 함께 앞으로 나아가는지를 확인해 보는 것이다. 만약 그렇지 않다면, 여러분은 Trendelenberg 징후로 골반이 이마면으로 기울어지는 것을 볼 수 있다. 일단 한쪽을 관찰했다면, 반대쪽도 관찰한다. 이쪽이 그 발과 함께 앞으로 움직이는가?

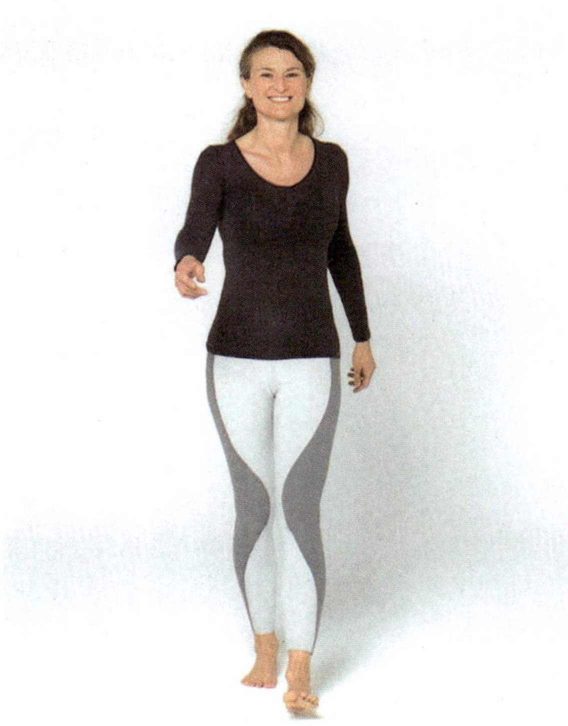

그림 12.12
보행 속도가 빠를수록 회전이 증가한다.

4. 이제는 발로 내려가자. 우리가 걸을 때, 스캐닝 기법으로 측정했을 때 각 발바닥의 압력중심은 휘어진 궤적을 그리지만,[10] 시각 평가를 할 때의 우리 목표는 걸음의 일반적인 형태와 압력중심의 이동 방향을 결정하는 것이다. 우리는 뒤쪽에서 앞쪽으로 발을 통과한 후 발가락을 통해 빠져나가는 압력중심의 전방 움직임을 찾다.

   발꿈치에서 발의 중간 부위를 지나가는 선을 상상해 보자. 대상자는 걸을 때 발의 압력중심이 일직선으로 그리면서 보행하고 있는가? 발꿈치닿기에서 발가락들기까지 압력중심이 발바닥의 가쪽 가장자리를 따라 이동하기 때문에, 그 발은 보행의 입각기 동안에 엎침을 일으키지 못해 발의 충격을 적절하게 흡수할 수 없을 것이다.

아니면, 압력중심이 발의 안쪽 가장자리를 따라 빠르게 이동하여 발의 엎침을 고착시키는데, 이것은 압력중심의 전방 이동을 차단하고, 밀기 단계를 준비시키는 뒤침으로의 전환을 방해할 것이다.

아마도 압력중심은 밀기 단계를 할 때 발의 앞쪽 부분에서 선회할 것이고, 발꿈치가 안으로 떨어지고 엄지발가락의 관절에 하중이 가해지는데, 이것은 건막류와 종종 관련된다. 발이 앞쪽이 아닌, 가쪽을 가르킬 때 압력중심의 선이 각을 형성하면서 선회한다.

여러분이 이들 전략 중 어느 것을 볼 때, 무릎의 반응을 알게 되는데, 그 이유는 이것이 안쪽으로 끌리거나 가쪽으로 밀리기 때문이다.

각 관찰을 위해, 무엇을 해야 하는지를 우리는 알고 있다:

- 여러분은 그들의 자물쇠를 해제하고, 그들에게 의미있는 자세 큐잉으로 그들을 지지함으로써 누군가가 그들의 CLA를 찾도록 도움을 주는 방법을 안다.
- 여러분은 그들에게 한발 서기를 어떻게 제공하는지를 안다.
- 여러분은 허벅지 활주 기법으로 누군가가 그들의 상체 회전을 경험하도록 도움을 주는 방법을 안다.
- 여러분은 "락 더 보트"기법으로 골반 회전과 엉덩관절 분리를 그들이 찾도록 도움을 주는 방법을 안다.
- 여러분은 "토탈 바디 로테이션"기법으로 엉덩관절의 회전을 회복하도록 도움을 주는 방법과 리스닝 풋으로 무릎관절의 회전을 회복하도록 도움을 주는 방법을 안다. 리스닝 풋은 발을 지면에 놓는데 도움을 줄 것이다.
- 여러분은 보행의 입각기때 일시적인 엎침이 아니라 장기적인 엎침이 있다면, "쌓기와 뻗기(Stack and Reach)"와 같은 기법으로 발목 위에 그들 자신을 쌓도록 도움을 주는 방법을 안다.
- 여러분은 어깨 흔들기와 펀치 워킹으로 이들 움직임을 통합하는 방법을 안다.

그리고 물론, 여러분은 이런 기본 원칙을 강화하고 재강화하기 위해 여러분 자신의 배경과 훈련에서 배운 기법들을 모두 가지고 있다.

예를 들어, 여러분이 엉덩관절 회전을 포함하는 자세나 기법을 포함할 때, 아마도 여러분은 그들의 보행을 탐색할 기회를 가질 것이다: 그들은 전후로 그 발의 동일 부분을 느끼는가? 그들의 균형은 동일하게 느껴지는가? 만약 여러분의 기법이 영역 쌓기를 강조했다면, 긴장을 풀고 보행을 위한 회전을 확보하기 위해 율동적인 척추 비틀림으로 균형을 유지할 수 있는가?

우리가 각각의 작은 구성 요소가 관여하도록 허용할 때, 우리는 최대의 효율을 위해 에너지를 사용하고 재사용하는 "전신으로 보행"을 한다. 그렇게 함으로써, 우리는 움직임의 흐름을 적절하게, 생체역학적으로 그리고 신경근육학적으로 장려하는 방법으로 작용하고 있다. 우리는 자유로운 움직임을 장려하기 위해 "통제"를 너머 진화한다.

파워 포인트

- 우리가 보행을 할 때 미는지, 당기는지, 또는 기울이는지를 알고 있으면, 우리의 몸이 다른 선택을 하도록 우리의 뇌를 지시하는데 도움을 줄 수 있다.
- 우리의 자세는 보행에 큰 영향력을 미친다. 우리 자신을 효율적으로 움직이는 것은 강력하고 유연한 보행을 하도록 우리를 준비시킨다.
- 효율적인 보행은 발에서 목에 이르기까지 전체 몸의 여러 관절을 회전시키고 있다.
- 족압의 전진과 방향에 대한 감각은 발 구조물에 가해지는 스트레스를 최소화하면서 우리가 효율적으로 추진하는데 도움을 준다.

어깨 A shoulder to lean on 13

먼저 스스로 두 발로 서는 것이 필요하다. 그러나 그 자리에 있는 자신을 발견하는 순간, 그가 다음에 해야 할 일은 자신의 팔을 뻗는 것이다.

Kristin Hunter

우리의 상지는 강력한 하체와 수직으로 균형잡힌 몸통에 의해 지지되며, 놀라운 다재다능을 발달시키기 위해 동물들이 갖는 상지의 끊임없는 체중부하로부터 자유로워진다. 우리는 생존을 위해 뻗고, 오르고, 사냥하고, 수집하고, 운반할 뿐만아니라, 춤, 예술 및 음악을 통해 창의적인 문화를 발전시킬 수 있다. 우리는 팔을 이용해 엄청난 힘을 발휘할 수 있지만, 손재주와 섬세한 터치로 기타줄을 뜯거나 아이들의 눈썹도 제거할 수 있다.

어깨와 상지는 바로 이런 이유 때문에 어려운 문제이다. 어깨관절의 놀라운 가동성은 구조적 안정성의 기반으로 이루어질 수 있다. 엉덩관절은 넙다리뼈머리가 골반의 깊은 절구 안에 안착되어 있는 반면, 어깨관절의 경우는 매끈한 위팔뼈머리가 관절오목으로 불리는 어깨뼈의 얕은 함몰 안에 안착되어 있다. 어깨관절은 관절주머니의 섬유성 주머니안에서 느슨하게 감싸져 있고, 주로 근육과 인대에 의해 뼈대에 매달려 있다. 축성뼈대에 직접적으로 연결된 팔이음뼈의 유일한 지점은 복장뼈와 빗장뼈 사이의 작은 관절이다(**그림 13.1** 참고). 그러나 우리는 어깨가 큰 하중을 견딜 수 있을 것으로 기대하는데, 이것은 매우 어린 나이에서부터 가능할 수 있다.

이것은 어깨가 나머지 신체와 잘 통합되어 있고, 하단 영역과 중간 영역이 파워를 생성하여 상지로 전달할 수 있기 때문에 가능하다. 이런 이유로 상단 영역은 신체를 통과하는 마지막 경로가 된다 – 상지의 기능성과 수행력은 이것이 안착되는 토대에 따라 달라진다.

이들 토대는 우리의 신체 구조물보다 더 깊어진다. 생체역학을 고려하기 전에, 우리는 상단 영역의 자세와 기능에 대한 몇 가지 동인(driver)을 이해해야 한다.

감정을 지니자

우리의 3개 주요 신체 영역이 연결되는 느낌을 가질 때, 우리는 발에서 머리까지 전체를 차지하는 감각을 갖는다. 그러나 스트레스는 극적으로 이것을 변화시킬 수 있다: 많은 사람들은 목, 어깨, 팔의 긴장으로 신체 영역들을 유지하고 있을 때, 그들은 자신들의 상단 영역을 우세하게 억제하는 것을 발견할 것이다.

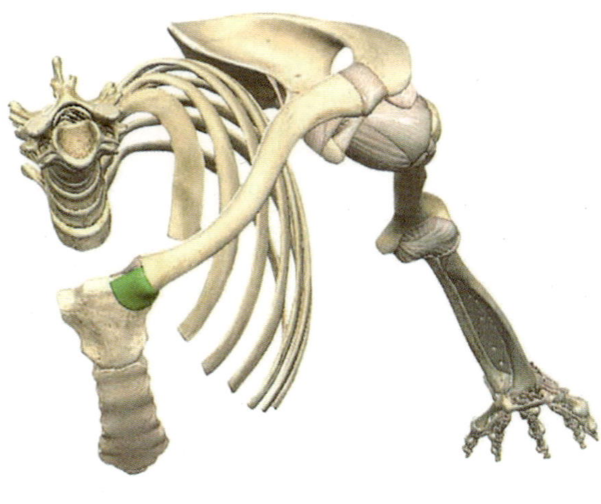

그림 13.1
자유롭고 부유된 팔이음뼈는 녹색인 복장빗장관절을 통해 축성 뼈대에 연결된다.

어깨는 신체에서 감정을 위한 항구이다. 우리의 언어는 이런 현상에 대한 언급으로 가득 차 있다: 우리는 "어깨로 짐을 지고," "어깨로 세상의 무게를 짊어진다." 깜짝 놀랄 때, 우리는 목을 보호하기 위해 재빨리 어깨를 위로 들어올리고, 잠재적 위험으로부터 심장을 보호하기 위해 어깨를 앞쪽으로 접는다. 어떤 사람들은 반대 방식으로 반응하여, 그 위협에 저항하기 위해 "어깨를 움츠린다." 그 위협이 신체적이든, 감정적이든, 만성 스트레스성 감각이든 간에, 생리적 반응과 신체적 반응은 동일 하다.

이 효과는 순수한 구조적 효과보다 훨씬 더 크다: 뇌 속의 피드백 고리는 신체 자세를 기억하고, 감정의 변화로 반응하고, 심지어 인지적 뇌 처리의 효과에서도 반응한다.[1] 또 다시, 뇌와 신체의 강력한 통합은 우리가 마음으로 우리의 문제를 통제하는 것이 아니라, 물질에 협력하여 작용하고 있음을 우리에게 상기시킨다.

위협에 대한 우리의 일반적인 반응은 자율신경계의 특징으로써 맞서 싸우거나, 도망가거나 또는 꼼짝하지도 못한다. 자율신경계(ANS)는 말초신경계의 일부이며, 내부 장기의 기능을 조절하는 역할을 한다. 자율신경계의 활동은 교감 반응(강한 움직임 경험을 위해, 소화기능을 저하시키고, 혈압, 심장, 폐, 심지어 눈의 움직임을 준비함으로써)과 부교감 반응(수면, 소화, 회복을 위해 그들을 프로그램하는) 사이에서 균형을 이루어야 한다. 강한 스트레스나 장기적인 스트레스가 지속적으로 ANS의 교감신경가지를 활성화시키면, 이런 균형이 방해를 받게 되어 건강의 여러 측면에 나쁜 영향을 줄 것이다.[2,3]

우리들의 대부분은 위협과 싸우거나 그 위협으로부터 도망치는 개념에 익숙하고, 우리들 중 일부는 위협에 대처하는 메시지를 뇌에 보내면서 혈류의 스트레스 호르몬을 수정하는 데 도움이 되는 고강도 운동과 같은 활동을 통해 이런 반응을 적극적으로 반영한다. 이것은 어떤 사람들에게는 대처 기전으로 작용하지만, 다른 사람들에게는 스트레스의 순환을 영속시키고 단순히 그들을 소모시키는 기전이 된다.

싸우거나 도주하는 것이 선택사항이 아니면, 꼼짝할 수 없는 동결 상태가 대신할 수 있다. 이것은 탈출 가능성이 낮을 때 먹이 동물의 생존 전략이다. 그 동물은 추적자가 무관심해져 자신을 내버려두기를 희망하면서 일시적으로 움직이지 않게 된다. 일단 위험이 지나가면, 그들의 신경계는 이동하고, 몇 분 후에 그들은 경험을 떨쳐버리고 그들의 길을 계속 나아갈 것이다.[4]

우리는 동일한 반응을 수정된 버전으로 이어 받았다. 사람은 외상을 입었을 때, 이와 비슷한 동결 상태를 경험할 수 있고,[5,6] 어떤 경우에서는 ANS의 교감신경과 부교감신경이 동시에 활성화되기 때문에, 일상적으로 기능적인 버전의 동결 상태에 갇히게 된다. 이런 상태는 한 발로 가속페달을 밟고, 다른 발로 제동페달을 밟는 것과 비유되어 왔는데, 이것은 많은 만성 스트레스를 받는 사람들이 일상생활에서 공감할 수 있는 감정이다. 우리가 특정되지 않는 위협, 끊임없는 긴박감, 그리고 피할 수 없는 일상의 요구를 해소하는 행동을 할 수 없다면, 우리는 만성적인 신체 긴장을 발달시켜, 목과 어깨의 기능에 나쁜 영향을 주는 굽힘된 보호 자세나 폄된 저항 자세로 굳어지게 될 것이다. 대처하고 있는 세상을 보여주려는 우리의 노력에도 불구하고, 우리의 몸은 보다 솔직하게 말하고 있다.

여러분이 클리닉이나 강좌에서 이것을 자주 보게 될 것인데, 그 이유는 여러분의 대상자가 목 통증, 두통 및 어깨 문제 등을 많이 호소하기 때문이다. 누군가의 자세를 개선할 생각을 하지 않고, 이것을 유도하는 신경계의 활동을 고려하자. 어깨뼈 세팅이나 복부 세팅과 같이 보편적인

> 자세 취하기의 큐잉은 강직성을 증가시킬 수 있다. 이들 사람은 경직되지 않고, 부드러워질 필요가 있다. 그들이 그들의 위축된 상태를 쉽게 벗어날 수 있도록 돕기 위해, 상상, 연상 및 인식 등을 사용해 보자.

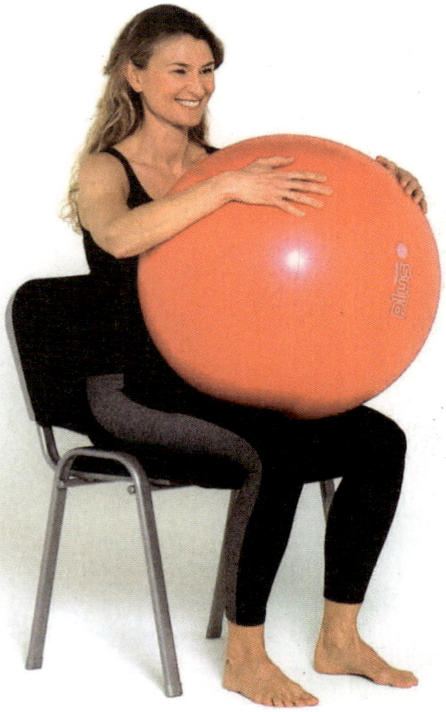

그림 13.2
어깨와 목을 위한 지지된 이완

기능적 동결 상태의 전체적인 특징 중 하나는 부동성 또는 강직성이다. 기능적 동결 상태는 전신에 나쁜 영향을 미치지만, 상단 영역의 위등세모근, 어깨올림근, 가슴 근육 등은 굽힘된 반응에서 머리뼈바닥에 있는 뒤통수밑 근육과 함께 영속적으로 타이트해지거나, 또는 마름근과 등 근육은 폄된 반응에서 강직될 수 있다. 목과 어깨의 스트레칭과 운동은 단기적 완화를 제공할 수 있지만, 이들 영역에서 더 큰 완화를 이루려면 우리는 이완과 가동성을 허용할 수 있는 연화 작용을 유도하기 위해 자율신경계를 조정할 필요가 있다.

고요의 메시지

신중한 호흡은 자율신경계를 조절하는데 있어 강력한 힘을 보여주는 간단한 전략이다. 특히, 호흡 주기의 기간과 빈도를 의식적으로 조절하는 것은 혈압, 심박동, 불안 및 스트레스에 대한 호르몬 반응에 영향을 미친다. 많은 선생님들은 강좌를 끝낼 때 마무리 단계나 이완 단계에서 호흡의 인식을 포함시키지만, 더 나은 수행을 위해 신체를 설정할 때 호흡, 정서 조절 및 기능 사이에서의 연결은 실제로 더 나은 수행을 위해 신체를 설정할 수 있는 초기 단계에 더 효과적 일 수 있다.

매우 긴장된 상체의 경우, 팔이음뼈의 비하중이 이런 과정을 지지할 수 있다. 대상자와 함께, 양쪽 허벅지 사이에 피트니스 볼을 배치한 후 그 공 위에 양 팔을 올려놓고 앉아 호흡을 하면, 목 근육의 이완이 유도되고 어깨를 내림하는데 도움이 된다(**그림 13.2** 참고). 수업을 할 때는 두 사람에게 서로 등을 기대고 앉도록 한 후, 굽힘된 무릎 위에 팔을 편안하게 올려놓고 서로에게 하중을 가하지 않도록 지시한다.

그들은 자신의 등을 통해 파트너의 호흡을 느끼는 시간을 가져볼 수 있고, 갈비우리 안쪽에 놓인 가상의 공이 팽창하는 것을 상상하면서 천천히 호흡 횟수를 세는데 집중할 수 있다(**그림 13.3** 참고). 자율신경계가 반응하기 시작하면, 그들은 목과 어깨의 고착된 긴장을 알게 될 것이고, 이를 통해 그들의 긴장을 풀어줄 수 있다.

어느 정도의 이완이 달성되었다면, 등뼈, 목 및 어깨의 잠재적 가동성을 상기하기 위해 호흡과 그들을 통합

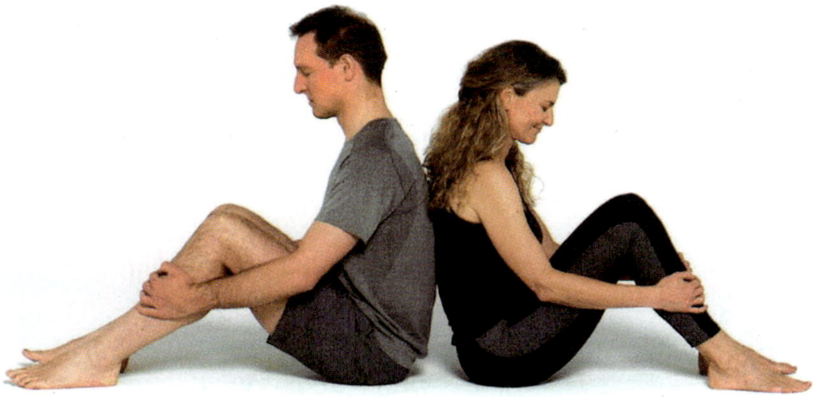

그림 13.3
서로 지지한 채 호흡을 인식한다.

시켜 보자. 등뼈의 가동성이 건강한 어깨 움직임에 중요한 역할을 하기 때문에, 어깨를 움직이기 전에, 등뼈를 치료하는 것이 큰 도움이 된다. 이것의 예는 복장뼈 탐조등 (Sternal Searchlights) 운동이다.

움직임 탐구

복장뼈 탐조등(*Sternal Searchlights*)

무릎을 꿇거나 편안하게 앉아서 주먹을 복장뼈에 댄다. 여러분의 주먹은 탐조등이 되고, 실내의 여러 부분을 비출 것이다. 먼저, 탐조등을 척추 쪽인 안쪽으로 비춘 후, 다시 정면인 바깥쪽으로 비춘다. 이런 동작을 몇 번 반복하고, 여러분의 등뼈가 굽힘하고 폄하는지를 확인해 본다. 이번에는 탐조등을 좌우로 가로질러 오른쪽으로 비추고, 벽을 따라 위로 올라가서 천장을 비춘 후, 다시 벽을 따라 아래로 내려온 후 바닥을 비추어 보자. 이 동작을 반대로 해 보고, 그 다음 그것의 재미를 위해 여러 방향과 장소를 비추어 보고, 여러분의 척추에 뻣뻣한 지점을 다림질하는 기회를 제공하자. 가능하면 즐겁고 풍부한 움직임을 만들어 보자(**그림 13.4** 참고).

이것도 굽힘이나 폄으로 고정된 척추를 가동시키기 위해 척추 비틀기, 허벅지 활주(4장 참고), Spinal elasticizer(7장) 등을 통합하기 좋은 시간이다.

> 높은 수준의 근육 긴장은 종종 ANS가 교감성 과활동에 걸리는 경우와 연관된다. 만약 신체가 저항에 대항해 강하게 움직이면, 자신과 싸울 때 더 큰 긴장을 유도한다. 움직임의 편안함을 향상시키기 때문에, 먼저 진정시킨 후 부드럽게 만드는 것을 목표로 한다.

견고한 기초

감정과 심리가 대상자의 진정한 생체역학적 잠재력을 모호하게 만들 수 있는 방법을 설명했더라도, 우리는 상단 영역의 신체적 연결과 기능적 연결을 알 수 있다.

우리의 뼈대 구조물은 위로 올라갈수록 점점 더 섬세해지기 때문에, 우리의 상단 영역은 사실상 하중 부하와 힘생산에서 볼 때, 피드라미드의 정점에 해당된다.

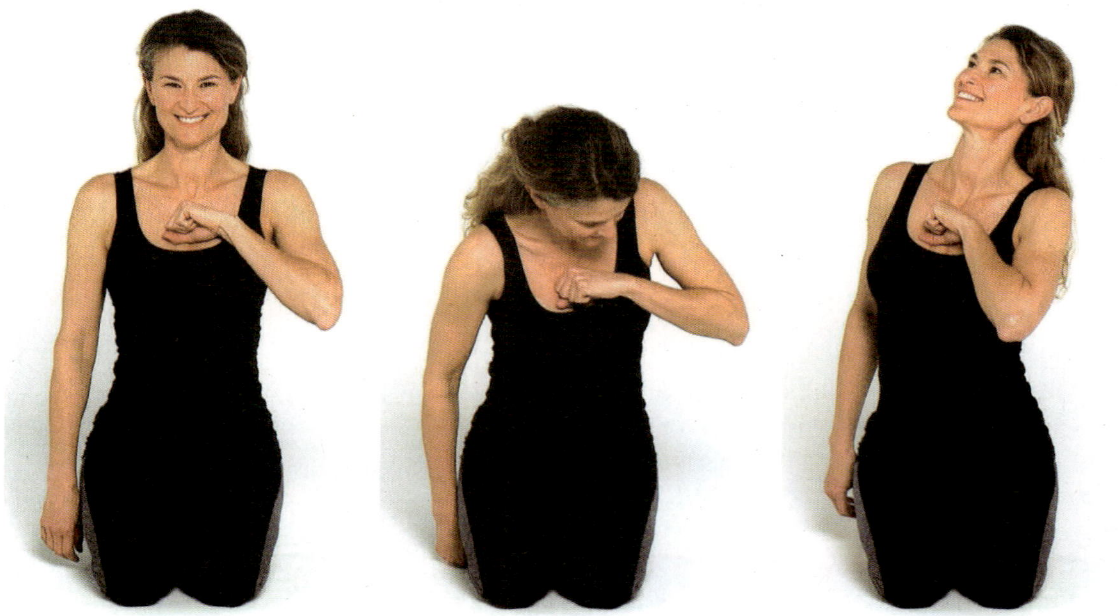

그림 13.4
복장뼈 탐조등

중간 영역은 균형을 잘 이루게 되는데, 이 중간 영역은 안정되고 상대적으로 강한 하단 영역에 의해 운반된다. 그러므로 튼튼하고 잘 작용하는 팔과 어깨는 기초로부터 만들어지고, 그들의 수행은 전신의 조정을 포함한다.

> 움직임은 지면과 가장 가까운 신체 부위의 기능 레벨로부터 만들어진다. 그러므로 휠체어 운동선수의 경우, 강한 신체 중심이 강력한 팔 움직임의 토대가 될 것이다.

3개 신체 영역의 연결을 위해, 우리는 이들 영역을 모두 통과하는 안정된 CLA를 필요로 한다. CLA는 어깨의 기능에 대해 심오한 효과를 가진다. 시상면과 이마면에서 상대적으로 작은 편위도 상지의 힘 출력에서 인지할 수 있는 변화를 만들어 낼 수 있다. 위쪽 자물쇠는 어깨 기능에 특히 중요한 영향을 미치며, 이것의 해결은 사용중인 근육 패턴에 즉각적인 긍정적 영향을 미칠 수 있다.

"헬륨 풍선"과 같은 간단한 큐잉으로 팔의 수행력을 변화시키거나 또는 위아래가 아니라 정면을 향할 수 있도록 복장뼈의 각도를 조정하는 것에 힘을 실어준다.

> 상단 영역에는, 누군가가 시작하기 전에 여러 큐잉을 겹쳐 놓으려는 강한 유혹이 존재한다. 먼저 가장 간단한 해결책을 찾는다. 최소한의 입력이 최대의 인식을 허용한다: CLA를 위해 하나의 작은 변화를 만들고, 이것을 먼저 등록한다.

여러분은 이미 앞의 장들에서 CLA를 어떻게 설정하는지를 알고 있다. 대상자는 자신의 자세에 대해 새롭게 이야기를 해야 할 필요가 있거나 척추 자물쇠를 풀어야 할 필요가 있을 수 있다. 아마도 그들은 한발 서기를 하기 위해, 리스닝 풋과 바디 스택(신체 쌓기)이 작동될지도 모른다.

우리는 지난 몇 장에서 걸쳐서 아래의 내용을 포함해 어깨와 몸통 사이의 친밀한 관계에 대한 여러 가지의 예를 소개했다:

- 양팔 들어올리기는 양팔과 몸통 사이의 조절 관계가 분리(또는 "뒤에 남는 것"으로 알려진)로 달성된다는 것을 우리에게 보여주었다.
- 벽 밀기(Wall Press)는 몸통의 고유수용성 감각을 평가하고, 움직임을 미는 상체를 조절한다.
- 선 자세에서 이루어지는 무릎 들어올리기는 어깨가 골반 조절을 돕기 위해 넓은등근에 의존하여 영향을 받을 수 있음을 확인했다.

지금까지 여러분이 하단 영역과 중간 영역에서 배웠던 모든 것이 상체와 관련이 있는데, 이유는 이것이 목과 어깨를 어떻게 운반하고 이동시킬 것을 결정할 것이기 때문이다. CLA, 안정된 베이스, 그리고 각 관절을 이웃한 관절과 비교해 움직일 수 있는 능력을 통해, 여러분은 상단 영역의 잠재력을 최적화하는 토대를 마련했다. 이번에 우리는 어깨 자체에 대해 좀더 자세히 살펴볼 것이다.

복잡한 균형

어깨관절을 둘러싸는 작은 우리(cage)는 어깨뼈에서 나온 2개의 뼈 돌출부에 의해 형성된다: 봉우리돌기와 부리돌기. 먼저 봉우리돌기는 빗장뼈와 연결하여 어깨관절 위에 있는 보호성 지붕을 제공하고, 부리돌기는 봉우리돌기보다 안쪽에 위치한다. 인대들은 절구관절의 가벼운 울타리를 형성하기 위해 빗장뼈를 봉우리돌기와 부리돌기에 연결한다.

봉우리돌기의 뼈성 지붕 밑에는 작은 윤활주머니가 존재한다: 봉우리밑윤활주머니. 이것은 가시위근힘줄을 보호하기 위해 완충장치와 항마찰장치로 작용하고, 가시위근은 큰결절의 가쪽면에 부착하기 위해 위팔뼈머리 위에 접혀 있다(**그림 13.5** 참고).

얕은 관절오목(어깨관절의 절구)은 팔의 최대 움직임을 허용한다. 그러나, 이런 가동성을 손상시키지 않고 어깨를 조금 더 안정시키기 위해서는, 관절테두리(labrum)로 불리는 섬유연골성 고리가 관절오목의 가장자리를 둘러싸서 관절오목을 약간 더 깊게 만들고, 또 위팔뼈머리로 봉인을 형성한다.

어깨뼈 자체가 매우 가동적이다. 팔의 움직임에 따라, 어깨뼈는 갈비우리 위에서 모든 방향으로 활주하여 올림과 내림, 내밈과 뒷당김, 위쪽돌림과 아래쪽돌림, 그리고 이들의 복합 움직임을 보여준다. 어깨뼈는 이런 움직임을 할 수 있는데, 그 이유는 뼈성 관절에 의해 구속되지 않기 때문이다; 그 대신, 어깨뼈는 큰 가동범위를 통해 움직일 수 있는 물렁조직에 의해 축성 뼈대와 연결되어 있다.

어깨뼈가 이렇게 움직이는데는 이유가 있다: 어깨뼈는 팔이 움직일 때 위팔뼈머리와의 관계를 유지하기 위해 얕은 어깨 절구를 동적으로 위치시켜야 한다. 댄서의 화려하고 다양한 팔의 움직임을 상상하면, 여러분은 이것을 달성하는 데 필요한 어깨뼈 움직임의 속도, 정확성 및 협응을 이해할 수 있다. 그런 다음, 여러분이 큰 가동범위를 통해 움직이지만 힘을 흡수하고 파워를 전달해야 하는 테니스 선수를 생각하면, 안정성과 가동성의 딜레마에 빠지게 된다. 우리는 어떻게 움직이면서 동시에 안정될 수 있을까?

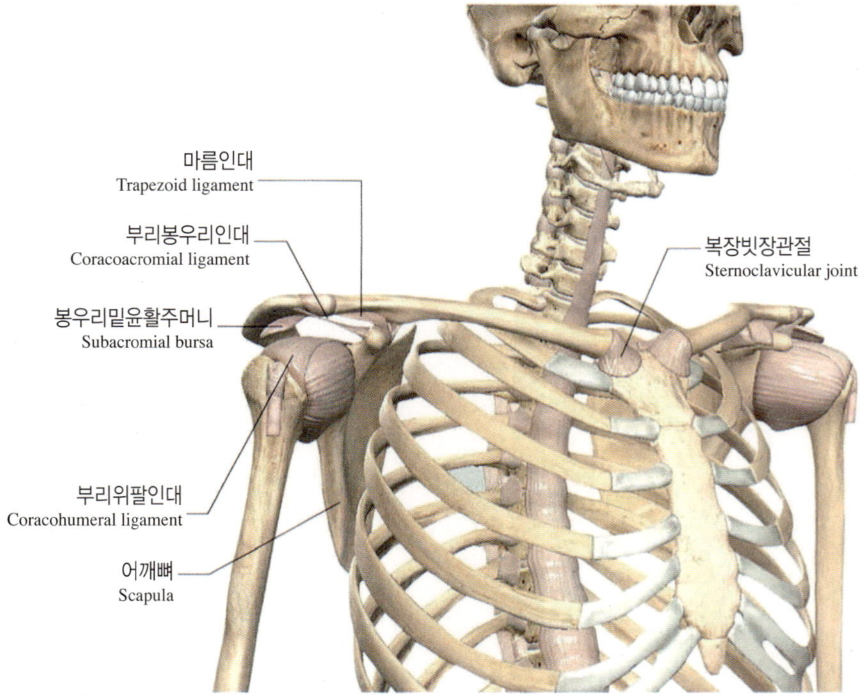

그림 13.5
뼈와 인대의 보호성 활은 위팔뼈머리 위에서 생성된다.

이런 어려운 문제는 어깨의 정상 움직임에 대한 오해에 기반한 관행을 이끌어 냈다. 예를 들어, 비록 어깨뼈가 어깨 문제를 완화하기보다는 실제로 어깨 문제에 기여할지라도, 어깨뼈의 세팅과 어깨뼈의 아래쪽-뒤쪽 당김을 일으키는 큐잉은 거의 모든 훈련 환경에서 흔하게 볼 수 있다.

팔을 들어올리는 과정을 고려해 보자. 어깨뼈의 정상 생체역학은 팔을 머리 위로 들어올릴 때, 어깨뼈가 위쪽돌림하는 것을 의미하며, 이것은 위팔뼈와 뼈성 지붕 사이를 점유하는 민감한 구조물을 압박하지 않고, 위팔뼈를 자유롭게 들어올리도록 그 뼈성 지붕을 움직인다(**그림 13.6** 참고). 만약 이런 정상 움직임이 일어나지 않으면, 가시위근 힘줄이 위팔뼈와 봉우리돌기 사이에서 압박되어 팔을 들어올릴 때 충돌성 통증을 초래할 수 있다.

이번에는, 여러분의 앞쪽에 있는 대상자를 생각해 보자. 아마도 그들은 팔을 들어올릴 때 어깨뼈를 먼저 올림할 것이다(즉, 팔과 어깨가 동시에 위쪽으로 올라간다). 대상자는 다른 방법으로써 어깨를 앞쪽으로 움직이는 어깨뼈의 내밈을 수행할 수도 있다. 이들 경우에는, 어깨뼈를 아래쪽-뒤쪽으로 당기는 큐잉이 매우 적절하고 좋다. 그러나 이 자세로 어깨뼈를 유지하는 것은 심지어 부드럽게 수행하더라도, 바람직하지 않은 효과를 가질 수 있다.

이런 유형의 항-움직임 큐잉은 어깨뼈를 고정된 자세로 배치시킨다. 우리가 알고 있듯이, 정상적인 팔의 기능을 지지하기 위해서는 어깨뼈가 가동성을 가져야 한다. 어깨를 뒤쪽-아래쪽으로 고정한 상태로 부엌 천장쪽으로 손을 뻗는 것이 얼마나 부자연스러울지 상상해 보자. 한쪽 어깨뼈를 갈비우리를 따라 앞쪽으로 활

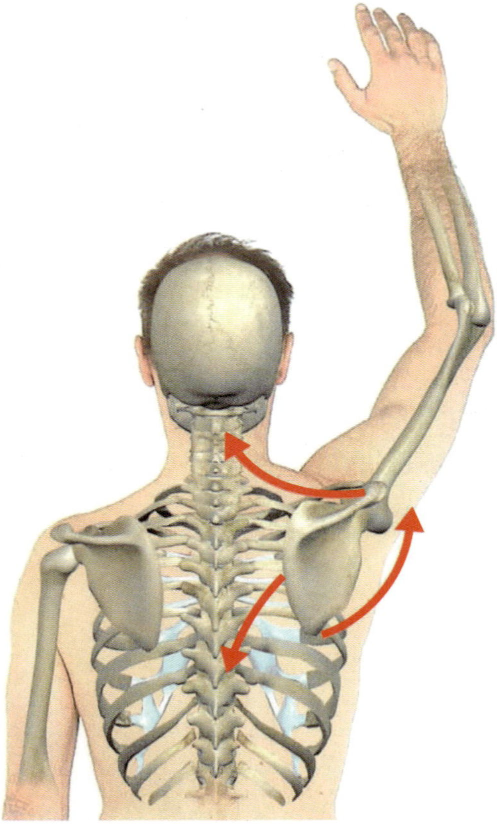

그림 13.6
어깨뼈의 위쪽돌림은 팔을 들어올릴 때 가시위근힘줄과 윤활주머니를 위한 공간을 만든다.

주하지 않고, 또 반대쪽 어깨뼈를 척추 쪽으로 활주하지 않으면서 골프 백스윙하듯이 와인드-업을 시도해 보자. 여러분의 어깨뼈를 아래쪽-뒤쪽으로 고정한 채, 팔을 위쪽으로 뻗는 것이 얼마나 제한적인지를 느껴 보자. 이것은 어색하게 느껴지는데, 그 이유는 이것이 여러분의 생체역학을 방해하기 때문이다. 즉, 이것은 정상 움직임이 아니다.

"아래쪽과 뒤쪽으로 어깨뼈를 당기시오"라는 큐잉은 일반적으로 앉거나, 서거나, 또는 누운 상태에서 팔을 들어올릴 수 있도록 대상자에게 준비시키는 것이다. 그러나, 이것이 팔이 움직일 때 어깨뼈의 자유로운 위쪽 돌림을 방해하면, 이것은 힘줄의 압박 가능성을 증가시킨다. 자세와 기능을 향상시키려는 그들 시도의 불행한 결과로 발생한 많은 어깨 충돌증후군 환자를 우리가 보는 것은 그리 놀라운 일이 아니다.

> 이 큐잉의 양측 특성도 몸통 회전과 팔 스윙의 감소와 관련된다. 정상적이고 효율적인 보행은 아래쪽 몸통에 대한 위쪽 몸통의 반대 회전을 필요로 한다. 중심에서 생성된 이런 회전은 자연스럽게 연결된 팔 스윙을 시작하는데, 이것은 자연스런 어깨뼈의 움직임에 좌우된다. 어깨뼈를 아래쪽-뒤쪽으로 당기면, 몸통의 회전은 차단되고, 보행과 달리기의 기전을 변화시킨다(우연히도 이것이 발생하면, 사람들은 효율적으로 과도한 밀기를 시작할 수 있기 때문에, 신체 상단의 큐잉은 운동사슬의 다른 끝단에서 문제를 일으킬 수 있다).

만약 이것이 그런 경우라면, 우리가 어떻게 하면 어떤 문제를 발생시키지 않고 다른 문제를 해결할 수 있는가?

우리는 종종 오른쪽 트랙에서 시작하여 머리 정수리를 통해 척추를 부드럽게 신장시키고, 그 다음에 발의 중심을 통해 체중이 통과하는 것처럼 체중을 느끼는 균형점을 감지한다. 어깨를 내리지 못하는 사람들을 위해, 여러분은 뇌에 위등세모근을 풀어주도록 말하기 위해서는 먼저 머리 활주(Head Slide) 기법으로 위쪽 자물쇠를 해제할 필요가 있음을 알게 될 것이다. 이들 사람이 스트레스 반응에 사로 잡힐 수 있기 때문에 종종 호흡 조절이 필요하다는 것을 기억하자.

이것은 종종 상체를 보다 더 지지된 자세로 배치하는 데 큰 도움이 된다. 그런 경우, 어깨에 대한 추가 자세 큐잉을 하려는 노력에 저항하자. 그 이유는 동적 자세를 정적 자세로 전환할 수 있기 때문이다. 그 대신, 가슴, 복장뼈, 위쪽 등과 어깨뼈의 자세, 형태와 움직임에 대한 대상자의 인식을 증가시켜 대상자의 주의를 상체로 향하게 하고, 또 그들의 정상 자세와 가볍고 부유된 팽창적인 자세 사이에서 움직이도록 주문하자. 이런 연결을 통해, 여러분은 자세 유지보다는 인식의 큐잉으로 경험을 강화할 수 있다.

빗장뼈를 신체 바깥쪽으로 뻗어 나가는 2개의 긴 화살이라고 생각하자. 여러분이 둥근 어깨를 가지고 있다면 그 화살은 앞쪽으로 향할 것이고, 어깨를 뒤쪽으로 당길 때 그 화살은 뒤쪽으로 향할 것이다. 여러분은 그 화살을 옆으로 뻗을 수 있는가?

몸통으로 했던 것처럼, 여러분은 뒤쪽 부분과 비교해 상체의 앞쪽 부분을 가로지르는 모양과 길이에 대한 감각을 얻을 수 있는가? 한쪽 빗장뼈는 안쪽으로 휘어지고, 다른 쪽 빗장뼈는 바깥쪽으로 휘어지는가? 여러분은 이들 빗장뼈를 비슷한 길이와 모양으로 쉽게 만들 수 있는가?

우리는 인식과 상상을 사용하면, 자유롭게 움직일 수 있는 능력을 보유한다.

이 모든 것이 가만히 서 있는 것을 아주 좋아 하지만, 팔을 움직이고 싶을 때 무슨 일이 일어나는가? 상지에서는 이것이 안정적이거나 움직일 수 있는 경우가 아니다: 사실 우리는 가동성 없이 안정성을 얻을 수 없다. 절구관절의 온존성을 유지하기 위해, 어깨뼈는 절구를 제자리에 위치시킬 뿐만 아니라 어깨뼈가 나머지 신체 부위에서는 오는 힘(또는 나머지 신체 부위로 가지는 힘)을 흡수하고 전달할 수 있도록 모든 방향으로 움직일 수 있어야 한다. 만약 어깨뼈가 습관적으로 특정 자세로 고정되면, 그 자세를 다른 자세로 잠그는 것은 단순히 하나의 기능장애를 다른 기능장애로 대체하는 것이다. 그 대신, 우리는 다른 옵션을 발견해야 한다.

움직임 탐구

어깨뼈 탐색

겨드랑이 밑으로 뻗어서 반대쪽 어깨뼈 바닥을 찾는다. 어깨뼈를 느끼고 어깨뼈의 형태를 확인한다. 어깨를 올림하고 내림할 때 어깨뼈가 어떻게 위아래로 움직이는지를 느껴본다. 여러분 자신을 안아주듯이, 팔을 옆으로 뻗을 때 어깨뼈가 어떻게 척추로부터 멀어지는지를 확인해 보고, 또 가슴을 열기 위해 앞의 동작과 반대되는 동작을 수행할 때 어깨뼈가 척추 쪽으로 어떻게 활주하는지를 확인해 본다. 여러분의 앞쪽에 있는 무지개의 모양을 여러분의 손으로 그려보고, 여러분의 팔을 한쪽에서 다른 쪽으로 움직일 때 여러분의 갈비우리를 가로질러 연속적으로 움직이는 어깨뼈를 느껴보자. 그냥 위쪽으로 뻗는 것은 어떤가? 어깨뼈가 위쪽으로 회전할 때, 어깨뼈바닥의 지점이 척추로부터 멀어진다. 이것과 포옹하는 동작을 다시 비교해 보자: 어깨뼈 전체가 척추로부터 멀어질 때, 여러분은 그 차이를 느낄 수 있는가(**그림 13.7** 참고)?

일단 어깨뼈가 모든 방향으로 자유롭게 움직이게 되면, 여러분은 팔 움직임을 위한 새로운 큐잉의 가능성을 열 수 있다.

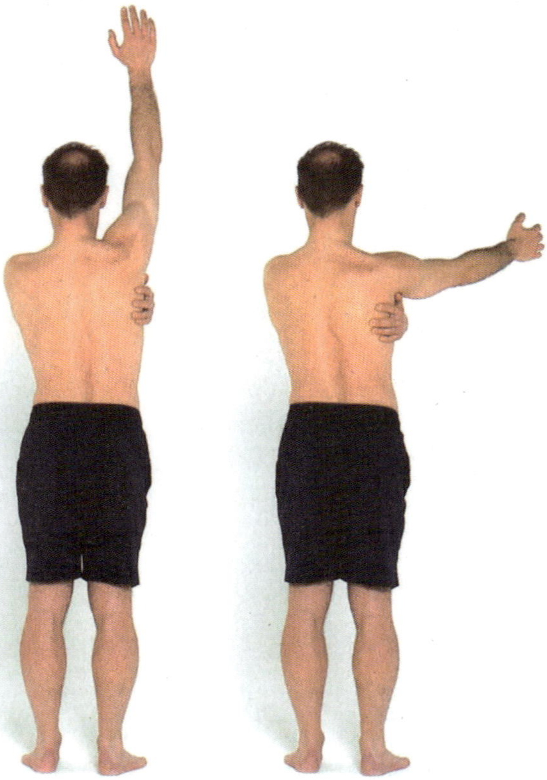

그림 13.7
여러분의 팔 움직임에 반응하여 어깨뼈가 어떻게 움직이는지를 느껴보자.

팔을 올림할 때 어깨를 위쪽으로 구부리는 사람을 위해, 관점은 팔을 따라 이동되어야 한다. 이 팔은 어깨에 작용하는 긴 지렛대이고, 대부분의 사람들은 정상적으로 들어 올릴 때 팔과 어깨에서 그 무게를 느낄 것이다. 검사할 팔을 선택하도록 유도한 다음, 움직임 동안 그들의 어깨가 긴장되고 위로 올라가는지를 확인하기 위해 반대쪽 손을 그쪽 어깨의 상단에 올려놓는다. 엄지손가락 위에 풍선을 올려놓듯이, 위쪽으로 들어올리는 팔의 손을 들어올리도록 큐잉을 한다. 손을 시작점으로 인식함으로써, 어깨는 이완되고 또 어깨뼈가 자연스럽게 내림과 위쪽돌림하여 전체 움직임을 더 단순하고 쉽게 만들 것이다. 관여의 감각(sense of engagement)은 팔 전체를 통해 낮은 수준에서 전파되어, 어깨에 걸리는 하중을 감소시킬 것이다.

여러분은 슬링으로 팔을 지지하듯이, 팔을 아래쪽으로부터 들어올리는 상상을 할 수 있다. 이것은 앞쪽 근육 활동에서 뒤쪽 근육 활동으로 이동되는 균형의 효과를 가지는데, 8장의 엉덩관절에서 우리가 보았던 것과 비슷하다. 우리는 어깨의 앞쪽면과 팔의 위쪽면(목 근육을 촉발시킬 수 있는)에서 팔의 뒤쪽면(뒤쪽 어깨와 어깨뼈와의 연결 감각을 일으키는)으로 뇌의 집중을 이동시킨다. 팔을 들어올리는 주된 근육이 물론 어깨의 앞쪽면에 위치하지만, 우리의 인식을 뒤쪽으로 가져가면 그들 근육은 안정화 작용하는 파트너십을 발휘할 수 있다.

동일한 원리가 4점 자세에서도 적용된다. 만약 여러분이 네발자세를 취하고 있는 사람에게 팔을 올림하도록 큐잉을 제공하면, 그들은 어깨뼈를 자주 올림한다. 그러나 여러분이 팔을 올림하도록 그들에게 큐잉을 제공할 때, 움직임의 변화가 일어날 수 있고, 대부분의 사람은 어깨뼈를 위쪽돌림하여 더 길고, 쉽고, 편안한 움직임을 만든다.

추가 인정: 만약 여러분이 누군가가 그들의 양팔을 벌림하는 것을 볼 때, 여러분은 운동조절의 부족으로 그들의 어깨뼈 중 어느 하나가 다른 것보다 더 빠르게 척추로부터 멀어지는 것을 보게 될 것이다. 어깨뼈의 안정성으로 바로 뛰어들기보다는, 어깨뼈와 위팔뼈를 연결하는 근육(큰원근, 작은원근, 그리고 위팔세갈래근 긴갈래 등을 포함해)이 그 문제에 기여할 수 있는 가능성을 고려해 보자. 만약 이들 근육이 제한되면, 팔을 올림하기 시작하자마자, 어깨뼈는 팔과 함께 끌려가게 될 것이다. 두 뼈 사이의 보다 정상적인 리듬을 회복하기 위해서는, 어깨가 이완되고 길어지는 이들 근육으로부터 이익을 얻을 것이다.

다시 한번 말하지만, 어깨가 안정되기 위해서는 가동성도 있어야 한다.

팔 매달기

팔이 열린 사슬에서 작동하든 닫힌 사슬에서 작동하든 간에, 힘들은 팔과 몸 사이에서 전달된다. 3장에서 보았듯이, 어깨를 올림한 채로 팔을 사용하면, 지지하는 중간 영역과 상단 영역의 연결이 차단되어, 힘 전달을 위한 앵커를 제공하기 위해 목 주위에 더 미세하고 끈 같은 근육을 남긴다. 이것은 "파워 영역 위에서 작용하는 것"으로 불리고, 작은 구조물을 사용하여 팔의 하중을 견뎌냄으로써 힘 공유의 원칙에 실패한다. 다시 연결할 수 있는 몇 가지 방법이 있다.

먼저, 상단 영역을 중간 영역 위에 안착시킨다. 이런 안착 감각은 상단 영역이 나머지 신체 부분 위에 안착하도록 만든다.

목 쪽인 위쪽으로 향하기보다는 인식은 아래쪽으로 내려가서, 지면에 놓인 발과 다리와의 연결을 향상시킨다. 이것은 양성 피드백 고리를 작동시킨다. 예를 들어, 만약 전사 자세를 취하는 동안 우리의 상단 영역이 중간 영역 위에 안착되도록 허용하면, 우리의 몸을 운반하는 엉덩이와 골반에 대한 감각이 증가하게 되고, 이런 지지는 어깨를 이완되게 연결시킨다. 전사 자세는 더 강하고 안정화된다.

머리 위쪽 방향을 포함해 어느 방향으로든 팔을 쉽고 강하게 움직일 수 있는 에너지원 – 중간 가슴 부위를 에워싸는 힘 영역(파워 영역) – 의 이미지를 구축하자. 이것은 어깨뼈 세팅보다 더 넓은 감각 경험이다: 이것은 상당한 신체 부위에서 나오는 완전히 지지된 팔 움직임의 확산된 인식이다. 단독 근육 작용의 감각이 없는데, 그 이유는 실제로 안정된 어깨를 가지기 위해서는 여러 근육이 협력하여 작용하고 있기 때문이다(그림 13.8 참고).

같은 원리로 작동하는 또다른 큐잉은 앞쪽 서클과 뒤쪽 서클이다.

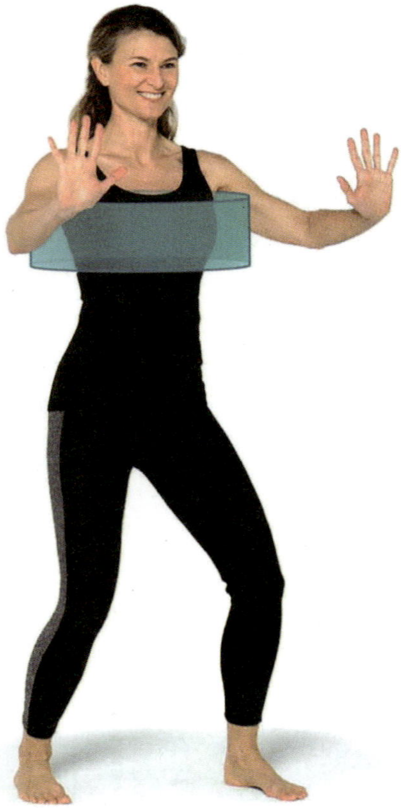

그림 13.8
가슴 주변에서 일어나는 파워 영역 서클의 작용.

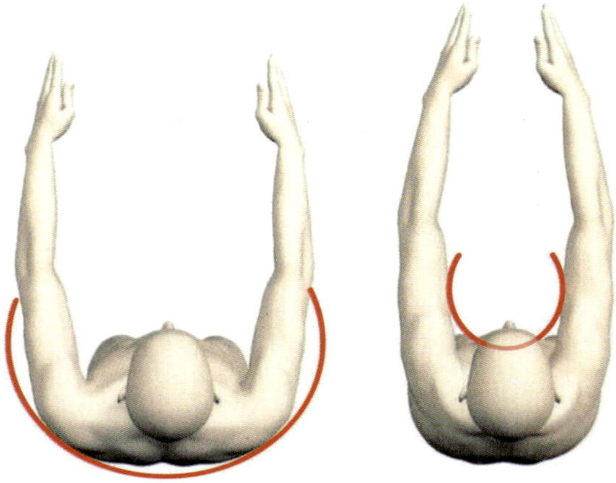

그림 13.9
여러분은 앞쪽 서클이나 뒤쪽 서클에 초점을 맞춤으로써 팔의 지지 패턴을 변화시킬 수 있다.

움직임 탐구

양손의 손바닥을 문지른 후, 한쪽 손에서부터 그쪽 팔의 안쪽면을 따라 가슴을 가로지르고, 그 다음 반대쪽 팔의 안쪽면을 따라 반대쪽 손으로 이어지는 선을 계속 그려본다.

이 선은 여러분의 앞쪽 서클이 된다. 느슨한 서클이 되도록 어깨 높이로 양쪽 팔을 여러분의 앞쪽으로 들어올려 그대로 유지하고, 앞쪽 서클에 매달려 있는 선을 그려본다. 양쪽 팔을 위아래로 몇 번 부드럽게 움직여 본다.

이번에는 손등을 서로 문지른 후, 한쪽 손의 뒤쪽면에서 시작해 그쪽 팔의 뒤쪽면을 따라 어깨뼈까지 가고, 그런 다음 반대쪽 어깨뼈로 이어져 반대쪽 팔의 뒤쪽면을 따라 반대쪽 손의 뒤쪽면까지 이어지는 선을 그린다. 이것은 여러분의 뒤쪽 서클이 된다.

또 다시, 느슨한 서클이 되도록 양쪽 팔을 어깨 높이로 여러분의 앞쪽으로 들어올려 그대로 유지하고, 뒤쪽 서클에 매달려 있는 선을 그려본다. 팔을 위아래로 살짝 움직여 그들이 얼마나 안정되어 있는지를 확인해 본다.

이번에는, 여러분의 의도를 바꿀 수 있는지를 확인하고, 또 앞쪽 서클과 뒤쪽 서클을 사용하여 이동할 수 있는지를 확인한다.

여러분은 지지를 느끼는 곳과 비교되는 안정감에서 미묘한 차이가 있음을 확인할 수 있는가? 대부분의 사람들은 백 서클이 자동으로 넓어지고, 위쪽 등 근육을 활성화시켜 어깨가 더 안정해지는 느낌을 확인할 것이다(**그림 13.9** 참고).

뒤쪽 서클은 발레 댄서의 열린 사슬 움직임을 지원하든 또는 벤치 프레스를 강력하게 미는 것을 지원하든 어느 자세에서도 이용될 수 있다. 이것은 어깨의 앞쪽 부분을 열고 감압하는 동시에, 힘 전달을 위해 큰 근육의 표면적에 접근하는 간단한 방법이다.

이제 우리가 어깨를 더 쉽게 운반할 수 있기 때문에, 우리는 팔이음뼈 근육의 작용을 위한 강력한 토대를 갖추고 있는 것이다.

파워 포인트

- 여러분이 볼 수 있는 어깨와 목의 자세가 대상자의 감정 상태를 시각적으로 표현하기 때문에, 신체를 진정시키는 것이 가장 효율적인 출발점일 수 있다.
- 지지성 하단 영역과 안정된 CLA는 상체의 수행을 위한 필수 토대이고, 만약 몸통과 골반에 기능적 어려움이 있다면, 그 어려움은 어깨 문제로 나타날 수 있다. 이런 경우라면, 어깨는 전신 토대가 해결될 때까지 제한된 개선의 가능성을 가질 것이다.
- 자세 문제를 해결하기 위해 어깨와 어깨뼈를 제자리에 고정시키면, 정상 기능을 촉진하지 못하는 로보틱하고 뻣뻣한 움직임이 발생한다.
- 안정된 어깨를 갖기 위해서는, 우리는 가동적이지만 동적으로 통제된 어깨뼈를 가져야 할 것이다.

어깨뼈 14
Winning our wings

그녀는 우주를 어깨에 메고 걸었고, 이것을 한 쌍의 날개처럼 보이도록 만들었다.

Ariana Dancu

우리는 힘을 사용할 때, 몸통과 팔 사이에서 그 힘을 지속적으로 전달한다. 컴퓨터 마우스를 움직이거나, 양치질을 하거나, 또는 크로스바에서 스윙을 하든 간에 상관없이, 그 팔은 몸쪽 연결에 의존한다. 이런 연결이 몸통의 상당한 면적 위에서 지지를 제공할 때 하는 가장 효과적으로 수행한다. 몸통과 하단 영역과 마찬가지로, 우리는 이런 힘 전달에 대한 많은 신경근육 전략을 가지고 있지만, 우리는 다목적 솔루션으로써 습관성 전략을 위해 우리의 선택을 제한하는 경향이 많다.

상단 영역에서의 움직임 조절을 고려할 때, "힘이 향하는 곳이 어디인가?"라는 질문을 여러분 자신에게 물어보자.

상단 영역에서의 힘 관리

이상적으로, 우리는 힘을 튼튼한 중간등뼈 영역 뿐만 아니라, 몸통으로 근막 연결을 하여 랩-어라운드(wrap-around) 효과를 만드는 갈비우리의 앞가쪽 주변으로 전달할 수 있다. 아래등세모근과 중간등세모근과 함께 앞톱니근은 팔이음뼈와 몸통 사이의 힘 전달을 위해 넓은 영역을 형성하는 중요한 역할을 하는데, 이것을 우리는 ***지지 패턴***이라고 한다(**그림 14.1** 참고).

그럼에도 불구하고, 일부 사람들은 가슴근, 위팔두갈래근 및 앞어깨세모근 등이 우세한 앞쪽 패턴을 습관적으로 사용하고 있다. 이런 경우, 뇌는 신체의 앞쪽에 위치하는 근육과 더욱 강한 연결을 하고, 우리의 상지 힘을 앞쪽 가슴벽으로 전달시킨다. 우리는 신체 뒤쪽과의 신경근육 연결을 상실하고, 이로 인해 지지 패턴의 랩-어라운드 효과가 사라지게 된다. 따라서, 힘 전달을 위한 신체 면적이 줄어들어, 안전하고 효율적인 힘 출력을 하는 우리의 잠재력이 나쁜 영향을 받게 된다.

힘이 분산되지 않을 때는, 근육 작용의 균형이 바뀌어야 한다. 만약 어떤 사람이 습관적으로 앞쪽 패턴을 사용한다면, 심지어 뒤쪽 어깨와 위쪽 등의 근육이 잘 발달된 것처럼 보이더라도, 어깨뼈는 기능적 움직임의 측면에서 볼 때 갈비우리의 뒤쪽 부위와 적절하게 연결

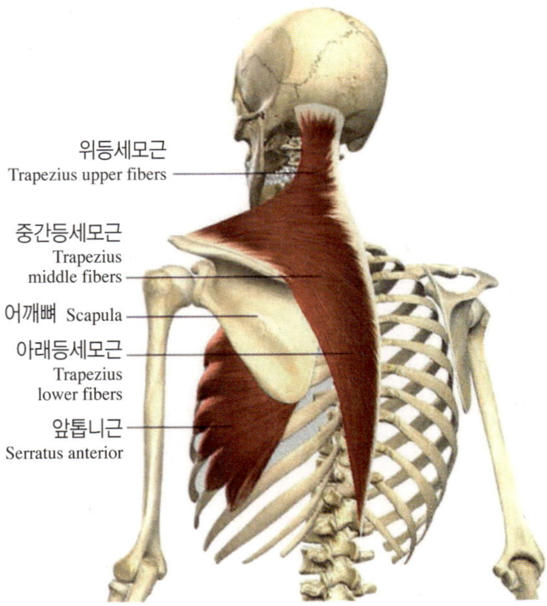

그림 14.1
뼈대 부착점을 위한 넓은 면적을 제공하는 어깨뼈 안정근의 지지 파트너십

되지 않을 것이다. 단독 강화 운동(Isolated strengthening exercises)은 어깨뼈 조절 패턴을 시작하지 않으면서도 근육을 발달시킬 수 있다.

넓은 근육지지 네트워크가 부족하면, 앞쪽 어깨와 가슴근이 타이트해지고 긴장된다. 작은 가슴근은 앞위쪽 갈비뼈에 부착하지만, 날개짓하는 것처럼 어깨뼈를 앞쪽으로 경사시킬 수 있다. 오목위팔관절의 안정장치가 된다는 것은 위팔두갈래근 힘줄이 더 많은 압박을 받게 되고, 힘줄에 문제가 생길 수 있다는 것을 의미한다. 이 시스템에 하중을 성공적으로 가하기 전에, 우리의 최우선 과제는 뇌가 갈비우리 뒤쪽면을 다시 인지하도록 돕는 것이다.

실제로, 뒤쪽 서클과의 연결이 이런 패턴을 다시 찾는데 도움이 될 것이다. 앞쪽 패턴에서 분리되는 경향을 가진 위팔세갈래근을 다시 연결하는 것이 특히 중요할 것이다 – 우리는 스토킹 캣(Stalking Cat)에서 이것을 살펴볼 것이다.

우리들 중 일부는 어깨뼈를 내림 패턴하거나 심지어 아래쪽돌림할 수도 있다. 어깨뼈의 습관적인 아래쪽돌림은 어깨 충돌증후군에 기여할 수 있는데, 그 이유는 팔을 올림할 때 가시위근 힘줄의 압박을 예방할 만큼 충분히 빠르게 봉우리빗장관절의 활을 들어올리지 못하기 때문이다. 이것에 관여하는 근육들로는 넓은등근, 어깨올림근 및 마름근 등이 포함된다(**그림 14.2** 참고).

여러분은 11장의 선 자세 무릎 들어올리기 검사를 할 때 이런 패턴을 이미 보았는지도 모른다. 이것은 뒤쪽 사선 근막 슬링을 통해 반대쪽에 있는 골반 안정성 문제와 결합되어 빈번하게 나타나기 때문이다. 대상자가 반대쪽 다리로 서 있을 때, 그 팔은 약간 아래쪽으로 당겨지는 것처럼 보일 것이다(**그림 14.3** 참고).

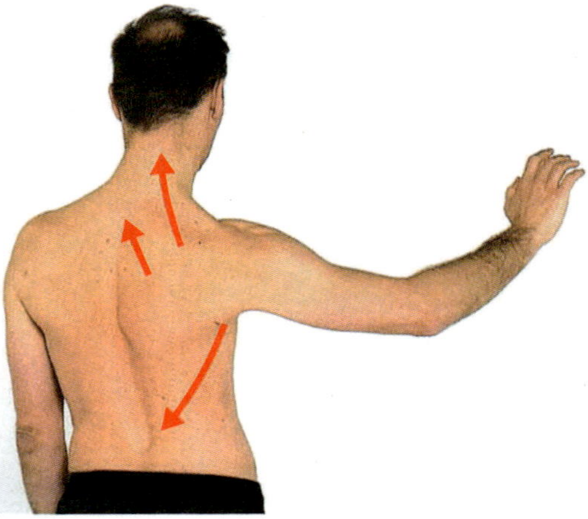

그림 14.2
어깨뼈의 아래쪽돌림에 기여하는 근육 파트너십

전신 패턴의 재설정을 돕기 위해, 하늘과 땅(11장 참고)은 어깨뼈를 위쪽돌림하고, 비체중부하 쪽의 골반을 활성화하면서 뻗는 쪽의 몸을 길게 만든다. 그렇게 함으로써, 뇌는 몸통과 골반의 안정성에 대한 넓은등근의 의존성을 줄일 뿐만 아니라, 어깨를 자유롭게 만든다.

독립적인 어깨를 갖기 위해, 여러분은 한발 서기를 해야 한다.

예를 들어, 바이셉 컬(bicep curl)과 같은 과제를 할 때, 여러분은 위쪽 팔이 몸쪽으로 밀착되거나 팔꿈치가 아래쪽으로 당겨지는 것을 관찰할 수 있다. 이들 현상은 넓은등근이 1차 안정근으로 작용하고 있음을 보여주는 것이고, 여러분은 어깨뼈가 아랫방향으로 회전되는 것을 보게 될 것이다.

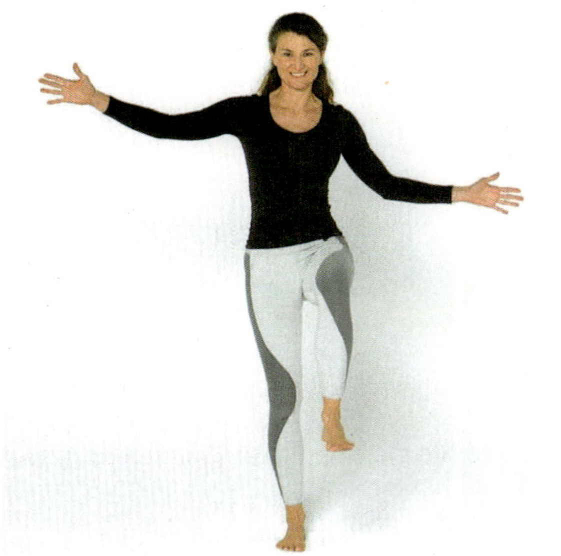

그림 14.3
어깨 통증의 경우가 넓은등근에 의존하는지를 알기 위해 선 자세 무릎 들어올리기 검사를 해 보자.

겨드랑이 안에 마시멜로를 찌그러뜨리지 않기 위해서는, 팔의 힘을 풀어야 할 것이고, 더 이상 힘을 증가시키지 않으면서도 어깨뼈가 다시 수평 자세를 취할 수 있도록 만들어야 한다.

앞에서 논의했듯이, 많은 사람들은 올림 패턴을 사용하여 팔이음뼈와 목을 연결하는 근육을 타이트하게 만들고, 이들 작은 구조물이 대다수의 하중을 견딜 수 있도록 만든다. 기초 자세를 해결하고, 상단 영역보다는 파워 영역에서 작용하고, 또 뒤쪽 서클 큐잉과 연결하는 것이 모두 여기에 관련된 가능성들이다.

또 다른 흔한 패턴은 ***뒤당김***(retraction)이다: 마름근으로 양쪽 어깨뼈를 함께 당김으로써 등을 좁게 만드는 학습된 습관이다. 마름근은 어깨뼈를 C7–T5 사이의 등뼈에 연결하지만, 갈비우리에 부착하지 않기 때문에, 이런 전략(뒤당김)은 힘 전달과 지지를 위한 최적의 표면적을 제공하지 못한다. 뒤당김은 교묘한 전략인데, 그 이유는 대상자가 앞쪽으로 쏠린 어깨 자세를 특히 경계하고, 마름근의 강한 수축을 감지하지 않으면서도 종종 부적절한 지지를 느끼기 때문이다.

여러분의 대상자에게 좁은 야윈 위쪽 등을 좋아하는지, 아니면 넓고 균형잡힌 강한 등을 좋아하는지를 물어보자. 그런 다음, 상체의 앞쪽과 뒤쪽이 비슷한 길이를 가지고 있는지를 물어보자. 그들은 신체 앞쪽과 뒤쪽의 길이가 더욱 똑같이 되도록 만들 수있는가?

다른 방법으로서, 빗장뼈 화살(13장)이 어깨에 대한 긍정적인 큐잉을 전달할 수 있다. 마지막으로, 이들이 팔을 올림할 때, 양쪽 어깨뼈가 서로 멀어지면서 양쪽 어깨뼈의 바닥 지점이 마치 미소를 짓듯이 움직이는지를 그들에게 물어보자.

마지막으로, 우리는 ***붕괴*** 패턴을 가진다. 갈비우리 위에 안전하게 안착된 어깨뼈와 손 사이에 닫힌 시스템을 갖는다고 잠깐 상상해 보자. 최적의 상지 수행을 위해, 여러분은 이런 닫힌 시스템 내에서 상지를 통해 작용하는 모든 힘을 포함할 수 있다. 붕괴 패턴에서 우리가 볼 수 있는 것은 어깨뼈가 갈비우리으로부터 분리되는 것이다. 하중은 팔 위쪽으로 이동하여 어깨뼈를 지나가는데, 이것은 어깨뼈가 갈비우리의 뒤쪽벽으로부터 들어올려져서 마치 날개짓하는 것처럼 보인다 (**그림 14.4** 참고).

이들 프레젠테이션 중 어느 것을 해제하기 위해, 뇌는 다른 전략을 찾을 필요가 있다. 만약 신체에 가해지는 하중이 너무 높으면, 뇌는 위험을 최소화하기 위해

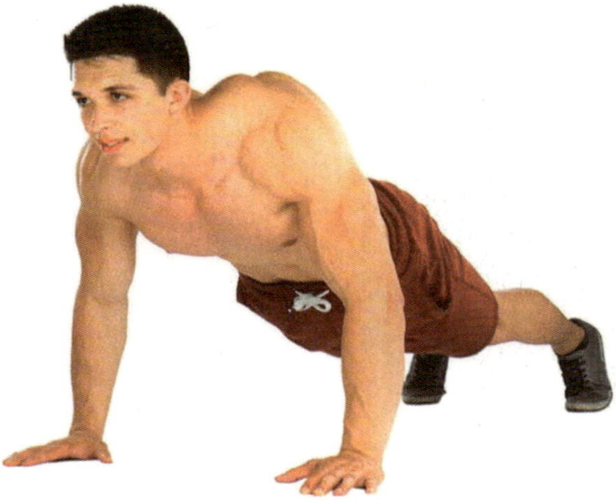

그림 14.4
붕괴 패턴

알고 있는 전략을 그대로 사용함을 꼭 기억해야 한다. 변화를 촉진하기 위해, 우리는 하중을 줄이고 소뇌를 활성화시킬 필요가 있고, 또 조건을 변화시키므로써 주의할 필요가 있다.

지지를 받지 못한 하중으로부터 초래되는 어깨와 목의 통증을 가진 사람을 보는 것은 흔한 일이다. "프레스-업 핀치"와 "차투랑가 숄더"가 일반적인 예이다. 상체를 바닥쪽으로 내릴 대, 어깨는 지지의 토대를 제공하기 위해 안정된 CLA를 필요로 한다. 플랭크 자세에서 상체를 내리기 위해 팔꿈치를 굽힘할 때, 목의 뒤쪽 부분이 열리고, 또 가슴과 어깨의 앞쪽 부분이 넓어져서 바닥과 수평을 이루어야 한다. 그러나, 대상자의 근력과 조절 능력보다 하중이 더 크면, 다음과 같은 자세가 나타난다. 즉, 척추가 아래로 내려가는 척추의 폄이 일어나고, 양쪽 어깨가 앞쪽으로 말리고, 양쪽 어깨뼈의 간격이 좁아지고, 또 머리가 아래로 떨어지기도 한다(그림 14.5 참고). 변화를 허용할 만큼 하중이 감소할 때까지 아무리 많은 큐잉을 제공해도 이 문제를 해결할 수 없다.

4장의 지렛대 개념을 기억하고 있는가? 단순히 무릎을 바닥에 내려놓음으로써 지렛대를 짧게 만들어 신체에 가해지는 하중을 줄일 수 있다. 하중이 작으면, 척추를 통과하고 가슴을 가로질러 팽창하는 것이 가능해질 것이다. 이것이 일단 학습되고 안전해지면, 대상자는 다시 완전한 자세로 진전할 수 있다.

불안정 어깨 (Wandering shoulders)

다른 관절과 마찬가지로, 최적의 근력을 발휘하기 위해서는 안정된 기반을 필요로 한다. 예를 들어, 팔꿈치를 굽힘하여 바이셉 컬을 수행할 때, 여러분은 아래팔의 효율적인 구심성 작용을 위해 어깨가 제 자리에 고정되길 원할 것이다(**그림 14.6** 참고).

그러나 여러분은 완전히 다른 패턴을 종종 보게 될 것이다. 팔꿈치를 단순한 경첩으로 사용하여 아래팔을 어깨쪽으로 움직이지 않고, 오히려 어깨가 아래팔 쪽으로 당겨진다. 팔꿈치는 여전히 굽힘하지만, 끌어당길 수 있는 안정된 기반이 없다면, 이 움직임이 효과적이지 못할 것이다. 위팔세갈래근에서도 똑같은 일이 일어난다: 명확하고 단순한 팔꿈치-뻗기 동작이 일어나지 않고, 오히려 어깨가 앞으로 말리거나, 심지어 종종 위쪽으로 올라가기도 한다. 이것을 불안정 어깨라고 한다.

비록 어깨뼈 근육의 약증이 자주 비난을 받을지라도, 이 움직임의 패턴은 이런 프레젠테이션에서 동등하게

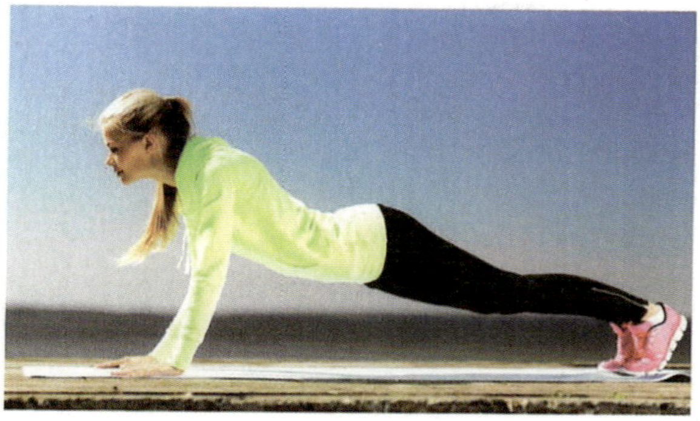

그림 14.5
지렛대가 길면, 효율적인 상체 패턴을 허용할 수 없을 만큼 하중이 높아질 것이다.

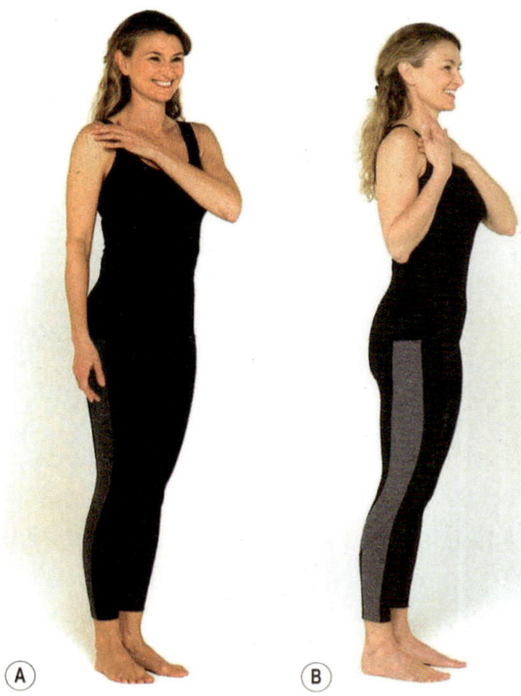

그림 14.6
A. 시작자세.
B. 어깨는 팔꿈치를 굽힐 때 제자리에 안정되게 유지되어야 한다.

중요한 요소이다. 어깨뼈를 고정시켜 그 문제를 예방하기 위해, 고전적인 큐잉인 "뒤쪽과 아래쪽으로"을 사용하지 않는 것이 좋지만, 이 큐잉은 동적 안정성을 조성하지 못하는 인위적이고 로봇 형태의 움직임을 유발한다. 이 움직임을 위한 새로운 프로그램을 짜기 위해서는, 우리의 오래된 친구인 "자각(awareness)"을 활성화시킬 필요가 있다.

불안정 어깨를 해결하기 위해서는, 손에 하중을 잡지 않고 자각 운동(awareness exercise)으로 수행해야 한다. 비하중의 움직임을 유지함으로써, 우리는 주요 문제인 약증을 해결하고, 또 뇌/몸의 연결에 집중할 수 있다.

움직임 탐구

선 자세를 취하고, 한 손의 손가락끝을 반대쪽 어깨의 앞쪽에 배치한다. 여러분에게 가장 효과적이었던 큐잉(풍선, 꼭두각시 인형, 토끼 귀, 쌓기 등)을 통해 여러분의 셀프-캐리지 자세를 찾고, 팔꿈치를 굽힐할 때 어깨가 제자리에 유지되는지를 확인한다.

어깨가 앞쪽으로 활주하거나 위쪽으로 튀어 오르더라도(**그림 14.7** 참고), 그것과 싸울 필요는 없다. 차분하게 다시 시작하고, 이번에는 어깨를 제자리에 위치시켜야 한다. 만약 어깨가 앞쪽으로 이동하길 원한다면, 과흥분된 근육들의 오래된 습관적 패턴을 막기 위해 움직임을 멈추고, 어깨를 다시 시작자세로 가져간다. 다시 시작하고, 고정된 자세가 되게 의식적으로 어깨에 힘을 가하지 않고, 어깨를 그 자리에 있도록 하는 것이 무엇인지를 조사해 보자. 어깨가 제자리에 있을 때 팔이음뼈 주변의 다른 근육들이 활성화할 것이지만, 중요하게도 여러분은 어깨뼈에 대한 특정 방향의 움직임을 감지하지 못한다. 여러분은 뇌에 일어나길 원하는 것을 말했고, 이것이 여러분이 의식적으로 성취할 수 있는

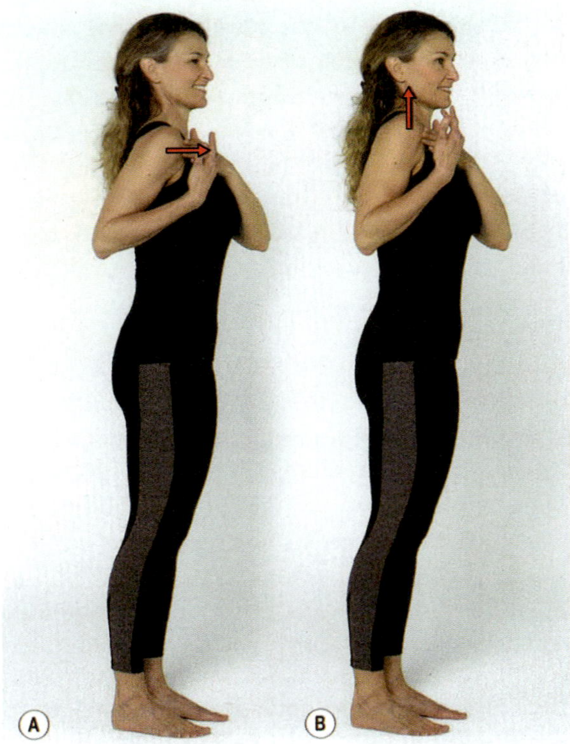

그림 14.7
A. 팔꿈치를 굽힘할 때 어깨는 앞쪽으로 이동한다.
B. 팔꿈치를 굽힘할 때 어깨는 위쪽으로 이동한다.

것보다 더 정교한 균형을 이루는 어깨뼈 고정근과 돌림근띠를 모두 포함하는 해결책을 조정하도록 허용했다.

너무 노력하지 않는 것이 중요하다. 무언가 새로운 것이 나타나게 하려는 의도는 이것이 실현되게 하는 시도와는 다른 경로를 활성화한다.

동일한 기법이 어깨 움직임이나 팔꿈치 움직임을 위해 사용될 수 있다. 여러분은 팔꿈치 뻗기를 할 수 있고, 심지어 위팔뼈머리를 제자리에 유지하면서 팔을 안쪽돌림과 가쪽돌림할 수 있다. 하중이 너무 크지 않은 한, 어깨를 앞으로 이동하거나, 위쪽으로 올림하거나, 또는 앞뒤로 활주할 필요는 없다. 불안정 어깨를 해결하기 위해서는, 근력강화에 초점을 맞추기 전에, 연결을 해결하는 시간을 갖자.

돌림근띠 연결하기

가시위근, 가시아래근, 어깨밑근 및 작은원근으로 구성된 구조물은 돌림근띠(Rotator cuff)로 불리는데, 그 이유는 그들이 위팔뼈머리를 지지하듯이 감싸고 있기 때문이다. 각 근육들은 두 가지 기능을 가지고 있다: 팔을 특정한 방향으로 움직이기 위해 개별적으로 작용하지만, 집단적으로 작용할 때는 위팔뼈머리를 관절오목 안에서 편안하게 안정되도록 안쪽으로 끌어당긴다. 이것은 안정성/가동성의 난제를 해결할 수 있는 핵심 요소이다: 엉덩관절에서 봤던 것과 같은 방법으로, 돌림근띠는 위팔뼈머리를 관절오목 안에 고정함으로써 움직임에 대한 안정된 축을 만든다(**그림 14.8** 참고).

우리는 이것을 어떻게 훈련시키는가? 만약 여러분이 불안정 어깨를 해결했다면, 이미 훈련은 시작되었다: 바로 앞의 움직임 탐색에서 설명된 팔 움직임을 수행하는 동안, 위팔뼈머리를 일정한 자세로 유지하기 위해서는 돌림근띠의 파트너십이 활성화될 필요가 있다.

이제부터는, 여러분이 열린사슬로 작용하는지 아니면 닫힌사슬로 작용하는지에 따라서 2가지의 다른 큐잉 접근법이 존재한다.

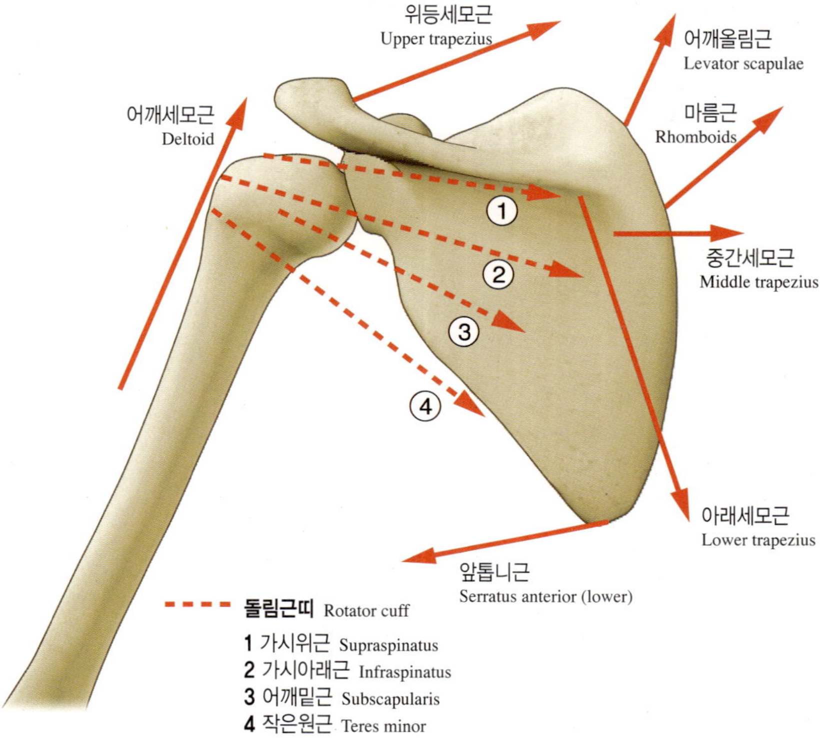

그림 14.8
어깨의 힘 벡터.
돌림근띠가 팔 움직임의 당김력에 대항해 위팔뼈머리를 고정할 때 돌림근띠에 의한 안쪽 방향의 힘에 주목하자.

열린 사슬

팔이 자유롭게 움직이든 아니면 하중을 들어올리든 간에, 팔의 열린사슬 움직임은 어깨 관절에 당기는 힘을 가할 것이다. 우리는 이런 동작을 반전함으로써 돌림근띠의 안정화 역할을 활성화할 수 있다. 이것을 경험하기 위해, 여러분의 몸통을 앞으로 굽힘하고 양 팔을 바닥쪽으로 늘어뜨려보자. 양 팔을 느슨하게 아래로 늘어뜨리고, 마치 플러그를 콘센트에 끼우듯이 어깨를 위쪽 방향인 관절오목 안으로 넣는다고 생각해 보자. 이완한 후 위의 동작을 다시 반복해 보자. 어깨가 관절오목 안에 안착되면, 어깨뼈 주변 근육도 단단해져 팔이음뼈가 갈비우리에 고정되는 것을 알 수 있다.

이것은 어깨의 강하고 보호적인 자세이다. 만약 여러분이 바벨을 든다면, 위쪽 등을 가로지르는 넓은 연결이 뒤쪽 사슬을 통해 더욱 아래쪽으로 연결될 것이고, 여러분은 이런 연결이 골반까지 도달하는 것을 감지할 수 있다. 어깨는 전신에 의해 지지를 받게 된다.

만약 이것을 느끼기 어렵다면, 손에 작은 하중을 쥐고 동작의 감각 피드백을 높이는 것도 도움이 될 수 있다.

'플러그 인'은 어깨관절 주변에서 이 일어나지만, 처음부터 무리하게 시도하면, 어깨가 안착되지 않고 어깨 위로 점프하고 어깨뼈를 뒤당김한다. 이런 동작은 마름근의 작용을 요구하지만, 넓은 어깨뼈 연결을 놓치게 만든다. 어깨관절을 벗어나 위팔뼈가 위쪽으로 이동했다면, 돌림근띠의 집단적 역할을 제대로 활성화시키지 못한 것일 수도 있다.

어깨뼈 뒤당김이 종종 사용되는데, 그 이유는 큐잉으로 움직임이 쉬운 반면, 플러그-인을 가르치는데 더 많은 노력과 기술이 요구되기 때문이다. 그러나, 우리는 뒤당김이 어깨뼈를 움직이는 것을 명확하게 할 필요가 있는 반면, 어깨뼈를 고정할 때 플러그-인이 관절오목 안으로 위팔뼈머리를 안정시킨다는 것이다.

실생활 연구

나는 재발성 어깨 탈구로 인해 스포츠를 포기했던 많은 젊은 운동선수들을 만났다. 그들은 자주 체육관 등에서 무거운 하중을 들어올렸던 강하고, 건강한 사람이었다. 그들은 예외 없이, 어깨뼈 뒤당김 패턴을 사용했고, 이것이 어깨관절의 안정성을 훼손시키는지를 알지 못했다. 그들은 돌림근띠 근육들을 개별으로 강화하여 어깨의 벌림, 안쪽돌림과 가쪽돌림을 강화하는 쪽으로 훈련했지만, 위팔뼈머리를 안정화시키는 이들 근육의 집단 작용을 경험하지 못했다.

이것이 문제의 근원이었다: 위팔뼈머리를 안쪽으로 당기는 돌림근띠의 작용이 없다면, 팔의 하중 운동을 할 때 위팔뼈머리가 관절오목에서 벗어나게 되고, 이로 인해 관절의 안정성이 떨어진다. 모든 대상자들이 편안한 중립위의 CLA를 갖고, 불안정 어깨를 해결하고, 또 플러그-인 기법을 완전히 학습했을 때, 그들의 어깨는 빠르게 좋아졌다.

우리는 어깨뼈 안정근을 통합하는 동시에, 위팔뼈의 고정과 가동이라는 2가지 역할로 돌림근띠를 사용할 수도 있다.

먼저, 우리는 해부학에 근거한 오해를 풀어야 한다. 갈비우리에 대한 어깨뼈의 안정성에 기여하는 위등세모근은 안쪽과 아래쪽 방향으로 주행한다.

이것은 근섬유의 안쪽범위(inner range) 쪽으로 구심성으로 수축시켜 척추의 근육 부착점 쪽인 아래쪽과 안쪽으로 어깨뼈를 당길 수 있게 만든다. 이것은 사실상 아래등세모근에 대한 "뒤쪽과 아래쪽으로"이라는 큐잉의 근원이고, 이런 작용은 이들 섬유를 활성화시킨다.

그러나, 팔을 들어올릴 때, 앞톱니근과 함께 3개의 등세모근들이 다양한 각도로 배열되어 있어 어깨뼈의 돌림을 촉진하고(**그림 14.9** 참고), 한편 위등세모근은 빗장뼈에 대한 작용으로 전체 팔이음뼈의 움직임을 더욱 가능하게 한다. 아래등세모근은 앞톱니근이 어깨뼈를 너무 많이 가쪽으로 당기는 것을 막는 역할을 하고, 앞톱니근과 아래등세모근은 어깨올림근이 어깨뼈를 위쪽으로 올림하는 작용에 반대한다. 이들 작용을 조절함으로써, 어깨뼈가 위쪽으로 돌림할 때 아래등세모근이 어깨뼈를 안정화시킨다.

그러나 어깨뼈가 위쪽과 가쪽으로 이동함으로써 아래쪽과 안쪽으로 당겨지지 않도록 한다. 예를 들어, 팔을 아름답게 지지하면서 유연한 움직임을 보이는 바이올린 연주자를 상상해 보자. 어깨뼈를 뒤쪽과 아래쪽으로 세팅하면, 팔의 움직임이 제한을 받게 될 것이다. 그들은 안쪽범위로 고정된 아래등세모근으로 작용할 수 있다. 어깨뼈의 위쪽돌림을 고려할 때, 우리가 다이아몬드 기법을 탐구할 때처럼, 더 적절한 자세에서 훈련하는 것이 타당하다.

움직임 탐구

다이아몬드

바닥에 이마를 대고 엎드린 자세를 취한다. 바닥에 팔을 배치하고, 머리 위로 몇 인치 떨어진 지점에서 양쪽 손가락끝을 연결하여 다이아몬드 형태를 만든다. 만약 필요하다면, 척추에 가해지는 압력을 완화하기 위해

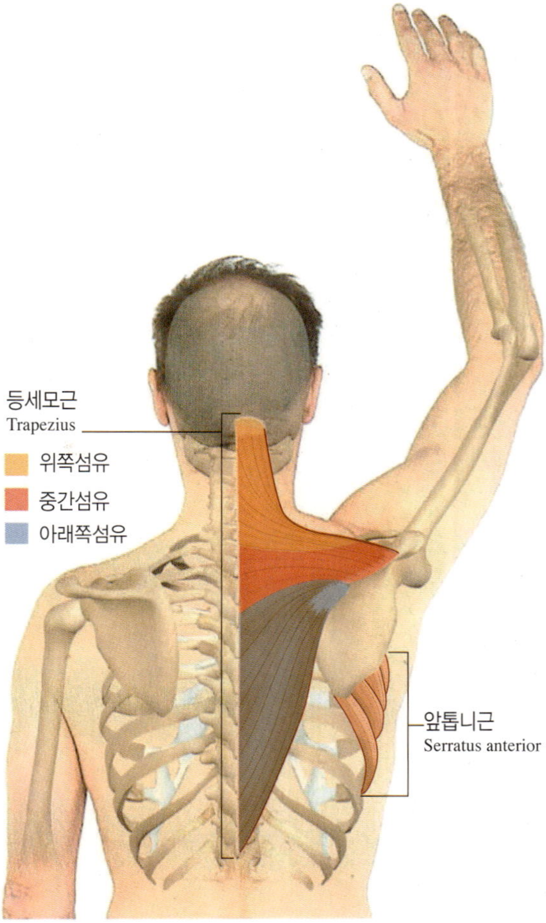

그림 14.9
어깨뼈 위쪽돌림을 위한 근육 파트너십

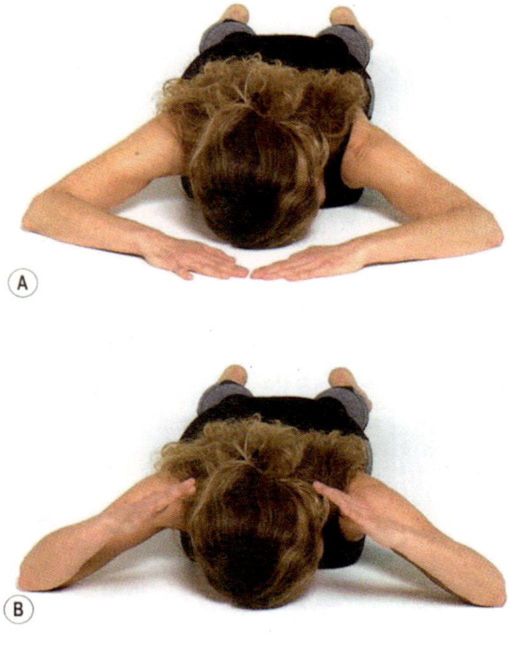

그림 14.10
A. 다이아몬드의 시작자세. B. 다이아몬드의 끝자세

담요를 접어서 엉덩이 밑에 배치한다(**그림 14.10A** 참고).

여러분은 여러분의 어깨가 약간 구부정한 것을 알게 될 것이다 – 만약 구부정하다면, 여러분의 귀와 어깨 사이에 더 큰 공간을 만들어 보자. 아래쪽으로 강하게 당길 필요가 없다: 여러분의 목 근육을 풀어주자.

어깨 앞쪽의 아래쪽에 있는 팽팽한 공을 상상해 보자: 이것은 플러그-인을 하는데 도움을 줄 것이다.

이번에는 손과 손목을 이완 상태로 유지한 채, 팔꿈치를 축으로 하여 아래팔이 바닥으로부터 떨어지도록 회전시켜 보자. 잠시 멈추고, 다시 팔을 바닥 위에 배치하자. 만약 여러분의 목이 이완된 상태를 유지했다면, 여러분은 중간 등의 어깨뼈 안정근을 활성화하고 있는 것이다. 만약 아래팔을 올라가고 위팔을 회전할 때, 여러분의 손과 손목이 그대로 아래쪽을 방향으로 유지되어 있다면, 여러분의 돌림근띠(Rotator coup)가 활성화되는 것이다. 동작을 반복할 때, 여러분은 지지를 제공해 주는 중간 등 영역을 인식하자. 이것은 여러분의 상단 영역이다(**그림 14.10B** 참고).

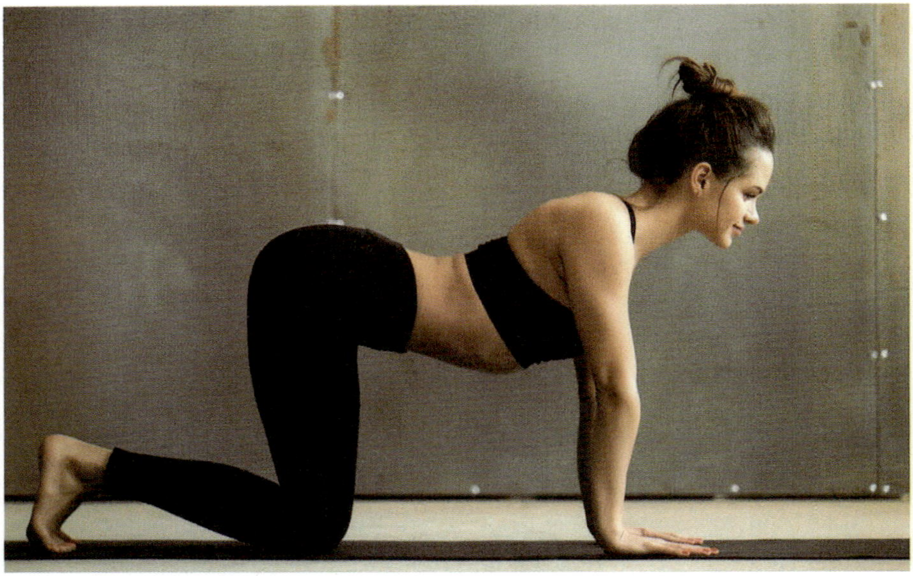

그림 14.11
닫힌 회로의 파손: 수동의 손, 잠김된 팔꿈치와 양쪽 어깨사이에서 떨어진 상체. Cat/Cow 운동 시, 이것은 움직임 내내 척추의 능동적인 관여를 방해할 것이다.

닫힌 회로

팔의 닫힌 사슬 상황에서는, 중력이 위팔뼈머리를 관절오목 안으로 밀어넣고 있다. 우리는 현재 어깨뼈를 기대어서 수동으로 관절에 하중을 가하기보다는, 가볍고 동적으로 하중을 팔에 가하는 새로운 도전을 받고 있다. 다행히도, 우리는 다리의 양성지지 반응과 비슷한 반사활동을 팔에서도 수행한다. 이것은 우리가 아기였을 때 성공적으로 기어다닐 수 있게 해준다: 손바닥을 통한 자극은 우리가 바닥을 가로질러 갈 때 우리의 체중을 번갈아 받아들일 수 있도록 팔 전체에 걸쳐 반응을 유발했다.

성인의 우리는 닫힌사슬 자세를 이용함으로써 이런 반응의 이점을 얻을 수 있는데, 그 이유는 돌림근띠가 여전히 압박 자극에 반응하기 때문이다.

반사 반응을 활성화하려면, 먼저 예민한 손이 필요하다. 네발자세에서 시작한다. 손가락과 엄지 사이의 손바닥을 가로지르는 탄력밴드가 부드럽게 신장되는 것을 상상해 보자. 이것은 중요한데, 그 이유는 팔을 통해 위로 연결되는 것을 차단하는 2가지 손의 양상이 있기 때문이다. 첫 번째 양상은 손가락이 약간 굽힘되는 타이트한 손이고, 손이 완전하게 바닥과 접촉하지 못한다. 두 번째 양상은 차단된 수동의 손이고, 이것은 종종 팔꿈치가 정면으로 향하면서 잠김되는 것과 양쪽 어깨 사이에서 상체가 아래로 떨어지는 것과 관련이 있다 (**그림 14.11** 참고). 이들 두 양상은 손목에 강한 압박을 일으켜, 체중부하 자세 시 불편을 초래한다. 여러분이 탄력적인 손을 사용할 때, 양 손은 활성화되고 나머지 신체와 대화할 준비를 한다.

어깨, 팔꿈치 및 손목을 수직 일직선으로 배열시키고, 또 팔꿈치가 잠김되지 않도록 팔꿈치를 약간 이완한다. 이것이 팔을 위한 능동 지지 자세이다. 손바닥을 펼쳐서 바닥에 붙일 때, 각 손의 중심에서 형성되는 원형 출입구를 상상해 보자. 이들 출입구는 각 팔의 위쪽으로 이어지는 파이프 라인으로 연결된다. 이들 파이프 라인을 따라 지면에서 위로 올라가는 에너지를 상상해 보자. 이들 파이프 라인은 어깨를 통해 위로 올라오는

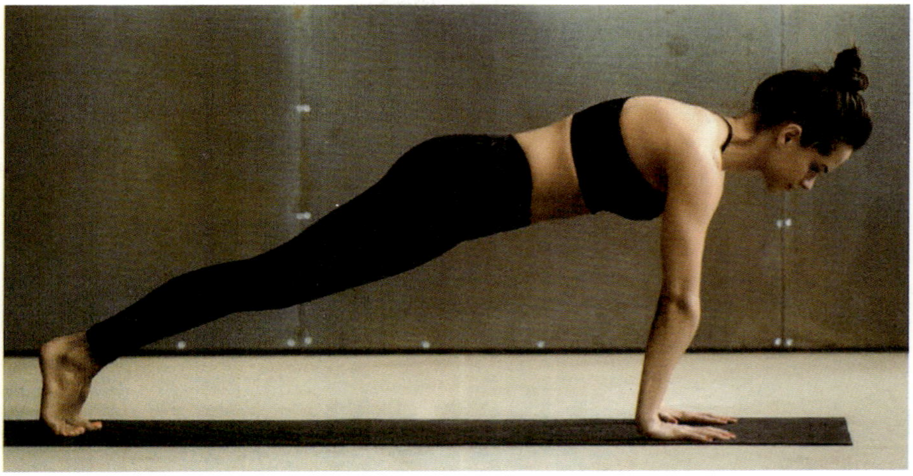

그림 14.12
등뼈 굽힘이 어깨뼈의 안정성으로 잘못 오인될 수 있다. 수직 팔 쌓기가 소실된다: 수동으로 잠김되어 고정된 팔, 젖힘된 팔꿈치, 손목 폄의 증가.

에너지를 채우고, 이들 에너지는 위쪽 등으로 전달된다. 이것은 손과 상체 사이의 닫힌 압박 회로이고, 돌림근띠와 어깨뼈를 위한 닫힌 사슬의 토대를 형성할 것이다.

> 내가 여러분께 왜 지면을 압박하도록 요구하지 않는지에 대해 여러분은 궁금할지도 모른다. 어떤 사람들에게는 이것이 효과적일 수 있지만, 다른 사람들은 어깨뼈를 지나 중간 등으로 곧장 돌진하여 안정된 어깨를 얻지 못하고, 그 대신 등뼈를 굽힘시킬 수도 있다(그림 14.12 참고).

닫힌사슬 어깨 안정성에 대한 다소 덜 알려진 다음 요소는 손목과 팔꿈치의 잘 협응된 통제된 가동성이다. 거의 예외없이, 어떤 사람이 나쁜 어깨 조절을 가졌다면, 그들은 팔꿈치를 잠금하거나 고정된 굽힘 각도를 유지할 것이다. 무거운 문을 열기 위해 민다고 상상해 보자. 손목과 팔꿈치는 어깨뼈까지 팔을 위로 미는 압박력과 문을 바깥으로 미는 힘을 조정하기 위해 작은 동적 조정력을 가져야 한다. 만약 관절이 너무 뻣뻣해지면, 전체 힘이 팔 위로 전달되고, 어깨뼈는 이들 힘을 모두 관리해야 한다. 종종 이것은 어깨뼈가 갈비우리로부터 떨어지는 날개짓(익상) 어깨뼈처럼 보인다. 우리는 힘을 바깥으로 전달하는데 사용하지 못하고, "뒷문으로" 힘을 누출시켜서, 우리의 미는 힘이 약해졌다.

양손과 양쪽 무릎으로 짚은 네발자세에서, 양 손을 신장하고, 여러분의 팔에 있는 가상의 튜브 안을 위로 솟치는 지구의 에너지로 채우자. 팔꿈치가 굽힘하는 동안 갈비우리에 어깨뼈가 잘 안착되는지를 느껴보고, 압박력의 닫힌회로를 유지하면서, 여러분의 팔꿈치 안에 있는 스프링을 검사해 보자. 여러분이 닫힌사슬을 수행하든, 또는 미는 동작을 수행하든, 그리고 이 동작을 리포머 위에서 하든, 요가 매트에서 하든, 또는 체육관 바닥에서 수행하든간에, 팔꿈치를 부드럽게 굽힘할 수 있도록 양 손을 통해 표면적에 집중하고, 그 다음, 팔꿈치의 잠김없이, 팔꿈치를 곧게 펴 보자. 상지를 통과하는 힘을 분산하고 안정된 어깨뼈를 유지하기 위해, 양쪽 팔을 동적으로 관여시켜 보자.

이제 여러분은 몇 종류의 네발기기를 위해 준비가 되어 있다.

움직임 탐구

고양이 네발기기(Stalking Cat Crawls)

네발기기 동작은 오늘날 훈련장에서 매우 흔하게 수행되고 있지만, 종종 안정성에 대한 강조는 진정한 동적 조절로 전환되는 움직임의 질을 손상시킨다. 이것을 위해, 우리는 고양이의 발 배치가 일어날 반응을 결정한다는 것을 이해하면서, 살금살금 움직이는 고양이를 살펴본다.

손을 부드럽게 하고 반응성을 증가시키기 위해 손가락의 신장과 이완을 반복한다. 팔을 통한 안정된 지지를 구축하기 위해 어깨, 팔꿈치 및 손목을 수직 일직선으로 배열한다. 이번에는, 손꿈치에서 시작해 손가락끝까지 차례대로 한 손을 바닥으로부터 들어올린다. 그 손을 앞쪽으로 약간 이동시키고, 손꿈치에서 손바닥까지 차례대로 지면 바닥을 부드럽게 압박한다(**그림 14.13** 참고). 이 동작을 우아하게 하면 할수록, 여러분의 팔과 어깨가 더 효과적일 것이다. 조절된 움직임은 약한 것이 아니다: 조절된 움직임은 표범의 통제된 움직임이다.

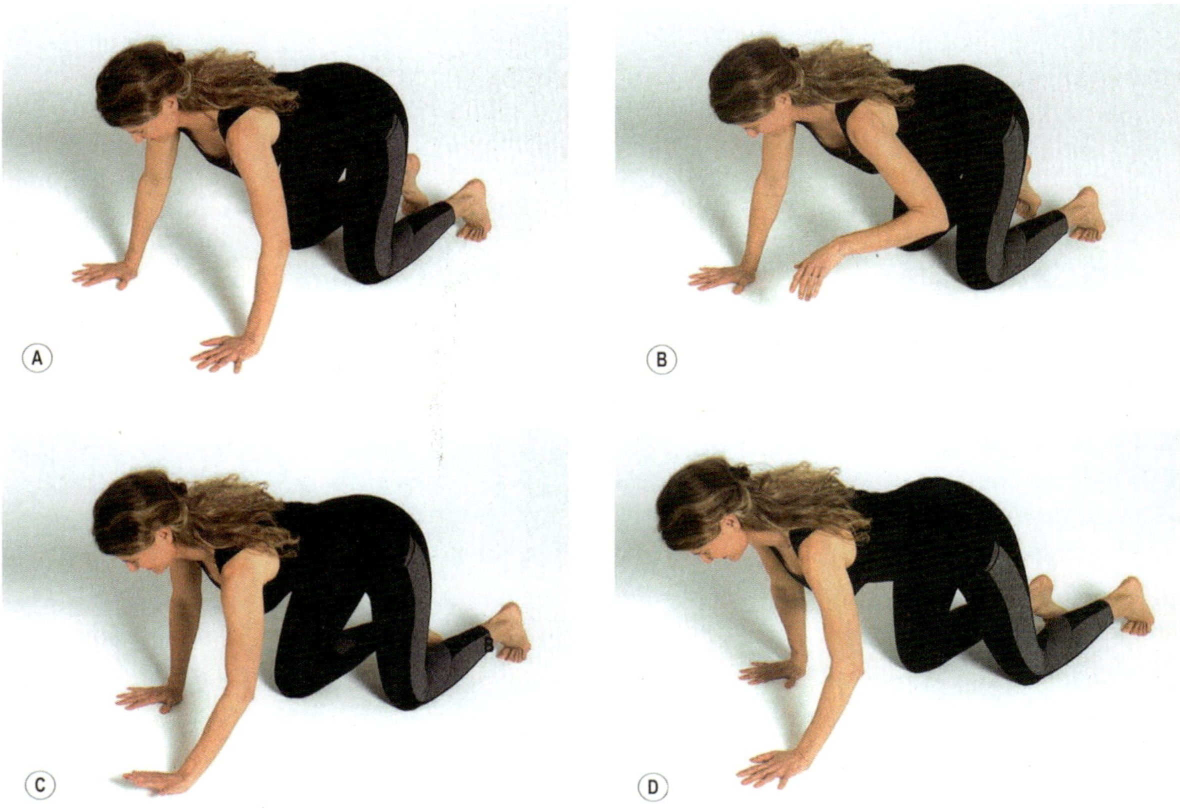

그림 14.13
살금살금 움직이는 고양이 보행(A – D): 어깨 안정성은 손과 팔꿈치의 협응으로 시작한다.

손바닥과 지면 바닥을 연결한 후, 여러분의 체중을 그 손으로 이동시키고, 여러분의 반대쪽 무릎이 앞쪽으로 체중 이동을 허용할 때, 여러분의 팔꿈치를 굽힘하여 체중을 부드럽게 흡수한다. 팔꿈치가 잠김되면, 어깨뼈까지 모든 하중이 올라가는 수동의 팔을 만들어 불안정하게 보이게 된다. 이것은 작용시의 힘 관리이다: 만약 지지된 팔이 팔꿈치와 위팔세갈래근에 의해 조정되지 않으면, 일반적으로 가장 쉽게 움직일 수 있는 영역인 어깨뼈로 힘이 전달된다.

여러분의 몸이 다른 손을 놓기 위해 앞쪽으로 움직일 때, 체중부하하는 팔꿈치는 움직임을 돕기 위해 에너지의 저장과 방출을 위해 약간씩 압박과 감압을 해야 한다. 동적으로 조절된 팔의 경우에는, 그 팔꿈치가 고정된 자세로 머무르지 않는다.

잘 발달된 위팔세갈래근을 가진 사람은 무거운 하중을 들어올릴 수 있음에도 불구하고, 단지 몇 번의 움직임으로 피로를 느끼는 어깨 문제를 가질 수 있다. 잠김(locking)과 리프팅은 정상 기능적 움직임의 미세한 조정을 훈련시키지 못한다.

상지에서 일어나는 이런 다관절 협응은 열린사슬 운동에서도 적용된다. 그러나 여러분이 예상하지 못했던 공을 던지거나, 야구방망이를 휘두르거나, 테니스의 서브를 하거나, 또는 골프공을 치기 위해서는 우리가 휘두르는 방법을 알 필요가 있다.

휘두르는 팔 동작(Cracking the whip)

카우보이가 사용하는 전통적인 긴 생가죽 채찍을 상상해 보자. 카우보이의 신체는 힘을 율동적으로 일으키고, 그 힘을 채찍의 손잡이를 통해 전달한다; 채찍은 카우보이의 팔의 연장선이 된다. 그 에너지는 그의 신체 중심에서 시작하여 채찍의 끝에서 절정에 도달한다. 전체 움직임은 신체 분절 사이의 지속적인 에너지 흐름에 좌우되고, 지면에 가까운 신체 부위에서 시작하여 손으로 이동된다.

이번에는 여러분의 팔을 채찍이라고 상상해 보자. 여러분의 손은 채찍의 끝이 된다. 여러분은 하체에서 힘을 생성한 후, 그 힘이 팔을 통해 표출될 때까지 여러분의 몸을 통해 그 힘을 위쪽으로 전달시킨다. 그리고 마침내 그 힘은 공을 던지거나 치기 위해, 여러분의 손으로부터 방출된다.

여러분의 팔이 몸에서 생성된 힘을 전달하는 것으로 생각해 보자. 팔, 특히 손목과 팔꿈치의 긴장은 이런 힘의 전달을 막는다. 라켓을 너무 강하게 잡는 테니스 선수는 채찍 동작을 하는 이완된 선수에 비해 공을 강하게 치려면 팔의 힘을 더 많이 사용해야 될 것이다. 너무 많은 손의 긴장은 바이올리니스트의 손가락 민첩성과 정확성을 빼앗고, 손목의 긴장은 팔꿈치와 어깨의 사용을 더 많이 요구하여 연주하는 팔의 능력을 감소시킬 것이다. 힘 분산의 측면에서 볼 때, 만약 여러분이 운동사슬의 한 관절을 차단하면, 나머지 관절에 더 많은 압박이 가해질 것이다. 손목과 팔꿈치가 긴장되면, 어깨가 느슨함을 잡아줘야 할 것이다.

더 많은 힘을 생성하고 신체 구조물에 대한 하중을 줄이기 위해, 우리는 전체 운동사슬에 걸쳐 고도화된 협응과 빠른 다관절 움직임을 필요로 한다.

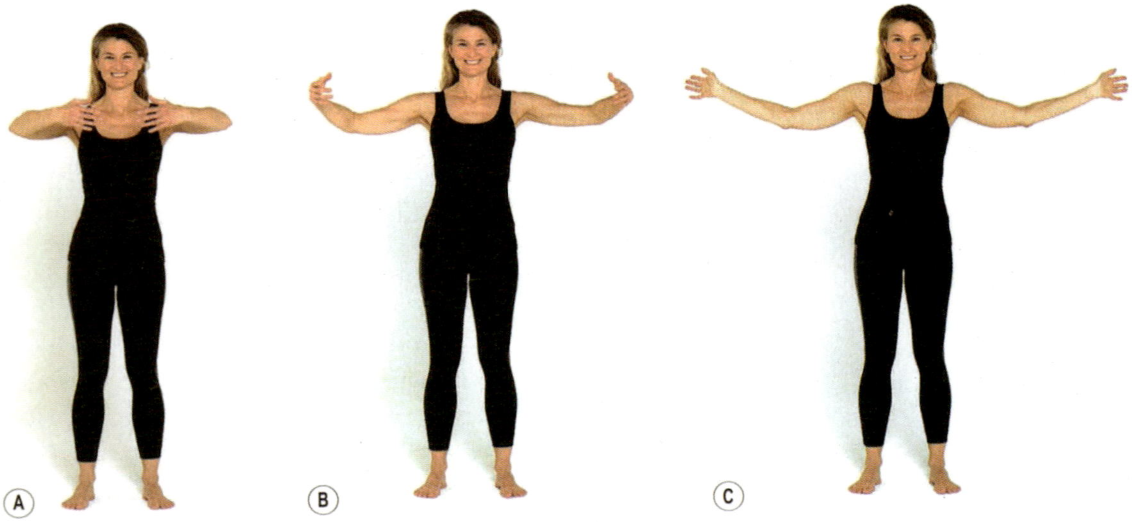

그림 14.14

A. 해초 팔 운동의 시작자세, B. 양쪽 팔꿈치를 벌린다. C. 손목부터 돌아온다.

해초 팔(Seaweed Arms)

처음에는 이것이 조금 이상하게 느껴질 수 있지만, 이 기법의 이면에는 진지한 목적이 있다. 이것은 팔의 긴장을 발견하고 해결하는 것과 어깨, 팔꿈치, 손목의 협응에 대한 것이다.

편안한 선 자세에서, 양쪽 팔을 앞으로 가져가 원을 만든다(그림 14.14A 참고). 양쪽 손가락의 간격을 벌리기 위해 위팔을 뒤쪽으로 움직여 양쪽 팔꿈치의 간격을 벌리고, 맨 마지막으로 양쪽 손목의 거리를 벌린다(그림 14.14B 참고). 손가락이 곧게 펴지듯이, 먼저 손목을 끌어당긴 후, 여러분의 앞쪽에 있는 공기를 가슴 안으로 퍼 담듯이 양쪽 팔을 움직인다(그림 14.14C 참고). 양쪽 손가락끝이 만날 때, 위팔을 다시 한번 더 가쪽으로 움직인다. 물속에 있는 해초처럼 팔을 안쪽과 가쪽으로 움직여 본다.

이완된 팔을 가진 사람들은 이것을 쉽게 할 수 있지만, 그들의 손, 손목, 그리고 팔꿈치에 긴장을 가진 사람들은 그 움직임이 부자연스럽고 끊기는 듯한 움직임을 일으킨다. 바로 이들이 불편함을 해소하고, 가끔 통증을 완화하고, 또 팔을 통한 자유로운 움직임을 하기 위해 이 기법을 가장 필요로 하는 사람들이다.

운동을 가르칠 때 개방되어 있지만, 이완된 손과 손목을 장려한다. "양철 병정의 손(Tin soldier hands)"은 말초 긴장을 증가시켜 상지의 능력을 빼앗아 버린다.

우리는 이와 같은 협응된 가동성을 통해 에너지를 저장하고 방출하는 마법과 같은 근막 시스템을 사용할 수 있다.

근육의 근막

우리는 등과 어깨의 좋은 관계를 가지고 있지만, 가슴과 어깨의 연결도 그 만큼 중요하다.

몸통은 어깨를 위해 상당한 지지를 제공하고 있지만, 열린사슬의 과제 시에는, 탄력적으로 이 과제를 수행해야 한다. 이제 여러분은 오버헤드 팔 동작을 할 때 점진적인 근육 신장이 몸통에서 일어남을 잘 알고 있다. 팔을 올림할 때 갈비뼈의 측면이 얼마나 열리고, 등뼈가 얼마나 폄되는지를 생각해 보자: 몸통 근육이 활성화되어야 하지만, 이런 팽창도 허용해야 한다. 전통적인 코어 운동과 복부 근육의 세팅 운동은 이것을 허용하지 않는데, 그 이유는 이들 운동이 몸통 근육을 고정된 길이로 세팅하기 때문이다. 만약 신체가 반응하지 못하게 되면, 어깨는 특정 가동을 초과해 기능적으로 절단된다. 그러므로 우리는 몸통 근육을 정적인 고정장치라기보다는 등반가들이 절벽에서 밧줄을 타고 내려올 때 통제하에서 풀어지는 밧줄처럼 생각할 필요가 있다.

> 어깨를 지지하기 위해, 몸통 근육은 자신의 길이를 변화시킬 수 있어야 한다. 복부의 브레이싱과 세팅은 근육의 길이 변화를 차단한다.

6장의 그레이하운드 핸드 슬라이드(Greyhound Hand Slide) 운동을 기억하는가? 우리는 CLA를 촉진하고 신체 중심을 균형잡기 위해 이것을 사용했지만, 이것은 몸통과 팔 사이의 탄성적 연결을 촉진하는 첫 단계이기도 하다. 여러분은 관련된 복부의 의식적 설정이 없었지만, 이완된 척추를 여러분의 엉치뼈 중립위에 안전하게 올려놓을 수 있었음을 기억할 수도 있다. 복부는 팔을 머리 위로 움직일 때 반사적으로 반응해야 할 것이고, 그 팔을 동적으로 지지할 수 있어야 하고, 또 어떤 식으로도 팔의 움직임을 제한하지 않아야 한다. 우리는 검 뽑기 동작에서도 동일한 원리를 계속 사용할 것이다.

움직임 탐구

검 뽑기 동작

무릎을 세우고 누운 자세인, 그레이하운드 시작자세를 취한다. 여러분은 목의 중립위를 위해, 그리고 다른 척추뼈 자물쇠를 해제하기 위해 머리 밑에 타월을 접어서 배치할 필요가 있다. 마지막으로 힘들이지 않고 바닥에 앉을 수 있는 곳을 찾기 위해, 엉치뼈를 약간씩 흔들어 보자. 이런 엉치뼈 중립위(mid-sacrum position)는 움직임 내내 일정하게 유지될 것이다.

왼손을 아래 복부의 좌측에 배치한다(**그림 14.15** 참고). 이 지점에서 오른쪽 갈비우리쪽인 대각선 방향으로 문질러, 이들의 연결이 어떻게 되는지를 뇌가 알도록 만들고, 그 다음 원래 위치인 아래 복부의 좌측으로 다시 손을 가져온다(**그림 14.16** 참고). 손이 무겁도록 놔 두자. 그 이유는 왼손이 검의 칼집이기 때문이다.

오른손으로 칼집에서 가상의 칼을 뽑고, 편안한 팔과 손으로 여러분의 몸을 대각선으로 가로질러 머리 위로 팔을 들어올린다(**그림 14.17**과 **14.18** 참고). 준비 과정 때 복부에서 긴장이 발생해서는 안된다. 이것은 척추를 이완시키고 몸통을 길게 만드는 그레이하운드 운동과 비슷하다. 복부 측면에 있는 칼집인 왼손에 집중하고, 오른손을 칼집에 뽑는 것에 집중한다.

칼집의 손을 복부에 그대로 두는 것은 뇌에 현저하게 강한 효과를 준다: 이것은 신체적으로는 안정성을 주지 못하지만, 감각 입력이 효율적으로 그 패턴을 변화시킨다. 일반적으로 사람들은 몸통을 조절하는데 필요한 노력이 줄어들면, 이 움직임이 더욱 효율적으로 변하게 되는 것을 알 수 있다. 이제 여러분은 몸통과 어깨 사이

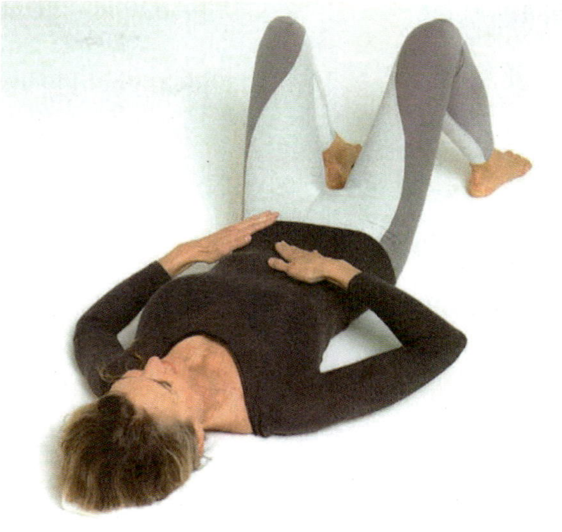

그림 14.15
복부 지지 근육을 활성화한다.

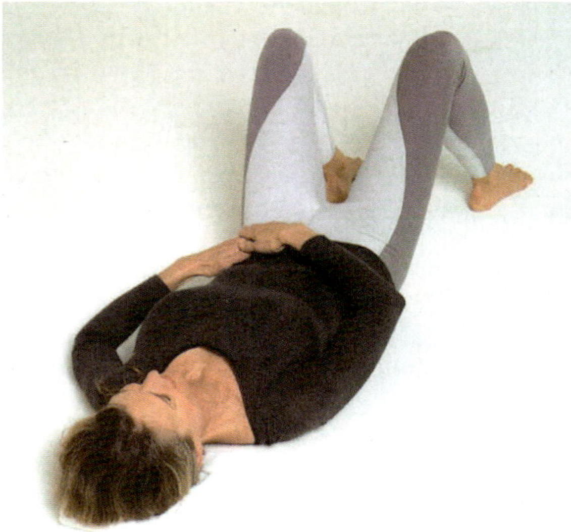

그림 14.16
검 뽑기 동작의 시작자세

의 근막 연결을 통해 움직여 보자.

이와 같은 기법에 대한 전통적인 접근법은 한 영역의 저항에 대항해 다른 영역의 안정성을 확보하는 것이다. 이것은 통제(조절)를 위해 싸우는 인상을 준다.
검 뽑기 동작은 앞에 제시된 2가지 움직임 의도 큐잉을 적용한다: "칼집의 손을 움직임지 마시오"와 "다른 손으로 칼을 뽑으시오"이들은 움직임을 용이하게 하고, 이런 큐잉을 적용하는 방법은 필라테스, 요가 및 일반적인 운동 훈련에서 많은 존재한다.

움직임 통합

우리는 정서적 신경계에서 상지 여행을 시작했고, 그런 다음, 3개 영역 사이의 자세 기반과 연결을 탐구했다. 우리는 안정화되기 위해서는, 상지에서도 움직임이 일어나야 함을 발견했고, 이번에는 전신을 통해 이 움직임이 어떻게 협응되는지를 조사할 것이다.

편안하지만 잘 기반된 하체 위에서 상체가 어떻게 움직이는지에 초점을 맞춰 보자. 움직이는 것에 초점을 맞추자.

움직임 탐구

뻗기와 당기기(reach and pull)

편안하게 선 자세에서 여러분의 체중을 양 발의 중간 지점에 두고, 엉덩관절과 무릎관절을 부드럽게 위치시킨다. 아래팔이 바닥과 수평을 이루도록 팔꿈치를 굽힌다. 여러분의 복장뼈가 정면을 향하고 있는지를 확인한다(**그림 14.19** 참고).

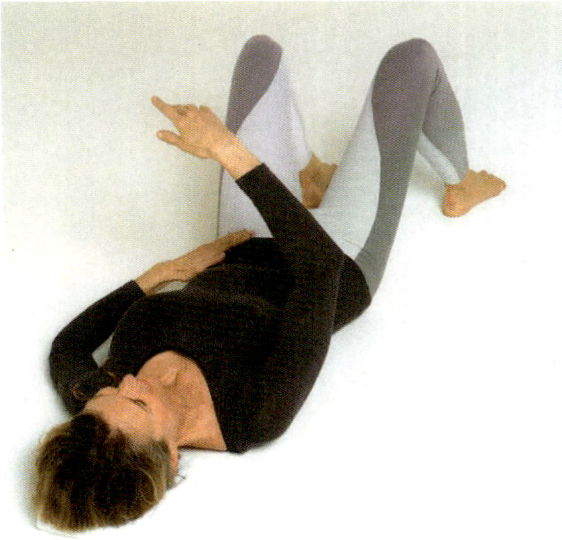

그림 14.17
검 뽑기 동작의 움직임 궤적

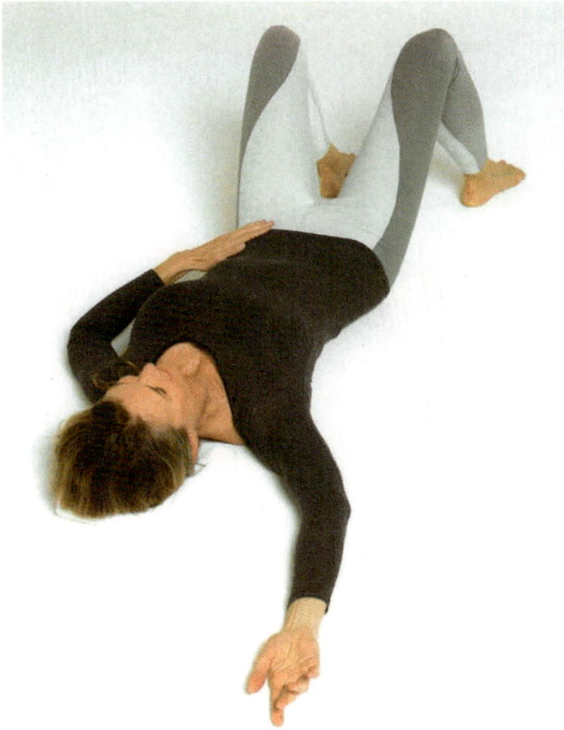

그림 14.18
검 뽑기 동작의 끝자세

그 팔이 앞쪽으로 쭉 뻗을 때까지 몸통으로부터 팔이 멀어지도록 움직임으로써 여러분의 왼손으로 상체를 회전시킨다. 만약 여러분이 계속해서 팔을 여러분으로부터 멀어지게 한다면, 여러분은 어깨뼈가 팔을 따라가기 위해 척추로부터 활주할 수 있음을 알게 될 것이고, 만약 여러분이 더 많은 움직임을 허락한다면, 어깨뼈는 등뼈를 오른쪽으로 돌림하는 갈비우리의 그쪽을 당길 수 있음을 알게 될 것이다(**그림 14.20** 참고).

가상의 밧줄을 손으로 잡고 여러분 쪽으로 밧줄을 당긴다. 이때 여러분의 팔꿈치가 옆구리를 스쳐 지나가도록 하고, 복장뼈가 왼쪽을 쳐다보도록 어깨뼈를 척추 쪽으로 부드럽게 뒤당김하여 갈비뼈를 왼쪽으로 유도한다. 왼손이 뒤쪽으로 당길 때, 오른팔이 앞쪽으로 뻗도록 하고, 양쪽 팔이 관여할 때 회전이 얼마나 더 쉬워지는지를 느껴보자.

천천히 움직임을 반복하고, 손, 팔, 어깨뼈, 몸통 사이의 연결고리와 좌우가 서로 매끄럽게 조율될 때 나타나는 풍요로움을 탐구해 보자.

이런 연결고리(링크)는 상지의 힘과 효율성의 생체역학에 매우 중요하지만, 너무 많은 사람은 그 연결고리를 상실했다. 많은 사람들이 컴퓨터 키보드 앞에서 고정된 자세로 얼마나 많은 시간을 보내고 있는지를 고려해 볼 때 이것은 놀라운 일이 아니다. 움직임을 가르치는 사람으로서, 여러분은 팔, 어깨뼈 및 갈비우리 사이의 자연스런 협력 작용을 앎으로써 이들 움직임을 재통합할 기회를 가져야 한다.

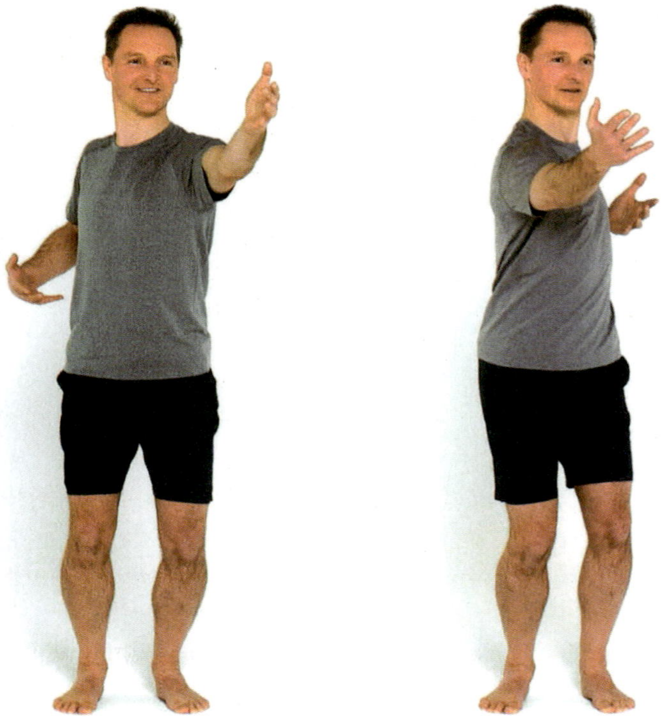

그림 14.19 / 14.20

뻗기와 당기기:

팔을 뻗을 때 그 팔이 갈비우리를 어떻게 회전시키는지를 느껴보자.

팔을 다시 뒤쪽으로 당길 때, 갈비우리와 어깨뼈가 어떻게 반응하는지를 느껴보자.

예를 들어, 요가와 필라테스의 초보자들은 트위스트(비틀림) 포즈에서 그들의 어깨뼈를 발견함으로써 큰 도움을 받을 수 있다. 종종 회전이 팔이 아닌 허리에 의해 올바르게 구동되는지에 초점을 맞추지만, 만약 우리가 너무 무리하면 단일 요소를 실제적인 기능적 움직임 안으로 통합하는 자연스러운 움직임 사슬을 잃어 버리게 된다. 우리는 사람들이 골반을 중심으로 몸통을 회전하는 능력을 찾도록 도와야 하지만, 차단된 어깨뼈는 전체 움직임에 핸드 브레이크를 걸 수 있다.

여러분은 이것을 스스로 느낄 수 있다. 여러분은 바닥이나 의자 위에서 양쪽을 교차하거나 앞쪽으로 쭉 뻗어 척추를 부양된 자세로 앉는다. 큰 나무의 둘레를 감싸듯이 양팔을 뒤쪽 서클로 가져간다. 갈비우리를 왼쪽으로 회전하고 또 오른쪽으로 회전하여, 얼마나 많은 움직임이 가능한지를 느껴본다. 이번에는, 동일한 자세를 이용하여 이 과정을 반복하지만, 어깨뼈를 뒤쪽과 아래쪽으로 가져가는 자세를 취해야 한다. 여전히 여러분은 쉽게 회전할 수 있는가? 아마도 그렇게 되지 않을 것이다. 비록 팔을 사용하지 않고, 허리를 이용해 몸을 비틀도록 주문하지만, 이전에 여러분이 했던 것처럼, 가동성이 제한될 것이다.

어깨뼈를 뒤쪽 서클이나 상단 영역에 안착(13장 참고)되도록 다시 세팅하여 회전 제한이 일어나지 않도록 한다.

예를 들어 '쓰레드 더 니들(Thread the Needle)'에서는, 많은 사람들은 팔을 뻗는 쪽의 어깨가 고착되어 그 어깨의 앞쪽이 압박을 받고, 이 포즈가 제공해야 하는 상체 트위스트를 잘 할 수 없게 된다. 팔, 어깨뼈, 갈비뼈가 사슬 형태로 "손을 잡고" 있기 때문에, 팔을 뻗을 때 어깨뼈는 척추로부터 멀어지는 쪽으로 갈비우리를 따라 활주하는 것을 그들은 이해하게 된다. 연결은 팔, 어깨뼈 및 갈비우리 사이에서 형성되어, 회전을 더 잘 일으키게 된다(**그림 14.21** 참고).

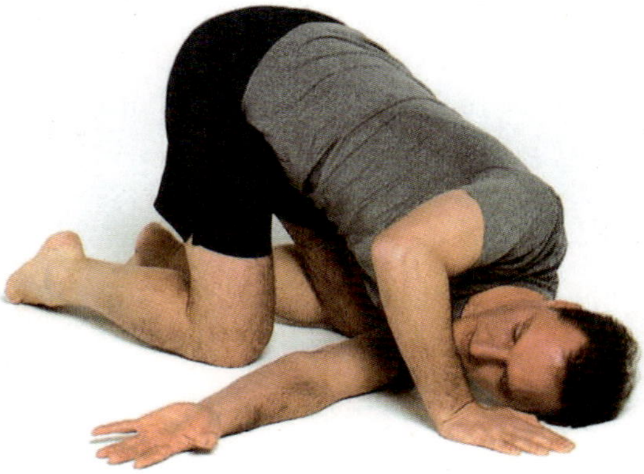

그림 14.21
팔은 어깨뼈를 움직이고, 다시 어깨뼈는 갈비우리의 회전을 유도한다.

트위스트 포즈에서, 리드하는 어깨가 앞쪽으로 꽉 막힌 것처럼 보이는 사람들에게 "그 쪽 어깨를 벌림하시오"라고 권장하지만, 가끔 그들은 이것을 어떻게 할지를 모를 수 있다. 예를 들어, 높은 런지 트위스트 동작 시, 가슴을 위로 돌릴 때 팔로 천장까지 빗질하듯이 올리도록 주문하면, 초보자의 경우는 어깨가 앞으로 막혀서 가슴의 회전이 제한되기 쉽다. 만약 가슴을 열기 위해 팔꿈치부터 사용하도록 큐잉을 주면, 어깨뼈가 자연스럽게 척추쪽으로 다시 활주할 것이다(**그림 14.22** 참고). 이것은 갈비우리로 양 손을 잡고 있기 때문에, 등뼈의 회전을 더 쉽게 만든다. 여러분이 어깨의 앞쪽을 열도록 장려할 때마다. 어깨뼈를 뒤쪽으로 활주하는 큐잉을 명심해야 한다.

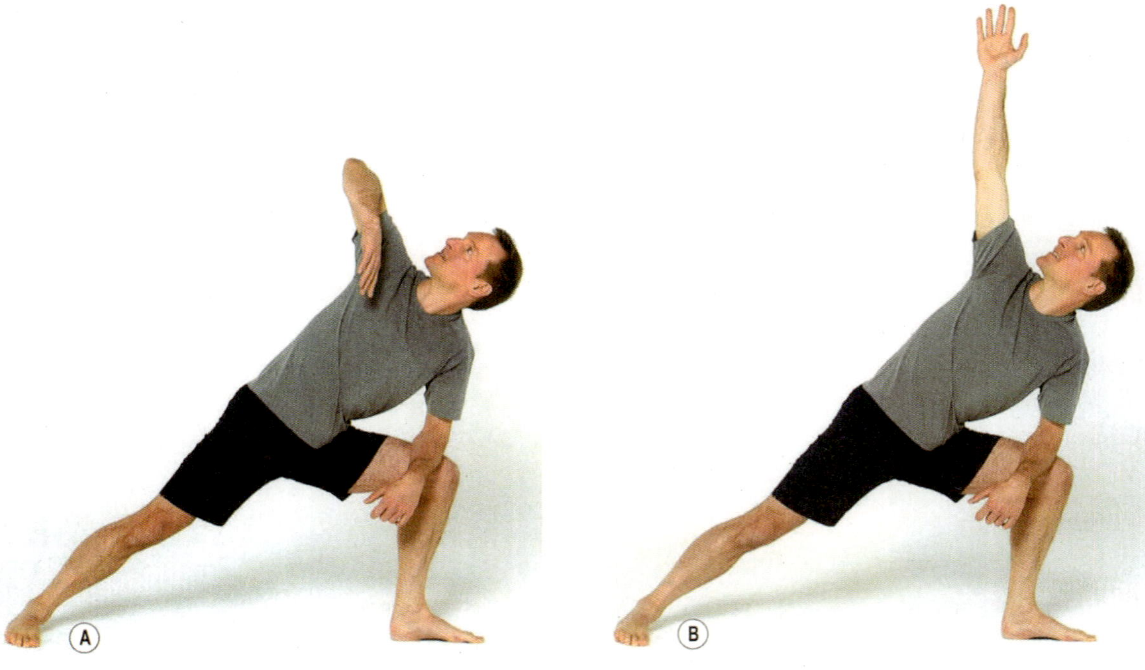

그림 14.22
팔꿈치의 리드는 종종 몸통을 회전하는데 도움을 줄 수 있다(A와 B).

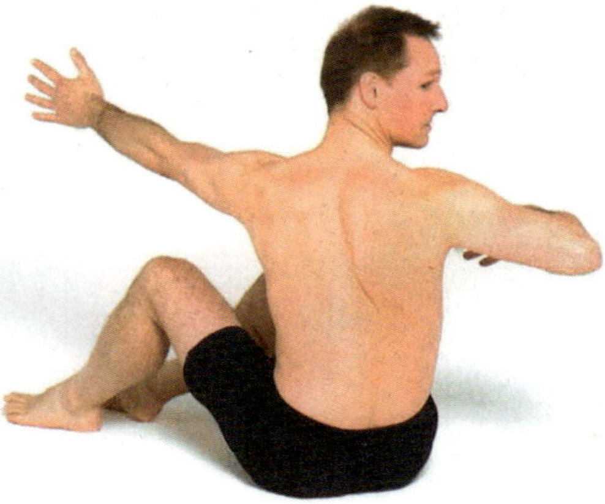

그림 14.23
어깨뼈를 움직이게 하면, 갈비뼈가 더 쉽게 회전할 수 있다.

필라테스의 활과 화살(Bow and Arrow) 동작에서, 한쪽 팔이 "활을 잡고" 있을 때, 다른 팔은 팔꿈치가 갈비우리를 회전시키면서 가상의 화살을 뒤쪽으로 당긴다(**그림 14.23** 참고). 이 포즈의 풍부함을 찾기 위해, 어깨뼈를 인지한다: 당기는 팔은 어깨뼈를 척추 쪽으로 부드럽게 이동시켜야 하고, 이렇게 되면 갈비우리가 자연스럽게 회전하게 된다. 이와 동시에, 다른 쪽 어깨뼈는 활을 잡고 있는 팔을 지지하기 위해 앞쪽으로 내밈한다. 이런 방법으로, 왼쪽과 오른쪽의 팔은 회전(turn)을 일으키기 위해 함께 작용하여 움직임의 탄력을 살린다.

체육관에서, 여러분이 노젓기 운동을 하든, 백을 때리든, 도르래를 밀리거나 당기든, 또는 심지어 원숭이가 기어다니듯 운동할 때도, 여러분이 손을 뻗거나 회전할 때 어깨뼈는 여러분의 파워존을 가로질러 활주해야 한다. 여러분은 힘이 몸통과 팔 사이에서 전달될 수 있도록 열린 채널을 유지하기 위해 이것을 필요로 한다. 연결된 가동성을 통해, 우리는 안정되고, 또 강해질 수 있다.

승리의 날개

강한 힘에서 조절된 움직임에 이르기까지, 팔은 최적의 수행을 위해 그들의 넓은 신체 관계에 의존한다. 상지는 신체의 사회적 나비이다: 그들은 나머지 신체 부분의 지지로 번성하고, 발에서 손까지 운동사슬을 통해 열린 의사소통의 통로를 필요로 한다. 상지는 안정되어야 하지만, 동적 조절을 달성하기 위해서는 가동성도 가져야 한다. 이것이 변덕스럽고 모순된 것처럼 보이지만, 우리가 이런 명백한 모순을 받아들이면, 상지는 탐구하고 연구해 볼 만큼 매혹적이다.

파워 포인트

- 우리는 팔과 몸통 사이의 힘 전달에 대한 많은 가능성을 가지고 있다. 일부 가능성은 다른 가능성들보다 하중 부하에 더 적합하다.
- 돌림근띠는 이중 기능을 가지고 있다. 그들이 개별적으로 작용하는 것과 그들의 협응된 안정화 역할에 관여하는 것은 뇌에 대한 다른 두 가지 개념이고, 다른 과제를 필요로 한다.
- 안정적인 어깨뼈는 상지 하중을 이겨내기 위해 상지의 힘을 분산하고 수정하는 협응되고, 동적인 팔꿈치와 손목을 필요로 한다.
- 팔, 어깨뼈, 및 등뼈는 기능적으로 손을 잡고 있으며, 각 분절은 움직임을 위해 다른 분절을 이끌어낸다.
- 어깨로 작용할 때, 손의 중요성을 기억하자. 손의 민첩성은 안정된 어깨의 지지에 의존하지만, 손의 긴장은 팔 전체에 걸쳐 기능과 조절에 영향을 미칠 수 있다.

뇌의 언어로 말하기 15
Speaking the brain's language

우리는 몸을 움직이는 것에 대해 논의를 시작하기 전에, 뇌를 움직이는 것부터 시작했다. 이제 기능성의 다양한 측면을 탐구했으므로, 우리는 완전한 원을 치고, 운동을 가르칠 때 뇌의 언어로 말하는 것에 집중할 수 있다.

만약 여러분이 사람의 움직임에 대한 어휘를 늘리고, 움직임의 질과 효율성을 높이고, 기법을 향상시키고 있다면, 학습을 용이하게 하는 방식으로 지도하는 것이 여러분 직무의 기본이다. 지금까지의 논의로부터 우리가 알 수 있는 것은, 감각을 사용하는 것이 운동 학습에 필수적이고, 우리의 감각에 대한 지식이 우리에게 더 많은 가능성을 마련해 줄 수 있음이 분명해 질 것이다.

감각은 크게 3 가지 범주로 나눌 수 있다: 신체 외부의 세계를 우리에게 알려주는 감각, 외부 세계와 우리가 상호작용할 때 우리의 상대적인 신체 분절과 신체 위치를 인지하고 찾는데 도움을 주는 감각, 그리고 신체 내부의 세계에 대해 우리에게 알려주는 감각(즉, 살아있는 신체의 경험). 이들 감각은 상호작용하여 우리 자신의 포괄적인 실시간 개념화를 제공한다.

얼굴을 비추는 따스한 햇살의 느낌, 머리카락을 스치는 바람, 뜨거운 커피의 냄새 등은 모두 외수용성 감각[G]의 특성이다. 외수용성 피드백은 신체 밖에서 이루어지는 피드백이다. 이것은 시각, 청각, 후각, 촉각과 같은 입력을 제공하여 우리가 우리 주변의 세상에 대한 인식을 형성하는 것을 도움을 준다.

신체 부위의 움직임과 위치에 대한 관계를 우리에게 알려주기 위해, 고유수용성 피드백은 피부, 근육, 인대 및 심지어 근막 등과 같은 물렁조직에 있는 감각수용기로부터 시작된다. 우리는 고유수용성 감각(proprioception)[G]을 통해 노력, 힘, 그리고 팔다리의 무거움을 감지한다. 눈을 감은 채 팔을 옆으로 들어올릴 때, 관절 자세의 고유수용성은 팔이 어디에 위치하는지를 우리에게 알려준다. 만약 팔을 여러분의 앞쪽에서 움직인다면, 여러분은 근운동감각의 고유수용성의 결과로서 움직임을 감지할 수 있다.

우리는 속귀 안에 있는 안뜰계 수용기의 도움으로 외부 세계에서 우리의 신체가 어떻게 방향을 찾는지를 알 수 있다. 안뜰계는 머리의 각도와 자세에 대한 세밀하게 조정된 정보를 우리에게 제공한다. 시각, 촉각과 안뜰계(신체에서 발생된 고유수용성 감각)는 외부 환경과 우리 신체의 관계가 변할 때, 균형을 조절하는 중요한 역할을 한다. 이와 같이, 안뜰계는 외부 환경에 대한 우리 신체의 인식과 관련된다.

살아있는 물체로서 우리의 경험을 구축하는 중요한 요소는 내수용성 감각(interoception)[G]이다. 지금 이 순간에도, 여러분의 뇌는 여러분의 몸에서 발생하는 많은 정보를 받고 있다. 여러분이 가만히 앉아 있다하더라도, 여러분의 전체 시스템은 작동하고 있는 것이다 – 가로막이 하강과 상승을 할 때마다 여러분의 폐는 팽창과 압축을 하고, 여러분의 심장이 동맥을 통해 혈액을 율동적으로 내보내고, 또 여러분의 장기는 음식물을 바쁘게 소화시키고 움직인다. 림프액은 자신의 분리된 순환계를 통해 이동하고, 여러분의 장기들은 복잡한 버스 안의 승객들처럼, 이들 조정을 위한 공간을 만들기 위해 서로에 대해 활주를 한다. 이들의 몇몇은 의식적으로 감지할 수 없겠지만, 내면에서 오는 다른 메시지들은 익숙할 것이다: 예를 들어, 여러분은 따뜻함을 불편하게 느끼거나, 또는 배고픔이나 갈증을 느낄 수 있다.

내수용성 자각(interoceptive awareness)은 여러분이 자신을 어떻게 경험하는지, 그리고 이들 감각과 정서적으로 어떻게 반응하는지와 연결된다. 연구 과학자인 Bud Craig는 이것을 다음과 같이 묘사했다: "내수용성 통합은 살아있는 느낌을 발생한다." 우리의 언어는 이 현상에 대한 언급으로 가득 차 있다. 우리는 우리의 "맛있는 느낌"과 "마음속의 무언가를 느끼는 것"에 대해 이야기한다. 그래서 최근의 연구는 내수용성 자각의 척도로서 우리의 심장박동을 감지하는 능력을 사용하는 것은 놀랄 일이 아니다.[5,6]

내수용성 감각의 연구는 몸과 마음의 완전한 통합을 이해할 때 도약될 수 있음을 예고했는데, 그 이유는 정서가 몸에서 오는 이들 감각에 의해 매개되기 때문이다. 이전의 이론들은 우리가 생각했던 것(인지 과정)이 우리가 느끼는 감정과 감각 즉, "하향식" 기전을 만들어냈다고 가정했다. 그러나, 우리의 감정을 편향시키고, 우리의 결정과 행동에 영향을 미치는 것은 우리 몸에서 발생하는 신호라고 생각하는 것 같다.

뇌는 행동을 하기에 앞서 시뮬레이션을 만들어내기 때문에, 우리가 경험하는 내수용성 감각을 위한 맥락을 만들기 위해 과거의 경험을 뇌가 이용하는데, Seth에 따르면 이것은 여러분이 느끼는 정서를 형성하는 것이다. 빠른 심장박동의 감지가 힘든 신체 훈련을 즐기고, 더 좋은 성과, 체력 및 체중 감소와 같은 보상과 연관이 있다면, 여러분은 만족감과 동기부여로 가득 차게 될 것이다. 심지어 여러분의 인식은 여러분이 처한 운동 환경에 의해 긍정적으로 더욱 편향될 수 있고, 운동 환경의 시각, 후각 및 청각 등과 같은 외수용성 정보에 의해서도 자극될 수 있다. 그러므로 빠른 심장 박동의 느낌은 긍정적이고 심지어 즐거운 것으로 경험된다.

그러나 여러분이 청중 앞에서 발표를 하거나, 진단의 결과를 기다리거나, 또는 은행 잔고를 확인하다가 생각보다 많은 월 지출을 발견할 때는, 동일한 내수용성 감각에 의한 심장박동의 증가는 불안감과 연관될 수 있다. 이런 경우의 감각은 즐거운 경험이 아니고, 감정적 반응을 구분되는 실제적인 감각과 관련이 있다.

내수용성 감각은 일련의 건강 프레젠테이션에서 조사되고 있으며, 높은 내수용성 자각의 긍정적 영향과 부정적 영향을 논의해 왔다. 예를 들어, 불안감을 가진 사람들은 비록 그들이 현저하게 선택한 신호들에 선택적인 것처럼 보이지만, 내수용성 신호에 섬세하게 주의를 기울이는 것으로 밝혀졌다. 또한 그들은 무해한 체성 큐잉의 영향을 과대평가하는 경향이 있다. 그러므로 불안감을 가진 사람들은 더 좋은 내수용성 감각을 갖지 못한다: 그들은 신체 신호에 매우 민감할 수 있지만, 이 신호를 정확하게 해석하지 못한다.[8]

여러분은 그들이 느끼는 것을 정확하게 이해하고 표현할 수 있도록 그들을 돕기 위해 전문가로서 주의깊은 청취자이자 영리한 질문자가 되어야 한다. 그런 다음, 여러분은 운동의 위치, 하중 또는 과도한 운동 스킬의 요구 사항 등으로 인해 운동을 수정할 실제의 신체적 요구가 있는지를 결정할 수 있고, 또는 그 이슈가 대상자의 지각과 그들의 해석 사이에서 일어나는 것인지를 결정할 수 있다.

후자의 경우라면, 여러분의 행동은 확신을 주면서 당면한 일을 계속하게 될 것이다. 여러분은 감각 경험에 영향을 주는 의미를 재구성할 필요가 있고, 압박, 가벼운 터치 및 움직임 등과 같은 다른 감각의 가능성에 집중할 필요가 있다.

결합된 고유수용성 감각(나는 어디에 있지?)과 내수용성 감각(나는 어떤 사람인가?)의 특성은 구체적 표현의 열쇠로 생각된다. 이것은 자기 인식(self-awareness)과 자기 연결(self-connection)의 경험에 필수적인 것으로 생각된다; 실제로, 현대 연구는 정신과 육체의 구별을 없애고 있다.

연상의 뇌

여러분이 만드는 모든 움직임은 연상의 전체 "집단(family)"의 피조물이고, 이것은 뇌의 여러 영역과 관련된다. 여러분이 깨닫지 못하면, 단순한 움직임은 이것에 대한 여러분의 기존 가정과 신념; 이것이 불러일으키는 감정과 이것이 가져오는 상상, 냄새; 온도, 소리 및 터치 등과 같은 감각 연상; 그리고 움직임이나 운동과 관련된 정서적 상태를 전달한다. 이 모든 것은 여러분 자신도 모르는 사이에 순간순간 번개 속도로 일어나고 있다.

더욱 놀라운 것은 신경 연결망에서 생겨난 연상의 집단이 순간순간, 과제에 따라 급격하게 변할 수 있다. 뇌 전역의 상호작용들이 관여되고, 신경연결망이 고도로 역동적이며, 신경세포가 다른 관계에서 지속적으로 작용한다.

> 변화를 이루기 위해, 우리는 단순히 마지막에 움직임 출력을 수정하는 것이 아니라, 과정의 시작에서 "집단 역동학(family dynamics)"을 다룰 필요가 있다. 우리는 이것에 참석하지 않을 몇몇의 가족 구성원을 필요로 하고, 그 파티에 올 다른 사람을 초대할 필요가 있다.

우리가 이것을 어떻게 할까?

움직임에서 가장 흥미로운 순간은 움직임이 일어나기 ***직전***이다. 이것은 뇌가 행동을 설정하고, 근육을 활성화하는 움직임 의도를 움직임 임펄스로 전환하고, 여러분의 무게중심을 준비하고, 반대 근육군의 긴장을 이완함으로써 핸드 브레이크를 해제하는 곳이다.

이런 준비의 생체역학적 결과가 가장 뚜렷해지는 순간의 그 어딘가에 우리의 시선이 따라가고, 그 후 이것을 교정하려고 할 때, 우리는 운동을 하는 사람으로서 놓치는 순간이 종종 있다. 즉, 우리는 움직임 전략의 근간을 다루기 보다는 움직임 반응을 다루고 있다. 진짜 문제는 이것보다 훨씬 전에 일어난다.

여러분은 이것을 무의식적으로 관찰할 수 있다. 아마도 이것은 대상자의 얼굴을 스치고 지나가는 표현일 것이고, 그들의 준비 움직임에 대한 연상이 불안이라는 것을 여러분께 말해 준다. 어쩌면 그들의 얼굴은 과도한 노력이 될 운명인 "열심히 노력"하겠다는 결심을 말하고 있는지도 모른다. 그들의 눈에 비친 표정은 그들을 물리친 과거의 노력을 말해주는 것일 수도 있고, 그들의 마음은 지시사항으로 가득 찬 머리에 수갑을 채울 수도 있다. 여러분이 관찰하는 것은 움직임의 과제와 관련된 신경망 집단의 가시적인 지표들이다.

움직임이 시작되기 몇 초 전인 이런 마법의 순간은 변화가 일어나야 하는 순간이고, 그래서 서둘러 지나치지 말고, 잠시 멈추고, 조사하고, 진행하기 전에 대상자의 사고방식을 재구성해 본다.

여러분은 다른 신경망 집단의 구성원을 선택할 수 있는 기회를 만듦으로써 움직임이 시작되기 전에 여러분의 중재를 만들 수 있다. 운동을 시작하기 전에 여러분이 가지고 있는 생각이나 태도는 이것과 관련된 집단 구성원들을 관여시킨다. 그러므로 이 움직임 과제에 대해 신경망의 이들 구성원 중 일부를 변경시키기 위해서, 여러분은 이것에 앞서 선행하는 태도를 조정함으로써 시작할 필요가 있다.

다른 목표를 설정한다: 성취보다는 탐구의 하나로서 과제를 구성하고, 성과에 대한 압박을 제거하고, 이것을 협업적인 조사 과정으로 대체할 수 있다. "무엇을 인지하는가"라는 질문의 사용은 초점을 결과에서 과정으로 전환하는 것이다. 예를 들어, 다음과 같은 질문을 함으로써 다양한 연상을 유발하기 위해 뇌의 풍부한 자원

에 도달한다: "다리에 무엇을 채워서 부드럽게 몸통으로부터 멀어지게 하는 것을 상상할 수 있는가"

그 이미지는 완전히 개별적이지만, 다양한 뇌 관계를 대상자가 활성화할 수 있도록 만들고, 그 결과 그 움직임에 대한 연상 집단을 변화시킨다. 나의 젊은 청소년 환자 중의 한 명은 달리면서 핫 초콜릿을 먹기로 결정했는데, 즉시 근육 긴장을 줄이고 관절 가동성을 높이며 이전에 없던 리듬과 유연성을 만들어냈다. 그가 새로운 연상을 활성화함으로써 신경계의 변화를 위한 창을 열었을 때, 그의 신경근육 관계는 강력하고 포괄적인 변화로 보상을 받았다.

다른 대상자들은 골반 그릇을 꽃으로 채우고, 팔을 음악으로 채우고, 발을 풀밭에 박고, 촛농이 목 아래로 흘러내리고, 몸을 통해 파도처럼 움직였다. 그들이 무엇을 선택하든, 그들은 그들의 감각 기억 은행에 그림을 그림으로써, 그들 자신의 신경 가소성의 열쇠를 쥐고 있다.

연결을 형성하자

우리가 볼 수 있듯이, 시스템은 독립적으로 작동하지 않고 다중 시스템과의 통합을 통해 작동한다. 이것은 움직임을 가르치는 사람인 우리에게 특히 유용한데, 그 이유는 사람들이 연결을 만들 수 있도록 도와주는 다양한 도구 중에서 선택할 수 있기 때문이다.

여러분은 누군가가 움직임을 수행할 때 무엇을 느끼는지를 물어본 적이 있었는가? 그리고 그들이 "알지 못한다" 대답했는가? 여러분이 근육의 작용과 관절의 움직임을 볼 수 있다면, 그들이 아무것도 느낄 수 없다는 것이 어떻게 가능한지를 스스로 생각해 보자.

이것은 완벽하게 가능할 수 있다. 가끔 여러분은 누군가에게 어떻게 느끼는지를 가르쳐야 한다. 연구에 따르면, 휴식을 취할 때 우리 뇌의 '자존감' 중추는 여전히 작동하고, 넓은 고유수용성 감각과 내수용성 감각의 정보를 통합한다.[9,10] 그러나 정신적 충격을 받았거나 불안감을 느끼거나 우울증을 앓은 사람들의 경우에는, 감각의 의미를 처리하는 뇌의 부분들이 더 이상 정상적으로 작동하지 않는다. 그들이 여러분에게 아무것도 느낄 수 없다고 말할 때, 그것은 농담이 아니다.

다른 사람의 문제는 뇌로 들어오는 많은 양의 피드백 중 특정 감각을 걸러내는 능력이 없다는 것이다. 예를 들어, 그들은 통증 감각에는 잘 집중할 수 있지만, 다른 감각을 확인하고 정제하는 방법을 알지 못한다. 이들 사람의 경우, 어떻게 느끼는지에 대한 학습 경험은 와인 감상 과정에 관여하는 사교 음주자와 매우 비슷하다 – 그들은 이미 감각 정보를 받기 위한 구조와 신경 체계를 갖추고 있지만, 미각을 발달시키기 위한 코칭도 필요로 한다.

누군가가 느낄 수 있도록 돕는 방법이 몇 가지 아래에 제시되어 있다:

1. 대상자가 해독해야 할 감각 잡음의 양을 **줄이는 필터**를 제공하자. 사람들은 여러분이 어떤 종류의 정보를 요구하는지 모르기 때문에, 그들이 무엇을 느끼는지에 대한 질문에 반드시 자신있는 대답을 하지 못함을 이해하는 것이 중요하다. 그들은 어리석다는 느낌을 주고 싶어하지 않는다: 그들은 이것에 새로움을 느끼고, 이것을 잘못 알고 싶어하지 않는다. 만약 여러분이 "모르겠어요"라는 대답을 듣고 싶지 않다면, "무엇을 느끼나요?"와 같은 질문을 하지 않아야 한다.

   질문의 초점을 좁혀서 정확하게 질문을 해야 한다. 예를 들어, 다음과 같다: "여기에서 여러분이 느끼는 것과 거기에서 느끼는 것이 뭐가 다른가?" 또는 "여러분이 이런 방식으로 또는 저런 방식으로 움직임을 수행할 때 신체에서 어떤 느낌이 드는가?"만약 여러분이 사람들에게 특별한 선택권을 제공한다면, 그들은 여러분이 알고 싶어하는 것을 명확하게 이해하기 때문에 해답을 제시할 수 있다. 이것은 지금 그들이 느끼는 경험이 무엇인지를 간단히 말할 수 있는 자신감을 그들에게 제공하고, 여러분에게 단순히 말함으로써 자신감을 제공한다. 그들은 지금 느끼는 경험이 무엇인지 말할 수 있고, 또 이것에 대해 옳고 그름이 없음을 간단하게 말하는 자신감을 그들에게 제공한다.

2. **보조도구로서 대조를 이용하자.** 때때로 이것이 바뀌기 전까지 이것을 느끼는 것은 쉬운 일이 아니다.

예: 나는 현재 만성 사타구니와 뒤넙다리근의 문제를 가진 프로 풋볼선수를 치료하고 있는데, 그는 리포머를 사용하여 레그 프레스를 수행하고 있다. 나는 그가 모든 근육 작용을 느낄 수 있는지를 묻는다.

"잘 모르겠다"라고 그가 대답한다.

이것은 흔한 일이다. 나는 무거운 하중으로 강한 근육 활동을 할 수 있지만 그들 자신과 연결을 할 수 없는 많은 운동선수들을 만났다. 이와 같이 악의 없이 보이는 상황은 그들의 자신감에 위협이 될 수 있다. 그가 어떻게 그리고 무엇을 느끼는지 이해하려고 노력할 때, 나는 그를 잡아야 한다. 나는 움직임이 일어나고 있는지를 그에게 물어본다. 그는 "예"라고 말했다. 나는 움직임이 일어날 때 어딘가에서 근육이 작용하고 있기 때문에, 조금 더 조사할 필요가 있을 것이라고 말한다.

그가 감각을 확인하고 이해하도록 돕기 위해, 우리는 변화를 감지하는 방법부터 배우기 시작한다. 나는 그의 손을 그의 허벅지 위에 배치하도록 권했고, 이것은 그가 움직이는 것을 볼 수 있기 때문에, 나는 이것을 느끼고 배우는 것이 쉬울 것임을 알고 있다. 그가 레그 프레스를 할 때, 나는 그에게 손으로 어떤 움직임이나 변화를 감지할 수 있는지를 물어본다. 그는 변화를 알 수 있다고 내게 말했고, 내가 이것은 대단한 것이라고 말했을 때, 그는 자신의 성공에 약간 놀랐다. 이것이 크게 어렵지 않았기 때문에, 그는 다음의 제안에 마음을 열렸다. 사실 이 변화는 근육이 수축하는 것이라고 나는 설명했다.

그가 몇 번 더 반복하도록 하고, 수축할 때와 이완할 때의 차이를 그가 알 수 있는지를 그에게 물어본다. 이것은 의미를 변화의 감각에 연관시킨다.

손으로 느끼는 것을 완전히 터득했다면, 그는 근육 자체에서 발생하는 감각을 조사할 준비가 되어 있는 것이다. 나는 손 밑의 근육 수축 느낌을 설명할 수 있는지를 그에게 물었다. 이때쯤이면 그는 자신감을 얻고, 자신의 성공과 잘못된 반응이 없음을 이해하는데 고무되어 자신의 경험을 더 분명하게 표현할 수 있을 것이다.

마지막으로, 우리는 그가 손으로부터의 추가적인 피드백 없이 이 감각을 식별할 수 있는지를 물어본다. 손을 떼도 레그 프레스를 할 때 근육의 작용을 여전히 느낄 수 있는지를 물어본다. 이때쯤이면 그는 나를 신뢰하고, 이 과정에 익숙해져서 자발적으로 자신의 다른 근육의 작용을 느낄 것이다.

변화를 감지하는 단순함은 이런 사람이 자신의 경험을 인지하고 해석하고 분명하게 표현할 수 있게 하는 방법이다. 이것은 변화를 일으킬 수 있는 기술이다-그는 단지 특정 근육의 감지를 배우는 것이 아니라, 일반적인 근육의 감지를 배우는 것이다. 만약 내가 시간을 투자해서 그가 있는 곳에서 그를 만난다면, 그는 빠르게 발전할 것이고 또 더 쉽게 배울 것이다.

3. **여러분의 자산을 활용하자.** 만약 어떤 사람이 부상을 당했다면, 이 부위의 감각 피드백이 손상될 수 있다. 처음에는 쉽고 감정적으로 덜 충만한 영역을 몇 번 반복 연습함으로써 자신감을 높일 필요가 있다. 이것은 그들이 감각을 듣는 방법과 움직임의 질을 느끼는 방법을 이해할 수 있도록 도움을 준다. 예를 들어, 만성 무릎 통증을 가진 사람이 팔을 미는 동작의 리듬, 타이밍 및 감각을 처음 경험한 후 레그 프레스를 하면, 그 동작이 더 쉬워질 것이다.

4. **기대를 명확하게 하자.** 가끔 대상자는 여러분에게 아무것도 느끼지 못한다고 말하는데, 그 이유는 그들이 어떤 것을 더 크게 기대하거나 어느 측면에서 경험하고 있는 것과 다르다고 생각하기 때문이다.

   예: 나는 큰 엉덩관절 수술을 받은 후 정상 기능을 되찾기 위해 고군분투하던 한 여성을 운동시킨 적이 있다. 이때 우리는 감각 피드백의 장점을 얻기 위해 피트니스 볼로 레그 프레스를 수행했다. 분명히 피트니스 볼에 힘을 주었음에도 불구하고, 그녀는 아무것도 느낄 수 없었다. 우리는 다리의 감각을 끌어내기 위해 몇 가지 기술을 시도했지만 소용이 없었다. 그래서 연상의 영역으로 전환했다. 그녀는 이전에 스키에 관심이 많았기 때문에 스키에 대해 질문을 했다: "부츠나 스키를 통해 눈의 질이 다른지를 느낄 수 있는가?"예를 들어, 딱딱한 얼음 눈이나 가루처럼 부서지기 쉬운 눈"이라고 말했다. 그녀는 "네, 그건 쉬웠어요"라고 대답했다.

   "지금 당장의 감각 기억을 이용해서 여러분의 다리가 각각의 다른 상태에 어떻게 적응할 수 있을까?" 그녀는 이것이 명확하고 쉽다고 다시 대답했다.

   "무엇일까요? "이것은 느낌이다"라고 내가 말했다. 그녀는 깜짝 놀랐다.

   우리는 이것을 염두에 두고, 다시 레그 프레스 운동으로 돌아왔다. 그녀는 자신이 무엇을 찾고 있는지 모른 채 미친 듯이 무언가를 찾으려 애쓰지 않고, 발바닥에 닿는 부드러운 공기의 저항과 어떻게 다리 근육을 이용해 그 압력에 반응했는지를 조사하기 시작했다. 전구에 스위치를 켰던 그녀의 기존 연상을 이용하여 그녀는 자신의 다리를 느끼는 방법을 배웠다.

5. **밖에서 자신을 찾아보자.** 감각 시스템은 다른 것의 수행력을 강화하기 위해 협력적으로 작용하고, 이것은 사람들이 그들 자신을 느끼는데 큰 도움을 준다.

   외부 세계와 신체 표면 사이의 경계면인 촉각 입력은 고유수용성 감각과 내수용성 감각을 지지하는데 도움을 줄 수 있다. 균형에 대한 연구는 안정된 표면 위에서 압박없이 이루어지는 한 개 손가락끝의 접촉도 한발 서기 균형을 향상시키기에 충분했음을 입증했다.[14] 더욱 흥미롭게도, 지팡이를 가볍게 쥐는 것도 지팡이로 지면을 집을 때의 한발 서기 균형 뿐만 아니라, 지팡이로 집지 않을 때의 다음 한발 서기 균형도 향상시켰다.[15] 이것은 고유수용성을 향상시키는데 있어서 촉각의 유용성을 보여준다. 입력은 적지만 전신에 대한 수행 이득은 유의했다.

   촉각 입력도 "내가 여기에 있어"라고 신체 부위가 뇌에게 말하는데 도움을 준다. 무술가들은 오래 전부터 근육을 촉각 자극하는 이점을 알고 있었으며,

때로는 워밍업의 일환으로 손으로 리드미컬하게 근육을 찰싹 때렸고, 때로는 두드렸다. 능동으로 작용하도록 요구하기 전에, 이 부위를 문지르고, 두드리고 또는 살짝 때리는 행위는 이 부위와의 연결을 더 쉽게 만들 수 있다. 이것은 우리의 감각 통합 능력을 향상시킬 수 있는 간단하고 쉬운 방법이다.

시각 입력도 흥미로운 효과의 원천이다. 내수용기에 대한 연구는 사람들이 거울에 비친 자신을 조용히 바라볼 때, 그들의 몸에서 발생하는 내수용성 신호를 더 많이 인식하게 된다는 것을 발견했다.[16] 그들은 자신의 감각과 거울에 비친 모습을 연결시켰다: 그들의 내수용적 지각은 외수용성 피드백에 의해 향상되었다.

거울은 시각 마커를 보기 위해 자주 사용된다. 처음에는 단순히 어깨가 올라오거나 등이 휘어지거나 무릎이 안쪽으로 무너지는 것을 관찰하는 것이 단순히 도움이 될 수 있지만, 이것은 힘이 있는 곳이 아니다. 어느 누가 특정의 시각적 마커를 확인할 수 있도록 거울을 사용하게 하고, 이런 방식으로 움직임을 수행할 때 그 움직임의 느낌에 대해 물어보자(예, 압박이 가장 많이 가해지는 곳이 어디인지). 움직임을 수정하고 동일한 질문을 물어보자. 그 움직임이 이것처럼 보일 때, 같은 느낌인가 아니면 다른 느낌인가? 어떤 사람들의 경우에는, 그들이 보는 것과 느끼는 것 사이에 연결을 형성하는 것이 변화시킬 수 있는 순간이다.

> 우리가 감각계를 통해 댄스를 배울 때, 우리는 주의깊은 움직임을 가르친다.

이런 적용은 모든 종류와 모든 수준의 움직임 훈련에 적용될 수 있다. 어떤 것들은 수업에 원활하게 통합될 수 있는 반면, 다른 것들은 보다 상세한 개인 작업에 더 적합할 수 있다.

감각 시스템에 대한 존중과 연상 뇌와의 통합과 그것이 기억, 상상 및 정서와 어떻게 연결되는지에 대한 이해는 여러분의 업무에 풍부함과 섬세함을 가져다 줄 수 있고, 여러분의 대상자에게 더 깊은 소유감과 참여의식을 가져다 줄 수 있다.

어느 뇌 부위를 말하고 있는가?

대상자와 환자를 교육하는 것은 그들이 긍정적인 선택을 하도록 돕고, 그들의 인식과 신념을 더 잘 이해하고, 새로운 지식에 대한 소유권을 통해 자신감을 높이는 데 매우 중요한 역할을 한다.

그러나, 때때로 우리의 진지하고 선의의 정보 흐름이 좌절감을 줄 수 있는 휴경지에 떨어지는 것처럼 보인다. 나의 학생 중 한 명은 한 강좌에서 다음과 같다 말했다: "가끔 저는 그에게 떠나가라고 말하고, 또 경청할 준비가 되었을 때 돌아오라고 말하고 싶을 뿐이다". 이것은 일반적인 느낌이라고 나는 확신하지만, 어떤 사람들은 듣기는 하지만, 그들의 뇌는 여러분의 말을 듣지 못할 가능성이 있다.

사람이 스트레스, 외상, 공포를 경험할 때, 편도체(생존-관련 감정 반응과 연관된 둘레계의 일부)는 활동과 행동의 변화를 경험하고, 만약 이런 변화가 지속되면 무력감과 불안감을 초래할 수 있다. 이런 상태에서는, 감각 정보가 기억과 연상 회로에 도달하지 못할 수도 있다. 그러면 학습이 매우 어려워질 수 있는데, 그 이유는 우리는 듣고 있는 정보를 이해하기 위해 연상 회로에 의존하기 때문이다.

게다가, 감정적인 스트레스나 두려움의 상태 아래에서 둘레계가 매우 활동적일 때, 활동은 앞이마엽 겉질에서 억제될 수 있는데, 여기에서 앞이마엽 겉질은 논리적인 추론, 의사결정, 계획, 집중과 주의, 작업기억, 그리고 실행의 목표 아래에서 다양한 다른 특징들을 담당하는 뇌 영역이다.

이런 상태는 정서적 필터로 불리는 것에 기여한다. 여기에서 정서적 필터라는 용어는 언어학 전문가인 Stephen Krashen이 사용한 용어이며, 사람들이 학습이나 새로운 정보의 저장에 반응하지 않는 동안 스트레스의 정서적 상태를 기술하는 것이다. Krashen은 새로운 언어를 배우는 것에 대한 장벽을 설명하기 위해 이런 용어를 사용했는데, 이것은 많은 측면에서 처음으로 훈련이나 재활의 영역으로 발을 들여 놓는 대상자의 경험과 유사한다.

이 정보가 우리에게 어떤 도움이 되는가?

첫째, 대상자와의 상호 작용에서, 우리는 뇌의 어느 부분과 이야기하고 있는지를 스스로에게 물어볼 수 있다. 예를 들어, 해부학이나 근육 기능에 관한 기술적 정보를 제공한다면, 우리는 이마엽 겉질인 "실행의 뇌"에 대해 말하고 있는 것이다. 그러나 대상자가 자신감으로 스트레스를 많이 받고, 지치고, 초조하고, 고군분투하고 있다면, 뇌의 관점에서 볼 때, 이런 이성적인 생각의 뇌 부위가 이용되고 있는 것이다. 여러분의 정보가 아무리 흥미롭고 귀중한다 할지라도, 대상자는 그것을 얻을 수 없다. 사고와 추론의 뇌는 작동하지 않는 상태에 있고, 그들의 감정 스위치 보드인 둘레엽 시스템이 칼라풀 한 활동의 빛을 발휘하고 있는 것이다 (**그림** 15.1 참조).

차분한 수용 상태는 학습의 기본이다.

사람의 감정 회로가 실행의 뇌를 관여시킬 수 있도록 안정될 필요가 있음을 여러분이 안다면, 여러분은 그에 따라 여러분의 운동 세션을 설정해야 한다.

감각 연결 과제로 시작하는 것이 도움이 된다. 다리, 팔 및 배를 찰싹 때리고, 세게 문지르는 것과 같은 쉬운

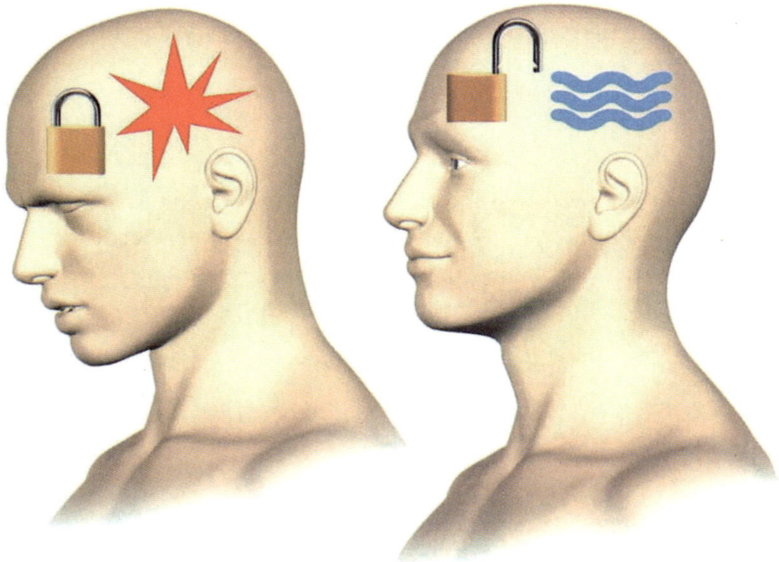

그림 15.1
정서적 뇌의 진정은 사고의 뇌를 해제한다.

일들은 간단하지만, 매우 강한 자극이며, 이것은 그들의 몸 안으로 사람들을 가져오고 스트레스에 의해 나쁜 영향을 받은 뇌의 부분을 밝히는 것이다. 강하게 시작하든, 부드럽게 시작하든 관계없이, 워밍-업의 전조 자극으로서 여러분의 세션을 시작하자.

여기에서는 프레임(Framing)이 도움이 된다. 만약 여러분의 대상자가 "최선을 다하지 않을거면 하지마"라는 식으로 싸움과 도망의 반응(교감신경 자극)을 선호하는 사람이라면, 감각 입력이 신경근육의 수행을 촉진하고, 발바닥과의 연결이 다리 근육 수행력을 유도하는 반사를 촉진하고, 또 호흡 인식을 갖는 시간이 산소 전환을 위해 폐의 가장 큰 부분을 만들 수 있다는 메시지를 그들에게 제공해 보자. 여러분은 그들에게 수행과 행동의 언어로 말하고 있고, 그들의 정신적 장벽을 우회해서 그들 자신에도 불구하고, 그들은 연결하고 집중하기 시작한다.

환경의 측면에서 볼 때, 사람은 안전하게 실험하고 탐구할 수 있다고 느끼고, '실수'는 단순히 기회를 학습하는 것임을 알게 된다.

종종 사람들은 규칙을 부여받고, 그 규칙에 따라 운동하도록 훈련받고, 또 이것을 얼마나 잘 준수하고 있는지를 확인받는다. 이들은 '잘못 되었을 때' 스스로 운동할 엄두를 내지 못하고, 새로운 것을 소개받았을 때 불안을 느끼는 사람이다. 이것은 감정 필터를 증폭시킨다. 우리는 어떤 움직임이나 과제를 수행할 때 사람들이 그들 자신에 대해 알아내는 것을 분명하게 표현하도록 격려하는 방식으로 교육시켜 이것을 극복할 수 있다. 이 수행력을 향상시키기 위해, 그들의 감각 경험을 비교하고 대조할 수 있도록 그들에게 큐잉을 제공하자. 예는 다음과 같다: "여러분은 지금 족압이 어디에 많이 가해지는지를 알 수 있는가? 족압이 가해질 때, 여러분의 무릎에서 무엇을 느끼는가? 발의 압력을 발의 중심/앞쪽/가쪽/안쪽 쪽으로 이동시킬 때 무슨 일이 일어나는지 궁금하다 – 이때 여러분의 무릎은 어디로 향하는가? 그래서 여러분의 발과 무릎은 서로에게 말하는 것 같아 – 여러분은 그들이 어떤 대화를 했으면 좋겠는가?

이런 방식으로 가르치는 것은 대상자와의 협력 관계를 구축할 뿐만 아니라, 자신들의 감각을 통해 매우 개인적인 수준의 지식을 자극함으로써 자신감을 증진시키는 것이다.

파워 포인트

- 우리가 실시간으로 우리의 삶을 효과적으로 탐구할 수 있는데, 그 이유는 우리의 뇌가 움직임 교육에 사용할 수 있는 자산인, 이전의 경험과 연상의 거대한 데이터베이스를 기반으로 끊임없이 예측을 하기 때문이다.
- 움직임을 향상시키기 위해, 전통적인 접근법은 사고의 뇌와 대화하는 것이다. 신경과학은 감각 경험을 통해 더 넓은 네트워크에 접근하도록, "감각의 뇌"와 대화하도록 우리를 돕는다.
- 마음, 감정, 몸을 통합함으로써, 우리는 전인적으로 일을 한다.

책을 맺으면서 16
Reflections

나는 과거로 돌아갈 수 없다. 왜냐하면 내가 그때와 다른 사람이기 때문이다.

Alice, Alice's Adventures in Wonderland, Lewis Carroll

그래서 우리는 정말로 시작에 불과한 것의 끝에 도달한다.

움직임(movement)이 무엇이고, 이것의 크기와 범위를 한 권의 책에 담는 방법은 없다. 나는 항상 경이로움을 느끼는 경향이 있었지만, 이번 여행을 통해 아직 배우지 못한 것의 방대함에 매우 놀랐고, 어리둥절하고, 겸허해짐을 알게 됐다.

움직임 만화경을 개발할 때, 이끌어낼 수 있는 가치 있는 많은 접근법, 기술 및 철학 등이 있다. 개인적으로, 나는 정기적으로 구르고, 기고, 점프하고 뛰고, 스윙하고 구부리고, 하중을 들고, 춤을 추고, 요가를 하고, 또 일반적으로 신체 탐구를 하고 있다. 이 모든 것은 호기심과 정상적인 움직임의 원칙을 바탕으로 능력과 역량을 존중하면서도 지속적으로 확장하려는 의도로 마음만 먹으면 가치가 있다.

밝혀진 바와 같이, 정상의 건강한 움직임은 가변적이고, 적응적이고, 반응적이며, 또 개인적이다. 이것은 엄격한 규칙에 저항하고 가능성을 탐구한다. 우리가 이들 페이지를 통해 함께 이것을 추적했을 때, 우리는 물리학이 우리의 친구이며, 우리가 힘을 관리하는 것이 우리의 움직임을 자유롭게 한다는 것을 발견했다. 조절(control)은 춤이지 싸움이 아니고, 안정은 저항의 강도로부터 일어나는 것이 아니라, 선택의 폭에서 나온다는 것을 우리는 배웠다. 무엇보다, 우리는 감각 자아, 감정, 기억, 신념, 지각 사이의 상호작용이 어떤 마법적인 운동보다 우리의 움직임을 변화시키는 더 큰 힘을 가지고 있음을 알 수 있다.

움직임 전문가는 과학 중심의 것과 심장 중심의 것 사이에서 하나를 선택할 필요가 없으며, 사람들이 장벽을 극복하고 움직임을 소유하고 사랑하는 법을 배울 수 있도록 돕기 위해서는 전인적으로 일하는 것은 선택이 아니라 필수이다.

움직임 연구 분야는 가장 유동적이고 역동적인 분야일 것이다. 비교적 최근까지 우리가 잘 알고 있다고 생각했던 해부학은 새로운 기술의 도움으로 지난 몇 년 동안 큰 발전을 이루었다. 우리의 역학과 우리 자신을 어떻게 사용하는지에 대한 우리의 이해는 지속적으로 발전하는 분야이며, 우리의 몸이 어떻게 작용하는지에 대한 오래된 가정들이 뒤집혀지고 있다. 이것은 우리가 뇌과학의 발전을 고려하기도 전에 관심을 가졌던 주제로서, 우리가 탐구해야 할 새로운 통찰력의 경이로움을 우리에게 제공하고 있다. 이것은 우리가 사실이라고 생각했던 어떤 것들이 실제로 널리 영속된 믿음밖에 되지 않음을 의미한다. 이것은 고통스런 것이고, 우리는 때때로 낯선 상황에 저항을 하게 된다.

여러분이 발의 배치가 불안정하다는 불안의 감각을 느낄 때, 여러분은 에스컬레이터 위에 서 있는 것을 생각한다. 이것은 여러분을 더 높은 레벨로 데려갈 것이다. 여러분이 경이로움을 유지하면, 불확실성의 불편함을 해소해 호기심이 활개치는 공간으로 탈바꿈한다. 상자 안에 안전하게 머무르는 것을 선호하는 사람들의 비난을 두려워하지 않고, 여러분은 새로운 과학과 개인 경험 및 관찰 사이의 접점을 진정으로 반영하기 위해 업무를 발전시킬 용기를 가져야 한다. 상호연관된 우리 시스템의 만화경은 독자적인 문의와 탐구의 과정을 위한 무한한 놀이터이다.

마지막으로, 우리는 우리가 시작했던 곳 즉, 파워와 조절된 움직임을 추구하면서 끝을 맺고자 한다.

파워는 여러분의 잠재력에 접근하여 여러분의 의지를 드러낼 수 있는 능력이다.
조절된 움직임(grace)은 선택과 자유의 조건아래에서의 파워의 전개(deployment)이다.

나는 이들 페이지를 통해 여러분이 스스로 두 가지를 발견하길 바란다.

용어해설

GLOSSARY

가쪽 범위(outer range): 근육이 가장 길게 수축한다(예: 풀-업의 경우에서처럼, 팔꿈치를 곧게 펴고 시작하는 것은 위팔두갈래근이 가장 긴 상태에 있기 때문에 가쪽 범위에서 시작하는 것이다).

고유수용성 감각(proprioception): 신체로부터의 감각 피드백으로부터 생성된 관절 위치 또는 관절 움직임에 대한 인지.

고착된 긴장(held tension): 지속적으로 근육을 높은 수축 수준으로 유지하려는 무의식적인 경향.

공동 수축(co-contraction): 관절 안정성을 높이기 위해 관절에 대해 서로 반대작용하는 근육들을 동시에 수축하는 것.

구심성 수축: 근육이 수축하면서 짧아지는 것(예: 바이셉스 컬 시의 위팔두갈래근).

근력: 저항을 극복하는 충분한 힘을 발휘할 수 있는 능력.

근막: 근육과 내부 장기와 같은 신체 구조를 둘러싸고 지지하고 부착을 제공하는 피부 밑에 있는 결합조직의 연속체로서, 근육과 내장기와 같은 신체 구조물을 둘러싸고, 지지하고, 또 부착점을 제공한다. 또한 움직임 동안 고유수용성 감각과 에너지 이동과도 관련된다.

기능적 가동성: 필요한 완전 가동범위를 통해 움직임을 자유롭게 하고 조절하는 능력.

기능적 안정성: 요구된 움직임 과제의 하중과 조절 요구를 충족할 수 있는 능력.

기능적 힘 관리: 신체가 움직임과 관련된 힘을 생성하고, 조절하고 또 이겨낼 수 있도록 하는 일련의 전략.

내수용성 감각: 신체 내부의 감각과 그것의 작용 감각(예: 배고픔, 심장박동에 대한 감각).

등척성 수축: 근육이 수축할 때 길이 변화가 없다.

먼쪽: 신체의 중심에서 가장 먼 곳에 있는 신체 구조의 부위(예: 발이 무릎보다 엉덩관절에서 더 멀리 위치한다).

몸쪽: 신체의 중심에서 가장 가까운 신체 구조 부분(예: 팔꿈치가 손보다 몸쪽에 위치한다).

분리(**해리,** dissociation): 한 신체 부위를 다른 신체 부위에 대해 부드럽고 독자적으로 움직이는 능력.

신경 가소성: 신경계가 자극에 반응하여 구조, 기능 및 연결을 지속적으로 재구성하는 것.

신경근육성 반응: 예상된 힘이나 예상치 못한 힘에 대비하거나 반응하는 자동적이고 무의식적인 근육 활동 패턴.

신체 분절: 두 관절 사이에 있는 링크.

안뜰계: 머리 자세에 대한 균형, 신체의 방향, 눈의 움직임 조절에 중요한 역할을 하는 속귀 안에 있는 감각시스템.

안정성: 몸의 자세 균형과 관절 온전성을 유지하는 능력.

안쪽 범위(inner range): 근육은 가장 짧았을 때의 근육 작용(예: 팔꿈치를 끝까지 굽힘한 다음, 어깨 쪽으로 조금 더 밀어본다).

용어해설 (계속)
GLOSSARY

외수용성 감각: 신체 외부에서 발생하는 자극(예: 열, 빛)의 지각 및 처리.

운동사슬: 특정 운동에 관련된 연결 신체 분절 사이의 상호 작용.

움직임 임펄스(movement impulse)**:** 의도된 움직임의 방향과 질에 대한 감각.

원심성 수축: 근육이 수축하면서 길어지는 것(예: 깊은 스쿼트를 할 때의 넙다리네갈래근).

유연성: 관절과 물렁조직에 의해 허용되는 가동범위; 이런 가동범위는 기능적 가동성의 전제 조건이다.

자기 효능감(self-efficacy)**:** 목표를 달성할 수 있는 그들의 능력에 대한 개인의 본능적 믿음.

재앙화(catastrophizing)**:** 사건, 경험 또는 감각에 대한 반응으로 가능한 최악의 결과를 상상하는 경향을 야기하는 흔한 인지 왜곡이다.

준비 지점: 움직이고 싶은 충동에 가장 먼저 반응하는 신체 부위.

중간 범위(mid-range)**:** 근육의 가장 짧은 위치와 가장 긴 위치 사이의 중간 지점, 수축이 가장 강하게 일어난다.

지면반발력(GRF) **:** 때 지면으로부터 발생하는 힘.

텐서그리티(tensegrity)**:** 온전한 안정성을 유지하기 위한 뼈대 구조에 작용하는 장력과 압박력의 균형.

팬디큘레이션(pandiculation)**:** 여러 신체 분절에 걸쳐 있는 근육의 능동적이고 자가-저항적인 신장을 통해 신경계의 긴장을 조절하는 행동 양상.

프라이밍(priming)**:** 후속 자극에 대한 반응에 영향을 미치기 위해 특정 자극, 신호 또는 경험을 사용하는 것.

항-움직임: 안정화 전략으로서 저항력에 대항해 전신의 움직임을 제한하는 것.

회백질: 신경 세포체와 신경섬유로 구성된 이것은 중추신경계의 주요 구성 요소이며, 척수의 중심 부위와 대뇌겉질을 구성한다.

힘: 물체의 움직임을 유도할 수 있고 크기와 방향을 모두 가진 상호작용.

ASIS: 골반뼈의 앞쪽면에 있으며, 가장 쉽게 촉진할 수 있는 뼈지점.

JEMS: Joanne Elphinston Movement Systems.

참고문헌
REFERENCES

Chapter 1

1. Campbell A, Kemp-Smith K, O'Sullivan P, Straker L. Abdominal bracing increases ground reaction forces and reduces knee and hip flexion during landing. J Orthop Sports Phys Ther. 2016;46(4):286–92.
2. Hodges PW, Richardson CA. Feedforward contraction of transversus abdominis is influenced by the direction of arm movement. Exp Brain Res. 1997;114(2):362–70.
3. Hodges PW. Changes in motor planning of feedforward postural responses of the trunk muscles in low back pain. Exp Brain Res. 2001;141(2):261–6.
4. Mannion AF, Caporaso F, Pulkovski N and Sprott H. Spine stabilisation exercises in the treatment of chronic low back pain: a good clinician outcome is not associated with improved abdominal function. Eur Spine J. 2012;21(7):1301–10.
5. Beales D, Smith A, O'Sullivan P, Hunter M, Straker L. Back pain beliefs are related to the impact of low back pain in baby boomers in the Busselton Healthy Aging Study. Phys Ther. 2015;95(2): 180–9.
6. O'Sullivan PB, Caneiro JP, O'Keeffe M, Smith A, Dankaerts W, Fersum K, O'Sullivan K. Cognitive functional therapy: an integrated behavioral approach for the targeted management of disabling low back pain. Phys Ther. 2018;98(5):408–23.
7. Saragiotto BT, Maher CG, Yamato TP, Costa LO, Menezes Costa LC, Ostelo RW, Macedo LG. Motor control exercise for chronic non-specific low-back pain. Cochrane Database Syst Rev. 2016 Jan 8;(1):CD012004.
8. Miyamoto GC, Costa LO, Cabral CM. Efficacy of the Pilates method for pain and disability in patients with chronic nonspecific low back pain: a systematic review with meta-analysis. Braz J Phys Ther. 2013;17(6):517–32.
9. Grenier SG, McGill SM. Quantification of lumbar stability by using 2 different abdominal activation strategies. Arch Phys Med Rehabil. 2007;88(1):54–62.
10. Tsao H, Hodges PW. Immediate changes in feedforward postural adjustments following voluntary motor training. Exp Brain Res. 2007;181(4):537–46.
11. Meisingset I, Woodhouse A, Stensdotter AK, Stavdahl Ø, Lorås H, Gismervik S, Andresen H, Austreim K, Vasseljen O. Evidence for a general stiffening motor control pattern in neck pain: a cross sectional study. BMC Musculoskelet Disord. 2015 Dec;16(1):56.
12. Tsai LC, McLean S, Colletti PM, Powers CM. Greater muscle co-contraction results in increased tibiofemoral compressive forces in females who have undergone anterior cruciate ligament reconstruction. J Orthop Res. 2012;30(12):2007–14.
13. Hodges PW, Coppieters MW, MacDonald D, Cholewicki J. New insight into motor adaptation to pain revealed by a combination of modelling and empirical approaches. Eur J Pain. 2013;17(8):1138–46.
14. Mok NW, Brauer SG, Hodges PW. Changes in lumbar movement in people with low back pain are related to compromised balance. Spine. 2011;36(1):E45–52.
15. Cholewicki J1, Silfies SP, Shah RA, Greene HS, Reeves NP, Alvi K, Goldberg B. Delayed trunk muscle reflex responses increase the risk of low back injuries. Spine 2005;30(23): 2614–20.
16. Hodges P, van den Hoorn W, Dawson A, Cholewicki J. Changes in the mechanical properties of the trunk in low back pain may be associated with recurrence. J Biomech. 2009;5:42(1):61–6.
17. Granacher U, Gollhofer A, Hortobágyi T, Kressig RW, Muehlbauer T. The importance of trunk muscle strength for balance, functional performance, and fall prevention in seniors: a systematic review. Sports Med. 2013;43(7): 627–41.
18. Martinez AF, Lessi GC, Carvalho C, Serrao FV. Association of hip and trunk strength with three-dimensional trunk, hip, and knee kinematics during a single-leg drop vertical jump. J Strength Cond Res. 2018;32(7):1902–8.
19. Willy RW, Davis IS. The effect of a hip-strengthening program on mechanics during running and during a single-leg squat. J Orthop Sports Phys Ther. 2011;41(9):625–32.
20. Willson JD, Kernozek TW, Arndt RL, Reznichek DA, Scott Straker J. Gluteal muscle activation during running in females with and without patellofemoral pain syndrome. Clin Biomech. 2011;26(7):735–40.
21. Noehren B, Scholz J, Davis I. The effect of real-time gait retraining on hip kinematics, pain and function in subjects with patellofemoral pain syndrome. Br J Sports Med. 2011;45(9):691–6.
22. Willy RW, Scholz JP, Davis IS. Mirror gait retraining for the treatment of patellofemoral pain in female runners. Clin Biomech (Bristol, Avon). 2012;27(10):1045–51.
23. Barendrecht M, Lezeman HC, Duysens J, Smits-Engelsman BC. Neuromuscular training improves knee kinematics, in particular in valgus aligned adolescent team handball players of both sexes. J Strength Cond Res. 2011;25(3): 575–84.

24. Online Etymology Dictionary. [accessed 15 May 2019] Available at: www.etymonline.com/word/kaleidoscope#etymonline_v_1769

Chapter 2

1. Kleim JA, Jones TA. Principles of experience-dependent neural plasticity: implications for rehabilitation after brain damage. J Speech Lang Hear Res. 2008;51(1):S225–39
2. Tsao H, Danneels LA, Hodges PW. ISSLS prize winner: smudging the motor brain in young adults with recurrent low back pain. Spine (Phila Pa 1976). 2011 Oct 1; 36(21):1721–7.
3. Makin TR, Filippini N, Duff EP, Henderson Slater D, Tracey I, Johansen-Berg H. Network-level reorganisation of functional connectivity following arm amputation. Neuroimage. 2015;114:217–25.
4. Schwenkreis P, El Tom S, Ragert P, Pleger B, Tegenthoff M, Dinse HR. Assessment of sensorimotor cortical representation asymmetries and motor skills in violin players. Eur J Neurosci. 2007;26(11):3291–302.
5. Last N, Tufts E, Auger LE. The effects of meditation on grey matter atrophy and neurodegeneration: a systematic review. J Alzheimers Dis. 2017;56(1):275–86.
6. Woollett K, Maguire EA. Acquiring 'the Knowledge' of London's layout drives structural brain changes. Curr Biol. 2011;21(24):2109–14.
7. Müller P, Rehfeld K, Schmicker M, Hökelmann A, Dordevic M, Lessmann V, Brigadski T, Kaufmann J, Müller NG. Evolution of neuroplasticity in response to physical activity in old age: the case for dancing. Front Aging Neurosci. 2017;9:56.
8. Mah L, Szabuniewicz C, Fiocco AJ. Can anxiety damage the brain? Curr Opin Psychiatry. 2016;29(1):56–63.
9. McEwen BS. Glucocorticoids, depression, and mood disorders: structural remodeling in the brain. Metabolism. 2005;54(5 Suppl 1):20–3.
10. McEwen BS. In pursuit of resilience: stress, epigenetics, and brain plasticity. Ann NY Acad Sci. 2016;1373(1):56–64.
11. Braden BB, Pipe TB, Smith R, Glaspy TK, Deatherage BR, Baxter LC. Brain and behavior changes associated with an abbreviated 4-week mindfulness-based stress reduction course in back pain patients. Brain Behav. 2016;16;6(3):e00443.
12 Bullmore E, Sporns O. The economy of brain network organization. Nat Rev Neurosci. 2012;13:336–49.
13. Voogd J, Barmack NH. Oculomotor cerebellum. Prog Brain Res. 2006;151: 231–68.
14. Sens PM, Almeida CI, Souza MM, Gonçalves JB, Carmo LC. The role of the cerebellum in auditory processing using the SSI test. Braz J Otorhinolaryngol. 2011;77(5):584–8.
15. Parsons LM, Petacchi A, Schmahmann JD, Bower JM. Pitch discrimination in cerebellar patients: evidence for a sensory deficit. Brain Res. 2009;15;1303:84–96.
16. Narayanan S, Thirumalai V. Contributions of the cerebellum for predictive and instructional control of movement. Curr Opin Physiol. 2019;8:146–51.
17. Moberget T, Ivry RB. Cerebellar contributions to motor control and language comprehension: searching for common computational principles. Ann N Y Acad Sci. 2016;1369(1):154–71.
18. Adamaszek M, D'Agata F, Ferrucci R, Habas C, Keulen S, Kirkby KC, Leggio M, Mariën P, Molinari M, Moulton E, Orsi L, Van Overwalle F, Papadelis C, Priori A, Sacchetti B, Schutter DJ, Styliadis C, Verhoeven J. Consensus Paper: Cerebellum and emotion. Cerebellum. 2017;16(2):552–76.
19. Manto, M and Bastian, AJ. Cerebellum and the deciphering of motor coding. The Cerebellum. 2007;6(1):3–6.
20. Strick PL, Dum RP, Fiez JA.Cerebellum and nonmotor function. Annu Rev Neurosci. 2009;32:413–34.
21. Kipping JA, Grodd W, Kumar V, Taubert M, Villringer A, Margulies DS. Overlapping and parallel cerebello-cerebral networks contributing to sensorimotor control: an intrinsic functional connectivity study. Neuroimage. 2013;83:837–48.
22. Sokolov AA, Miall RC, Ivry RB. The Cerebellum: Adaptive prediction for movement and cognition trends in cognitive sciences, 2017;21(5):313–32.
23. Aridan N, Mukamel R. Activity in primary motor cortex during action observation covaries with subsequent behavioral changes in execution. Brain Behav. 2016;6(11):e00550.
24. Helm F, Marinovic W, Krüger B Munzert J, Riek S. Corticospinal excitability during imagined and observed dynamic force production tasks: effortfulness matters. Neuroscience. 2015;290:398–405.
25. Eaves DL, Haythornthwaite L, Vogt S. Motor imagery during action observation modulates automatic imitation effects in rhythmical actions. Front Hum Neurosci. 2014;8:28.
26. Dimberg U, Thunberg M, Elmehed K. Unconscious facial reactions to emotional facial expressions. Psychol Sci. 2000;11(1):86–9.
27. Hennenlotter A, Dresel C, Castrop F, Ceballos-Baumann AO, Wohlschläger AM, Haslinger B. The link between facial feedback and neural activity within

참고문헌 (계속)
REFERENCES

central circuitries of emotion—new insights from botulinum toxin-induced denervation of frown muscles. Cereb Cortex. 2009;19(3):537–42.

28. Strack F, Martin LL, Stepper S. Inhibiting and facilitating conditions of the human smile: a nonobtrusive test of the facial feedback hypothesis. J Pers Soc Psychol. 1988;54(5):768–77.

29. Mori K, Mori H. Another test of the passive facial feedback hypothesis: when your face smiles, you feel happy. Percept Mot Skills. 2009;109(1):76–8.

30. Larsen RJ, Kasimatis M, Frey K. Facilitating the furrowed brow: an unobtrusive test of the facial feedback hypothesis applied to unpleasant affect. Cogn Emot. 1992;6(5):321–38.

31. Grossi JA, Maitra KK, Rice MS. Semantic priming of motor task performance in young adults: implications for occupational therapy. Am J Occup Ther. 2007;61(3):311–20.

32. Wulf G, Chiviacowsky S, Lewthwaite R. Altering mindset can enhance motor learning in older adults. Psychol Aging. 2012;27(1):14–21.

33. Tomasino B, Weiss PH, Fink GR. To move or not to move: imperatives modulate action-related verb processing in the motor system. Neuroscience. 2010;169(1):246–58.

34. Bar M. The proactive brain: using analogies and associations to generate predictions. Trends Cogn Sci. 2007;(7):280–9.

Chapter 3

1. Zhao R, Zhang M, Zhang Q. The effectiveness of combined exercise interventions for preventing postmenopausal bone loss: a systematic review and meta-analysis. J Orthop Sports Phys Ther. 2017;47(4):241–51.

2. Ma D, Wu L, He Z. Effects of walking on the preservation of bone mineral density in perimenopausal and postmenopausal women: a systematic review and meta-analysis. Menopause. 2013;20(11):1216–26.

3. Zhao R, Zhao M, Xu Z. The effects of differing resistance training modes on the preservation of bone mineral density in postmenopausal women: a meta-analysis. Osteoporos Int. 2015;26(5):1605–18.

4. Zhao R, Zhao M, Zhang L. Efficiency of jumping exercise in improving bone mineral density among premenopausal women: a meta-analysis. Sports Med. 2014;44(10):1393–402.

5. Xu J, Lombardi G, Jiao W, Banfi G. Effects of exercise on bone status in female subjects, from young girls to postmenopausal women: an overview of systematic reviews and meta-analyses. Sports Med. 2016;46(8):1165–82.

6. Belavý DL, Quittner MJ, Ridgers N, Ling Y, Connell D, Rantalainen T. Running exercise strengthens the intervertebral disc. Sci Rep. 7: 45975. PMCID: PMC5396190 Published online 2017 Apr 19. doi: 10.1038/srep45975.

7. Stanley LE, Lucero A, Mauntel TC, Kennedy M, Walker N, Marshall SW, Padua DA, Berkoff DJ. Achilles tendon adaptation in cross-country runners across a competitive season. Scand J Med Sci Sports. 2017 Apr 28. doi: 10.1111/sms.12903. [Epub ahead of print]

8. Narici MV, Maganaris CN. Adaptability of elderly human muscles and tendons to increased loading J Anat. 2008;208(4):433–43.

9. Hodges PW and Richardson CA. Feedforward contraction of transversus abdominis is influenced by the direction of arm movement. Exp Brain Res. 1997;114(2):362–70.

Chapter 4

1. Wilke J, Schleip R, Yucesoy CA, Banzer W. Not merely a protective packing organ? A review of fascia and its force transmission capacity. J Appl Physiol (1985). 2018;124(1):234–44.

2. Schleip R, Muller DG. Training principles for fascial connective tissues: scientific foundation and suggested practical applications. J Bodyw Mov Ther. 2013;17:103–15.

3. Findley T, Chaudhry H, Dhar S. Transmission of muscle force to fascia during exercise. J Bodywork & Movement Therapies 2015;19, 119–123.

4. Maas H, Sandercock TG. Force transmission between synergistic skeletal muscles through connective tissue linkages. J Biomed Biotechnol. 2010;2010:575672. Accessed 17 May 2019. doi: 10.1155/2010/575672. PubMed Central ID: PMC2853902.

5. Wager JC, Challis JH. Elastic energy within the human plantar aponeurosis contributes to arch shortening during the push-off phase of running. J Biomech. 2016;49(5):704–9.

6. Eng CM, Arnold AS, Lieberman DE, Biewener AA. The capacity of the human iliotibial band to store elastic energy during running. J Biomech. 2015;48(12):3341–8.

7. Elphinston J. Stability, sport and performance movement. Chichester, UK: Lotus; 2013.

8. Myers T. Anatomy trains. London: Churchill Livingstone; 2001.

9. Mooney V, Pozos R, Vleeming A, Gulick J, Swenski D. Exercise treatment for sacroiliac pain. Orthopedics. 2001;24: 29–32.

10. Willard FH, Vleeming A, Schuenke MD, Danneels L, Schleip R. The thoracolumbar fascia: anatomy, function and clinical considerations. J Anat. 2012;221(6):507–36.

11. Bertolucci LF. Pandiculation: nature's way of maintaining the functional integrity of the myofascial system? J Bodyw Mov Ther. 2011;15(3):268–80.

12. Myers T. Foam rolling and self-myofascial release. 2015. [Accessed August 20, 2019] Available: www.anatomytrains.com/blog/2015/04/27/foam-rolling-and-self-myofascial-release.

Chapter 5

1. Rosário JL, Diógenes MS, Mattei R, Leite JR. J Bodyw Mov Ther. Angry posture. 2016;20(3):457–60.

2. Cuddy, A. Presence: Bringing your boldest self to your biggest challenges. Orion-London. 2016; pp 156–157.

3. Canales JZ, Fiquer JT, Campos RN, Soeiro-de-Souza MG, Moreno RA. Investigation of associations between recurrence of major depressive disorder and spinal posture alignment: a quantitative cross-sectional study. Gait Posture. 2017;52:258–64.

4. Michalak J, Mischnat J, Teismann T. Sitting posture makes a difference-embodiment effects on depressive memory bias. Clin Psychol Psychother. 2014;21(6):519–24.

5. Nair S, Sagar M, Sollers J 3rd, Consedine N, Broadbent E. Do slumped and upright postures affect stress responses? A randomized trial. Health Psychol. 2015;34(6):632–41.

6. Wilkes C, Kydd R, Sagar M, Broadbent E. Upright posture improves affect and fatigue in people with depressive symptoms. J Behav Ther Exp Psychiatry. 2017;54:143–9.

7. Carney DR, Cuddy AJ, Yap AJ. Power posing: brief nonverbal displays affect neuroendocrine levels and risk tolerance. Psychol Sci. 2010;21(10):1363–8.

8. Laird JD. Self-attribution of emotion: the effects of expressive behavior on the quality of emotional experience. J Pers Soc Psychol. 1974;29(4): 475–86.

9. Söderkvist S, Ohlén K, Dimberg U. How the experience of emotion is modulated by facial feedback. J Nonverbal Behav. 2018;42(1):129–51.

10. Strack F, Martin LL, Stepper S. Inhibiting and facilitating conditions of the human smile: a nonobtrusive test of the facial feedback hypothesis. J Pers Soc Psychol. 1988;54(5):768–77.

11. Hodges PW, Gurfinkel VS, Brumagne S, Smith TC, Cordo P. Coexistence of stability and mobility in postural control: evidence from postural compensation for respiration. Exp Brain Res. 2002;144(3):293–302.

12. Grimstone SK, Hodges PW. Impaired postural compensation for respiration in people with recurrent low back pain. Exp Brain Res. 2003;151(2):218–24.

13. Kiers H, van Dieën JH, Brumagne S, Vanhees L. Postural sway and integration of proprioceptive signals in subjects with LBP. Hum Mov Sci. 2015;39:109–20.

14. Fujitani R, Jiromaru T, Kida N, Nomura T. Effect of standing postural deviations on trunk and hip muscle activity. J Phys Ther Sci. 2017;29(7):1212–15.

15. Reeve A, Dilley A. Effects of posture on the thickness of transversus abdominis in pain-free subjects. Man Ther. 2009;14(6): 679–84.

16. Beer A, Treleaven J, Jull G. Can a functional postural exercise improve performance in the cranio-cervical flexion test? – a preliminary study. Man Ther. 2012 Jun;17(3):219–24.

17. Dichgans J, Diener HC. The contribution of vestibulo-spinal mechanisms to the maintenance of human upright posture. Acta Otolaryngol. 1989;107(5–6): 338–45.

18. Kulkarni V, Chandy MJ, Babu KS. Quantitative study of muscle spindles in suboccipital muscles of human foetuses. Neurol India. 2001;49(4):355–9.

19. Kogler A, Lindfors J, Odkvist LM, Ledin T. Postural stability using different neck positions in normal subjects and patients with neck trauma. Acta Otolaryngol. 2000;120(2):151–5.

20. Johnson MB, Van Emmerik R EA. Effect of head orientation on postural control during upright stance and forward lean. Motor Control. 2012;16(1):81–93.

21. Treleaven J. Dizziness, unsteadiness, visual disturbances, and sensorimotor control in traumatic neck pain. J Orthop Sports Phys Ther. 2017;47(7):492–502.

22. Johnson MB, Van Emmerik RE. Is head-on-trunk extension a proprioceptive mediator of postural control and sit-to-stand movement characteristics? J Mot Behav. 2011;43(6):491–8.

23. Roll R, Kavounoudias A, Roll JP. Cutaneous afferents from human plantar sole contribute to body posture awareness. Neuroreport. 2002;13(15):1957–61.

24. Masi AT, Nair K, Evans T, Ghandour Y. Clinical, biomechanical, and physiological translational interpretations of human resting myofascial tone or tension. Int J Ther Massage Bodywork. 2010;3(4):16–28.

참고문헌 (계속)
REFERENCES

25. Stecco C, Gagey O, Belloni A, Pozzuoli A, Porzionato A, Macchi V, Aldegheri R, De Caro R, Delmas V. Anatomy of the deep fascia of the upper limb. Second part: study of innervation. Morphologie. 2007;91(292):38–43.

26. Gogola A, Saulicz E, Kuszewski M, Matyja M, Myśliwiec A. Development of low postural tone compensatory patterns – predicted dysfunction patterns in upper part of the body. Dev Period Med. 2014;18(3):380–5.

27. Gogola A, Saulicz E, Kuszewski M, Matyja M, Myśliwiec A. Development of low postural tone compensatory patterns in children – theoretical basis. Dev Period Med. 2014;18(3):374–9.

28. Alghadir A, Zafar H, Whitney SL, Iqbal Z. Effect of chewing on postural stability during quiet standing in healthy young males. Somatosens Mot Res. 2015;32(2):72–6.

29. Alghadir AH, Zafar H, Iqbal ZA. Effect of tongue position on postural stability during quiet standing in healthy young males. Somatosens Mot Res. 2015;32(3):183–6.

30. Gurfinkel V, Cacciatore TW, Cordo P, Horak F, Nutt J, Skoss R. Postural muscle tone in the body axis of healthy humans. J Neurophysiol. 2006;96(5):2678–87.

Chapter 6

1. Hodges PW, Coppieters MW, MacDonald D, Cholewicki J. New insight into motor adaptation to pain revealed by a combination of modelling and empirical approaches. Eur J Pain. 2013;17(8):1138–46.

2. Tsao H, Galea MP, Hodges PW. How fast are feedforward postural adjustments of the abdominal muscles? Behav Neurosci. 2009;123(3):687–93.

3. Lee LJ, Coppieters MW, Hodges PW. Anticipatory postural adjustments to arm movement reveal complex control of paraspinal muscles in the thorax. J Electromyogr Kinesiol. 2009;19(1):46–54.

4. Müller R, Häufle DF, Blickhan R. Preparing the leg for ground contact in running: the contribution of feed-forward and visual feedback. J Exp Biol. 2015;218(Pt 3):451–7.

5. Cholewicki J, Silfies SP, Shah RA, Greene HS, Reeves NP, Alvi K, Goldberg B. Delayed trunk muscle reflex responses increase the risk of low back injuries. Spine. 2005;30(23):2614–20.

6. Vleeming A, Schuenke MD, Danneels L, Willard FH. The functional coupling of the deep abdominal and paraspinal muscles: the effects of simulated paraspinal muscle contraction on force transfer to the middle and posterior layer of the thoracolumbar fascia. J Anat. 2014;225(4):447–62.

7. Ward SR, Kim CW, Eng CM, Gottschalk LJ 4th, Tomiya A, Garfin SR, Lieber RL. Architectural analysis and intraoperative measurements demonstrate the unique design of the multifidus muscle for lumbar spine stability. J Bone Joint Surg Am. 2009;91(1):176–85.

8. Regev GJ, Kim CW, Tomiya A, Lee YP, Ghofrani H, Garfin SR, Lieber RL, Ward SR. Psoas muscle architectural design, in vivo sarcomere length range, and passive tensile properties support its role as a lumbar spine stabilizer. Spine. 2011;15;36(26):E1666–74.

9. Laird RA, Keating JL, Ussing K, Li P, Kent P. Does movement matter in people with back pain? Investigating "atypical" lumbo-pelvic kinematics in people with and without back pain using wireless movement sensors. BMC Musculoskelet Disord. 2019;20(1):28.

10. Bordoni B and Marelli F. Failed back surgery syndrome: review and new hypotheses. J Pain Res. 2016;9:17–22.

11. Bordoni B and Zanier E. Anatomic connections of the diaphragm: influence of respiration on the body system. J Multidiscip Healthc. 2013;6:281–91.

12. Liao D, Lottrup C, Fynne L, McMahon BP, Krogh K, Drewes AM, Zhao J, Gregersen H. Axial movements and length changes of the human lower esophageal sphincter during respiration and distension-induced secondary peristalsis using functional luminal imaging probe. 2018;24(2):255–67.

13. Li C, Chang Q, Zhang J, Chai W. Effects of slow breathing rate on heart rate variability and arterial baroreflex sensitivity in essential hypertension. Medicine (Baltimore). 2018;97(18):e0639.

14. Eherer AJ, Netolitzky F, Högenauer C, Puschnig G, Hinterleitner TA, Scheidl S, Kraxner W, Krejs GJ, Hoffmann KM. Positive effect of abdominal breathing exercise on gastroesophageal reflux disease: a randomized, controlled study. Am J Gastroenterol. 2012;107(3):372–8.

15. Skandalakis PN, Zoras O, Skandalakis JE, Mirilas P. Transversalis, endoabdominal, endothoracic fascia: who's who? Am Surg. 2006;72(1):16–18.

16. Abu-Hijleh MF, Habbal OA, Moqattash ST. The role of the diaphragm in lymphatic absorption from the peritoneal cavity. J Anat. 1995;186(Pt 3):453–67.

17. Talasz H, Kremser C, Kofler M, Kalchschmid E, Lechleitner M, Rudisch A. Phase-locked parallel movement of diaphragm and pelvic floor during breathing and coughing—a dynamic MRI investigation in healthy females. Int Urogynecol J. 2011;22(1):61–8.

18. Hodges PW, Eriksson AE, Shirley D, Gandevia SC. Intra-abdominal pressure increases stiffness of the lumbar spine. J Biomech. 2005;38:1873–80.

19. Bordoni B and Morabito B. Symptomatology correlations between the diaphragm and irritable bowel syndrome Cureus. 2018;10(7):e3036.

20. Hagman C, Janson C, Emtner M. Breathing retraining – a five-year follow-up of patients with dysfunctional breathing. Respir Med. 2011;105(8):1153–9.

21. Jerath R, Crawford MW. How does the body affect the mind? Role of cardiorespiratory coherence in the spectrum of emotions. Adv Mind Body Med. 2015;29(4):4–16.

22. Herschorn S. Female pelvic floor anatomy: the pelvic floor, supporting structures, and pelvic organs. Rev Urol. 2004; 6(Suppl 5):S2–S10.

23. Tuttle LJ, Nguyen OT, Cook MS, Alperin M, Shah SB, Ward SR, Lieber RL. Architectural design of the pelvic floor is consistent with muscle functional subspecialization. Int Urogynecol J. 2014;25(2):205–12.

24. Rejano-Campo M, Desvergée A, Pizzoferrato AC. Relationship between perineal characteristics and symptoms and pelvic girdle pain: a literature review. Prog Urol. 2018;28(4):193–208

25. Hetrick DC, Ciol MA, Rothman I, Turner JA, Frest M, Berger RE. Musculoskeletal dysfunction in men with chronic pelvic pain syndrome type III: a case-control study. J Urol. 2003;170: 828–31.

26. Faubion S, Shuster L, Bharucha A. Recognition and management of nonrelaxing pelvic floor dysfunction. Mayo Clin Proc. 2012;87(2):187–93.

27. Gilpin SA, Gosling JA, Smith ARB, Warrell DW. The pathogenesis of genitourinary prolapse and stress incontinence of urine. A histological and histochemical study. Br J Obstet Gynaecol. 1989;96:15–23.

28. Strasser H, Steinlechner M, Bartsch G. Morphometric analysis of the rhabdosphincter of the male urethra. J Urol. 1997;157(Suppl 4):177–80.

29. Aydın Sayılan A, Özbaş A. The effect of pelvic floor muscle training on incontinence problems after radical prostatectomy Am J Mens Health. 1997;12(4):1007–15.

30. Van Kampen M, De Weerdt W, Claes H, et al.. Treatment of erectile dysfunction by perineal exercise, electromyographic biofeedback, and electrical stimulation. Phys Ther. 2003;83:536–43.

31. Rosenbaum TY. Pelvic floor involvement in male and female sexual dysfunction and the role of pelvic floor rehabilitation in treatment: a literature review. J Sex Med. 2007;4:4–13.

32. Teixeira RV, Colla C, Sbruzzi G, Mallmann A, Paiva LL. Prevalence of urinary incontinence in female athletes: a systematic review with meta-analysis. Int Urogynecol J. 2018;29(12):1717–25.

33. Hodges PW, Gandevia SC. Activation of the human diaphragm during a repetitive postural task. J Physiol. 2000;522 Pt 1: 165–75.

34. Gandevia SC, Butler JE, Hodges PW, Taylor JL. Balancing acts: respiratory sensations, motor control and human posture. Clin Exp Pharmacol Physiol. 2002;29(1-2):118–21.

35. Nygaard IE, Glowacki C, Saltzman CL. Relationship between foot flexibility and urinary incontinence in nulliparous varsity athletes. Obstet Gynecol. 1996;87(6):1049–51.

Chapter 7

1. Patwardhan AG, Havey RM, Meade KP, Lee B, Dunlap B. A follower load increases the load-carrying capacity of the lumbar spine in compression. Spine. 1999;24(10):1003–9.

2. Patwardhan AG, Meade KP, Lee B. A frontal plane model of the lumbar spine subjected to a follower load: implications for the role of muscles. J Biomech Eng. 2001;123(3):212–17.

3. Christiansen BA, Bouxsein ML. Biomechanics of vertebral fractures and the vertebral fracture cascade. Curr Osteoporos Rep. 2010;8(4):198–204.

4. Noguchi M, Gooyers CE, Karakolis T, Noguchi K, Callaghan JP. Is intervertebral disc pressure linked to herniation?: An in-vitro study using a porcine model. J Biomech. 2016;49(9):1824–30.

5. Barrett JM, Gooyers CE, Karakolis T, Callaghan JP. The impact of posture on the mechanical properties of a functional spinal unit during cyclic compressive loading J Biomech Eng. 2016;138(8). Paper No: BIO-15-1516.

6. Parkinson RJ, Callaghan JP. The role of dynamic flexion in spine injury is altered by increasing dynamic load magnitude. Clin Biomech. 2009;24(2):148–54.

7. Kim SH, Kwon OY, Yi CH, Cynn HS, Ha SM, Park KN. Lumbopelvic motion during seated hip flexion in subjects with low-back pain accompanying limited hip flexion. Eur Spine J. 2014;23(1):142–8.

8. Sjolie AN. Low-back pain in adolescents is associated with poor hip mobility and high body mass index. Scand J Med Sci Sports. 2004;14(3):168–75.

9. Hasebe K, Sairyo K, Hada Y, Dezawa A, Okubo Y, Kaneoka K, Nakamura Y. Spino-pelvic-rhythm with forward trunk bending in normal subjects without low

back pain. Eur J Orthop Surg Traumatol. 2014;24 Suppl 1:S193–9.

10. Prather H, Cheng A, Steger-May K, Maheshwari V, Van Dillen L. Hip and lumbar spine physical examination findings in people presenting with low back pain, with or without lower extremity pain. J Orthop Sports Phys Ther. 2017;47(3):163–72.

11. Harris-Hayes M, Sahrmann SA, Van Dillen LR. Relationship between the hip and low back pain in athletes who participate in rotation-related sports. J Sport Rehabil. 2009;18(1):60–75.

12. Burnett A, O'Sullivan P, Ankarberg L, Gooding M, Nelis R, Offermann F, Persson J. Lower lumbar spine axial rotation is reduced in end-range sagittal postures when compared to a neutral spine posture. Man Ther. 2008;3(4): 300–6.

13. Added M, de Freitas DG, Kasawara KT, Martin RL, Fukuda TY. Strengthening the gluteus maximus in subjects with sacroiliac dysfunction. Int J Sports Phys Ther. 2018;13(1):114–20.

14. Cibulka MT, Sinacore DR, Cromer GS, Delitto A. Unilateral hip rotation range of motion asymmetry in patients with sacroiliac joint regional pain. Spine (Phila Pa 1976). 1998;23(9): 1009–15.

15. Bussey MD, Bell ML, Milosavljevic S. The influence of hip abduction and external rotation on sacroiliac motion. Man Ther. 2009;14(5):520–5.

Chapter 8

1. Abt JP, Smoliga JM, Brick MJ, Jolly JT, Lephart SM, Fu FH. Relationship between cycling mechanics and core stability. J Strength Cond Res. 2007;21(4):1300–4.

2. Sheeran L, Sparkes V, Caterson B, Busse-Morris M, van Deursen R. Spinal position sense and trunk muscle activity during sitting and standing in nonspecific chronic low back pain: classification analysis. Spine. 2012;37(8):E486–95.

3. Tong MH, Mousavi SJ, Kiers H, Ferreira P, Refshauge K, van Dieën J. Is there a relationship between lumbar proprioception and low back pain? A systematic review with meta-analysis. Arch Phys Med Rehabil. 2017;98(1): 120–36.

4. Kane K, Barden J. Frequency of anticipatory trunk muscle onsets in children with and without developmental coordination disorder. Phys Occup Ther Pediatr. 2014;34(1):75–89.

5. Johnston LM, Burns YR, Brauer SG, Richardson CA. Differences in postural control and movement performance during goal directed reaching in children with developmental coordination disorder. Hum Mov Sci. 2002;21(5-6): 583–601.

6. Zazulak BT, Hewett TE, Reeves NP, Goldberg B, Cholewicki J. Deficits in neuromuscular control of the trunk predict knee injury risk: a prospective biomechanical-epidemiologic study. Am J Sports Med. 2007;35(7):1123–30.

7. Zazulak BT, Hewett TE, Reeves NP, Goldberg B, Cholewicki J. The effects of core proprioception on knee injury: a prospective biomechanical-epidemiological study. Am J Sports Med. 2007;35(3):368–73.

Chapter 9

1. Lieberman D, Raichlen D, Pontzer H, Bramble D, Cutright-Smith E. The human gluteus maximus and its role in running. Journal of Experimental Biology. 2006;209:2143–155.

2. Dix. J, Marsh S, Dingenen B, Malliaras P. The relationship between hip muscle strength and dynamic knee valgus in asymptomatic females: a systematic review. Phys Ther Sport. 2018;37: 197–209. doi: 10.1016.

3. Al-Hayani A. The functional anatomy of hip abductors. Folia Morphol. 2009;68(2): 98–103.

4. Nelson-Wong E, Gregory DE, Winter DA, Callaghan JP. Gluteus medius muscle activation patterns as a predictor of low back pain during standing. Clin Biomech (Bristol, Avon). 2008;23(5):545–53.

5. Winter DA. Gait & posture. Human balance and posture control during standing and walking. 1995;3:193–214.

6. Winter DA, Prince F, Frank JS, Powell C, Zabjek KF. Unified theory regarding A/P and M/L balance in quiet stance. J Neurophysiol. 1996;75(6):2334–43.

7. Nelson-Wong E, Callaghan JP. Is muscle co-activation a predisposing factor for low back pain development during standing? A multifactorial approach for early identification of at-risk individuals. J Electromyogr Kinesiol. 2010;20(2): 256–63.

8. Prior S, Mitchell T, Whiteley R, O'Sullivan P, Williams BK, Racinais S, Farooq A. The influence of changes in trunk and pelvic posture during single leg standing on hip and thigh muscle activation in a pain free population. BMC Sports Sci Med Rehabil. 2014;6(1):13.

9. Franklyn-Miller A, Richter C, King E, Gore S, Moran K, Strike S, Falvey EC. Athletic groin pain (part 2): a prospective cohort study on the biomechanical evaluation of change of direction identifies three clusters of movement patterns. Br J Sports Med. 2017;51(5): 460–8.

10. Kim TW, Kim YW. Effects of abdominal drawing-in during prone

hip extension on the muscle activities of the hamstring, gluteus maximus, and lumbar erector spinae in subjects with lumbar hyperlordosis. J Phys Ther Sci. 2015;27(2):383–6.

11. Walters J, Solomons M, Davies J. Gluteus minimus: observations on its insertion. Journal of Anatomy. 2001;198: 239–42.

Chapter 10

1. Elphinston J. Stability, sport and performance movement: practical biomechanics and systematic training for movement efficacy and injury prevention. Chichester: Lotus; 2013.
2. Seroyer S, Nho S, Bach B, Bush-Joseph C, Nicholson G, and Romeo A. The kinetic chain in overhand pitching: its potential role for performance enhancement and injury prevention. Sports Health. 2010;2(2):135–46.
3. Chu SK, Jayabalan P, Kibler WB, Press J. The kinetic chain revisited: new concepts on throwing mechanics and injury. PM R. 2016;8(3 Suppl):S69–77.
4. Martin C, Bideau B, Bideau N, Nicolas G, Delamarche P, Kulpa R. Energy flow analysis during the tennis serve: comparison between injured and noninjured tennis players. Am J Sports Med. 2014;42(11):2751–60.
5. McGinty G, Irrgang J, Pezzullo D. Biomechanical considerations for rehabilitation of the knee. Clinical Biomech (Bristol, Avon). 2000;15:160–6.

Chapter 11

1. Bullock-Saxton JE, Janda V, Bullock MI. Reflex activation of gluteal muscles in walking. An approach to restoration of muscle function for patients with low-back pain. Spine. 1993;18(6):704–8.
2. Bullock-Saxton JE, Janda V, Bullock MI. The influence of ankle sprain injury on muscle activation during hip extension. Int J Sports Med. 1994;15(6):330–4.
3. Kelly LA, Kuitunen S, Racinais S, Cresswell AG. Recruitment of the plantar intrinsic foot muscles with increasing postural demand. Clin Biomech. 2012;27(1):46–51.
4. Prior S, Mitchell T, Whiteley R, O'Sullivan P, Williams BK, Racinais S, Farooq A. The influence of changes in trunk and pelvic posture during single leg standing on hip and thigh muscle activation in a pain free population. BMC Sports Sci Med Rehabil. 2014;6(1):13.
5. Grimaldi A, Mellor R, Hodges P, Bennell K, Wajswelner H, Vicenzino B. Gluteal tendinopathy: a review of mechanisms, assessment and management. Sports Med. 2015;45(8):1107–19.

Chapter 12

1. Lewis CL, Sahrmann SA. Effect of posture on hip angles and moments during gait. Man Ther. 2015;20(1):176–82.
2. Simonsen EB. Contributions to the understanding of gait control. Dan Med J. 2014;61(4):B4823.
3. Sahrmann S. Diagnosis and treatment of movement impairment syndromes. St Louis: Mosby; 2002, p. 144.
4. Lewis CL, Sahrmann S, Moran DW. Effect of hip angle on anterior hip joint force during gait. Gait Posture. 2010;32(4):603–7.
5. Lewis CL, Khuu A, Marinko LN. Postural correction reduces hip pain in adult with acetabular dysplasia: a case report. Man Ther. 2015;20(3):508–12.
6. Myers T. Anatomy trains: myofascial meridians for manual and movement therapists. Edinburgh: Churchill Livingstone; 2001.
7. Ha Yong Kim, Kap Jung Kim, Dae Suk Yang, Sang Wook Jeung, Han Gyeol Choi, Won Sik Choy. Screw-home movement of the tibiofemoral joint during normal gait: three-dimensional analysis. Clin Orthop Surg. 2015;7(3):303–9.
8. Kelly LA, Cresswell AG, Farris DJ. The energetic behaviour of the human foot across a range of running speeds. Sci Rep. 2018;12;8(1):10576.
9. Wager JC., Challis JH. Elastic energy within the human plantar aponeurosis contributes to arch shortening during the push-off phase of running. Journal of Biomechanics. 2016;49(5):704–9.
10. Lugade V, Kaufman K. Center of pressure trajectory during gait: a comparison of four foot positions. Gait Posture. 2014;40(1):252–4.

Chapter 13

1. Martina WL, Murraya PS, Batesa PR, Leea PSY. Fear-potentiated startle: a review from an aviation perspective. The International Journal of Aviation Psychology. 2015;25(2):97–107.
2. Lampert R, Tuit K, Hong K, Donovan T, Lee F, Sinha R. Cumulative stress and autonomic dysregulation in a community sample. Stress. 2016;19(3):269–79.
3. Payne P, Levine P, Crane-Godreau MA. Somatic experiencing: using interoception and proprioception as core elements of trauma therapy. Front. Psychol. 4 February 2015 | https://doi.org/10.3389/fpsyg.2015.00093.

참고문헌 (계속)

REFERENCES

4. Levine P, Frederick A. Waking the tiger: healing trauma. Berkeley, CA: North Atlantic Books; 1997.
5. Van der Kolk. The body keeps the score. London: Penguin; 2014, p. 54.
6. Roelofs K, Hagenaars MA, Stins J. Facing freeze: social threat induces bodily freeze in humans. Psychol Sci. 2010;21(11):1575–81.
7. Howorka K, Pumprla J, Tamm J, Schabmann A, Klomfar S, Kostineak E, Howorka N, Sovova E. Effects of guided breathing on blood pressure and heart rate variability in hypertensive diabetic patients. Auton Neurosci. 2013;179(1–2): 131–7.
8. Zaccaro A, Piarulli A, Laurino M, Garbella E, Menicucci D, Neri B, Gemignani A. How breath-control can change your life: a systematic review on psycho-physiological correlates of slow breathing. Front Hum Neurosci. 2018;12:353.
9. Jerath R, Crawford MW, Barnes VA, Harden K. Self-regulation of breathing as a primary treatment for anxiety. Appl Psychophysiol Biofeedback. 2015;40(2):107–15.
10. Xiao Ma, Zi-Qi Yue, Zhu-Qing Gong, Hong Zhang, Nai-Yue Duan,Yu-Tong Shi, Gao-Xia Wei, You-Fa L. The effect of diaphragmatic breathing on attention, negative affect and stress in healthy adults. Front Psychol. 2017;8: 874.

Chapter 14

1. Chalmers PN, Cip J, Trombley R, Cole BJ, Wimmer MA, Romeo AA, Verma NN. Glenohumeral function of the long head of the biceps muscle: an electromyographic analysis. Orthop J Sports Med. 2014 Feb 26;2(2):2325967114523902. doi: 10.1177/2325967114523902.

Chapter 15

1. Proske U, Gandevia S. The proprioceptive senses: their roles in signaling body shape, body position and movement, and muscle force. Physiological Reviews. 2012;92(4):1651–97.
2. Ferrè ER, Bottini G, Iannetti GD, Haggard P. The balance of feelings: vestibular modulation of bodily sensations. Cortex. 2013;49(3):748–58.
3. Ferrè ER, Haggard P. Vestibular-somatosensory interactions: a mechanism in search of a function? Multisens Res. 2015;28(5-6):559–79.
4. Craig AD (Bud). How do you feel? An interoceptive moment with your neurobiological self. New Jersey: Princeton University Press; 2015, p. 182.
5. Christensen JF, Gaigg SB, Calvo-Merino B. I can feel my heartbeat: dancers have increased interoceptive accuracy. Psychophysiology. 2018:55(4):e13008.
6. Stern ER, Grimaldi SJ, Muratore A, Murrough J, Leibu E, Fleysher L2, Goodman WK, Burdick KE1. Neural correlates of interoception: effects of interoceptive focus and relationship to dimensional measures of body awareness. Hum Brain Mapp. 2017;38(12):6068–82.
7. Seth AK. Interoceptive inference, emotion, and the embodied self. Trends Cogn Sci. 2013;17(11):565–73.
8. Krautwurst S, Gerlach AL, Gomille LHiller W, Witthöft M. Health anxiety—an indicator of higher interoceptive sensitivity? J Behav Ther Exp Psychiatry. 2014;45(2):303–9.
9. Craig AD. How do you feel—now? The anterior insula and human awareness. Nat Rev Neurosci. 2009;10(1):59–70.
10. Van der Kolk. The body keeps the score. London: Penguin; 2014, pp. 90–3.
11. Connolly CG, Wu J, Ho TC, Hoeft F, Wolkowitz O, Eisendrath S, Frank G, Hendren R, Max JE, Paulus MP, Tapert SF, Banerjee D, Simmons AN, Yang TT. Resting-state functional connectivity of subgenual anterior cingulate cortex in depressed adolescents. Biol Psychiatry. 2013;74(12):898–907.
12. Paulus MP, Stein MB. Interoception in anxiety and depression. Brain Struct Funct. 2010;214(5–6):451–63.
13. Avery JA, Drevets WC, Moseman SE, Bodurka J, Barcalow JC, Simmons WK. Major depressive disorder is associated with abnormal interoceptive activity and functional connectivity in the insula. Biol Psychiatry. 2014;76(3):258–66.
14. Baldan AM, Alouche SR, Araujo IM, Freitas SM. Effect of light touch on postural sway in individuals with balance problems: a systematic review. Gait Posture. 2014;40(1):1–10.
15. Oshita K, Yano S. Effect and immediate after-effect of lightly gripping the cane on postural sway. J Physiol Anthropol. 2016;35(1):14.
16. Ainley V, Maister L, Brokfeld J, Farmer H, Tsakiris M. More of myself: manipulating interoceptive awareness by heightened attention to bodily and narrative aspects of the self. Conscious Cogn. 2013;22(4):1231–8.
17. Sah, P. Fear, anxiety and the amygdala. Neuron. 2017;96(1):1–2.
18. Van der Kolk. The body keeps the score. London: Penguin; 2014, pp. 62–4.
19. Siddiqui SV, Chatterjee U, Kumar D, Siddiqui A, Goyal N. Neuropsychology of prefrontal cortex. Indian J Psychiatry. 2008;50(3):202–8.
20. Krashen, SD. Principles and practice in second language acquisition. Pergamon Press Inc. 1982. [Accessed August 20, 2019] Available: http://www.sdkrashen.com/content/books/principles_and_practice.pdf.

찾아보기

INDEX

찾아보기 (계속)

INDEX